怀孕大百科

备孕·怀孕·胎教·分娩·婴儿护理一本全

孟斐 / 编著

天津出版传媒集团

天津科学技术出版社

图书在版编目（CIP）数据

怀孕大百科：备孕·怀孕·胎教·分娩·婴儿护理一本全 / 孟斐编著 . –– 天津：天津科学技术出版社，2018.11

ISBN 978-7-5576-5816-8

Ⅰ . ①怀… Ⅱ . ①孟… Ⅲ . ①妊娠期－妇幼保健－基本知识 Ⅳ . ① R715.3

中国版本图书馆 CIP 数据核字（2018）第 259682 号

怀孕大百科：备孕·怀孕·胎教·分娩·婴儿护理一本全

HUAIYUN DABAIKE BEIYUN HUAIYUN TAIJIAO FENMIAN YINGER HULI YIBENQUAN

责任编辑：王朝闻　刘丽燕

责任印制：兰　毅

出　　版：	天津出版传媒集团 天津科学技术出版社
地　　址：	天津市西康路 35 号
邮　　编：	300051
电　　话：	（022）23332490
网　　址：	www.tjkjcbs.com.cn
发　　行：	新华书店经销
印　　刷：	北京德富泰印务有限公司

开本 889×1194　1/32　印张 22　字数 600 000

2018 年 11 月第 1 版第 1 次印刷

定价：39.80 元

前言

怀孕，是每个女人一生中都期待和渴望的幸福时光，同时在这奇妙的 280 天里，无论身体或是心情，都会经历各种前所未有的变化。孕育一个健康、聪慧的宝宝是每一位父母的心愿，要想实现这个心愿，就需要在孕前充分掌握关于孕产期的饮食、运动、保健、育儿等方面的知识。

对于年轻父母来说，第一次做父母，没有孕产经验、育儿经验，心理期望值又高，因而在孕产期和育儿过程中，内心常常会不停地交织着焦虑和紧张感。孕前和孕期怎么准备、怎样做，才既能保证妈妈的身体健康，又能生一个健康的宝宝；产后如何运动、如何饮食，才能重塑曼妙的身姿；培育一个健康又聪明的宝宝除了拥有强烈的责任心外，父母还应该怎样做……

要想妈妈、宝宝都健康，孕前准备不容忽视。完美的孕前准备可以为胎宝宝的降临提供优质的孕育环境，确保胎宝宝从父母身上获得最佳的遗传基因。夫妻双方应该根据家庭的经济情况和身心状态做好各方面的准备，包括心理准备、生理准备、知识准备；还要对照、检查自己的生活方式、生活环境是否存在不利于生育健康宝宝的因素；更要了解各种影响受孕的因素和帮助受孕的技巧，在细节上提高成功率，迎接宝宝的到来。

孕期养得好，宝宝健康智商高。"我该怎么做，才能生个健康宝宝呢？"几乎是每一位准妈妈都会重复问的问题。这本书会告诉你，应该这样做：关注细节，吃喝、运动、调养、孕检，一个都不能少！首先，保证充足的营养补给很重要。一个人的美味营养餐，能确保两个人的安全与健康。让胎宝宝大脑发育得更好，主要取决于孕妈妈的一日三餐，以及三餐之外的零食选择。书中精心"烹制"的孕期美食推荐一定能够给你想要的答案，给你带来平安、快乐。其次，运动和调养是准妈妈和胎宝宝健康的第二重保障。孕妇瑜伽、孕妇体操、散步等都是安全又温和的运动，不仅能促进胎宝宝健康发育，还能增强准妈妈的体质，为顺利分娩打好身体基础。最后，孕期检查是母婴平安必不可少的保证。哪个阶段需要做检查，以及每个阶段应该做哪些检查，是准爸妈必须知道的事情，这能让你随时了解胎宝宝的健康状况，达到对疾病的预防或早期治疗的目的。

经历了怀孕期间的种种巨变，宝宝终于在众人的期盼下诞生了。此时，宝宝的喂养与护理便成为困扰爸妈的难题。怎么给宝宝喂奶、换尿布、洗澡，为什么一到夜里宝宝就哭个不停……这些都需要初为父母的爸爸妈妈逐一地、细心认真地从这本书中学习。

从孕前知识、孕期胎教、保健、饮食，到分娩、产褥期的每一个细节，书中都进行了详细科学的传授。如基本的优生常识、生殖常识、提高怀孕概率的方法，孕前计划、孕产妇饮食调理、孕期十个月中孕妇身心变化，以及胎儿发育过程、胎教、产检、饮食、安全用药、分娩、产后保健、产后心理调适、新生儿日常护理等相关内容。无论你处于妊娠分娩育儿过程中的哪一个阶段，无论你遇到什么样的问题，这本书总能为你出谋划策，用科学的方法解决你的实际问题。

目录

孕前准备篇

第二章　不可不知的胎教常识 /47

分娩和产后篇

婴儿护理篇

第一章　出生到 28 天新生儿 /450

新生儿特有生理现象 /450

第六章 5～6个月的婴儿 /555

孕前准备篇

第一章
孕前必须懂得的常识

父母能遗传给孩子什么

某家有了新生宝宝，亲朋好友上门祝贺，看过后定会点评一番，这个说孩子的眼睛像父亲，那个说嘴巴像妈妈……父母到底会遗传给孩子什么？下面让我们来简单分析一下。

每个孩子都是父精母血的结合体，父母的染色体性质决定了孩子最初拥有的一切。首先，孩子的身高、体形、肤色，眼睛的大小、眼皮的单双，鼻子的高低、耳朵与牙齿的形状，毛发的密度、智商优劣、血型、血压、红细胞数量，以及一些遗传疾病和抵抗力都与父母的遗传有关。但是这些遗传有的是绝对遗传有的是相对遗传，比如说，父母皮肤黝黑，子女肤色肯定也是黝黑一团。父亲如果是双眼皮，子女双眼皮的概率几乎为100%。先天肥胖的父母，子女也都很胖。但是，如果有一方体形较瘦，这种概率就要大大降低了。在这里，肤色就是绝对遗传，体形就是相对遗传。

就算是同一对父母的儿女，男孩女孩遗传父母特征的概率也是不一样的，有人说男孩的智力全部来源于母亲，所以男孩智力较易偏向两极，因此天才大多是男性，但是女孩的智力却来自父母双方；也有人说男孩的性格受母亲影响较大，而女孩的性格更易受父亲的影响。但是还有人说，对于那些相对遗传的因素，很多是可以经过后天锻炼来进行改变的，这大概就是父母较矮但是营养丰富、热爱体育的孩子，个子长得较高的原因吧。总的来说，随着科学和技术的日益进步，婴儿的遗传在受父母决定的同时，受环境因素的影响也越来越大。

年龄会影响精子质量

与女性卵子数量有限相比，男性生产精子的能力要强得多，但是比较起来，老年男性与年轻男性精子的质量不能同日而语。有关研究表明，随着男性年龄的增长，精子的游动速度减慢，精子质量下降，且基因突变的概率也越大。这就是说：男性年纪较大时不但生子困难，而且孩子出生时带有基因缺陷的概率也较大。

美国《人类繁殖》杂志曾说：男性 30 ～ 35 岁的生育黄金时段过后，生育能力随着年龄的增长会逐渐下降。这是因为，相对于女性的 X 染色体而言，男性的 Y 染色体所携带的基因更容易发生突变，并且随着年龄的增加其发生突变的概率也会增加。男性在 30 ～ 35 岁时精子密度、精子活力和正常形态均大于其他时段。而 20 多岁的年轻男性，精子游动出现异常的比例仅为 25%，到 60 岁

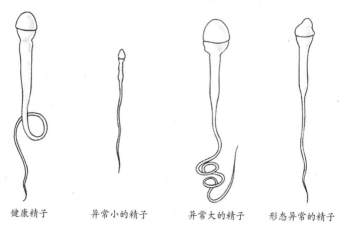

健康精子　　　异常小的精子　　　异常大的精子　　　形态异常的精子

异常精子

所有男性都有一些不能使卵子受精的精子。异常的精子是指太小、太大或形态异常的精子。健康的精子数量至少达到一次射精数量的一半以上时才具有生育能力。（上面的图片都是经过放大的）

左右，这一比例已经上升到85%，出现异常和突变的精子一旦和卵子结合形成受精卵，意味着胎儿会出现畸形。这样的胎儿一旦诞生，将会给家庭和社会带来沉重的负担。

现代社会，诸多因素使得很多人选择了晚婚晚育，因此导致男性不育的现象也日益增多。为了后代健康，为了家庭幸福，男士也应该重视自己的生育年龄对后代的影响，在合适的时候，不妨"先成家、后立业"。

准爸爸的生育隐患

男性生育隐患越来越引起医学专家的重视，经过不断地摸索和总结，他们一致认为，以下几点是导致男性不育的主要因素：

阳痿

阳痿也称阴茎勃起功能障碍。阳痿主要有心理性阳痿和生理性阳痿两种。生理性阳痿有先天性的，也有疾病引起的，例如阴茎异常、高血压、前列腺炎都能引起阳痿，这类患者只要向医生认真咨询并配合治疗，都能达到预期疗效。心理性阳痿只要患者心理调适得当，就能很快摆脱阳痿带来的烦恼。

早泄

早泄，简单地说就是性交时射精发生在进入阴道前或提前射精。早泄影响性生活质量，也影响夫妻感情，对孕育宝宝影响也较大。早泄也分心理性和生理性两种。早泄严重者需要到正规医院就诊或服用药物治疗。

睾丸病变

睾丸是产生精子的器官，常见的睾丸病变有隐睾、睾丸炎等。无论是先天因素还是后天影响，均对受孕和生育影响很大，也关乎下一代的健康。因此，睾丸病变的男性需要接受专业治疗，才可达到标本兼治的效果。

精液

精液质量和精子质量是衡量男性生殖健康的重要标准，一般来说，健康成年男性一次射精量为 2 ~ 7 毫升，少于 1 毫升就可定为精液过少。同样，超过 8 毫升就是精液过多，对身体不利，或是身体异常的表现。

需要注意的是，日常生活中，导致这些隐患加剧的因素有很多。例如，长时间的体力和精力透支，抽烟酗酒，高辐射，肥胖等。所以，有病早医、膳食均衡，生活规律，经常锻炼，才能为孕育一个优良的宝宝提供可靠的保证。

妇女的最佳生育年龄

要想有一个聪明可爱的宝宝，就要选择在最佳生育年龄段进行生育。遗传学研究表明：父亲或母亲年纪过小或过大，都会给孩子发育带来不良影响。女性的生育年龄在 25 ~ 30 岁之间为最佳时期，男性为 30 ~ 35 岁，其中女性最好不超过 30 岁。

女性在 25 ~ 30 岁这个年龄段受孕优势明显：身体发育成熟，生殖器官、骨骼及神经系统发育成熟，卵巢功能最活跃，排出的卵子质量高，生殖能力处于旺盛时期。这时受孕，胚胎质量最好，此时软产道和子宫伸展性、收缩性强，有利于胎儿成长和生育；工作和经济状况稳定，思想、心理和智慧也趋于成熟，生活已经步入正轨；25 ~ 30 岁为女性身体素质最好的阶段，这个时候的女性在性生活中欲望较强，也能享受到性生活的乐趣，利于优生。

女性在 20 岁之前仍处于发育阶段，性腺和生殖器官尚未发育成熟，胎儿与母体争抢营养，对胎儿不利，胎儿易早产，也容易引发高血压、子痫等并发症。女性 35 岁之后，卵子的成熟过程延长，染色体容易发生畸变，加之卵巢功能衰退，卵子发生异常的可能性增大，胎儿先天畸形、痴呆儿和难产的概率增大，不利于母婴健康。

但是，迫于某种原因，年龄很大才怀孕的女性，也不必过于担心，做好产前检查，发现畸形儿及时处理，做好孕期保健、定期检查，在分娩时加强照顾和保护，也能确保母婴平安。

生育宝宝的最佳月份

女性怀孕和分娩不但要考虑年龄因素，还需要充分考虑时间因素，总的来说，女性怀孕的最佳月份是7～9月份，分娩的最好月份是4、5、6月份。

7～9月份，秋高气爽，水果供应充足，避开了寒冬和酷暑，人们的睡眠状态转好，食欲大开，这时怀孕，对孕妇自身营养和胎儿发育都十分有利。同时，反应明显的孕早期避开了大气污染严重、天气寒冷的冬天，对孕妇和胎儿都十分有利。几个月后，天气转冷之时，厚厚的棉衣可以帮助初次受孕的女性减少因身体变化引起的恐慌，简单的室内活动避免了剧烈运动造成的意外。良好的睡眠能提高身体免疫力。并且有研究表明，孕期经历过冬天的孩子，抵抗力都较强。

4～6月份，新鲜丰富的瓜果蔬菜，为母亲提供了各种营养，确保了奶水充足。天气不冷不热，有利于母乳喂养，也有利于产妇度过产褥期，尽快康复身体。这个时候刚刚为人父母者，怀里抱着宝宝，看着春暖花开，无疑是人生一大乐事，心情愉快有利于产妇身心健康。盛夏来临，阳光充足，母亲和孩子的抵抗力都已得到加强，婴儿洗澡和护理已经得心应手，可以顺利度过酷暑。当下一个冬天来临，宝宝已经半岁，可以进食母乳以外的食物了，而冬季是肠道传染病的低谷，宝宝会在增强体质的同时也少了疾病干扰。待到下一个春天，你的宝宝就能在春风里摇摆着小脑袋牙牙学语了。

妊娠中的致畸因素

十月怀胎，一朝分娩，待到孩子出生才发现宝宝是一个畸形儿，这对于那些日夜盼望孩子的父母来说，相当残酷。因此，准爸爸准妈妈们要注意了，为了母亲和胎儿的安全，要远离致畸因素。致畸因素主要有以下几种：

1. 药物致畸：女性妊娠期用药，药物可以通过胎盘进入胎儿体内。妊娠早期（怀孕1～12周），最好杜绝使用药物，中期

（13～28周）、晚期（28周到分娩）用药时也一定要慎重，以防对胎儿产生危害。如果非用药不可，也不能因此而延误病情。

2.辐射致畸：辐射线能杀死人体内细胞，所以，女性妊娠期，为了安全起见，禁用放射性元素进行诊断治疗，更不要在早期用X射线做腹部检查。

3.感染致畸：孕妇在患风疹、麻疹、疱疹、流感、肝炎等病毒感染性疾病时，细菌、病毒等病原体会侵入胎盘，易造成胎儿畸形。

4.其他因素致畸：烟酒、废水、废气、农药残留等都可以造成胎儿畸形。因此，女性在妊娠期间应该尽量避免接触这些物质，为胎儿提供一个健康安全的生长环境，从而减少胎儿畸形的可能性，保证胎儿正常的生长发育。

预防"缺陷宝宝"的9大措施

1.计划受孕前咨询医生。随着优生观念的普及，很多夫妇在计划受孕前都会咨询医生，特别是那些身体素有疾患和有遗传病家族史的夫妇，孕前咨询和检查必不可少。

2.服用叶酸。叶酸是一种维生素，它对红细胞分裂、生长和核酸的合成具有重要作用，是人体必需的物质。科学家发现，孕妇服用叶酸，可减少胎儿神经管畸形的概率，还可减少自然流产率，减轻妊娠反应。服用叶酸还可纠正孕妇贫血，促进胎儿正常发育。但是服用叶酸最好每天不要超过400毫克。

3.戒酒。随着社会进步，社交场所中女性的比例逐渐加大，受孕女性饮酒，酒精不但影响胎儿智力，还有可能导致胎儿残疾。近年来，受胚胎酒精综合征影响的胎儿呈增多趋势，所以，准妈妈应该做到滴酒不沾。

4.戒烟。一个烟民妈妈如果及时戒烟，生出的婴儿体重偏轻率降低20%，出现出生缺陷的概率会降低5%，早产率降低8%。同时孕妇要避免吸二手烟，因为烟雾弥漫的空气中含有大量的毒素，这会降低胎儿的吸氧量。

5. 健康饮食。胎儿的营养全部来自母体，因此，母亲的营养对胎儿的健康极其重要。医学专家认为：孕妇进食全麦类、豆类和蛋白质类食物，同时多吃富含 $\Omega-3$ 的鱼类，对于胎儿来说益处多多。

6. 避免空气污染。孕妇要避免暴露在含有大量化学物质的环境中，避免在怀孕期间进行房间装修，如果是清洁行业或化学物质生产行业的女性，一定要做好防护和隔离措施。

7. 减压。女性心情或工作压力过大，可能会引起早产、流产或不孕不育。因此，女性在怀孕期间要学会自我减压，在条件许可的情况下，通过简单运动或娱乐使自己放松。

8. 慎用药物。药物治疗和沉淀都会对胎儿的生长发育带来影响，因此，孕妇在服用任何药物前都要征询医生意见。

9. 定期检查。怀孕期间做好定期检查，可以及时发现和解决胎儿的发育过程中的各种问题，减少母亲和胎儿发生意外的概率。

女性排卵和男性射精

女性排卵

具有生育功能的女性每个月卵巢会排卵一次，且每个月卵巢只能产生一个卵子，而卵子必须成熟以后才能从卵巢中排出。卵子在一个充满液体的囊泡中成熟，像一个游离在水中的水母，成熟的卵子直径15毫米左右。卵巢排出卵子后，卵子很快就会被输卵管的末端喇叭口"捕获"，引导进输卵管。与精子不同的是，卵细胞本身不具备活动能力，其活动完全依靠输卵管上皮的纤毛运动来进行，卵子被输送到输卵管壶腹部，才能遇上等待在那里的精子，与精子结合后才能正式成为受精卵。所以，要想怀孕就需在排卵期性交，使精子和卵子结合时都能处于成熟程度最佳的状态。如果卵子无法与精子结合，即不能受精，卵子自行溶解后会被排出体外或被身体吸收。

一个妇女一生约排出 400 个卵子，最多也不过 500 个卵子。卵

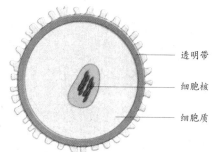

准备受精的卵子

卵子的中间是细胞核，核四周是细胞质。卵子的细胞膜外披着一层透明的壳——即被透明带包围着。在透明带的周围有随卵子一同从卵泡中排出的颗粒细胞。

透明带

细胞核

细胞质

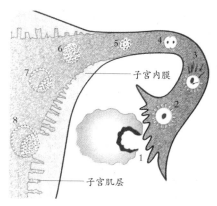

子宫内膜

子宫肌层

受精卵的"蜜月旅行"

1. 卵泡破裂。黄体开始形成。

2. 被卵泡中排出的颗粒细胞包围着的卵子。

3. 卵子和精子结合。卵子周围的颗粒细胞消失。

4. 受精卵开始分裂，此时为2个细胞的阶段。

5. 8个细胞的阶段。

6. 16个细胞的阶段（桑葚胚）。

7. 受精卵开始凹陷，内部形成一个中空的腔（羊膜腔）。

8. 植入子宫内膜，也叫作着床。

子一般的存活时间为 12 ~ 24 小时，少数比较有生命力的卵子可以存活 36 小时。卵子作为人体中最大的一种细胞，承担着人类繁衍生命的作用，有时，生活与环境改变、身体状况、心情、性生活等都会成为影响女性正常排卵的因素，考虑受孕时，也要把这些因素考虑进去。

男性射精

男性一般先有勃起才有射精，男性产生性兴奋时神经系统将引发一种无意识的反应，血液会急速流入阴茎，海绵体膨胀后阴茎变得坚硬，为射精做好准备。射精是一个十分复杂的过程，睾丸产生精子，附睾通过收缩将精子和其他液体一起送进输精管和射精管。性高潮时，交感神经释放大量去甲肾上腺素，加速附睾尾部向输精管的精子输送，在交感神经释放的去甲肾上腺素作用下，附睾尾部和输精管、射精管平滑肌发生协调、节律性强收缩，将附睾尾部和输精管内的液体和精子驱入后尿道，通过一系列的反射动作及会阴部肌肉的协调收缩将精液排出前尿道，注入女性阴道，完成整个射精过程。通常，在性高潮之前，阴茎的顶端会有小部分精液出现，这些精液主要是由尿道球腺分泌的，它主要起润滑作用。

有人可以在一次性交中产生几次射精行为，但是，大部分的精子都在第一次性高潮时射出。如果阴茎插入够深，精子在女性阴道里聚集在阴道顶部，其中数亿的精子凭借自身的本领，能穿过狭窄的子宫颈口，到达子宫腔内，这个穿越需要的时间很短，一般在100秒左右。当精子进入子宫腔，性交导致的阴道和子宫收缩会造成子宫腔内负压，从而把精子吸入宫腔，精子在子宫腔内停留的时间有限，短者数分钟，长者1小时甚至更长时间。随后精子开始通过细小的子宫和输卵管之间的交界口向输卵管挺进。精子只有到达输卵管的壶腹部才能与卵子结合，完成受精。男性一次射精能排出数亿个精子，但能到达输卵管壶腹部的一般不超过200个。而真正能与卵子结合的精子，只有一个！其余的精子在24 ~ 36个小时内先后死亡。有的精子则通过阴道排出体外。

成功受孕的基本条件

成功受孕必须具备有以下条件：卵巢排出正常的卵子；精液正常并含有正常的精子；卵子和精子能够在输卵管内相遇并结合成为受精卵；受精卵顺利地被输送进子宫腔；子宫内膜已做好准备，适合于受精卵着床。

生殖细胞优良

受孕成功的标志是精子和卵子的完美结合，也就是说，精子和卵子是受孕能否成功的关键所在。只有成熟健康的卵子和强壮且充满活力的精子相结合，才能发育成优良的胚胎，所以说精子和卵子的质量是至关重要的。另外，精子的数量也要充足，足够的精子可以增大与卵子结合的机会，增加受孕成功的概率。这就要求夫妻双方必须保证自己的身心健康，并选择在适当的年龄进行生育。

精子顺利到达输卵管

精子在进入阴道后，还不能马上与卵子会合，它必须要经过阴道、子宫颈、子宫以后，才能进入输卵管。这段距离在我们看来可能很短，但是对精子来说，却犹如几万里的长征，而且在这段路途中还有种种障碍在等着它。只有在排卵期，精子才能顺利地到达输卵管，所以要保证受孕成功，就一定要选在排卵期性交。当然，前提是必须要保证男性的生殖器官和女性的生殖器官都是健康的，否则精子也是无法到达输卵管的。

精子和卵子相会

如果精子顺利到达输卵管，可是却见不到卵子，那也是无济于事的。没有卵子与它结合，又怎么可能形成受精卵、发育成胚胎呢？卵子在每一个月经周期只排出一个，而且只能存活 1 ~ 2 天，进入子宫的精子则可存活 2 ~ 3 天。所以必须要保证在排卵日的前后两天内性交，才能够受孕成功。也就是说，只有保证精子和卵子同时在输卵管内相遇，才能进一步结合并发展下去。

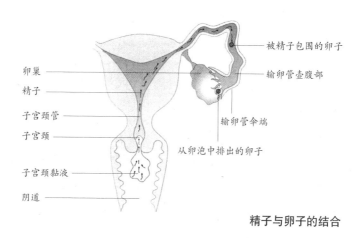

卵巢

精子

子宫颈管

子宫颈

子宫颈黏液

阴道

被精子包围的卵子

输卵管壶腹部

输卵管伞端

从卵泡中排出的卵子

精子与卵子的结合

子宫内的生长环境优良

子宫是受精卵着床并发育成胚胎的地方，如果没有充足的营养，受精卵就不能顺利着床，也无法发育成胚胎。所以，女性在受孕前期必须保证营养的充足，为受精卵的着床做准备，并使其能够胜任培育胚胎茁壮成长的重任。

总之，要保证受孕成功，就必须同时具备以上四个基本条件，缺一不可。如果因为自身的生理障碍而无法满足上面的某一条件，那就应该向医生寻求帮助，并采取一定的治疗手段来消除障碍。在障碍消除以后，方可考虑妊娠。

确定排卵期的方法

根据月经周期来确定排卵期

对于月经规律的女性来说，一般在两次月经之间的中间日，就是她的排卵日。比如说月经周期为 28 天的女性，她的排卵日就是月经周期的第 14 天。这种推算排卵日的方法非常简单，只要知道自己的月经周期，就可以很快推算出排卵日。但是对于大多数女性来说，月经都没有这样规律，所以这种算法的误差就比较大。

为了减小误差，使排卵日的推算更准确，人们又对这种方法进行了改良。在改良的方法中，并没有准确推算出排卵日是哪一天，而是推算出了一段容易受孕的时间，排卵日就在这段时间内。具体的算法就是利用公式算出易孕期的第一天和最后一天，那么处在易孕期第一天和最后一天之间的这些天，就是所谓的易孕期，而排卵日就在易孕期中。

在用公式计算之前，我们首先应该对自己的月经情况有一个基本的了解，多记录几次自己的月经周期（此次月经来潮的第一天到下一次月经来潮的第一天），以便掌握月经周期的最长天数和最短天数。记录的次数至少要八次，当然，记录的次数越多，计算的结果也就越可靠。在做好记录以后，就可以把它代入公式之中，求出易孕期的开始时间和结束时间了。

我们可以用下面的公式来计算易孕期的第一天和最后一天：

易孕期的第 1 天＝最短 1 次月经周期的天数减去 18 天；

易孕期的最后 1 天＝最长 1 次月经周期的天数减去 11 天。

举一个例子：如果一位女性的最长月经周期为 32 天，最短月经周期为 28 天，那么用上面的公式就可以得知其易孕期的第 1 天为月经来潮后的第 10 天，易孕期的最后 1 天为月经来潮后的第 21 天。也就是说，在这个女性的月经周期中，从第 10 天到第 21 天的这个时间段里，是她的易孕期，排卵日就在这十几天中的一天。如果希望怀孕，就应该选择在这段时间内同房；如果不想怀孕，则要避开这段时间同房。

根据基础体温来确定排卵期

所谓基础体温，指的就是除了运动、进食、精神等因素引起的体温升高以外，人体处在安静状态下所测量的体温。对于成熟健康的女性而言，随着月经周期内所发生的各种生理变化，人体的体温也会发生微妙的变化。一般来说，当月经开始时，体温会缓慢下降；而到排卵结束以后，体温又会急速上升。根据女性在月经周期内基础体温的周期性变化，我们就可以推断出女性的排卵期，这种推断排卵期的方法就叫作基础体温法。

为什么女性的基础体温会呈现出这样的周期性变化呢？这主要与两种女性激素的分泌有关。当月经开始时，卵泡激素的分泌会随之增加，致使体温下降；当排卵结束以后，黄体激素的分泌将会不断增加，取代卵泡激素，使得体温上升，子宫内膜增厚，为受精做准备。如果没有受精，那么黄体激素的分泌又会减少，增厚的内膜则成为月经排出体外，体温又会下降。通常情况下，女性在排卵前的基础体温在 36.6℃以下，而到了排卵以后，则可上升 0.3 ～ 0.5℃。

在测量体温之前，还应该自制一张基础体温表。基础体温表的自制方法也非常简单。首先，制作一张表格，横坐标代表日期，格数则以你的月经周期为准，可以比月经周期多出 5 ～ 10 天；纵

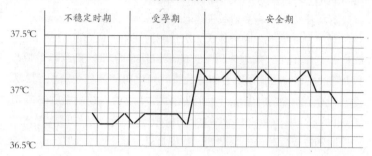

体温曲线样表

在这种情况下，体温是在 24 小时内发生变化的：体温下降到最低点，发生排卵。从横轴上看，每 1 格代表 1 天。

坐标代表体温，由下往上依次升温，可以从 35.5℃开始，最高到 39℃就足够了。然后，从月经第一天开始测量基础体温，并将每天测得的数据填入表格，就可以描绘成体温变化曲线了。

需要注意的是，在横坐标的下面要留出一片空白作为备注，记录下当天发生的对体温有影响的事，比如说饮酒、感冒、熬夜、服药、旅行、情绪变化等。这些因素都会对体温产生一定的影响，如果不加以考虑，将会影响对体温变化曲线的分析。在准确记录以后，就可以进行分析了。总的来说，女性的基础体温在一个月经周期内可分为高温期和低温期两个阶段：从月经第一天开始一直到排卵日为止，属于低温期；从排卵日到下一次月经开始之前为高温期。

低温期和高温期之间的转折就是排卵日，通常这一天的体温要比以往的低温期体温还要低，而到了第二天，温度就会明显上升，因此很容易找到排卵日。基础体温的测量应该至少坚持 3～4 个月，以便了解自己的生理周期，准确推算出排卵日。当然，前提是你必须掌握正确的测量方法，否则测出的体温就会有误差，排卵日的推算当然也就不会准确了。

需要注意的是，基础体温必须在早晨醒来后立刻测量。运动、情绪波动等诸多因素都会对体温产生影响，导致体温发生变化，所以要测量基础体温，就必须在早晨醒来后马上进行，不要起床，不要上厕所，最好连动都不动。这就要求我们在前一天晚上睡觉之前就把体温计放在枕头底下，不要等到第二天早上起床的时候再去找它。而且要保证此时心情的平静，前一天晚上如果和人发生过争吵或者心情很激动，都会影响体温的测量。另外，一定要保证睡眠在6小时以上，否则也会影响体温的准确性。

查看宫颈黏液确定排卵期

宫颈黏液是由子宫颈管的特殊细胞所产生的。在月经周期中，宫颈黏液的分泌量以及其本身的状态也会发生一定的变化。澳大利亚人比林斯认为，根据月经周期中宫颈黏液的变化，就可以推测出女性的排卵期，这就是推算排卵期的又一种方法——宫颈黏液法。

要利用宫颈黏液法推算排卵期，首先应该了解宫颈黏液在月经周期内的变化规律。在月经周期的前半期，宫颈管是不分泌黏液的，此时的阴道也比较干燥；在过了一段时间以后，宫颈管开始分泌少量的黏稠而且不透明的液体；到了排卵前期，雌激素开始大量分泌，宫颈黏液也会增多而且变得清亮、滑润且富有弹性，不易拉断。当出现这种高弹性黏液的时候，排卵也就随之而来了，大约在前后的24小时内，即可发生一次排卵。

为什么宫颈黏液会发生这样的变化呢？这主要是为了给受孕创造便利的条件。在排卵期，大量的宫颈黏液可以过滤掉异常的精子，并为健康的精子提供营养和通道，使精子能够顺利地通过子宫颈、子宫而进入输卵管，与卵子相结合。而在其他时期，宫颈黏液就会变得黏稠、稀少，甚至没有黏液，这样的环境是非常不利于精子生存的，大多数精子都会在宫颈管附近死去，无法进入子宫。也就是说，只有在排卵期，子宫才会向精子敞开大门，并帮助精子进入输卵管；而在其他时期，精子都是很难进入子宫的。

查看宫颈黏液的方法很简单，只需要用手指从阴道口取出黏液，再观察黏液的外观、黏稠程度以及是否能拉成丝等基本状况，自己在家即可进行。但是在查看宫颈黏液之前，一定要把手洗干净，以防细菌进入阴道引起感染。一般来说，对宫颈黏液的观察，每天需要进行数次，可利用起床后、洗澡前或小便前等机会进行。一旦发现黏液能够拉成一定长度的丝，就说明你很可能就已经处在排卵期了。当然，宫颈黏液的变化会受到很多因素的影响，比如说阴道感染、性兴奋、阴道内的药物等，在查看的时候要注意区分。最好在前一天晚上没有同房的情况下进行观察，这时的观察结果一般都比较准确。

对宫颈黏液的准确观察并不是件简单的事，它需要一定的经验和技巧，通常都要进行 2～3 个月的实践才能判断得比较准确。另外，宫颈黏液法最好与基础体温法结合起来，也就是在测量基础体温的基础上，再观察宫颈黏液的变化。当基础体温到达排卵期的时候，如果宫颈黏液也发生了相应的变化，那么就可以肯定你已经处在排卵期了。

不孕不育的主要原因

成功受孕必须具有以下条件：①卵巢排出正常的卵子。②精液正常并含有正常的精子。③卵子和精子能够在输卵管内相遇并结合成为受精卵。④受精卵顺利地被输送进入子宫腔。⑤子宫内膜已做好准备，适合于受精卵着床。这些环节中有任何一个不正常，便能阻碍受孕。阻碍受孕的原因可能在女方，也可能属男方或在男女双方。

女性方面的原因

1. 一般因素：年龄因素、营养因素、精神因素、免疫因素等。例如，女性 45 岁以后怀孕能力大大降低。

2. 排卵障碍：神经因素、内分泌因素、卵巢因素。其中由于卵巢发育不全和卵巢疾病引起的女性不育最为常见。

3. 各种身体和机体疾病：子宫颈病变、染色体疾病、输卵管疾病都影响女性生育能力。

男性方面的原因

1. 生殖器官发育异常：阴茎、睾丸、输精管发育异常，均可导致不育。

2. 性功能障碍：男性精子是怀孕的根本，精液不能进入阴道，怀孕根本无从谈起。

3. 内分泌紊乱：包括睾丸分泌功能紊乱、垂体分泌功能紊乱、甲状腺功能紊乱和肾上腺分泌紊乱。

4. 生殖系统感染：常见症有急性睾丸炎、附睾炎、精囊炎等急性炎症和淋病、梅毒等慢性炎症。

5. 精索静脉曲张引起的男性不育：世界卫生组织公布的资料中显示，这种不育情况占男性不育的 12.1%。

6. 其他因素：免疫因素和个人生活因素，例如，抗精子免疫反应导致的免疫性不育和过度手淫等。

男女双方的原因

1. 性生活因素：性交方法和时间都能影响受孕和生育。

2. 精神因素：心情紧张和焦虑也可导致不孕。

3. 免疫因素：男性精液中含有多种蛋白，这些蛋白可以作为抗原，被女性宫颈上皮吸收后会产生抗体，对精子的活动产生影响，从而造成不孕。

性爱和谐与受孕概率

性生活是否和谐不仅影响到夫妻之间的感情，而且还关系着下一代的健康。站在优生的角度考虑，性爱美满的夫妻在性交的过程中由于都得到了满足，因此身心都是非常愉悦的，在这种情况下受孕，显然是非常有利于优生的。如果在性交的过程中双方都得不到满足，就会对情绪造成不良的影响，在此时受孕的胎儿自然也就没有那么聪明健康了。

另外，性爱美满度还与受孕概率密切相关。对于性爱美满的夫妻来说，由于彼此之间的相互爱抚以及刺激使双方都获得了强烈的快感，因此使得女性的性腺刺激激素的促性腺激素大量分泌，为受孕创造了良好的条件。也就是说，性爱美满度高的夫妻，相对于性爱美满度低的夫妻来说，更容易受孕。

为了增加受孕的概率，为了将来的孩子更优秀，提升性爱的美满度是十分必要的。

夫妻之间要相亲相爱

夫妻之间应该互敬互爱，彼此包容，彼此谅解，建立深厚的感情基础。只有深爱对方的两个人，才能够更好地体会到性生活所带给他们的快乐。换句话说，性生活让原本相爱的两个人更加如胶似漆，这样的夫妻是身心愉悦的。而那些没有情感交流的夫妻，只是把性行为作为一种性欲的发泄，这样是无法获得和谐美满的性生活的。

确保男女双方同时达到性高潮

和谐美满的性生活，必须保证夫妻双方都获得满足，只有一方获得满足的性生活是不能称之为美满的。而保证双方都获得满足的最好方法就是使双方的快感一致，同时达到高潮，这才是最理想的性行为。这就要求夫妻双方必须密切配合，把握好性交的时间和节奏。

提高性爱满意度

要想提高性爱满意度，就要重视性前戏和性后戏。性前戏主要是为了充分调动起两个人的性欲，为接下来的性交做准备。只有在性前戏下足功夫，接下来的性交才会和谐、愉悦，使双方都得到最大的满足。性后戏是在性交之后夫妻之间的甜言蜜语以及相互的爱抚，这样做可以避免女性在生理上产生不适，使女性在生理上和心理上都得到满足，增进夫妻之间的感情。所以说，要提升性爱的美满度，性前戏和性后戏都是不可忽视的。

在性爱的过程中要充分投入

在性爱的过程中，应该保持精神的高度集中，要完全排除其他的杂念，不可分神。夫妻都应该有做爱的要求，并保证在兴奋、愉悦、舒坦、满足中完成性行为，而不是被动地应付了事，更不可将做爱视为痛苦和负担。在性交过程中，夫妻双方应该相互影响、相互感染，全身心地投入到做爱之中，并同步进入性高潮。只有这样，才能尽情享受性爱所带来的欢欣愉悦，让性生活更美满。

排卵日同房易生男孩

生男生女的关键在于同卵子结合的精子是 X 精子还是 Y 精子。如果与卵子结合的精子是 X 精子，那么生出的婴儿就是女孩；如果与卵子结合的精子是 Y 精子，则会生出男孩。也就是说，如果想生男孩，就必须为 Y 精子创造便利条件，促使卵子与 Y 精子结合。

Y 精子的寿命比 X 精子短，抵抗力也比 X 精子差，尤其是在酸性环境中，Y 精子更是损失惨重。但是 Y 精子也有一定的优势，那就是数量众多，在男性一次射精所射出的精子中，Y 精子大约可以达到 X 精子的两倍。正因为如此，所以在正常情况下，X 精子和 Y 精子与卵子结合的概率是大致相等的。

精子要与卵子结合，必须经过阴道、子宫颈、子宫，然后才能到达输卵管。在精子的必经之路中，只有阴道是酸性的，剩下的则全部都是碱性的。由于在碱性环境中，Y 精子比 X 精子的活力更强，与卵子结合的概率自然也就更高。所以说，只要保证 Y 精子可以顺利地通过阴道，那么接下来的环境就都是对它有利的，也就更容易生男孩。

在女性的月经周期中，只有在排卵日当天，阴道内的碱性度才是最高的。因此只有在这一天性交，Y 精子才能顺利地通过阴道，到达对它更为有利的碱性环境之中。由于 Y 精子的数量本就比 X 精子多，再加上阴道的碱性度较高，使得大多数 Y 精子都顺利通过，所以在最终到达输卵管的精子中，Y 精子也要比 X 精子多。也就是说，在排卵日，Y 精子不仅占有环境上的优势，而且还占有数量上的优势，所以说，在排卵日当天，是生男孩的最好时机。这就要求夫妻双方对排卵日的推断必须是准确无误的，否则就会错过生男孩的最好时机。

在排卵日这一天性交有利于生男孩，除了因为阴道的碱性度最大以外，还有另外一个原因，那就是Y精子的寿命很短，如果射精与排卵的时间不吻合，就很难受精。

一般来说，受孕的条件是在排卵日的前后两天内性交。因为卵子在离开卵巢后可存活一天到两天，而精子在进入输卵管后可存活两天到三天，所以只要保证在排卵日的前后两天内性交，精子和卵子便可相遇，受孕的成功率也就比较高。但是Y精子的寿命比X精子短，随着时间的流逝，Y精子会一批一批地逐渐死去，那么接下来的情况显然是有利于X精子的，因为X精子可以存活更长的时间。

也就是说，如果精子在到达输卵管后卵子还没有来，那么精子就只能在这里等待卵子。而寿命较短的Y精子是禁不起这种等

性染色体

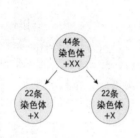

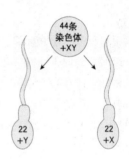

女性体内的所有性染色体均为X染色体。　男性体内的性染色体要么为X染色体，要么为Y染色体。

卵子和精子结合

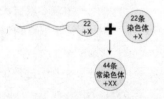

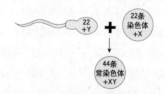

一个卵子和一个含X染色体的精子结合，这将发育成一个女孩。　一个卵子和一个含Y染色体的精子结合，这将发育成一个男孩。

待的，也许还没等到卵子的到来，Y精子就已经死去大部分了。那么在卵子到来的时候，就会出现X精子比Y精子更多的情况，剩下的Y精子也会因为大限将至而失去了活力。在这种情况下，Y精子显然是争不过X精子的。所以说，精子在输卵管中等待的时间越长，对Y精子就越为不利。最好的性交时机应该是在排卵前后，此时Y精子还很强壮，而且占有数量上的优势，因此很容易与卵子结合生成男胎。

避开排卵日同房易生女孩

月经周期中的排卵日是女性阴道pH最高的一天，在这天性交，对Y精子最为有利，因此是有助于生男孩的。所以说，如果想生女孩，就一定要避开排卵日性交，选择对X精子更为有利的时机。事实上，对X精子最有利的性交时间是排卵日的前两日，因此对于想生女孩的夫妻来说，应该选择在排卵日的前两日性交。

在女性的生殖道中，只有阴道是酸性的，是不利于Y精子生存的，所以大部分Y精子都是在阴道中死去。而过了阴道以后，子宫颈、子宫和输卵管都是碱性环境，非常有利于Y精子的运动，而X精子则不太适应这样的碱性环境。因此，在穿过阴道这一大关以后，Y精子就占有绝对的优势，可以迅速向输卵管游去。如果此时正好有卵子等在那里，那么Y精子就会率先与卵子会合，发育成男胎。

由此看来，X精子是非常被动的，等它赶到输卵管的时候，就什么都来不及了。可是，X精子也有它的本领，那就是寿命长。如果在X精子到达以后，卵子还迟迟没有到来，那么接下来的情况就非常有利于X精子，而且时间越长，对X精子就越有利。X精子就是利用比Y精子多活的这段时间来等待与卵子的结合的。当然，X精子的寿命也是有限的，如果超过70个小时卵子还没有到来，那么X精子就会出现与Y精子同样的下场，在输卵管内被淘汰掉。

另外，为了实现生女孩的愿望，在受孕性交之后的一周时间里，应禁欲或者是确实避孕。这是因为卵子的存活时间因人而异，有些卵子甚至可以生存 4 ～ 5 天。如果在排卵日 2 天前的性交没有受孕成功，那么在接下来一周的时间里，就都有受孕的可能。而在这段时间性交，胎儿的性别可就不好说了，所以最好不要在这段时间性交，如果一定要性交，则应该做到确实避孕。

孕前必须调养好身体

孕前调养好身体，首先是为男女双方提供合格的精子和卵子服务，也是为女方做好孕期营养储备，只有这样，才能提升胎儿的身体素质和母体抵抗力。做好孕前调养，把身体调理到最佳状态，才能孕育出优质的宝宝。孕前应该怎样调养身体，你是否心底有数呢？

营养均衡

孕前饮食一定要均衡，偏食、挑食、不良饮食都不利于身体健康。同时还要注意补钙，多喝牛奶，多食用谷物、豆类，以及水果和蔬菜。父母健康是宝宝健康的基础，因此，孕前 3 个月准爸爸准妈妈就要开始有计划地加强营养。

补充维生素

孕前补充维生素，也是孕育优质宝宝不可忽视的。其中位列第一的是叶酸——一种预防胎儿发育过程中神经管畸形的水溶性 B 族维生素，孕前 3 个月就要开始补充叶酸。

保证摄入充足的无机盐和微量元素

铁、锌、铜等是构造骨骼、制造血液的重要营养元素，不但可以维持体内新陈代谢，还可以提高胎儿智力。孕前就要有意识地加强补充这些方面的营养，为受孕奠定良好的营养基础。

体重要适宜

体重过轻或过重，都不利于怀孕和生育。身材过于丰满或瘦削的女性，应制订相应的节食或运动计划，将体重维持在一个合理的范围内。国际上最简单的标准体重计算公式：体重指数（BMI）＝体重（千克）/ 身高（米）的平方，正常的体重指数在 18 ～ 25 之间。

孕前健身

适当的身体锻炼能提高身体的柔韧性、增强抵抗力，孕前 3 个月开始健身，可以使你保持健康的生活状态。

生活要规律

性生活节制、作息有规律、个人卫生状况良好等是一种高品质的生活格调，自我放纵和封闭的生活方式对优生不利。

做好怀孕的心理准备

计划受孕是年轻夫妇们的一件大事，在受孕之前，要做好充分的心理准备，因为良好的孕前心理状态是女性顺利受孕的一个重要基础。

正确认识怀孕和生育

怀孕是由夫妻双方共同努力创造爱情结晶的行为，是巩固爱情的纽带。孕前夫妻双方就要对怀孕后的生活变化有足够的认识和充分的思想准备，不能因为怀孕后的诸多不便，而把"爱情的纽带"转化为"战争的导火索"。否则，在等待小生命到来的日子里，爱情的甜蜜也荡然无存。学习一些基础的孕育知识，有利于帮助年轻夫妇树立自信。

善于调整心理状态

避孕失败或有过失败孕产史的女性，对受孕都会心怀恐惧，这个时候，男性要积极主动地引导对方走出心理阴影，不然，消极思想一旦萌芽，会使女性精神压抑而排斥受孕。在这种条件下即使受孕成功，也会对胎儿产生不良影响，不利于胎教。作为女性，也应及时消除对受孕的排斥、恐惧情绪，建立对怀孕生育的正确认识。孕育、繁衍新生命本身就是生命的延续，是一种伟大的行为，更何况是和你爱的人一起孕育一个小生命呢，所以，你的内心应该充满神圣与幸福才对。同样，如果每个女性都能以一颗感恩的心迎接人生的馈赠，那么对受孕和生育的恐惧根本无从谈起。

只想要男孩或女孩的偏执愿望，会产生巨大的心理压力，影响正常受孕，一定要改变观念，要知道孩子的性别并不能决定婚姻生活是否幸福美满。工作压力大的人更要注意，压力过大也会影响受孕，而且只有工作的人生是不完整的。

宽容善待一切

宽容能带来欢乐，欢乐的气氛能使夫妻感情融洽，也利于成功受孕。许多人孕前都不知道，孕期女性身心都会发生一系列的变化，加之工作、学习、生活等诸多因素的影响，她们常常会变得紧张、空虚或焦躁易怒，男性也会因妻子身体和性情的变化而变得不耐烦。孕前夫妻双方都应对即将到来的全新生活有一个清醒的认识，一旦问题发生，只要无关原则，都可本着息事宁人的态度淡而化之，放下不提。

孕前工作安全准则

想要孕育一个健康的宝宝，准妈妈要提前回避有害的工作环境，或是在工作时做好对自己的保护工作。准妈妈孕前应回避的环境或工作有：

1.接触刺激性物质或有毒化学药品的环境，例如，油漆厂、农药厂、化工厂、污水处理点。刺激性气体可导致胎儿流产、早产，有毒的化学物质会影响胎儿智力发育。

2.放射性辐射严重的环境：例如网吧、医院放射室。放射性辐射会影响胎儿正常发育，造成畸形。

3.震动或冲击可能波及女性腹部的工作，例如，公交车售票员。这类工作随时有碰撞或摔伤的危险，对孕期女性来说极其不利。

4.温度异常、高噪音或空间密闭的环境，例如，冷库、高温车间。这类环境不利于受孕和胎儿发育。

5.能接触到疾病传染源的环境，例如，医院病房、防疫站。病毒一旦由母体进入胎儿体内，可导致胎儿感染。

6.大量耗费体力或频繁做扭转、弯曲、攀登动作的环境，例如：纱厂、发货车间等，过度劳累易引起内分泌失调。

7. 需要长时间站立，不能适时休息的工作，例如礼仪、接待。长时间保持一种姿势容易导致劳累，对受孕不利。

8. 远离人群、独自进行的工作，例如，仓库看护。此类工作一旦发生意外，缺乏抢救条件，也无人相助。

此外，女性孕前在工作中还应注意自觉保护自己。比例，使用电脑时要穿着防护服；从事长时间、高强度的工作时，要抽空休息几分钟；工作应酬中，拒绝烟酒等。

孕前做好情绪调整

情绪是人类各种心理活动的表现，可分为积极的、消极的、不确定的三种。情绪与个人期望和现实状况联系密切，也与个人的性格有关。健康、良好的孕前情绪，有助于提高受孕质量。孕前情绪调整需注意以下几个方面：

要营造和谐、欢乐的家庭气氛

夫妻之间要加强交流，互相理解和尊重，避免因家庭不和影响双方情绪。日常生活中，妻子凡事要积极对待，不可过于苛刻。丈夫也要勇于承担，在妻子遇到挫折时，要善于开导；在两人发生矛盾时，也要表现出应有的宽容大度。温馨的氛围对自己、对家庭和未来的小宝宝都有好处。

保持情绪稳定和愉快

孕前情绪不佳或不稳是优生的大敌，夫妻双方在性生活中存在勉强、抵触和仇恨情绪的，会降低性生活质量，甚至还会引发性功能障碍，降低成功受孕的概率，而男性在性生活时的精神状态，还会影响精子质量和活力。因此，要想成功受孕，并孕育出优质的宝宝，稳定愉悦的情绪极其重要。例如，一对悲观的夫妇和一对乐观的夫妇，都希望很快地怀孕，受孕失败后，他们的情绪截然不同，悲观的夫妇忧愁地说："要一个孩子就这么难吗？"乐观的夫妇笑着说："小家伙真调皮，老是跟我们捉迷藏呢！"聪明的读者，让你来说，这两种情绪，哪一种对受孕更有利呢？相信你们心中都有答案。

喜迎胎宝宝的到来

以欢喜的心情迎接胎宝宝，有助于孕妇顺利度过妊娠期，是优生优育的心理保障，对未来宝宝的身心健康也会产生深远的影响。

孕前做好经济准备

怀孕不但意味着支出的增加，还可能意味着不久的将来妻子需要停止工作而造成家庭收入的减少。预算家庭收支，巧用储蓄，处处节约，是年轻夫妇们孕前要做好的经济准备。

夫妻双方在孕前做好经济预算，可以为产妇孕前及孕期的饮食营养、各项体检、物质准备等提供有力保障。家庭收入的多少是经济预算的重点，而妻子何时停止工作是家庭收入改变的关键，能否预算准确主要取决于妻子的身体状况及个人意志。做好收支明细记录，可以了解家庭收支是否平衡，也有助于解决怎样保持收支平衡的问题。此外，尽管距离妻子将来停止工作还有很长一段时间，夫妇也尽可以对将来如何重新工作做一些研究。事前研究，有利于在时机来临时做出更加明智的选择。

现代社会，宝宝的孕育、出生、抚养和教育花费永远是准爸妈们最操心的问题。宝宝确实需要爱和关怀，做父母的也都想对宝宝倾其所有。但是，把大量的金钱花费在为宝宝装饰房间、购买玩具上并没有必要。孩子的婴儿车、座椅、床垫等物品确实是必须买新的才让人放心，而为宝宝挑选玩具就可以从更加经济实惠的角度出发。年轻的准爸妈们不妨考虑一下二手玩具市场，那里的很多玩具只是有些过时，并非破旧，购置回来只需做好消毒工作，一样会给宝宝带来毫不打折的快乐。

如果已经准备好了要宝宝，每月基本的开销也已经计算清楚，还根据家庭收入水平制订了可行性强的收支计划，那么接下来，注意节约就显得非常重要了。如果妻子平时喜欢疯狂购物，而丈夫喜欢聚会消遣，那两人都要为宝宝做出牺牲、进行调整了。毕竟，今天少一些花销，多一分结余，明天在面临突发事件时，就会少一分担忧，多一分从容。其实，节约并没有想象中的那么困难和痛苦，相反，很多人在养成节约的习惯后，都能发现积少成多的乐趣，也可以享受到金钱无法代替的快乐。

孕前做好物质准备

每一个即将为人父母者，都会有无数美好的憧憬，但是只有憧憬是不够的，还需要赶紧付诸实施，为受孕和即将到来的宝宝做好准备。

整理居室

良好的居住条件是孕育、抚养后代必不可少的条件。如果房子缺少光照，室温不正常，会影响受孕和胎儿发育。而浑浊的空气还会增加母亲和胎儿患病的危险，不有利于胎儿的大脑发育。因此，居室不论大小，都应确保通风透气、采光良好、温度适宜。此外居室整理还包括许多琐碎的工作，具体有：

1. 处理"宠物"：将花草和宠物移置室外或移交亲友，可以避免过敏和疾病传染。

2. 减少辐射：可用防护罩将电脑、电磁炉、微波炉等电器"保护"起来。

3. 清理梳妆台：将化妆品打包收藏，只留下护肤品。

4. 改变房间布局：清理多余物品，将必需品放在便于取放的地方。

5. 消除安全隐患：在卫生间、厨房等易滑的地方铺设防滑垫，在马桶附近安装把手。调低晾衣绳及开关的位置。

6. 清理厨房：厨房的卫生关系着整个家庭的饮食健康，要保证厨房环境的通风、干燥。炊具、餐具及其他厨房用品尽量摆放在通风的架子上，或悬挂在通风处，便于取用又干净卫生。

孕妇物质准备

女性怀孕后，身体会发生一些明显的变化，如腰身变粗、四肢浮肿等，为了避免不便，女性的内衣、外衣、鞋子和床上用品等都要提前准备。

1. 内衣：由于体形发生了变化，内衣的型号要比以前大一些，以吸水性强、弹性好的纯棉制品为佳。还要容易洗涤，以便勤洗勤换。

2. 外衣：可提前到孕妇商店选购一些穿在身上没有束缚感并能巧妙掩盖体形变化的衣物。色彩花样力求淡雅、简单，因为过于鲜艳的色彩或复杂的花样会增加孕妇的臃肿感。

3. 鞋子：孕妇的身体重心发生了变化，这时，一双合适的鞋子极其重要。最好选用平底、防滑、轻便、合脚的鞋子。

4. 床上用品：慵懒嗜睡是妊娠早期的正常生理反应，睡眠充足可增强身体抵抗力。选择舒适的床上用品，无论是从受孕还是从妊娠的角度来说，都很有必要。床上用品选择时应注意以下几个方面：

①床铺：床铺过软，容易造成脊柱弯曲变形；过硬，舒适度会大大降低，从而影响睡眠质量。所以，孕妇适宜睡木板床，但是，一定要铺上厚度适宜的褥子。

②枕头：高度以8厘米为宜。过高会导致颈部前屈，压迫颈动脉，极易引起脑缺氧。

③被子：化纤混纺织物做成的被罩和床单，透气性差，易产生静电，还易引发过敏和湿疹。因此，被褥应该选用纯棉制品。

④蚊帐：蚊帐不但可以防止蚊虫叮咬，还可以吸附空气中的尘埃和杂质。

其他物质准备

主要有两类，具有很大的随机性，视各自情况而定。一类是营养品。例如，叶酸。另一类是胎教用品。例如，胎教磁带、光盘和书籍。

孕前优生咨询

优生咨询是由咨询师或专业的医学人员，对前来咨询的服务对象提出的有关优生的问题及遗传性疾病的发生、风险和防治等问题进行解答，并就相关问题提出相应的建议和指导，从而控制某些不良因素，达到优生的目的。优生咨询为优生优育提供了一道坚固的防线。孕期优生咨询应从早孕期开始，贯穿孕期全过程，这对预防妊娠合并症、并发症，保障母婴健康具有重要意义。

有人认为只有那些有生育经历或生育障碍的人才需要进行孕前咨询，其实不然，所有育龄青年，只要以对自己和未来宝宝的健康负责为目的，都需要进行优生咨询。完整的优生咨询一般从孕前开始并贯穿孕期全过程。孕前优生咨询的主要内容：

　　1. 提倡适龄生育。人类生殖学研究表明，过早生育（20岁之前），胎儿流产、早产、畸形发生率较高；过晚生育（35岁之后），胎儿先天愚型发生率较高。女性最佳生育年龄为25～30岁。

　　2. 选择最佳受孕时机。气候、环境、精卵质量对受孕都有影响，女性排卵日当天或前两天受孕，有助于提高受孕成功率。选择蔬菜、水果充足，日照条件好的季节受孕，有利于母体健康和胎儿发育。

　　3. 指出成功受孕的条件，做好孕前准备。包括身体、心理准备，养成良好的饮食起居习惯，避开不利的受孕时机等。

　　4. 指出某些疾病不宜受孕的情况。如夫妻中有患急性传染病或高热性疾病者，女方患过心、肝、肾等器官疾病，器官功能尚未恢复正常者，长期服用药物或由于职业原因接触过某些有害化学物质者，女方患有某些良性肿瘤者，孕前饮酒与吸烟者。

　　此外，有遗传病史或具有某些不利因素接触史的对象还应到遗传优生咨询门诊进行遗传咨询。

　　孕前咨询必须严肃、认真、诚恳，只有让医生充分了解咨询者的情况，他们才能做出正确的诊断，为你和未来的宝宝把好第一道关。

孕前常规检查

　　孕前检查是指夫妻计划怀孕之前到医院进行的身体检查，很多人对孕前检查都持不以为然的态度，他们认为：上学时、工作后年年都有例行体检，身体没有什么异常，有必要多此一举做什么孕前检查吗？

　　其实这种想法是错误的。婚前检查是幸福婚姻的一道门槛，孕前检查却是优生优育的一个不可或缺的环节。学校、单位组织的一般体检并不能代替孕前检查，一般体检的内容主要有血常规、肝功能、肾功能、尿常规、妇科等，它以最基本的身体检查为主，不涉及生殖器官以及与之相关的免疫系统、遗传病的检查。孕前检查可以及时发现不利于孕育的各种身体隐患，便于及时排除和治疗。所以，那些因各种原因错过婚前检查的夫妻，一定要认真对待孕前检查。

女性孕前常规检查项目

1. 血常规检查

通过血常规检查可以发现是否有血色素异常的情况，例如贫血或凝血异常。重度贫血可以待症状消除后再怀孕；凝血异常者，也可以提前治疗以避免生产时出现大出血。还可以了解血型，便于意外发生时可及时输血。

2. 肝功能检查

通过肝功能检查可以了解肝功能的各项指标，诊断有无肝脏疾病、患病程度等，便于发现疾病，及早制订治疗方案。还可检查是否患有病毒性肝炎，以免受孕后，病毒通过母体传播，导致胎儿早产或早夭。

3. 尿常规检查

通过尿常规检查，可以了解肾脏各项功能是否健全。女性妊娠期身体代谢发生巨大变化，会极大地加重肾脏的负担。还可检查尿糖含量和红白细胞是否异常，判断是否患有糖尿病、阴道炎、尿道感染等疾病及患病程度。此项检查利于及早发现肾脏问题，以便医生就是否适合受孕做出判断。否则盲目受孕，对母婴健康都有很大伤害。

4. 妇科常规检查

主要是通过对内分泌系统及生殖系统的检查，判断是否存在怀孕或分娩的不利因素。例如，检查卵巢内是否有肿瘤，生殖器发育是否正常等。

5. 白带常规检查

白带常规检查主要是检查生殖道是否受到真菌、滴虫、淋病奈瑟菌等致病微生物感染及受感染程度。滴虫性阴道炎、霉菌性阴道炎、慢性宫颈炎、子宫内膜炎等生殖道炎症会影响胎儿正常发育。

一旦查出，应及早治疗，治愈后再考虑受孕。

6. 胸部透视检查

胸部透视检查有助于了解是否患有结核病等肺部疾病以及患病程度，否则，一来受孕后，考虑到胎儿，母体用药会受到限制；另外，结核病毒还会传染给宝宝，影响胎儿健康。

7. 口腔常规检查

通过口腔常规检查，可以诊断是否患有龋齿。否则女性妊娠期口腔环境恶化，会严重影响母体与胎儿的健康。

8. 大便常规检查

通过大便常规检查，可以及早诊断是否患有消化系统疾病，以及体内是否有寄生虫。防止寄生虫感染造成流产或胎儿畸形。

男性孕前常规检查项目

男性检查相对就简单了许多，除去体格检查、血常规检查、尿常规检查等，男性孕前检查的主要项目还有：

1. 精液检查

通过精液检查，可以了解男性精子密度、畸形率、存活率等，是孕前最基本、最必要的检查项目。男性做此项检查前 3 ~ 7 天禁止房事为好。

2. 泌尿生殖系统检查

男性泌尿生殖系统对下一代的健康影响极大，因此这项检查必不可少。如果觉得自己的生殖发育有问题，可以向父母了解，自己小时候是否有过隐睾、睾丸外伤、睾丸疼痛等情况，将这些信息提供给医生，有助于医生做出正确的诊断。

3. 传染病检查

对于那些长时间没有进行过身体检查的人来说，这一点尤其重要。否则，携带传染病的精子会影响胎儿的生长发育。

4. 遗传病检查

家族有精神病、遗传病史的人更应向医生做好咨询，必要时还要做染色体、血型检查等，确保不良因素不会遗传给下一代。

孕前特殊检查

对于情况特殊的人来说，例如，有家族遗传病史的人，有特殊生活经历和特殊工作环境的人，为了受孕顺利和宝宝的健康，很有必要进行孕前特殊检查。

孕前特殊检查主要有：

性激素六项检查

性激素六项检查主要针对月经不调的女性和精液异常、阳痿的男性，主要内容包括卵泡生成素、黄体生成素、雌激素和黄体酮、泌乳素、雄激素等六项。通过检查了解女性月经不调或男性精液异常的原因，确认女性是否患有多囊卵巢综合征、卵子能否正常排出，男性睾丸及输精管发育是否畸形。

致畸五项（即 TORCH）的检查

这项检查主要针对致畸病毒感染。它主要包括弓形虫、风疹病毒、巨细胞病毒、单纯疱疹病毒及 B19 微小病毒检查五项。妊娠初期，感染这些病毒容易导致胎儿畸形、流产；妊娠晚期则会影响胎儿器官功能的发育。所以，对于那些家有宠物、从事过动物养殖的人、进行过器官移植的人、经常生食动物肉类的人来说，这项检查很有必要。

染色体检查

这是针对遗传性疾病进行的检查。染色体异常会影响生育能力和生育质量，孕前进行染色体检查，既可了解夫妻双方的基因类型，也可以预测生育染色体病后代的风险。在此基础上采取积极有效的干预措施，可以达到优生的目的，因此，如果有家族遗传病史、异常孕产史（如胎儿先天性畸形、严重智力低下或反复自然流产、死胎等）的准爸妈，应做相应的染色体检查。

针对更加特殊的人群，特殊检查还有多样性，例如：血型为 O 型的女性，若丈夫血型为 A 型或 B 型，还应进行 ABO 溶血检查，以避免发生新生儿溶血症。

受孕前注射风疹疫苗

风疹是一种病毒性传染病，是目前发现的最主要的导致先天性残疾的生物因素之一。女性孕早期被风疹病毒感染，有可能会导致胎儿先天性畸形或患上先天性风疹综合征，严重时可以导致胎儿早产或死胎。

先天性风疹综合征是感染风疹后的常见病，主要表现为先天性心脏畸形、白内障、耳聋、发育障碍等，加之先天性风疹综合征到目前为止只能预防不可治愈。所以，为了胎儿的健康，最好的预防办法就是在孕前接受风疹疫苗注射。

另外还要注意的是，注射风疹疫苗要把握好时间。如果注射后3个月内怀孕，疫苗中的毒素会直接影响胎儿正常发育；而受孕后再接种疫苗，不仅起不到应有的效用，风险也更大。

孕前须彻底治疗的疾病

妊娠期疾病不但对母体损害较大，此时用药还会严重威胁胎儿健康。因此，为了使受孕和妊娠正常进行，孕前有些疾病必须彻底治愈。

高血压

高血压患者受孕前应严格遵照医生制订的治疗方案，把血压控制在正常范围内。待到症状消失，才可受孕。另外，即使高血压症状消失了，也要注意定期检查，孕前及妊娠期都经常测量血压，密切观察血压变化。

肾脏疾病

肾脏疾病严重者严禁受孕，更不宜妊娠。轻度肾病患者如果肾功能无障碍而且血压正常，在医生指导下可以受孕。

肝病

慢性肝炎患者在病情较轻、体质较好的情况下，可以受孕。但是，孕后必须加强营养、膳食合理、充分休息。病毒性肝炎患者，必须治愈后方可受孕。

贫血

孕前贫血，需及时针对病因进行食补或药补，直到贫血状况消失后方可受孕。

糖尿病

糖尿病患者妊娠需慎重，如果血糖和尿糖已经得到很好控制，可以受孕。但是，要加强锻炼，并严格控制饮食，并在医生指导下使用胰岛素。

心脏病

心脏病患者受孕前一定要体检并征求医生意见，医生允许后才可妊娠。其次，孕期用药和治疗都不可掉以轻心。

膀胱炎、肾盂肾炎

这两类疾病严重危害母体和胎儿健康，因此要彻底治愈才能考虑受孕。

霉菌性阴道炎和子宫肌瘤

为了减少不易受孕和胎儿感染霉菌的风险，这两类疾病必须在受孕前彻底治愈。

掌握最佳受孕时机

选择最佳受孕时机不但可以增加受孕成功率，还是实现优生的必要条件之一。掌握最佳受孕时机，不但要考虑年龄、季节和生理因素，还应从以下几点多加注意：

孕前开始测量基础体温

由于孕激素的作用，女性的基础体温随着月经周期的变化而变化，呈现出一定的规律性。月经周期中，排卵前，受到孕激素影响，基础体温在 36.5℃ 以下波动；排卵期，女性基础体温下降，处于 36 ~ 36.5℃ 过渡阶段；排卵后，基础体温会上升到高温段，一般在 36.9℃ 左右。女性基础体温从低温段向高温段过渡的几天，称为排卵日，这段时间内性交，容易受孕。

日常生活中测量基础体温的方法：晚上休息前，将体温表置于触手可及的地方。早上醒来后，立即将体温表放在舌下，5分钟后取出并读取数字，所得的空腔温度即为基础温度。

排卵期前节制性生活

排卵期前性生活应节制，使男方得以养精蓄锐，保证受孕时的精子质量。

日常衣着以健康为主

从计划受孕开始，夫妻双方的衣着都应以宽松、舒适为主，内外衣以吸水透气的纯棉制品为最佳。内衣过紧，压迫生殖器官，或衣料透气性差，不易排出的汗液和分泌物容易滋生病菌，都不利于优生优育。

心理和环境因素

环境和谐，夫妻双方都充满爱意，动作和情感高度统一之时，才是最佳受孕时机。智力较高的孩子大都是父母情投意合之时的产物。

总之，最佳受孕时机，不但要有"天时"，还要有"地利"和"人和"。只有这样，才有可能孕育出健康、优良的下一代。

避孕药停用 6 个月后再受孕

避孕药属于激素类药物，无论何种类型的避孕药，它的药理都是一样的，即通过抑制排卵，改变宫颈黏液密度，使精子无法到达子宫；或是扰乱子宫腺体制造肝糖的功能，降低囊胚存活率；或是打乱子宫和输卵管的联系方式，阻碍受精卵进入子宫；或改变子宫内膜的正常周期性变化及宫腔内环境，使受精卵失去发育的温床，达到避孕目的。专家建议，习惯口服避孕药避孕的女性，应在停用避孕药 6 个月之后再受孕。原因如下：

激素的强效作用

短效口服避孕药含有炔雌醇与炔诺酮，炔雌醇的生理效能是人体内产生的雌激素已烯雌酚的 10 ~ 20 倍。炔诺酮的生理效能是人体内产生的孕激素黄体酮的 4 ~ 8 倍。如果停药不久就怀孕，会导致体内激素不稳，给胎儿造成伤害。

药效长久

口服避孕药进入人体，经过代谢吸收，体内药物残留至少需要6个月才能完全排出。停药后短时间内怀孕，有可能导致胎儿畸形。

其他因素

女性长时间口服避孕药会使体内雌激素分泌增多，导致体重增加，月经紊乱等，身体需要一段时间进行调养才能恢复正常。

因此，那些长期靠药物避孕又打算要宝宝的女性，在受孕前，应提前6个月停用避孕药，并在此期间采用其他更安全的方式进行避孕。

不宜受孕的七种情况

从优生学的角度来看，选择合适的受孕时机，确保夫妻双方状态良好很有必要。因而，如果夫妻双方中任何一方出现下列情况都不宜受孕。

过度劳累

当夫妻双方或其中一方刚进行过强度较大的体力劳动或脑力劳动，且身体和精神状态还未恢复之前，是不宜怀孕的。因为过度劳累会使人体免疫力降低，易受疾病侵袭。会影响精子和卵子的质量，也无法为受精卵创造良好的发育环境。因此，刚进行过剧烈的体育锻炼、结束长期的旅行或繁忙的脑力工作时，都不宜马上怀孕，而应该休养一段时间，等身体完全恢复了，再做怀孕的打算。

长期患病

前面的章节我们介绍了不宜怀孕以及孕前必须治愈的疾病，除此之外，久卧病床的人也是不宜怀孕的。因为虚弱的身体没有抵抗病毒感染的能力，无法提供健康的精子与卵子，也无法满足胎儿的营养需求，这都不利于胎儿的生长发育。所以，长期患病的人，应先把病治好，再考虑妊娠。对于一时难以治愈的慢性疾病，则要与医生充分沟通，在医生的指导下妊娠。

情绪不佳

情绪也是影响健康的关键因素，不良情绪会使人产生不良的生理反应，在危害健康的同时，也给受孕制造了麻烦，影响优生。所以说，与人发生过激烈争吵、处在愤怒之中的人或刚刚经历沉重打击、处在极度悲伤之中的人都不宜受孕，应该等心情平复以后再做打算，以免影响胎儿的健康。

生活不规律

有些人黑白颠倒，烟酒无度，生活毫无规律，这样会打乱生物钟，对健康造成危害。由于生物钟混乱，总是休息不好，浑身乏力，精神状态也总是不佳，这样显然不利于优生的。所以，应该首先调节好自己的生物钟，养成良好的生活习惯，待自己达到最佳状态的时候再考虑受孕。

应酬过多

对于商场中的很多人来说，生意上的应酬不可避免的。可是这些人也许不知道，过多的商务宴请不但对健康无益，而且还会对将来的孩子产生不良的影响。这是因为过多的应酬会使人身心俱惫，而应酬中摄入过多的烟酒对健康更是有百害而无一利，这必然会降低生殖细胞的质量，影响优生。所以，为了将来的孩子，商务宴请一定要有节有度，保证自己身心健康。毕竟工作再重要，也没有自己的身体和孩子的健康重要！

性生活过度

这是新婚夫妻比较容易犯的一个大忌，由于对性生活和优生优育缺乏科学认识，所以新婚夫妻常常难以把握性生活的"度"，造成性生活频繁，岂不知这对双方的健康和生育都十分不利。性生活频繁会导致精子还没有完全成熟就被排放出来，降低受孕成功率；而且频繁的性生活体力消耗非常大，双方身体时常陷入疲劳却来不及恢复，这样就难免会产生质量差的精子和卵子，影响优生。因此，性生活一定要有节制，等调养好身体后，再行受孕。

不良环境

环境也是影响优生的重要因素之一。不良的环境对人的生理功能会产生不良的影响，而一些有害物质还会损伤精子、卵子，不利于受精卵生长发育，即使怀孕也很容易造成流产。所以，那些长期处在不良环境中的人，不宜怀孕。应该尽早在孕前脱离那些有害的物质，以免对胎儿造成伤害。

哪些疾病患者不宜受孕

从生殖学的角度来看，在长达40周的妊娠期，为了适应胎儿发育，母体会产生一系列复杂的生理变化，从外到内都会有所反应。例如，乳房变大、腹部胀大、子宫变软、膈肌抬高、心脏移位、心率加快、肾脏负担加重等。如果想受孕和生产成功，母亲的身体需要有强大的调节和应对能力，否则后果相当严重。因此，体内任何器官患有严重疾病均不宜受孕。

1.血液病患者。例如，白血病、再生性障碍性贫血等。

2.病毒性肝炎、肝功能异常、肝硬化患者。

3.心脏病。活动时伴有心慌、心悸或心功能在Ⅲ级及以上的患者。

4.肾炎，伴有高血压、蛋白尿的患者及肾功能不全者。

5.严重的甲状腺功能亢进、糖尿病伴有动脉硬化、高血压伴有血管病变者。

6.肺结核活动期患者。

7.类风湿活动期患者、哮喘病患者、遗传性疾病患者（例如先天愚型、精神分裂）及某些变态反应性疾病患者。

以上疾病患者一旦受孕，不但生理负担加重不利于治疗，一旦犯病风险也比普通病患大，会威胁孕妇生命，而且母体抵抗力下降和药物治疗还会给胎儿带来不可估量的危害。

此外，男女双方或任何一方患有急性传染病，如急性肝炎、风疹、流感等，在治愈前，也不宜受孕。

避孕失败不宜继续妊娠

不管出于什么原因，如果婚后不打算要孩子，夫妻就会在性生活中采取相应的避孕措施。但是，在避孕过程中，任何一个环节出问题都可能导致避孕失败，面对意外怀孕，很多人都会手足无措，并且不知道避孕失败后，应该立即终止妊娠。失败后不宜继续妊娠的避孕方法包括以下几种：口服避孕药，放置宫内节育器，外用避孕药膜。

口服避孕药是一种激素药，通过干扰女性激素分泌达到避孕效果，长期服用会影响卵子质量。避孕失败后怀孕，可导致胎儿先天畸形，或造成胎儿体重过轻、发育迟缓等。因此，女性在口服避孕药避孕失败或停药不足 6 个月怀孕，都应立即终止妊娠，以免发生意外。

宫内放置节育器通过铜离子杀伤精子和受精卵，干扰受孕。避孕失败，主要是由宫内节育器移位或脱落造成的。铜离子的杀伤作用，使避孕失败后流产、早产、死产及胎儿发育异常的概率都较正常妊娠大。因此，节育器避孕失败，应立即终止妊娠。

外用避孕药膜的主要成分烷苯醇醚和壬苯醇醚，能强力杀灭精子。如果使用不当，导致怀孕，考虑到药物对精子的强杀伤力，受精卵的生长发育必然受到影响，因此外用避孕药膜避孕失败，应及早做人工流产，不要心存侥幸继续妊娠。

从优生的角度考虑，避孕失败而继续妊娠，就像在条件恶劣土地上进行播种，对胎儿的生长发育极其不利。需要等女性身体各方面恢复正常再受孕，才能保证胎儿身体健康。

新婚不宜马上怀孕

许多新婚夫妇在组建小家庭后，都选择马上怀孕，毕竟一个可爱的宝宝能为刚刚组建的小家庭增添许多乐趣。但是从优生学的角度来说，婚后马上怀孕并不可取。

首先，从古至今，婚姻都是人生的大事。现代婚姻在仪式和流程上虽然较过去有很大改进，但是，从确定婚期到婚礼结束等，是一个漫长而耗费体力和心神的过程；如果一切从简，两人选择旅行结婚，奔波跋涉更容易使人产生疲劳；新婚伊始，充满激情的小夫妻，性生活都很频繁，体力消耗过多；再加上大量的应酬难免会有烟酒接触，这些因素都会影响精子和卵子质量，如果此时怀孕，必然会影响胎儿发育。

其次，新婚女性对性生活还不完全适应，性生活中还不能完全放松，更谈不上享受其中的乐趣，这些都会影响体内雌激素分泌，从长远来说，不利于优生。

再次，夫妻生活刚刚拉开序幕，彼此之间还需要一个磨合适应的过程。另外，现代社会的生活节奏快、各方面压力都很大，年轻夫妻在心理和经济上都缺乏迎接新生命到来的准备。仓促受孕，对夫妻生活、家庭和谐以及胎教势必会造成一定的影响。因此，新婚应采取安全的避孕措施，等生活稳定，身体恢复后再考虑怀孕。

晚婚尤其是女性年龄较大，生育时间不宜再向后推迟，可以在婚前充分准备的基础上，在婚后3个月左右受孕。因为，经过一段时间的调节、磨合和休息，双方对性生活已经适应，新婚的疲劳也基本消失，这时，就可以考虑要一个宝宝的问题了。

长期服用药物者不宜立即怀孕

俗话说"是药三分毒"，任何药物在抑制或杀死病毒细胞的同时，也会对正常的生理细胞产生负面影响，维生素等营养类药物也不例外。

身虚多病者，长期服用药物，毒素在身体内积累，会影响精子和卵子的质量。即使受孕成功，毒素经由胎盘被胎儿吸收，易导致胎儿畸形，也易引起流产、早产，不利于母婴健康。尤其是在长期服用避孕药、激素、抗生素等药物的情况下受孕，后果更是难以预料。

综上所述，长期服用药物者，在计划怀孕前，用药更须谨慎。为了防止不良后果发生，应在病愈停药半年以后再受孕。

受过X光照射的妇女不宜立即怀孕

X射线的发现以及在医学上的应用，使全世界医学发展向前迈进了一大步。但是它是一把双刃剑，在帮助查找病因的同时，还可能导致癌症的发生。新近公布的美国卫生部权威报告，指出用于骨骼、胸部、口腔等低剂量 X 光照射的医学检查占人体致癌物来源的 5%。

虽然说常规检查中需要进行 X 光照射的项目不多，但这少量的射线就可以杀伤人体生殖细胞。调查表明，女性受 X 光照射后，胎儿患三色色盲概率增加。

专家提醒，女性在进行必要的 X 光检查时，应主动要求采取防护措施，性腺、甲状腺等敏感区域应加盖铅胶皮重点保护；请医生降低 X 光照射的剂量，或调整 X 光机遮光板，减少曝光度，把 X 光对身体的伤害降低到最低；在接受 X 光照射之前喝杯橙汁或服用维生素 C，或喝杯牛奶防止钙质流失。

即将受孕的女性，为避免 X 射线对下一代的影响，怀孕 4 周前必须禁止照射 X 光。

早产或流产后不宜立即再孕

妊娠全程为 40 周。早产是指怀孕满 28 周至 37 周之间的分娩。流产是指成功受孕后，妊娠于 28 周之内终止，胎儿不满 1000 克的妊娠。

早产与孕妇的年龄、营养状况或某些疾病有关。流产最常见的原因是受精卵本身不健康、女性生育器官发育不正常或疾病，外部创伤等。经历过早产及流产的妇女，身体受到极大损伤，机体器官极易出现功能紊乱，生育器官很难在短时间内恢复正常。因此，早产或流产后不久就怀孕，不利于妇女身体和元气的恢复，对胎儿也十分不利，再次发生流产或早产的概率会显著升高。

因此，医生建议，女性流产或早产后，应在医生帮助下找出流产或早产的原因，积极避免再次怀孕时重蹈覆辙。随后要调养身体，并坚持科学避孕，至少半年最好一年后再受孕。因为只有体力、生殖器官的功能都恢复正常了，成功受孕、母婴健康才有可能。而且，两次妊娠相隔的时间越长，再次发生异常情况的概率也就越小。

高龄女性的孕前准备

这里所谓的"高龄女性"，是指年龄在35岁以上尚未有妊娠经历的女性。妊娠对于她们来说意味着要承担更多危险。那些想做妈妈的高龄女性请注意了，为了减少妊娠风险，也为了宝宝更健康，要做好充分的孕前准备。

进行优生咨询和全身体检

孕前咨询和体检，可以对妊娠有一个全面的心理准备，克服自己对即将成为"高龄产妇"的恐惧，轻松愉快地迎接新生命的到来。高龄女性孕前体检还可以及时发现和纠正因高龄而产生的不利于优生的因素，在医生指导下减少妊娠风险。

改变生活习惯

合理的饮食和作息习惯能提高受精卵质量，为受精卵创造良好的母体环境。高龄女性孕前可多食用一些高蛋白、低脂肪、性温和的食物，可以增加营养和免疫力。避免刺激性强、含酒精和咖啡因的饮食，例如茶、酒、烟、咖啡等。另外，减少或正确使用电脑和手机，减少身体所受辐射。与育龄女性相比，孕前补充叶酸对高龄女性来说尤其重要。

减少化妆

职场中高龄女性所占比例最大，她们在日常生活中与化妆品接触较多，但是其肌肤已经不像年轻肌肤那样有强大的代谢功能了，化妆品中的铅、汞等有毒金属被皮肤吸收，大量囤积在体内，一旦受孕，会通过胎盘被胎儿吸收，损害胎儿脑细胞发育。因此，为了胎儿的身体和智力发育，孕前应尽量减少使用或最好不用化妆品。

避免不良因素影响

药物、辐射甚至天气变化都会对人体健康产生一定影响，而生病对孕妇和胎儿来说无疑是个巨大挑战。高龄女性免疫力及器官活性都大大降低了，一旦生病，身体自我恢复的功能也不能很好地起作用。因此，高龄女性孕前更应特别注意天气或季节对身体的影响，远离对身体有害的辐射环境，慎用药物。

甲状腺疾病患者的孕前准备

甲状腺位于颈部，是调节人体代谢的内分泌器官。甲状腺功能亢进或功能减退都会对生殖系统产生影响，扰乱卵巢激素的分泌和代谢，严重者导致不孕。例如功能亢进会导致女性月经减少，甚至闭经；功能减退则会导致月经不调、经血过多、闭经等。

甲亢是典型的甲状腺疾病。医学专家认为，妊娠会加重甲亢患者心血管疾病的症状，甚至会引发心力衰竭。甲亢患者妊娠容易造成胎儿畸形、流产、生长发育迟缓。此外，甲亢患者常用的药物，例如丙基硫氧嘧啶，可通过胎盘影响胎儿，导致胎儿甲状腺功能发育异常。因此甲状腺患者在决定受孕前要做好准备工作。

1. 认真咨询并接受检查，在甲状腺功能得到很好控制的情况下，再考虑受孕。一旦孕前检查时被查出甲状腺功能异常，必须暂停受孕，先接受内分泌科医生的专业治疗。因为怀孕后，随着体内激素水平变化、心肺负荷增加，这些疾病可能很快就发展成甲亢或甲减，危险性和治疗难度更大。

2. 甲状腺功能减退的患者，还需要服用药物进行治疗。用药必须在医生指导下进行，这一点至关重要。等病情缓解，可逐渐降低用药剂量。等到甲状腺功能恢复正常3个月后，再考虑受孕的事。

3. 日常生活中，很多甲状腺病人为了控制病情，拒绝食用含碘食物，其实这种做法是错误的，因为缺碘也会影响身体健康及胎儿的生长发育。甲状腺病人孕前只要不过多地食用含碘丰富的带鱼、海带、紫菜等，注意低碘的同时，多食用高能量、高蛋白的食物就行了。

此外，甲状腺患者要尽量避免劳累、剧烈运动和感染，以确保受孕成功。同时，一旦受孕成功，要提前考虑自然分娩，这样能降低产后出血的风险。

高血压患者的孕前准备

高血压是一种常见的心血管疾病，主要特征是动脉血压增高，以及心脏、血管、大脑和肾脏等器官异常。症状主要有头痛、晕眩、耳鸣、心悸、肢体麻木、失眠等。高血压不但能加大心脏和血管负荷，还能引发多种并发症，高血压患者怀孕被认为是一种高危的妊娠行为，因此，高血压患者孕前应做好以下准备：

1. 受孕前，进行全身检查，在医生指导下决定是否适宜妊娠。

2. 如果血压控制得比较好，比如在140/90mmHg以内，就可以怀孕。但是妊娠期血压增高会增加血管壁的压力，能否继续将血压控制在正常范围内，还应进一步听取医生的意见。

3. 如果你正在进行药物治疗，请确保你使用的药物对身体和未来胎儿的安全没有影响。

4. 检查心、脑、肾功能是否正常。常见的高血压并发症有脑血管意外、心力衰竭和肾衰竭等，以免一旦发病，后悔终生。

5. 治疗中要坚持合理服药，勤测血压，及时调整剂量，巩固疗效。

6. 合理的非药物治疗。高血压患者可以通过合理膳食和适量运动来降低血压。多食粗粮和新鲜蔬果、减少食盐摄入、戒烟禁酒，都有利于降低血压。

年纪太大的高血压患者，虽然病情不严重，妊娠风险也高于普通女性及年轻高血压患者。因此需要得到医生允许，才可受孕。

糖尿病患者的孕前准备

糖尿病是一种血糖代谢紊乱综合征，主要表现为胰腺分泌的胰岛素数量减少，无法调节体内的糖和淀粉的水平，从而引发血糖过高和器官供能不足，长期患病对心、肾、血管等器官都会有所损害。怀孕对糖尿病女性来说是一个挑战，它不但会加重病情，引发并发酮症，还会导致胎儿先天畸形，自然流产，以及胎儿胰岛素血症等。

糖尿病患者孕前要做全面检查，主要是了解有无神经病变（神经病变会影响心脏与血压对怀孕生理需求的反应能力），根据病情决定是否适合受孕，以及采用何种治疗方法最为有效。此外，患糖尿病 10 年以上，或有某些心脏病症状的患者，建议做心电图检查。糖尿病患者孕前应做好以下准备：

1. 糖尿病病人孕前要将糖化血红蛋白水平控制在 6.5% 以下。

2. 严密监视自己的血糖水平，尽可能把血糖控制在正常范围之内，一旦发现变化，及时与医生联系，寻求最佳治疗方案。

3. 在日常生活中，糖尿病患者要注意营养搭配合理，不暴饮暴食，多吃蔬菜，少吃葡萄糖、蔗糖含量高的食物，细嚼慢咽，可以防止血糖短时间内上升，保护胰腺功能；生活规律，摒弃不良嗜好，注意锻炼身体，增强抵抗力；慎用抗生素。

心脏疾病患者的孕前准备

育龄女性患有心脏疾病并不可怕，Ⅰ级、Ⅱ级心脏病患者，怀孕生育的危险性并不大；Ⅲ级心脏病患者，需要在医生的严密监护下才能进行生育。只有Ⅳ级心脏病患者，由于心脏功能衰竭，绝对不能受孕，一旦怀孕，应立即终止妊娠。妊娠后心脏负责向子宫输送血液，但是机体耗氧量的增多和体内钠潴留、水潴留会导致心脏负担加重，因此，心脏疾病患者怀孕虽不至于必定有生命危险，但毕竟也不是一件轻松的事。心脏病患者孕前应注意：

1. 做好检查。心脏病Ⅲ级及以上患者受孕要慎重，毕竟冒着生命危险受孕，或受孕但最终未能保全胎儿的做法都是不值得的。那些允许怀孕的心脏病患者，尤其是有呼吸困难、心慌、心悸症状的患者，孕前要做好心脏检查，在医生指导下受孕。

2. 定期会诊。病情稳定、生活正常的心脏病患者一旦决定受孕，应定期会诊。此外，还要做好日常观察，密切注意心脏功能变化，一旦出现心力衰竭症状，应马上到医院就诊，及时接受有效的治疗。

3. 日常生活中心脏病患者应注意休息，避免过度劳累和情绪波动；饮食要有规律，还要严格控制食盐摄入量，以每天不超过4 ~ 5克为宜。

心脏病患者受孕及妊娠过程中都要依赖医生，还要保持积极乐观的心态，主动配合治疗。

病毒性肝炎患者的孕前准备

病毒性肝炎是由肝炎病毒引起的肝脏疾病，它能引起肝脏细胞病变，损害肝脏功能，是世界上流传广、危害大的传染病之一。妊娠期母体营养需求增加及内分泌的改变会加重肝脏负担，使病情恶化，甚至发生肝坏死，具有生命危险。另外，病毒性肝炎通过母婴传播，可导致胎儿畸形和死亡率增加。因此，病毒性肝炎的患者，孕前一定要做好以下准备：

1. 病毒性肝炎患者应请传染病专家和肝病专家共同检查后，确定能否妊娠。听取专家意见，接受正确的治疗方案。

2. 如果可以妊娠，在孕前做全面体检。除常规孕前检查外，还要检查肝功能是否正常。一旦B超结果显示明显异常，要及时积极处理。

3. 注意孕前用药。服用药物应遵循医生指导，避免使用影响将来受孕的药物。

4. 合理调整饮食。注意营养均衡，食量适中。如果盲目进补，体重激增，会转为脂肪肝。

5. 戒除焦躁心理。"病来如山倒，病去如抽丝"，病毒性肝炎治疗是一个长期的过程，一定要保持平和的心态。另外肝炎患者痊愈半年到一年后，才能受孕。

第二章
不可不知的胎教常识

全面认识胎教

什么是胎教

所谓胎教，简单来讲就是怀孕期间准妈妈要补充足够的知识，去认识和了解周围环境对胎宝宝的影响，以指导准妈妈如何在孕程中让自己的身体和心理都能与胎宝宝共同成长。科学研究已经发现，准妈妈在怀孕期间的情绪状态会对胎儿的发育起到重要作用。如果准妈妈情绪稳定、心情舒畅，则有利于胎儿出生后的良好性情的形成；反之，如果准妈妈频繁精神紧张，大喜大悲，则会导致母体内的激素分泌异常，造成对胎儿大脑发育的危害。经过胎教的训练，会使得准妈妈重视自身的健康和营养，从而减少怀孕带来的各种不适和不便。同时，胎教训练还能培养准妈妈平稳的情绪，帮助准妈妈远离担忧和焦虑，消除压力，使准妈妈一方面保持愉快的心情，另一方面努力树立正面、积极的生活态度。除此以外，胎教的训练还能帮助准妈妈充实自己、建立自信，让怀孕成为自身蜕变和成长的机会。当准妈妈的身心环境都处于最佳状态时，胎宝宝在子宫内就会受到良好的刺激，身心都能得到健康的发育，这对于以后建立良好的亲子关系有莫大的帮助，也为宝宝出生后实施爱的教育奠定了基础。

胎教对胎宝宝的益处

胎教对于胎宝宝的益处是举不胜举的，它不仅可以激发胎宝宝的智力潜能，同时，在准妈妈的良性引导下，胎宝宝还会养成良好的生活习惯，形成优良的性格，这对宝宝未来的发展大有帮助。

胎教会给婴儿带来许多"先天"的好习惯和优势。受过胎教的婴儿都非常爱听音乐，特别是在腹中时母亲给自己听的音乐。这些宝宝对音乐很敏感，音感很准，学习音乐、歌唱的能力很强。新生儿在哭闹时，一听到胎教音乐就会安静下来；如果在睡前播放胎教音乐，婴儿也能很快入睡。

受过胎教的婴儿有很高的学习兴趣。他们喜欢听儿歌、故事，喜欢看字、看书，许多孩子还不会说话时，就要妈妈拿书教，而他们学习语言的能力很惊人。同时，婴儿的记忆力也比同龄孩子的要好，记忆的速度也较快。由于智力得到了超常的发展，这些孩子非常容易接受新的知识。

受过胎教的孩子情绪比较稳定，容易安慰，适应环境的能力强，很少哭闹，极易养成良好的生活习惯，这也会减轻父母的育儿压力。

胎教的训练也使孩子的说话能力提高，开始说话的时间要早于同龄孩子。受过胎教的孩子一般 5 ~ 6 个月的时候就能发出声音表达意思，语言能力很强，这样妈妈就能明白宝宝是饿了还是要大小便，让妈妈照料起来更方便。

与未受过胎教的孩子相比，胎教的婴儿性格活泼，喜欢与他人接触，较早学会笑，能快速理解别人的表情和语言。同时，他们还会通过姿势的改变，表现出与他人的互动。

受过胎教的婴儿的运动与感觉系统也发育得较早，吮吸手指的能力、手的握力以及四肢的运动能力都较强；在动作的协调性上也很好，扶起坐立时颈部的肌肉张力较好。

另外，受过胎教的婴儿对陌生环境的好奇心很强，有极强的学习欲望和探索欲望。他们的眼睛也很明亮，视听及注意能力都很强。

总而言之，受过胎教的婴儿在学知识、听课、游戏、唱歌、与人互动等方面的能力都比较强。因此，只要细心努力地实施胎教，一定可以全面开发孩子的智力。重要的是：婴儿出生后必须继续先前进行的"胎儿教育"，才能巩固成果。

胎教对准妈妈的益处

一些人认为，胎教是一项苦差事，受怀孕的影响，准妈妈的身体和心理都要经历种种磨难，甚至可能付出生命的代价。其实，这种想法是有些偏颇的。虽然孕育宝宝存在着一定的风险，但随着现代医学技术的不断发展，怀孕、分娩已经不再是大问题，准妈妈和胎宝宝的安全都得到了极大的保障。此外，在十月怀胎过程中，胎教也能给准妈妈带来很大的益处，让准妈妈成为一位内外兼修的魅力女性。

提高个人的修养

胎教强调胎宝宝会受到妈妈言行的影响，甚至在胎宝宝时期，他们就会依据准妈妈的生活习惯开始养成一些习惯。我们都知道，每个人都有不同的生活习惯，养成一个好的生活习惯会让你终身受益；一旦养成了坏习惯，想要再改正是很困难的。因此，胎教要求准妈妈在生活习惯、学识、修养、兴趣爱好等方面有所调整和改善，以便给胎宝宝一个良好的身教。在这个过程中，胎教会潜移默化地将准妈妈变成一位知识丰富、品格高尚的魅力女性。

充实孕期的生活

孕期的准妈妈经常会有孤独的感觉，加上怀孕期间身体上的不便，生活范围很局限，内容很无聊，除了在家里看看电视、玩玩电脑、看看漫画、种种花之外就不知道可以干什么了。这样的生活异常无趣，久而久之，人也会变得僵化呆板。假如准妈妈能将胎教加入到日常生活中，不但能使生活变得丰富多彩，而且能使脑部时刻保持灵活运作，心情也能保持舒畅，难以忍受的妊娠反应也会减轻不少。像这样良性循环，胎宝宝也会感觉到外面的世界是多么精彩美丽了。

搭建亲子互动的桥梁

在没有与孩子见面之前，通过胎教的实践，可以培养出准妈妈对胎宝宝的关爱，进而形成期待胎宝宝出生后能继续这份关怀和爱，给予胎宝宝更多的照顾与教育。因此，胎教能为出生后的亲子教育搭起一座互动的桥梁，让准妈妈提前体会与亲子的互动和对孩子的爱。

胎教的理论依据

胎宝宝的感知觉

科学研究发现，从怀孕第4个月起，胎宝宝就对光线有敏感的反应了。准妈妈进行日光浴的时候，胎宝宝就能感受到光线的强弱变化。在6个多月的时候，胎宝宝已经开始出现开闭眼睑的动作，而在孕期的最后几个星期内，胎宝宝能够运用自己的感觉器官。有人做了一个实验：用一束手电筒的光照在准妈妈的肚子上时，睁开双眼的胎宝宝就会把脸转向亮处，这个时候他看到是一片红红的光晕，类似于我们把手电筒照在手背上时从手心看到的红光。现代医学专家运用超声波观察这一现象发现，当光线一闪一闪地照射在准妈妈的肚子上时，胎宝宝的心率会随之发生明显的有规律的变化。这充分说明，胎宝宝在准妈妈的子宫里时是有视觉能力的，他并不是盲童，对其实施胎教是能够激发他的视觉发育潜能的。

出生后几天的新生儿一般都会哭闹，这个时候，如果妈妈把他抱在左胸前，他就很快安静下来。这是因为：胎宝宝在母亲子宫里的时候就已经习惯了妈妈的心跳声和血液流动的声音。在他们出生后，当他们的耳朵贴近妈妈胸前时，这种声音会把他们带回到在子宫里时宁静和安详的环境中。这种早已经体验过的安全感是胎教可行的充分证明，也说明了胎宝宝很早开始就已经拥有了听力。

在受孕后的第4个月，胎宝宝的听觉器官开始发育，对于准妈妈子宫内血管中血液的流动声、肠道的蠕动声、气体的咕噜声和猛烈的打鼾声等都有了初步的反应。到6个月的时候，胎宝宝几乎拥有和成人差不多的听力。外界的声音可以很清晰地传到子宫里，但此时的胎宝宝比较喜欢听柔和、流畅、节奏舒缓的声音，讨厌那些强烈快节奏的声音，更会非常害怕某些噪声。所以，准妈妈要注意对噪声的防护。

除了听力和视力，胎宝宝在受孕 10 周时就已经形成了压觉、触觉等感受器，开始有了简单相应的功能，如触觉、情感、记忆和领悟能力等。这一切都表明，胎宝宝在子宫内已经有了鲜明的感知和学习能力。

胎宝宝的触觉发育

在准妈妈怀孕期间，准爸爸往往会趴在准妈妈的腹部倾听胎宝宝的声音，看他是不是在动，是手在动还是脚在动。这时候，胎宝宝的蠕动就是常见的胎动。胎动，就是指胎宝宝在宫腔内的活动冲击到了子宫壁的动作。一般怀孕满 4 个月后，也就是从第 5 个月开始，母体就可以明显感受到胎宝宝的活动。胎宝宝在子宫内伸手、踢腿、冲击子宫壁，这就是胎动。胎动的次数和快慢强弱等表示胎宝宝的安危，是准妈妈们要注意的关键因素。

胎宝宝的触觉发育较早，当胎动出现时，隔着母亲的身体抚摸胎宝宝，胎宝宝就会做出明显的反应。这也就是说，人的触觉发育早在胎宝宝时期就已经开始形成了。而这一点也证实了：胎教训练中抚摸胎教对胎宝宝的触觉开发是有益处的。研究证明，准妈妈受孕 10 周时，胎宝宝的触觉感受器就已经形成，能像大人一样感知到外界的碰撞和刺激。从这个时候开始，胎宝宝对于准妈妈的抚摸和准爸爸的爱抚都会有相应的反应，这个反应也是准妈妈感知到腹中新生命的一个关键表现。

胎宝宝的记忆力发育

一些人曾经认为，胎宝宝是个什么都不懂的小人儿，记忆能力更是肯定不会有的。如果身为准妈妈的你也是这样想的，那就大错特错了。目前医学界多数人都认为：胎宝宝具有记忆能力，而且这种记忆能力会随着胎龄的增加而增强。有人曾做过这样一个实验：在医院产科的宝宝室里，播放妈妈子宫内血液流动的声音和心脏搏动声音的录音，正在哭泣的新生宝宝很快就会安静下来，并且情绪稳定，饮食、睡眠状况良好，体重也快速增加。这是因为胎宝宝在母亲体内已经熟知了妈妈的这种心音，一旦再次听到就会觉得很亲切也很安全。

有研究结果显示，胎宝宝的记忆力是很惊人的。他像一台不断存储程序的计算机，各种各样的信息都会被记录进去，尤其是那些反复的刺激。有这样一个实验：研究人员要求准妈妈在分娩前的3个月，每天听半个小时的音乐，可以随意选择，只要是自己喜欢的，包括古典音乐、流行音乐等都行。之后，在接受实验的11名婴儿1岁生日时，研究人员对他们进行了音乐记忆测试。他们在播放音乐的扩音器中放置了一些闪光灯，当婴儿望向不同的闪光灯时，便会有不同的音乐响起来。结果，婴儿们很快明白了其中的关联，他们望向他们在母体内听到过的音乐的闪光灯次数远远多于其他闪光灯。这充分证明，婴儿在出生前3个月已经能够记忆一些东西。

由此可知，对胎宝宝进行有意识的记忆能力的训练，对于婴儿的记忆能力开发是有重大作用的。及时把良好的、积极的、真善美的信息传递给胎宝宝，让他在胎儿时期就记住这些美好的事物，能够让他终身受益。

胎宝宝的反射行为

医学研究已经表明，胎宝宝在胎儿时期就已经具备了一系列的反射能力，如逃避反射、防御反射、吮吸反射、刺激性反射等。具体表现为：当准妈妈突然饮水时，胎宝宝就表现出剧烈的踢蹬运动，以此来表示有水的感觉；准妈妈如果走入光线柔和的房间，胎宝宝也会变得十分安静，以此表示对这个环境非常满意；反之，如果准妈妈进入一个噪声很大并且阴冷的地方时，胎宝宝就会用剧烈的胎动来表示自己的厌恶和不满，提醒准妈妈注意；当准妈妈出现心情不安的症状时，胎宝宝的血液氧气含量就会降低；而当准妈妈情绪激动时，胎宝宝也会随之出现多方面的混乱运动。

国内外有许多科学研究已经证明：胎宝宝在子宫腔内是一个有感觉、有意识、能够活动的小生命。那么，既然胎宝宝有听力、视力，又有记忆力和感知力，进行胎教，促进胎宝宝的健康发育就是完全可能的，也是很必要的。而胎教也正是根据这些理论基础，在孕期调节和控制母体的内外环境，有针对性地、主动地给予胎宝宝各种有益的信息刺激，并通过这些信息的刺激，促进胎宝宝身心健康发展和智力的成功发育。

几种主要的胎教方法

情绪胎教

情绪胎教指的是通过对准妈妈的情绪进行调节，尽量排除一些对胎宝宝的发育影响不好的负面因素，让准妈妈忘却烦恼和忧虑，创造出轻松的氛围和平和的心境，并通过准妈妈的神经递质作用，促进胎宝宝大脑的健康发育。

情绪胎教的作用

现代大量医学研究证明：情绪与全身各个器官的功能变化直接相关。不良的情绪会扰乱人的神经系统，导致准妈妈的内分泌紊乱，从而影响胎宝宝的正常发育，严重时甚至造成畸形。对此，科学家们做了一系列实验和调查，来检测准妈妈的情绪是否会对胎宝宝的发育产生影响。其结果表明：准妈妈在怀孕早期如果长时间处于不良情绪中，例如紧张、恐惧等，会触发流产，尤其是习惯性流产；准妈妈如果情绪沮丧忧郁且不加以治疗，则会使胎宝宝在出生后对外界刺激的反应减少；在孕期的7～10周，准妈妈如果精神不安，胎宝宝非常容易患唇裂或者腭裂；如果准妈妈过度焦虑，则会增加胎宝宝神经发育的异常性，使胎宝宝在未来成长中出现情绪和行为等方面问题的概率加大。

情绪胎教的要点

1. 要调整心态。妊娠反应是正常的心理反应，确实会给准妈妈增加许多烦恼。所以，准妈妈在面对这些反应的时候，要及时调整心态，不要因为这些反应而影响正常的情绪，否则就会产生烦躁、焦虑等不良情绪，对胎宝宝的发育产生不良影响。

2. 要克服忧虑。对准妈妈来说，她们常常会担心自己和胎宝宝的健康，并会因此而浮想联翩，特别是身患疾病的准妈妈，常会担心胎宝宝受到自己身体的不好影响。其实，这些忧虑是没有根据的，准妈妈只要按时进行产检，听从医生的嘱托服药，就能让胎宝宝健康发育。

3. 要消除疑虑。很多准妈妈认为，胎教这种"隔着肚皮说话"的方式不会起到作用，因而对胎教产生了怀疑，从而难以坚持胎教的连续性。这样的想法是不对的，它不仅容易引发疑虑、烦躁和焦急等不良心理，还会严重影响胎宝宝的发育。

4. 分娩前要避免恐惧。恐惧是分娩前常见的一种心态，很多准妈妈认为这是一道生死大关。事实上，随着医疗水平的提高，由于难产而死亡的概率越来越小，准妈妈完全可以相信医生和科学技术，即使发生了意外，高科技的医疗手段也能保证母子安全。因此，不要过分担心分娩，要放平心态，坦然面对。

情绪胎教的注意事项

情绪胎教也有一些需要注意的地方。在孕期过程中，准爸爸要担负起照料准妈妈的重任，并负责保护准妈妈的安全；同时，准爸爸还要做好开导准妈妈的工作，不要因为工作忙或者其他事情而忽视妻子的感受。孕育胎宝宝的过程是夫妇双方的责任，孕爸爸要懂得准妈妈的付出，及时全面地给准妈妈生活和精神提供帮助，让准妈妈乐观、积极地度过孕期。

环境胎教

环境胎教指的是通过指导年轻夫妇在准备受孕的前6个月开始学习环境卫生知识，以利于优生养胎。良好的环境基础与优生、优育和胎宝宝的健康发育关系密切。胎宝宝的生活环境分为内环境和外环境。内环境就是指母体的子宫腔和准妈妈的健康状况；外环境则是指嗜好、放射线、职业、噪音、污染源和药物等构成的大环境。

环境胎教的作用

随着社会经济的发展，环境污染成为危害人们健康的重要因素。而环境污染作为影响胎宝宝外环境的一部分，对于在母体中生长、发育的胎宝宝来说，造成的伤害是难以弥补的。因此，准妈妈应该高度重视，以免造成无法弥补的遗憾。

在受孕最初的数周时间内，胎宝宝正处在器官分化的阶段，是最容易受侵害的高敏感时期。这个时候，胎宝宝各方面的发育均未成熟，不具备抵抗外界侵害的能力。此时，若遭受不良环境因素的刺激，就很容易发生畸形或者死胎的情况。因此，准妈妈重视环境胎教对于胎宝宝而言是十分重要的。

环境胎教的要点

1. 孕前应该保证受精卵的质量。精子质量与精子是否发育成熟、精子是否健全和精子是否具有较强的活力有关。而精子是否健全与准爸爸是否受过一些有害物质的损害等因素有关。所以，要保证精子的质量，首要的就是避免与有害物质接触、远离环境污染、尽量戒烟戒酒，并且积极地治疗生殖器疾病。而良好的卵子质量主要在于卵巢和输卵管的健康状况。如果卵巢发生了病变，卵子的发育和传输就会受到影响。因此，受孕前保证良好的精卵质量，是做好环境胎教的重要一步。

2. 要让胎宝宝远离生活污染。生活污染包括的内容很广泛，不仅存在于电视、空调、电脑、音响、微波炉和手机等常用的电器和工具中，更含有噪声污染、病毒污染等多方面因素。在准妈妈的妊娠期间，应该远离这些污染。

3. 要创造一个和谐的家庭氛围。良好的家庭氛围，能让准妈妈感受到温馨，而这种温馨的氛围也能让腹中的胎宝宝获得身心上的良好发育。温馨的家庭氛围需要夫妻双方共同维护，在互敬互爱、互助互谅、互相勉励的基础上，共同抚育胎宝宝。

4. 要优化家居环境。美好的家居环境是准妈妈身心健康、促进胎宝宝健康发育的根本保障。良好的家居环境需要的不仅是优美、温馨的家居装饰，更需要夫妻间的相互理解和关爱，这对于准妈妈和胎宝宝的身心健康都是很有益处的。

环境胎教的注意事项

1. 要远离高氟污染。氟元素是一种有助于人体骨骼发育生长的微量元素，但是过量摄入氟对人体的危害却是很大的。过量摄取氟元素，多余的氟元素就会积蓄于人体的骨骼和牙齿中，导致骨质代谢受到一定程度的抑制和牙齿钙化的发生。若母体含氟量高，则会导致氟元素通过胎盘传给胎宝宝，严重时导致胎宝宝先天性氟中毒。

2. 一定要避免接触 X 射线。在母体中的最初 3 个月，X 射线对胎宝宝的伤害非常大。此时正是胚胎器官形成的晚期，如果受到 X 射线的放射，极容易导致器官畸形，增加流产和死胎的概率。而在妊娠的中期和后期，胎宝宝同样很脆弱，照射放射线也会导致胎宝宝出现畸形。所以，准妈妈在妊娠期间应避免接触 X 射线检查。

营养胎教

营养胎教是根据孕早、孕中、孕晚三个时期胎宝宝的发育特点，合理指导准妈妈摄取食物中的各种营养素，通过食补、食疗的方法来缓解孕期的不适应以及保证胎宝宝的营养。

营养胎教的作用

1. 为母婴补充营养。从一个重量为 1.505 微克的受精卵，到出生时约有 3000 克的婴儿，胎宝宝成长发育的过程全部依赖于母体供应的营养。如果准妈妈不及时摄取营养，胎宝宝为了自身的发育就会吸收准妈妈体内储存的营养，久而久之，就会导致准妈妈营养不良，出现多种不良的症状。因此，准妈妈要注意补充营养，以供自己和胎宝宝的营养所需，避免出现营养不良的状况。

2. 为分娩储备能量。准妈妈及时补充营养的话，能为分娩储存能量。等分娩的那一刻来临时，准妈妈就有力量将胎宝宝安全娩出。

3. 为产后哺乳打好基础。产后母乳的多少，与准妈妈在孕期接受的营养补充有直接关系。为了能让胎宝宝吃到充足又营养丰富的母乳，准妈妈一定要注意孕期的营养补充。

营养胎教的要点

1. 孕早期的营养胎教要点：孕早期也就是怀孕开始到怀孕 12 周，这期间胎宝宝的各种器官正在分化形成阶段，成长速度不是很显著，成长所需要的热量和营养物质较少，所以不用急着补充太多的营养物质。但这一阶段准妈妈受孕吐影响，食欲往往不好，容易恶心、呕吐等，影响正常的进食。因此，建议准妈妈在这一阶段少食多餐、重质不重量，原则上以吃高蛋白、易消化、少油腻的食物为主。

2.孕中晚期的营养胎教要点：从怀孕中期开始，胎宝宝开始迅速成长。这时，准妈妈的身体代谢速度加快，对营养成分的需求量比孕早期要多很多，因此，孕中晚期需要补充丰富的营养，例如蛋白质、维生素、碳水化合物、矿物质等。必须适量增加这些物质的摄入，多吃蛋类、奶类、肉类和五谷杂粮、蔬菜水果等，以保证胎宝宝的健康发育。

营养胎教的注意事项

1.准妈妈要合理科学地补充营养。在怀孕期间，准妈妈要多食用营养含量高的食物，加强必要的营养。但同时应该注意，营养的补充绝非多多益善，太多营养的摄入会致使体重增加，容易导致孕期肥胖和患上冠心病。同时，体重过重还会限制准妈妈的锻炼，导致抵抗力下降，容易引发难产。

2.准妈妈要切忌盲目服用保健品。面对市场上各式各样的保健品，准妈妈要仔细考虑是否需要，不能听凭销售人员的花言巧语就盲目服用。很多保健品的功效并不比食物更好，有些甚至根本就不适合准妈妈服用。因此，在购买保健品之前，准妈妈最好先咨询一下医生。

3.准妈妈要注意不能只吃菜不吃主食。米面等主食是人体能量的主要来源，孕中晚期的准妈妈应该保证每天摄入400~500克的米面及其制品，这样才能满足身体对热能的需求。

4.千万不要以营养品代替食品。为加强营养，一些准妈妈每天补充很多营养，如蛋白质、钙片、孕妇奶粉等。补充了这些营养之后，一些准妈妈就认为自己所需的营养已经够了，一天三顿饭吃不吃都行。其实这样对身体是不利的，因为营养品大部分都是强化某种营养素或者改善某一方面功能的，单纯地食用营养品并不能达到补充营养的目的。

5.准妈妈的饮食要适当。一些准妈妈在得知怀孕后就大量饮食，希望借此来满足胎宝宝的营养需求。而许多准妈妈都相信，只要自己吃得多，胎宝宝就能摄取到足够的营养成分。实际上，即使准妈妈成倍地进食，胎宝宝也不可能将准妈妈多吃的那份营养全部吸收。因此，准妈妈要适量进食，才能保证胎宝宝的健康。

语言胎教

语言胎教指的是准妈妈和准爸爸通过与胎宝宝进行语言上的沟通来促进父母与胎宝宝的感情，提高胎宝宝的语言和智力发育，使胎宝宝出生后在语言和智力方面更加优秀。

语言胎教的作用

1. 可以加强母子间的沟通。语言是人类进行沟通和交流的工具，借助语言，人类才能进行必要的社会活动，同时还加强了人与人之间的情感沟通。父母与孩子之间的语言沟通，是社会群体中最为亲密的交流。身处准妈妈腹中的胎宝宝，也需要父母通过语言的沟通来交流情感。当准妈妈轻拍肚皮，告诉胎宝宝"妈妈爱你"时，胎宝宝一定也在心里说："我爱妈妈！"

2. 可以增进母子间的感情。准妈妈每一次与胎宝宝沟通都是一次增进母子感情的过程。通过这种沟通，胎宝宝会习惯父母的声音，从而形成一种持续地对父母的依赖感和亲切感。实验也表明，经常与胎宝宝进行沟通的准妈妈，在婴儿出生后能明显感觉到孩子对自己的依赖，同时，孩子的智力和语言能力以及性格的发展都比没有受过语言胎教的孩子强。

3. 能促进宝宝的大脑发育。科学研究显示，人类大脑的皮质特别发达，有别于其他动物。而大脑皮质是用来学习知识和进行精神活动的，人的一生大脑可储存1000万亿个信息单位。准爸爸和准妈妈及其家人对胎宝宝进行语言胎教，可以刺激胎宝宝的大脑皮质充分发挥作用，从而为后天的学习打下良好的基础。

语言胎教的要点

1. 与胎宝宝聊天。准爸爸和准妈妈要经常性地跟胎宝宝聊天，而且聊天时的语言最好是日常用语。日常用语比较简单易懂，而且这种聊天是在准妈妈情绪较为轻松愉快的情形下进行的，能使准妈妈把周围事物的感受告诉胎宝宝，形成最直接的爱的交流。

2. 给胎宝宝讲故事。准爸爸和准妈妈可以将生活中的一些有趣事件或者小故事讲给胎宝宝听，也可以分阶段、分层次、像上课一样定时定点地给胎宝宝讲故事。讲故事不仅能加强准妈妈与胎宝宝的沟通，还能给胎宝宝灌输一定的知识。

语言胎教的注意事项

1. 要随时关注胎宝宝的反应。在进行语言胎教时，准妈妈和准爸爸要随时关注胎宝宝的反应。如果在讲述某个事件时，胎宝宝有柔和的反应，则说明胎宝宝对这个话题较感兴趣，可继续下去；如果胎宝宝产生了剧烈的胎动，则表明胎宝宝对这个话题不感兴趣，必须立刻停止。因此，孕爸爸和准妈妈每天选择不同的事情和故事讲给胎宝宝听，能够慢慢地了解胎宝宝对故事的喜好，为以后的胎教顺利进行奠定基础。

2. 要将形象、声音和情感结合在一起进行。虽说胎宝宝还不能理解准妈妈或者准爸爸的讲话内容，但他能在听到声音后做出反应。在听到温柔、充满爱的语言时，胎宝宝会做出良性反应；在听到嘈杂、吵闹、肮脏的语言时，胎宝宝会做出剧烈的抵抗性动作。因此，准妈妈和准爸爸要根据这一特点，把形象、声音和情感结合在一起给胎宝宝做语言胎教。

3. 不要对胎宝宝肆意而谈。良性的语言会对胎宝宝产生良好的反应，但恶劣的语言则会对胎宝宝产生负面影响。准妈妈和准爸爸一定不要将胎宝宝当作一个无知的小儿，在胎宝宝尚未出生的时候肆意而谈，这样将对胎宝宝的生长产生不利影响。

4. 对胎宝宝讲话不要三心二意。在对胎宝宝讲话时，千万不要三心二意，否则对胎宝宝的听力、想象力和理解力都没有好处。

5. 语言胎教要持之以恒。语言胎教是一项长期工作，需要日常生活中日积月累、一点一滴地促使胎宝宝增加对语言的感受能力和对父母的依赖。因此，胎教过程中，父母一定要做好长期语言胎教的准备，耐心地坚持到底。

抚摸胎教

抚摸胎教指的是有意识、有规律、有计划性地抚摸胎宝宝，以促进胎宝宝的感觉系统良好健康发育。

抚摸胎教的作用

科学研究发现，人类皮肤上涵盖着丰富的神经末梢。这些神经末梢非常敏感，能极大地帮助人体对外界刺激做出反应。经常进行抚摸胎教，能够促使胎宝宝接受外界刺激的敏感性，避免受到突如其来的损害。从胚胎的发育来看，皮肤和神经系统都是起源于外胚层的，皮肤在发育的同时神经系统也在发育。如果这个时候给胎宝宝良性的抚摸刺激，那么胎宝宝的神经系统也会受到良好刺激，促进胎宝宝的心理健康发育。

抚摸胎教的要点

1. 轻轻叩击腹部。叩击式胎教指的是准妈妈将双手稍稍握成拳，轻轻叩击自己的腹部，每次时间以 3~5 分钟为宜。

2. 轻轻抚摸腹部。抚摸腹部指的是准妈妈用自己的双手轻轻抚摸自己的腹部，同时集中注意力将自己的爱意传达给胎宝宝，并且等待胎宝宝对此做出回应。这种简单的抚摸胎教，准妈妈可以根据胎宝宝的具体反应来确定时间的长短。

3. 轻轻触压腹部。触压式抚摸胎教指的是当准妈妈感受到胎动时，要用手轻轻触压胎动的具体部位，以此达到刺激胎动的目的。

抚摸胎教的注意事项

1. 动作一定要轻柔。无论准妈妈采取哪种抚摸胎教的方法，都要注意动作上的轻柔性，免得用力过大而引发不必要的意外。

2. 要恰当掌握抚摸的时间和频率。抚摸的时间和频率并非越多越好，太多的抚摸会让胎宝宝感觉很累，甚至有时会损伤胎宝宝的机体组织。

3. 腹壁变硬的时候切忌进行抚摸胎教。一些准妈妈在怀孕中后期常常会感到一阵阵的腹壁变硬，这有可能是子宫不规则的收缩导致的。这个时候不适宜进行抚摸胎教，免得引发早产。

4.要时刻关注胎宝宝的反应。抚摸胎教可以安排在怀孕20周后，每天晚上睡前进行，或者根据自己的具体工作时间来定，但最好能够定时。在抚摸时，要注意胎宝宝的反应类型和反应的速度。一旦胎宝宝对抚摸的刺激表现出不高兴症状，就会用力挣脱或踢蹬腿。这时，父母就应该停止抚摸。而如果胎宝宝在受到抚摸后，过了很久才轻轻蠕动表示回应，那就表示，可以继续抚摸了。

运动胎教

运动胎教也叫体育胎教，指的是准妈妈通过一定的体育锻炼来达到促使母子身体健康、促进顺利分娩的一种胎教方法。在运动胎教过程中，准爸爸也可以陪准妈妈一同运动，一方面实现了胎教的目的，另一方面有助于增进夫妻间的感情。

运动胎教的作用

1.非常有益于胎宝宝的健康成长。运动胎教对胎宝宝的成长有着举足轻重的作用。有关资料显示，胎宝宝在母体内成长到第7周的时候就已经开始自发进行运动了。

胎宝宝早期的运动主要体现为：眯起眼睛、吞咽、搓手、握拳和抿嘴等。随着胎龄的增大，胎宝宝的运动方式也越来越多，慢慢出现了上抬手臂、转身、踢腿、游泳、翻跟头等自发性的运动。一般情况下，当胎宝宝长到第18周时，准妈妈就能明显感觉到腹中胎宝宝的运动了。

另据科学研究证明，受过运动胎教的胎宝宝在出生后往往身体强壮、四肢灵活，而且在体育和智力等方面发展得很全面。所以，对胎宝宝实行运动胎教不失为一个非常实用的胎教手段。

2.能促进准妈妈的身心健康。我们知道，运动能够调节人体的内分泌系统和血液循环系统，增强心肺功能，改善消化和代谢功能。因此，运动胎教能让准妈妈更加健康地孕育胎宝宝。另外，运动还可以促进腰部和下肢的血液循环，改善腰酸腿疼、下肢水肿等不良的妊娠反应。经过运动胎教，准妈妈的腹肌和腰背肌、骨盆肌肉力量及弹性都将得到增强。这对于缩短分娩时间和预防产道损伤及产后出血，甚至由于腹壁肌肉松弛所带来的胎位异常或难产问题都是有极大帮助的。

此外，运动胎教对准妈妈的心理健康也大有帮助。通过运动，准妈妈会变得心情愉快，能乐观、平静地度过孕期。如果准妈妈长期锻炼，还能增强自己的毅力，这对于处于怀孕期心理脆弱的女性而言，是个非常好的调节功能，同时还能帮助准妈妈克服妊娠带来的不良反应。

运动胎教的要点

在孕早期，胎宝宝还未稳定地"安家"，而准妈妈也由于妊娠反应胃口较差，体力不足，因此，此时进行一些舒缓的体育运动是最好的选择。等到了孕中期，孕吐的现象已不明显，身体状况也不错了，胎宝宝也趋于稳定了，此时运动幅度可以加大一些，可以做做体操、瑜伽等，有游泳爱好的准妈妈也可以适当游游泳。到了孕晚期，准妈妈在进行运动时就要加倍小心了，一旦运动不适当就可能导致早产。

运动胎教的注意事项

1. 要控制运动的幅度。准妈妈的运动量以少量为原则，切忌进行剧烈的活动，不要从事繁重的家务劳动，例如搬运重物、上下楼梯打扫卫生等，这些活动对准妈妈来说是很危险的。此外，运动的时候，不要长时间弯腰和下蹲，这样容易导致腹部或者盆腔充血。长时间的站立也会导致准妈妈腰酸背痛。对于有过流产经历的准妈妈而言，运动时尤其要注意保护自己。

2. 身体不舒服的时候要马上停止。在运动的过程中，如果准妈妈感到身体不适，要马上停止。尤其在孕早期，如果妊娠反应很严重，就要减少工作量和运动量，保证充足的睡眠和休息。到了孕晚期，一旦在活动过程中出现不适要马上到医院检查。此外，习惯性流产的准妈妈要更加注意，运动量不要多，要注意休息，同时要遵从医生的指导进行工作和运动，以保证安全。

3. 一定不要碰撞腹部。腹部是准妈妈身上最重要的部位，那里孕育着胎宝宝。平时运动时一定要注意，一旦腹部受伤，后果是很严重的。因此，准妈妈无论在锻炼还是在做家务时，或者生活中的任何时候，都一定要特别注意保护自己的腹部。

音乐胎教

音乐胎教指的就是通过对胎宝宝传输优美的音乐声波，促进胎宝宝的脑神经元轴突、树突和突触的发育，为优化胎宝宝的后天智力及其音乐天赋的发展打好基础。

音乐胎教的作用

1. 非常有益于母子健康。音乐胎教的主要作用就是让准妈妈在音乐中感到平静和愉悦，并把这种情绪通过神经系统传递给腹中的胎宝宝，使胎宝宝能够受到感染，潜意识记录这些美好、和谐的信息。科学研究发现，音乐由于其速度、节拍、旋律的变化，常常能起到调节人体节律的作用。给胎宝宝"听"音乐，并适当给予良性刺激，会使胎宝宝的心率跟着音乐的节奏而变化。经过音乐胎教的婴儿，反应快、语言能力强、动作协调敏锐。心理学家认为，音乐能够渗入人们的心灵深处，激起人们无意识状态下的超境界幻觉，唤起平常被抑制的记忆。经常听音乐的胎宝宝长大后情感丰富、富有想象力和创造力。生理学家则认为，健康、美好的音乐能促进准妈妈分泌出一些有益于健康的激素，从而起到调节血液流量和神经细胞兴奋的功能。由此可以改善胎盘的供血状态，让胎宝宝更健康地成长。

2. 能够开发胎宝宝的智力。音乐胎教的理论是假设胎宝宝能够感知到声音，着重于强调通过对胎宝宝施行适当的音乐刺激，促使其脑部神经的发育。甚至如果用反复的声音刺激，可在胎宝宝大脑中形成粗浅的记忆。人的大脑半球是有明确分工的，左半球功能是语言、计算和理解等，主要负责逻辑思维；右半球被称为"情感半球"，主管空间位置、艺术活动等，负责的是形象思维。人的大脑在出生后，左脑比右脑发达，因此在出生前加强右脑的开发是尤为重要的。音乐的感受是由右脑主管的，如果能早一点儿实施音乐胎教来强化胎宝宝的右脑，就能更好地增强他的形象思维能力，使得胎宝宝左右脑的发育达到均衡状态，宝宝更聪明、更有才智。

音乐胎教的几种方法

1. 准妈妈自己欣赏音乐。如果音乐胎教的对象设定的是准妈妈，那么，音乐胎教的目的就是带给准妈妈愉悦、平静的情绪，所以，在选择音乐的时候，准妈妈可以选一些适合自己的、轻松舒缓的音乐，以缓解不良情绪的影响。

2. 让胎宝宝自己听音乐。当胎宝宝20周以后，就可以适当地给胎宝宝放一些音乐来听了。英国科学家最新研究表明，胎宝宝在20周的时候就已经具备了听力，而不是人们以为的26周。这项研究还发现，新生儿能够记住在胎宝宝时候听过的音乐。

3. 准妈妈给胎宝宝唱歌听。准妈妈可以通过自己给胎宝宝唱歌的方式来进行音乐胎教。准妈妈千万不要以为自己五音不全，难以开口，这只是一种与胎儿的互动方式，胎宝宝会喜欢的。

音乐胎教的注意事项

1. 要选择专业的胎教音乐。给胎宝宝听的音乐必须是经过特殊选择的，声调不能太高、太尖，最好是高、中、低音均衡。另外，在听音乐的时候，准妈妈应该与扩音器保持1.5米的距离。胎教音乐节奏要求平缓、流畅，最好是不带歌词的音乐。

2. 要控制好音乐的音量。胎教音乐的音量比较适宜在60分贝左右，如果是把耳机直接放在腹部上，更要特别注意音量。你可以试着把手掌放在音乐与耳机中间，然后把音量调到你认为合适的程度，这时候的音量大小就一般为60分贝了，这相当于宝宝在腹内听到的声音强度。

3. 最好能够重复播放一个单曲。在怀孕8个月后，可以考虑重复播放1~2首固定的乐曲给胎宝宝听，除了可以加强胎宝宝对这几首乐曲的潜在记忆外，还能培养孩子的音乐天赋，开发孩子的想象力。

4. 最好不要让胎宝宝长时间听音乐。音乐胎教虽然有很多益处，但也要有一个限度，准妈妈给胎宝宝听音乐的时间每次最好不要超过30分钟，一天1~2次就可以了。

光照胎教

所谓的光照胎教其实指的就是给还在腹中的胎宝宝以适当的光亮刺激，从而促使胎宝宝视网膜光感细胞的功能尽快完善。

光照胎教的作用

研究发现，从准妈妈妊娠的 6 个月起，胎宝宝就对光亮有所察觉了，有的会躲闪，有的会做眨眼的动作，这些都表明胎宝宝对光照已经有了反应。用 B 超检测的时候可以发现，当用手电筒的光一闪一灭地照射准妈妈的腹部时，胎宝宝的心率会随之出现剧烈的变化。这些情况都说明，光线照射准妈妈的腹部时会引起胎宝宝的一些反应。而光照胎教能够促进胎宝宝视觉功能的发育和建立，光能通过视神经刺激大脑的视觉中枢。光照胎教成功的宝宝，出生之后视觉异常敏锐、协调，记忆力和专注力都很好。所以，在胎教中不可以忽视光照胎教这种方式。

光照胎教的要点

1. 准妈妈可以进行日光浴。到室外活动是光照胎教的一种方式，如果在夏季，准妈妈可以穿上薄薄的上衣，让腹部直接接受阳光的照射，这样胎宝宝就会感觉到光照的刺激，从而实现光照胎教的目的。

2. 用手电筒照射腹壁。准妈妈可以每天定时用手电筒的微光紧贴着自己的腹壁，每次坚持 5 分钟。这样有助于胎宝宝视觉功能的发育。

光照胎教的注意事项

1. 要注意光照胎教开始的时间。在胎宝宝的感觉功能中，视觉功能要比听觉功能和触觉功能发育得晚。在怀孕 7 个月的时候，胎宝宝的视网膜才开始具有感光的功能。因此，光照胎教可以从准妈妈怀孕 6 个月以后开始进行。

2. 光照胎教进行的具体时间。要密切注意胎宝宝的作息时间，在胎宝宝醒着的时候进行光照胎教。经过这么长时间和胎宝宝的相处，准妈妈应该基本知道了胎宝宝的作息规律。因此，准妈妈要在不打乱胎宝宝生物钟的前提下，给胎宝宝进行适宜的光照胎教。

3. 光照胎教的具体操作步骤。用手电筒照射腹壁时，准妈妈要将手电筒微光紧贴在腹壁上，并反复开关手电筒，一闪一灭照射胎宝宝的头部位置。切忌不能用强光照射，而且照射的时间不能太长，一般 5 分钟就可以了。

实施胎教的注意事项

从何时胎教最为适宜

很多父母认为，胎教应该从怀孕后再开始，这种想法现在看来是有些落伍了。我国古代的先人们在很早的时候就总结出了很多相关的经验。从广义上来讲，胎教应该是从择偶的时候就开始的。在择偶的时候，男女双方就应该为培育下一代着想，势必要选择那些在形象、教养、性格、气质、道德品格、健康状况等各个方面都对后代子女有深刻影响的伴侣。而从狭义上来讲，胎教应该从新生命降生的前 3 个月开始。怀孕是精子和卵子的结合，新生命在此时宣告诞生，而精子和卵子的发育和成熟早在此时之前就已经开始了。有科学研究显示，精子从细胞的分裂到最终成熟大概需要 90 天的时间，而如果要使精子有较高的质量，孕育出更健康的后代，就必须提前做好相关的准备。女性子宫内的温度和压力则决定着胎宝宝成长孕育的环境，而良好的环境也是需要提前就创造好的。"好的开始等于成功的一半。"因此，提早开始为孕育宝宝做准备，是很重要的人生大事。当然，这样的说法并不是指其他时期的胎教都不重要，实际上，产前各个时期的胎教都很重要，都是不可忽视的。

胎教的时间安排

在怀孕早期的时候，就要准备好胎教的仪器、胎教的音乐和胎教磁带以及胎教笔记本等，以方便胎教的顺利进行。胎教是一个循序渐进的过程，不能太急躁，在胎教的过程中应该根据胎宝宝的具体发育特点来逐步进行。

对于胎教的时间安排，一般情况下，从怀孕的第 4 个月开始，就可以按照准妈妈的生活作息时间进行胎教了。最好的时间是在早上起床后、下午下班后和晚上临睡之前进行。怀孕到第5~7个月的时候，可以选用两首乐曲进行播放，对胎宝宝实行音乐胎教，每天播放两次，每次以3~5分钟为好。到怀孕7个月的时候，就可以像上课一样正规地安排胎教训练了。最好是每日3次，每次5~10分钟，早上安排对胎宝宝讲故事或者唱歌，下午安排听听音乐或者散散步，晚上临睡前再听听音乐或者准妈妈对胎宝宝讲讲话，写一下胎教笔记等。

当然，不同的准妈妈还要根据自己的工作和生活习惯来安排胎教时间。在妊娠的后期，准妈妈已经掌握了胎宝宝的作息时间，就可以依照胎宝宝的作息来进行分阶段的胎教训练，例如，在胎宝宝休息的时候就不要进行光照胎教，在胎动明显的时候可以适当进行抚摸胎教或者音乐胎教等。

不同孕期宜采取不同胎教方式

胎宝宝在不同的孕期发育情况是不同的。从胚胎形成到婴儿成形再到出生的这段时间里，科学研究已经证明：胎宝宝发育到第4周的时候，就已经建立起了神经系统；在第8~11周的时候，胎宝宝有了明显的触觉反应，可以通过轻轻拍打、抚摸母体腹部等来促进胎宝宝对感知系统的发育，这个时候可以简单进行抚摸胎教；在第12~15周的时候，胎宝宝有了自己的情感，可以同时感受到准妈妈的喜、怒、哀、乐等情感，美育胎教的训练在此时可以适当地展开；到第16~19周，胎宝宝的听觉系统成形，可以听到准妈妈唱歌的声音和准爸爸对自己的说话声，也可以听到准妈妈体内的心跳声和血液流动声，此时就比较适合做音乐胎教了；到第20周，胎宝宝有了视觉感知，可以对外界的光亮做出反应，并对自己喜欢和厌恶的光线有所选择，此时较适宜给胎宝宝做光照胎教；在胎宝宝发育的第6个月，他的大脑已经具备了140亿个脑细胞，这是一个人一生中所需要的全部脑细胞的数量，此后的任务就是如何提高脑细胞的质量了。当然，上述情况也不是一成不变的，针对具体的情况还要具体来对待。

总之，胎教的训练要从怀孕开始就着手进行，根据胎宝宝的不同发育阶段采用不同的胎教方式，同时结合胎宝宝的发育状况有针对性地选择进行。这样才能达到胎教的理想效果，否则，则可能适得其反。

胎教以适度为原则

迄今为止，在中国关于胎教失败的例子还很少见。但一些特殊的情况也引起了医学和胎教专家们的重视。例如，有些妈妈在心理咨询的时候反映，在对胎宝宝进行音乐胎教后，虽然出生后的宝宝显得聪明活泼，但是精力旺盛、不爱睡觉。在专家询问具体的胎教方法后才了解到：原来，准妈妈孕期工作很忙，没有充足的时间对胎宝宝进行胎教，但是又不愿意放弃胎教。于是，准妈妈就每天抽空把胎教器放置在自己的腹部，但有时候准妈妈一不留神睡着了，胎教器却还在不断刺激着胎宝宝。这极有可能干扰到胎宝宝的生物钟，从而出现胎宝宝出生后不爱睡觉、精力旺盛的情况。

在对胎宝宝做胎教训练的时候，一定要注意各种胎教方法都要适量和适度。虽然胎教能够促进胎宝宝的身体和智力发育，但毕竟他还只是在母体中的一个未完全成形的小家伙。不能把他当作成熟的孩子来对待，胎教要以适度、适量为原则，这样才能培育出健康聪慧的宝宝，如果过度过量了，将会对宝宝的智力发育产生不良影响。

准爸爸要如何辅助胎教

在准妈妈妊娠期间，准爸爸可以通过一系列的行动来辅助胎教。

1.准爸爸可以和胎宝宝聊天。在准妈妈妊娠期间，准爸爸通过动作和声音，与准妈妈腹中的胎宝宝聊天沟通，是一项非常必要的措施。每天晚上睡觉前，准爸爸可以一边抚摸着准妈妈的腹部，一边跟胎宝宝轻轻说上几句话。这不仅会对准妈妈产生良性的刺激，也会让胎宝宝从中受益不少，尤其是对于处于情绪和精神紧张状态中的准妈妈来说，这样的行为简直就是强效的安慰剂。

准爸爸与胎宝宝聊天，不一定要以固定的形式，内容可以很丰富，形式也可以很多样。例如可以问候胎宝宝："宝宝你今天感觉怎么样啊？有没有淘气，踢妈妈的肚子啊？"可以安慰胎宝宝："宝宝乖乖，妈妈不是有意责备你的，你是太淘气了。"或者可以批评胎宝宝："宝宝不乖了，惹妈妈生气了"等，这些话都是可以当做聊天内容的。在与胎宝宝说话时，准爸爸还要注意体察准妈妈的心理活动，尽量说些准妈妈喜欢听的话，这样，妻子的良好心理反应会给胎宝宝产生积极的胎教影响。

2. 准爸爸可以和胎宝宝一起嬉戏。准爸爸可以像个小娃娃一样跟胎宝宝嬉戏。当准妈妈平躺的时候，准爸爸可以欢快轻盈地拍打准妈妈的腹部，诱导胎宝宝在宫腔内活动；准妈妈在进餐的时候，准爸爸可以模拟喂胎宝宝吃饭等。这些嬉戏行为都会通过准妈妈的感觉对胎宝宝产生积极的影响。

3. 准爸爸可以给胎宝宝讲故事。准爸爸千万不要以为胎宝宝是个不懂事的人儿，更不要以为，他听不到、感知不到故事的内容。在给胎宝宝讲故事的时候，一定要把他当作懂事的大孩子一样对待，同时要争取与准妈妈的配合。通过准妈妈的心理感受，把故事转化为教育因子而作用于胎宝宝身上。故事的内容要轻松愉悦、娓娓动听，千万不要讲让准妈妈和胎宝宝产生恐惧心理的故事。

4. 准爸爸为胎宝宝播放音乐。相对来说，音乐胎教是准爸爸最容易自由驾驭的一种胎教方法。在给胎宝宝选择音乐时，准爸爸一定要征求准妈妈的意见，选择一些准妈妈喜欢听的音乐和曲子，否则就会引起准妈妈的负面情绪，对胎宝宝造成不良影响。此外，还要根据宝宝的活动频率选择音乐。如果胎动频繁，就选择一些柔和轻松的曲子；如果胎动较弱，则选择一些稍微雄壮有节奏感的曲子。

5. 准爸爸要让妻子的生活更丰富。准爸爸在工作之外，要体会到准妈妈的孤独和烦闷，主动陪准妈妈画画、看艺术表演或者进行其他的娱乐活动。这个时候，准爸爸还要鼓励准妈妈并和准妈妈一起学习"专业"知识，以备胎教之用。在妊娠后期，准爸爸还要与胎宝宝一起，学习儿童读物、外语等。总之，准爸爸要尽一切力量丰富妻子的生活，不让妻子由于烦恼和孤独而影响情绪。

6. 准爸爸要时刻关注妻子体重的增长。体重增长的快慢，是评判准妈妈和胎宝宝健康与否的重要标准，准爸爸一定要认识到这一点，时刻做好为妻子测量体重的准备。一般来讲，从妻子怀孕 28 周开始，就可每周测量一次体重，一般每周会增加 500 克。一旦准妈妈的体重过重或者不再增加，应及时到医院就诊。

7. 准爸爸协助妻子数胎动。数胎动是准爸爸的一项重要工作。通过数胎动，准爸爸可以了解胎宝宝的健康状况，同时也能够增进夫妻间的感情。具体的方法是：准妈妈仰卧或者左侧卧位，丈夫两个手掌放在妻子的腹壁上可以感觉到胎宝宝的伸手、踢腿等动作，这就是胎动。胎动一般在怀孕 4 个月的时候出现，7 ~ 8 个月较为明显。另外胎动一天往往有两个高峰，一个在晚上 7 ~ 9 点，一个在午夜 11 点到次日凌晨 1 点，早晨是最低的。

抱着平常心进行胎教

几乎所有的父母都有望子成龙、望女成凤的愿望，都希望把孩子培养得更加出色。但是任何事情都是有度的，一旦过度就会适得其反。在对胎宝宝进行胎教时，准妈妈不要过于心切，要抱着一颗平常心去进行胎教，这样才能让胎宝宝在平静、温和的环境中健康成长。

实施胎教也不是"三天打鱼，两天晒网"的情况，有时候热情很高，过度施行；有时候却很长时间都不进行胎教，这两种做法都是不可取的。在孕早期，准妈妈的生活要有规律性，这是对准妈妈来说最起码的要求。其次，就是要注意对自己情绪的控制，"开心是最好的胎教"，这句话是很有道理的。

胎教与习惯也是很有关系的。每个人都有自己的生活习惯，养成一种良好的生活习惯是不容易的。有些人可能一辈子的生活都是没有什么规律的。实验已经证明，胎儿在出生后的几个月内，在某些方面和妈妈是有共同的节奏的，妈妈的习惯直接影响到了胎儿的习惯。因此，准妈妈也要养成良好的生活习惯，这样才能让宝宝从胎儿起就养成良好的生活习惯，为以后的规律生活打下基础。

总之，胎教是一个循序渐进，需要良好生活习惯和心态做保证的过程。准妈妈在实施胎教的过程中，既不能太过于急躁，也不能"一曝十寒"。只有养成良好的生活习惯，保持一颗平常心，在宁静舒适的环境中实施胎教，才能对宝宝起到最大的作用。

胎教常见的误区

胎教并非是为了培养天才和神童。许多胎教方法在宣传时会打出培养天才和神童的口号，事实上，天才和神童在人群中的比例是非常小的。胎教的目的就是让孩子的大脑、神经系统以及各种感觉系统、运动功能等发展得更健全，为出生以后的各种练习和刺激打好基础，使孩子对未来的生活和环境有更强的适应力。但在对胎教的实施中，常常会有一些误区出现，对胎宝宝的成长发育产生不良影响，因此，准妈妈和准爸爸们要千万注意。

误区一：拍打"胎教"

在某些时候，胎宝宝会踢准妈妈的肚子，对此，一些人建议准妈妈可轻轻拍打被踢中的部位，然后等待胎宝宝的第二次踢肚，如果胎宝宝再次踢打了，准妈妈就再拍打。照这样，每天早晚两次，每次 3 ~ 5 分钟。

真相：我们知道，胎宝宝在准妈妈腹中时，不时会有一些胎动反应，但胎动并不都是他要和你做游戏，他可能仅仅是伸个懒腰、换个姿势等。这时候，如果对他进行拍打，可能会引起他的不安或者烦躁，并不能起到胎教的作用。拍打不是不可以，但是要适度和适量，而且要特别注意胎宝宝的反应，万不可一有胎动就进行拍打。

误区二：胎教音乐的声音越大越好

在音乐胎教中，一些准妈妈会直接把录音机或收音机放在肚皮上，让胎宝宝自己去听音乐，这是很不正确的。现实生活中，不少准妈妈由于工作的原因，会把音乐直接放给胎宝宝听，而没有注意到具体的方式，从而对胎宝宝性格或者听觉造成不小的损伤。

真相：正确的音乐胎教是要注意音乐选择、乐曲音量和听取方式的。一般选择的胎教音乐要舒缓、柔和，不能是激情的摇滚乐，另外，音量要控制在 60 分贝以下，传声器的距离最好离准妈妈肚皮 2 厘米左右，尽量不要直接挨着肚皮放置。即便是已经拥有听力器官的胎宝宝，其耳膜上的纤维也极其娇嫩，不当的音乐或者声音会造成不可逆转的损伤，准妈妈们一定要注意。

误区三：世界名曲都适合胎教

胎教的目的是使婴儿更聪明、更健康，因此，一些准妈妈以为，多给孩子听一些世界名曲，必将能使孩子在音乐上有更深的造诣和领悟，从而具备名人的潜质。所以，一些准妈妈会不加选择地将世界名曲放给胎宝宝听，殊不知，这样的做法很可能给孩子的发育造成损害。

真相：给胎宝宝听音乐，可以刺激他的听力，同时通过音乐中的舒缓、宁静的氛围给胎宝宝良性刺激，从而促使大脑和性格健康发育。但并不是所有的名家音乐都对胎宝宝有益的，孩子长大后还会有选择地喜欢不同的音乐，胎宝宝怎么可能一下子全部都接受呢？因此，胎教中的音乐还是要因人而异，开始时可以选一些舒缓、明快的乐曲，然后根据胎宝宝的反应再选择一些胎宝宝感觉比较适合的乐曲来播放，这样才能起到促进宝宝发育的作用。

误区四：胎教可以随时随地进行

一些准妈妈由于工作原因或者生活习惯原因，会不太注意胎宝宝的作息规律，而只根据自己的生活习惯随时或者不定时地对胎宝宝进行胎教，这是非常不好的。

真相：胎教的过程是很严谨的过程，准妈妈要时刻关注胎宝宝的反应，虽然胎教方法有很多，但不同的胎宝宝可能在胎教方法的适应上也不同。同时，准妈妈一定要根据胎宝宝的作息规律来进行胎教，万不可想起来就胎教，或者一闲下来就胎教。胎教的进行最好定时定量，同时要有规律性，这样才可以给胎宝宝养成良好的习惯，同时更有益于胎宝宝对母亲的信赖。

孕期指南篇

第一章
孕 1 月：我真的怀孕了吗

我真的怀孕了吗

可能怀孕的身体征兆

夫妻在同房之后，就有怀孕的可能，即使采取了一定的避孕措施，也难免会有发生意外的概率。对于暂时不想要孩子的夫妻来说，意外怀孕无疑是一件麻烦事，但更麻烦的是他们对怀孕毫无知觉，以至于发现时已经错过了最佳的流产时机。对于想要孩子的夫妻来说，同样希望能在第一时间确定自己是否受孕，尽早为胎儿的健康成长做准备。因此，准确判断自己是否怀孕是非常重要的。

其实，女性在怀孕以后，身体内部会发生一系列的变化，这些变化屡屡被用来作为判断是否怀孕的依据，几种依据综合考虑准确率相当高。

月经停止

如果你的月经一向很准时，很有规律，可是这月却迟迟没来，如果已超出既定日期十天以上，那么你很有可能已经怀孕了。当然，月经周期会受到很多因素的影响，比如说过度疲劳、压力过大、营养不良或服用某些激素类药物而内分泌失调等因素都可能造成月经推迟或停经，所以即使当月月经没有来，也并不能确定就是怀孕了。

恶心、呕吐

恶心、呕吐是多数怀孕早期女性的主要症状之一，常常发生在清晨或空腹时候，如果不是消化器官疾病，这也是判断是否怀孕的一项依据。

胃口变化

怀孕的女性一般都会发生胃口的变化，比如说原来喜欢吃的东西现在却不想吃了；以前从来不吃的东西现在迫不及待地想吃；饮食上出现某种偏执的癖好，比如嗜酸、嗜辣等；也有人什么都不想吃，什么都吃不进，出现了厌食的症状。如果胃口忽然间发生了某些改变，就应该考虑是否怀孕了。

乳房变化

女性怀孕早期，乳房在卵巢激素和孕激素的刺激下，会变得丰满、有胀痛感，乳头刺痛、乳头及其周围的乳晕颜色加深，小颗粒状的腺体变得更加明显。乳房的变化是最早出现的，但是难以区别于月经前乳房胀痛，因此并不是十分可靠。

小腹发胀及尿频

怀孕后由于子宫的增大，所以常常会有小腹发胀的感觉。另外，子宫增大会压迫膀胱，使人不断产生尿意。如果不是喝水过多、没有泌尿系统疾病，那么怀孕的可能性很大。

皮肤色素沉着

孕期妇女面部常会出现棕色的斑纹，小腹也会出现一条条棕色的直纹线，这就是所谓的妊娠斑和妊娠线。如果出现了妊娠斑和妊娠线，就可以确定怀孕了。

心情烦躁

怀孕后受到体内激素的影响，女性常常表现为烦躁不安，情绪波动大，做什么事都无法集中精力，对什么事都不感兴趣等。当然，导致心情烦躁的原因有很多，所以只能作为一个辅助症状，要综合其他症状共同进行判断。

疲倦嗜睡

怀孕早期，受精卵在子宫内发育，需要消耗母体大量能量，所以早孕期女性经常会感到无法调整的疲倦。这与以前工作或学习累了之类的疲倦大不相同，无法通过休息调养得到恢复。如果你睡觉的时间越来越长、间隔越来越短，而且即便这样还是觉得精神不济，那么你很有可能已经怀孕了。

以上的几种自觉症状应该综合考虑，如果只出现其中一种或两种，则不一定是怀孕的表现，有可能是其他原因引起的。如果出现了以上多种症状，就应该引起注意了，最好再进一步确认一下。比如说有测量基础体温习惯的女性，如果发现高温期已经持续了两周以上，前面的几种自觉症状又有多个吻合，那么怀孕可能性就更大了。如果还是不敢确定，那就干脆借助妇科检查、B超检查以及妊娠测试等手段，确定是否怀孕。

验孕方法

有了怀孕征兆的女性，为了进一步确定是否怀孕，最好能运用医学手段。去医院验孕不但可以将判断的准确率提高到100%，如果怀孕，还可以了解胚胎的发育情况。现在，产科医生常用的验孕方法有：

1.B超检查。B超实时显像是确定早期妊娠最准确快速的方法。

2.妊娠尿检法。尿检实际上是根据尿液中所含的HCG（人类绒毛膜促性腺激素）抗原与含有HCG抗体的试剂相遇呈现的反应判定是否怀孕。受精后7～10天进行尿检，准确率几乎达到100%。血检法和尿检法原理一样，都是利用HCG的特殊性质帮助确定是否怀孕。灵活易用的验孕棒及各种验孕试纸就是利用这个原理制成的，自己操作验孕虽然没有医院里得出的判断保险，但是误差也很低。

3.黄体酮试验。月经迟迟不来的女性，每日肌肉注射黄体酮10～20毫克，连用3～5天，如停止注射后7天内未来月经，怀孕的可能性很大。也可口服安宫黄体酮确认是否怀孕。

若以上方法仍不能确定是否怀孕，隔1～2周应重复检查。

身心上的可能转变

孕期生理健康和心理健康对孕妇和胎儿都很重要。对孕妇来说，了解孕期生理和心理变化，可帮你顺利度过妊娠期。

极容易疲倦

怀孕初期因绒毛膜促性腺激素分泌增多，使身体容易感到疲惫。怀孕后身体还会分泌一种黄体激素，这种激素的作用就是使子宫肌肉变得柔软，预防流产，但是，它本身还具有麻醉作用，可导致人体反应迟钝、行动变得迟缓，因此孕期女性总是嗜睡。另外，女性怀孕后，新陈代谢加快，内分泌系统也因胎儿的存在而发生了改变，体内营养物质要优先供应胎儿生长发育，因而造成体内能量消耗快，血糖量下降，因此，女性怀孕初期会感到浑身乏力，极易疲惫，这是一种正常的生理现象。

但是很多没有经验的女性都把怀孕早期的疲倦当成了一种身体病态的症状，有的人还会以为自己患了感冒需要治疗。其实，等到妊娠第 14 ～ 15 周时胎盘完全形成后，这种现象就会慢慢自行好转，无须治疗。

此外，还可以通过以下几种方法对这种情况进行调节。养成正常的作息习惯或者白天找些有意思的事情做以转移注意力，也能减轻嗜睡现象，例如逛街、去公园散步、适当的运动等。但是，如果身体不胜负荷，就不要勉强。疲惫也是身体发出的一种讯号，提醒你该休息了。

补充营养和能量也能在一定程度上保持精力充沛，怀孕期间维持良好的营养状况不但可以为母体补充能量，还可以为体内的宝宝提供生长所需要的营养成分。如果孕妇是因为营养摄入不足而引起疲惫，那就要注意在饮食上下功夫了。孕妇最好"少食多餐"，在感到需要补充体能的时候，应该可以随时吃到营养丰富的食品。孕妇是没有必要"忍饥挨饿"的，想吃的时候就吃，因此为孕妇准备一些适合其口味而又富含营养的小零食，是一个非常明智的做法。

家庭环境温馨舒适能为心情平和创造一个良好的外部环境，而平和的心情能够让孕妇放松，精神饱满，同样达到身体休息的目的。

但是，无论怎样调节，请记住，孕妇是需要充分休息的，如果无法控制嗜睡的情况也不必刻意勉强自己，更不需进行治疗。毕竟，充足的睡眠对孕妇健康和宝宝的生长发育都有很大帮助。

出现了害喜反应

害喜，是指怀孕初期孕妇所产生的恶心、呕吐、食欲差等现象。清晨起床时，一夜的睡眠使胃中充满胃酸，害喜症状比较严重，因而又称为"晨吐"。害喜是由以下几个方面的原因引起的：

1. 女性怀孕后，体内多种激素（人类绒毛膜促性腺激素、肾上腺皮质激素、甲状腺素）的分泌都会增加，与原来的差异会造成机体的不适应，因而引发恶心、呕吐等反应。

2. 在怀孕期间，孕妇体内会分泌大量的黄体素来降低子宫兴奋度，减少子宫平滑肌的收缩，但同时也会对胃肠道平滑肌的蠕动产生影响，造成消化不良，因此容易引起恶心、呕吐、反胃等现象。

3. 受中枢神经对呕吐控制机制的影响。怀孕后，中枢神经对呕吐控制的机制改变，导致孕妇会对某些特殊气味及食物较敏感。

4. 怀孕后，糖类代谢速率改变，血糖过高或过低都会想吐，因而过饱或过饿时，容易害喜。

5. 除了生理状况之外，心理因素也会加重女性害喜。有些妇女在怀孕初期，对害喜心存恐惧，无形中形成一个"我会害喜"的心理暗示；过度担心害喜会对胎儿的生长发育产生影响，而导致情绪焦虑，这些心理压力会在身体上表现出来，造成恶心、呕吐的现象。

并不是所有的孕妇都会害喜，根据孕妇体质、精神状况不同，害喜程度有轻有重，也有妊娠期间没有害喜的孕妇。一般说来，体质较差、情绪容易波动的孕妇，害喜比较严重。害喜现象通常会持续到妊娠期第 16 周左右才会慢慢缓解或自行消失，但是有的孕妇害喜延续的时间会较长。

由于害喜对孕妇和胎儿无害，一般不需要治疗，孕妇也不需要过分紧张或焦虑。但是如果害喜严重乃至出现持续呕吐、脱水、意识不清、24 小时无法进食或进水、体重大幅下降等现象时，都应该及时去医院医治。

有点儿兴奋，有点儿快乐

对那些长久以来渴望要一个宝宝的女性来说，怀孕无疑是一件令人兴奋的事，用美梦成真这样的词形容也毫不为过。

一个小生命孕育在你的体内，与你血肉相连，对准妈妈们来说，是人生中最神奇的体验。这个小生命与你如此接近，他无条件地爱着你、依赖着你，这是多么神圣的责任啊！

快乐而郑重地迎接这个小生命的到来吧！他将使你的人生更加完美，将填补你生命中的许多空白，这是上苍为了使你的人生没有缺憾，对你的恩赐。因此，肚子里的小生命不论模样、性情如何，都是你和爱人甜蜜爱情的结晶，有了他的存在，你们的人生才更加完美，你们的生命也因此而得到了延续。这是上天最美好的恩赐，而你如此幸运，和大家一起分享你的快乐和幸福吧。

变得情绪化

孕期女性面临各种变化，情绪难免有所波动，加上其他各种各样的原因，原本性情温和的女性也会变得情绪化。

这是因为，初知怀孕的喜悦逐渐淡去，即将为人父母的事实已经确定后，高潮之后的低谷期就到来了，此时情绪低落，是很正常的现象；孕期女性身体激素分泌不协调，也会影响她们的情绪；较男性相比，女性本身就很多愁善感，孕期的任何细小变化都可能引起她们内心的波动，所以孕期女性情绪化就变得可以理解了。

有点儿情绪有助于孕妇释放心理压力，但是过于情绪化，情绪波动太大就好像天天坐过山车一样让人难以承受。因此，准妈妈们要学会自我疏导、控制情绪。

有点儿没信心

虽然孕前已经做了充分的思想准备，但是怀孕后的生活带有很强的不可预知性，你不知道将来会发生什么，你能否从容应对？你不知道你体内的小生命将会把你的生活变成什么样，会不会变成一团糟，无法控制呢？

怀孕会影响你的工作、生活，甚至很多时候，你的时间都得重新进行分配，生活的重心也会发生转移。你时常会想，为了这个小生命放弃我自己的生活、工作，眼中只有这个懵懂无知的小家伙，完全没有了自己，这样做值得吗？我的生活已经不像过去那样正常了，而且恐怕也无法回到过去了。但是，当他顺利出生，发出第一声啼哭；当他蹒跚学步，勇敢迈出第一步；当他牙牙学语，吐字不清地叫你"妈妈"，你还有什么疑惑呢？所有的一切都是值得的。再想想，不久的将来，这个世界上就会多一个人爱你，你应该对未来充满向往、充满信心才对。

有期待，也有担心

对于刚刚怀孕的女性来说，接下来的每一天都是挑战，谁也不知道明天会是什么样，期待与担心混杂在一起，焦虑就产生了。

怀孕初期的准妈妈面对铺天盖地的怀孕信息往往无所适从，缺乏判断。从未听过的新思维，互相矛盾的孕育理念，都只能增加她们的焦虑，简直不知该拿自己的肚子如何是好了。担心妊娠期发生意外、恐惧无法想象的分娩疼痛也是造成孕期女性焦虑的重要因素。另外，对胎儿健康过于敏感，听风就是雨，神经绷得太紧也会引发焦虑。

其实，只要坚持了孕期检查，做好优生咨询，参加产前培训，了解孕期知识和细心看护，这些焦虑都是可以避免的。而且女性孕期焦虑会导致胎儿胎动频率增大，长期下去会影响胎儿健康发育。因此，为了避免焦虑给胎儿带来负面影响，妊娠期女性应克服焦虑情绪。

孕 1 月的胎儿什么样

第 1 周

女性排卵期会排出一个成熟的卵子，而男性一次性交射出的精子就能达到数亿。但是，这数亿个精子中，最后能突破重重阻碍到达输卵管，与卵子结合的精子只有一两个。

精子与卵子相遇，精子头部的化学物质会溶解覆盖在卵子上的物质，等精子头部钻入卵子，尾部消失后，卵子表面会形成抵

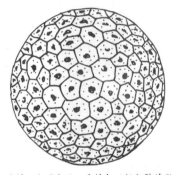

受精 1 个星期后，受精卵不断分裂并形成一个大约由 100 个细胞构成的胚泡。

挡其他精子进入的保护膜，这个过程就叫作受精，结合的精子和卵子就称为"受精卵"。直径只有 0.2 毫米的受精卵，具备精子和卵子携带的基因，在受精完成时，胎儿的性别和一些主要遗传特征就被决定了，比如直发或卷发、单眼皮或双眼皮等。

当两个卵子与两个精子分别结合，形成两个受精卵时，就会形成我们所说的异卵双胞胎。一个卵子和两个精子结合之后，再分裂成两个受精卵，就会形成长相性格十分相像的同卵双胞胎，但是这两种情况都非常少见。

受精卵形成后，就会经由输卵管向子宫移动，这个过程需要3 ~ 4 天的时间。在这几天内，细胞会按照几何级数不停地分裂，总共分裂 43 次，才会形成一个完整的受精卵细胞，这时的受精卵就叫作胚囊或胚胎。

第2周

在激素的作用下，子宫内膜已经做好了欢迎胚胎到来安家的准备。胚胎进入子宫腔后，在子宫内漂浮7～10天后才有力量附着在子宫内膜上，也就是"着床"。胚胎着床的位置通常在子宫上部的1/3处，或是接近子宫顶端。着床后，子宫就为受精卵继续生长发育提供了温床。子宫为了适应胚胎的存在，开始发育胎盘。通过胎盘，胎儿可以吸收母体血液中的营养。同时，胎儿产生的废物也可以通过胎盘排出去。

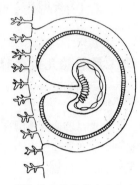

2周大的胚泡附着在子宫内膜上，细胞逐渐分化为胚胎本身、胎盘和羊膜囊。

胎盘在形成的过程中会产生HCG，借助雌激素和黄体酮的作用，能刺激胎盘发育。HCG会在胎盘形成过程中，进入母亲血液，这就是为什么怀孕两周后，孕妇的尿液或血液中就可以检测出HCG的原因。

第3周

怀孕3周时，母体激素会随着子宫与胚胎的成长增加。这一变化会刺激卵巢不再排卵，卵巢收到刺激信息后，就会刺激脑下垂体，使月经不再到来。如果一个育龄女性，一向月经很准时很规律，一旦月经没来，就应该想到怀孕的可能。

从受孕到现在的3周时间里，单细胞的受精卵通过分裂已经变成几百万个细胞。这些细胞在不久的将来会发育成胎儿的神经系统，皮肤与毛发，胃肠道消化系统，循环系统，生殖系统与肌肉骨骼系统。这时，整个胚胎长度不到1厘米，体重不超过1克。这时，他的心脏已经开始跳动，血液循环开始了！

这个星期胚胎在母亲的子宫里迅速地成长，夺取了准妈妈的大量营养，使得孕妇开始变得慵懒，在白天也感到十分困倦。其实，这一切都是激素变化的结果。

第 4 周

怀孕第四周，胎儿的大小和形状就像一棵弯曲的豆芽菜，长约1厘米，体重约为3克。此时，连接胎儿与胎盘的脐带中还会同时出现3条不同的血管。身体的各个部分也都初具形态，例如脊椎和四肢等。

心脏开始分出心室和心房，血管也已形成，心脏已经开始运作，向血管中输送血液了。头部也开始出现面部器官的轮廓，这时头部出现一些浅窝，可以看出双眼、双耳和鼻子的部位。一些重要身体器官，如胃、肝脏、肾、膀胱等已经发育成形，最让人惊奇的是，这些器官已经开始发挥作用了。

给胎儿一个健康的环境

当证实怀孕后，一个合格的准妈妈，就要尽自己最大的努力，为宝宝的生长发育提供一个优良的环境了。

不吸烟，不饮酒

香烟中含有大量有害物质，主要有尼古丁、一氧化碳、甲醛和苯。其中，尼古丁可以刺激神经，引起血管痉挛；而苯和一氧化碳都是有毒致癌气体；甲醛会损伤脏器，引起中毒。吸烟对人体的不良影响随着吸食量的增加而增加。由于胎儿毫无抵抗力，因而如果母亲吸烟，那么对胎儿的危害比对母体危害更大。二手烟对人体的危害也会造成损害。

来自美国的一项研究表明：在同样条件下，吸烟对女性的影响比对男性影响大。据说是因为体内有一种酶，能激活烟草中的致癌物质，女性体内这种酶的含量比男性高。妊娠期女性吸烟等于胎儿和你一起吸烟，胎儿会通过胎盘吸收香烟中的有害物质，影响健康发育。

吸烟影响胎儿健康发育

吸烟导致胎儿营养不良

吸烟时，香烟中的尼古丁通过肺部进入血液并做全身循环。进入血管的尼古丁和其他有害物质会使为子宫输送养分的血管变窄，血液流速减慢。胎儿在母体内，就是通过脐带与母体联系，依靠吸收母体血液中的营养成分才能生存。输入子宫内的血液减少，意味着胎儿可吸收的营养来源减少了，这样就会导致胎儿发育迟缓，体重较健康胎儿轻。

另外，在研究新生胎儿的脐带血时发现，如果母亲吸烟或经常接触二手烟，脐带血中就会含有致癌物质。也就是说，含有致癌物质的血液被源源不断地被输送到胎儿体内，这对胎儿生长发育的影响是不言而喻的。并且，胎儿血液中的致癌物质含量，与香烟与二手烟吸入量密切相关。

吸烟导致胎儿缺氧

吸食香烟时会产生大量的一氧化碳与二氧化碳气体，这些有害气体会经肺部进入血液中。一氧化碳极易与血液中的血红蛋白结合，从而使血红蛋白丧失携带氧气的能力；而血液中二氧化碳浓度的上升常常伴随着氧浓度下降。另外，我们在上面说到，香烟中的尼古丁和有害物质会使流向子宫的血液减少，也就是说可供胎儿吸收氧气的血液量减少了。这样两个因素综合起来的结果就是造成胎儿缺氧。

发育健全的成年人发生一氧化碳或二氧化碳中毒时，会造成机体缺氧窒息，可严重损害组织细胞，对大脑皮层的危害最为严重。那么对于尚在母体、发育不健全的胎儿来说，缺氧的后果只会更加严重，影响胎儿身体发育，尤其是智力发育。

吸烟影响胎儿智力发育

权威研究显示，吸烟导致的胎儿缺氧和香烟中的有害物质会影响胎儿脑部发育。调查结果显示，如果母亲怀孕期间每天吸烟量超过20支，胎儿出生后智力水平较低。

此外，二手烟同样会对人体造成危害。

不吸烟的孕妇经常置身于二手烟的环境中，胎儿同样有大脑缺氧与营养不良的危险。同时，胎儿发生猝死综合征的概率也很高。医学研究显示，孕妇经常被动吸烟，会导致胎儿面部或口腔发育畸形，并由此引发诸多牙齿问题。

因此，为了宝宝的身心健康，孕妇要尽量避免接触香烟和二手烟。

酒精对胎儿危害大

含有大量热量的酒精中几乎不含营养，医学研究表明：孕妇经常喝酒，会增加胎儿早产、自然流产的概率。准妈妈血液中的酒精含量越大，胎儿的状况也越差。即便是浓度很低的酒精，也可直接作用于母亲和胎儿的中枢神经，还可能抑制胎儿的呼吸。有酒瘾的孕妇还会使胎儿患上酒精综合征。胎儿酒精综合征是一种先天失调型疾病，患上此病的胎儿中枢神经系统功能不全、四肢和心脏发育异常、脸部发育不正常，智力都有不同程度的发育障碍。主要表现为智力低下、小头症、发育迟缓、体重轻、黄疸的发生率高、营养不良等不正常现象。

女性怀孕前3个月大量喝酒，容易引发胎儿畸形，例如，唇裂、腭裂、先天性心脏病等。其中，面部特征有：眼睛小、鼻子短、嘴唇较薄等。即使是少量的酒精，也有可能导致宝宝的智力障碍。

有酒瘾的女性，怀孕后胎儿和新生儿死亡率增加，如果双亲都有酒瘾，那么胎儿还比较容易发生精神异常。需要注意的是：通过对6～7岁孩子的调查发现，和妈妈孕期从不喝酒的孩子相比，即使母亲怀孕期间只喝少量的酒精饮料，孩子出生后行为自控力也比较差。因此，准妈妈如果想做到优生优育，孕前和妊娠期最好能够滴酒不沾。

孕妇务必远离毒品

毒品是指国家规定管制的能够使人上瘾的麻醉药品和精神药品，它们作用于中枢神经，使人兴奋、抑制或产生某种幻象，经常使用会产生依赖性。常见的有海洛因、兴奋剂等。

女性孕前3个月或孕期服用禁药，血液中的毒素都会通过胎盘被胎儿吸收，导致胎儿早产、流产、发育迟缓、智力发育障碍。此外，药物的刺激和麻醉作用还会使胎盘中的血管变窄，血管中的血流速度变慢，送入子宫的血液量减少，血液中的含氧量降低，使胎儿窒息，影响脑部发育。调查研究发现：孕前或孕期使用毒品的女性，胎儿患猝死综合征的比率大大高于健康女性。

此外，如果母亲使用毒品上瘾，胎儿出生后会出现戒断症状、爱啼哭、应激反应过度，易怒、暴躁、行为难以控制，对孩子将来的生活会造成不良影响。

因此，为了避免对宝宝的危害，孕妇应远离毒品。

绝对不能乱用药

精子和卵子结合大约1周的时间内，受精卵尚未在子宫内膜着床，这时，受精卵受孕妇用药的影响较小。但是，胚胎进入子宫后，任何不良因素都有可能给胎儿带来危害，而很多初次怀孕的孕妇由于妊娠知识不足，或者根本不了解身体的反应，以至于低热、倦怠时都会随便找一些抗感冒药物来吃，这样不仅不能达到治疗的效果，还可能会给肚子里的宝宝带来危害。

所以，为了避免乱用药给胎儿带来的危害，孕妇平时应通过适当锻炼和合理膳食，来增强身体抵抗力。但是，乱用药不等于不用药，孕妇只要对妊娠知识和用药知识多加了解，用药时听从医生指导，都可避免乱用药导致的严重后果。

用药止吐不可取

呕吐是胃肠系统不适时，将胃中的有害物质吐出的症状，它是身体的一种保护机制。例如在食物中毒时呕吐可以帮助排出肠胃内毒物。孕妇在怀孕早期因害喜造成的恶心、呕吐的现象，一般来说都可以不治而愈。但是，有些女性为了缓解呕吐，服用止吐药。

常见的止吐药有吗丁啉、胃复安、噻嗪类（氯丙嗪、异丙嗪）、抗组胺药，以及中药类的左金丸、紫金粉。这些药物不适宜孕妇服用，尤其是抗组胺药中最为常用的三甲氧苯扎胺，具有很高的胎儿致畸率。

很多人以为孕妇只要是呕吐，都是害喜造成的，其实不然，胃肠系统不适的时候也能引发呕吐。这时，盲目服用止吐药，有时还会适得其反。找到病因，对症下药才是最好的止吐方法。

因此，针对怀孕前期的呕吐，孕妇应通过精神减压或饮食调理来进行调节，而不宜盲目服用止吐药。

疫苗接种要谨慎

疫苗是为预防和控制传染病的发生、传播，而用于人体的生物制剂。目前，疫苗主要分为以下几种：减毒活疫苗、死疫苗和基因重组疫苗。

孕妇不可接种减毒活疫苗。虽然在临床上，还没有发现孕妇因接种减毒活疫苗而对胎儿产生不利影响的病例，但是，从疫苗免疫原理来看，这类疫苗存在导致胎儿畸形的可能性。因此，如果需要注射疫苗的话，最好在孕前3个月，或者新婚夫妻婚检后即考虑接种疫苗，以防传染性疾病。这也是为什么计划怀孕的女性要在受孕前3个月注射风疹疫苗的原因。再如，没有感染过乙肝病毒的女性注射乙肝疫苗后最少9个月后才可受孕。死疫苗和基因重组疫苗接种后不会影响胎儿发育，因此孕妇可以接种这两类疫苗。

孕期接种疫苗须慎重。对于正在发育阶段的胎儿来说，来自母体的任何不利因素都有可能给他们带来致命的伤害。因此，准妈妈接种疫苗前应该详细向医生说明自身情况、病因及以往的健康情况、是否有过敏史等，由医生决定是否可以接种。

不宜使用清凉油、风油精

在炎热的夏季，清凉油和风油精是许多家庭的必备之物，有人用它们来提神，有人用它们来防止蚊虫叮咬，还可以缓解暑热造成的头昏等轻度中暑症状。但是，对于孕妇来说，经常使用清凉油和风油精，却危害甚多。

清凉油和风油精虽然是外用药，但是毒副作用却一点儿不比内服药弱。它们的主要成分是薄荷油、樟脑、桉油，这些成分可以被皮肤吸收，进入血液，通过血液循环，经由胎盘进入胎儿体内，影响其生长发育。例如，樟脑能引起胎儿畸形、死胎或流产，尤其在怀孕的头 3 个月危害最大。

因此，为了宝宝健康，孕妇不宜再使用清凉油、风油精一类的药物。

西药可导致胎儿畸形

有些西药可使染色体畸变、基因突变，或使细胞分裂、蛋白质合成受到干扰，营养代谢失常等，导致胎儿畸形。导致胎儿畸形的药物主要有以下几类：

1. 抗生素类药物。常见的有土霉素、链霉素、庆大霉素、新霉素等。其中，土霉素可造成胎儿短肢畸形、先天性白内障，还会影响胎儿出生后的牙齿发育；新霉素可导致胎儿并指、肾肺小动脉狭窄、先天性白内障，智力障碍；链霉素、庆大霉素类药物可导致胎儿先天性耳聋，还损害其肾脏功能。

2. 治疗糖尿病类的药物。如达麦康、糖斯平，可致胎儿畸形、兔唇、死胎等。

3. 抗疟药物。像奎宁，可致胎儿多发畸形，如耳聋、四肢缺损、脑积水等。

4. 激素类药物。如黄体酮、雄激素、可的松等，口服避孕药就属于此类。可导致胎儿生殖器官畸形。如女胎男性化，阴蒂肥大，阴唇融合；男胎阴茎短小，隐睾等。

5. 抗癌类药物。如环磷酰胺、噻替哌等，可致无脑儿、脑积水、腭裂、兔唇、肾及输尿管缺损、眼畸形等。

6.巴比妥类及其他镇静催眠药物。如苯妥英钠、扑痫酮、安宁等，可致肢体、面部及脑发育畸形。

7.抗凝血药物。如阿司匹林、水杨酸等，不但可以致畸，还可诱发出血性疾病。

总之，孕期应注意避免使用这些药物，如情况危急必须用药，也应在医生指导下进行。而且，一旦病情稳定，应迅速减药或停药。

安全工作

孕妇不宜从事的行业

胎儿出生前，虽然在子宫内，受到母体保护，但是外界环境还是会对他产生不容忽视的影响。如果孕妇从事的是某些危险行业，那么首先要考虑调换工作，或暂停工作。

如果孕妇从事化工行业，比常人更易接触化学毒品，不利于母婴健康。经常接触铅、汞、镉、锰等重金属的化工产业，孕妇流产和死胎的比例明显高于正常人群。铅可影响脑细胞发育，导致胎儿智力低下。汞可以破坏肝脏功能，损伤大脑视神经，导致先天失明。化工厂排放的废气中含有大量的有害物质，毒素一旦进入孕妇的中枢神经系统，可抑制造血功能，引起胎儿贫血、造血功能障碍、畸形或流产。

另外，孕妇从事下列性质的工作，也会对胎儿产生不利影响。经常接触放射性辐射，腹部经常会受到震动或撞击，温度、湿度异常，噪声严重，或空气凝滞不流通，能接触到疾病传染源，劳动强度过大。从事这些工作的孕妇，不仅工作中的有害因素影响胎儿健康，而且因为过度担心胎儿会受到不良因素影响，也会加重孕妇的心理压力，进一步影响胎儿健康。因此，从事这些带有危险性工作的孕妇，应及早调换工作。

保证规律的三餐

对于忙碌的职场准妈妈来说，少食多餐肯定难以实现，这样一来，一日三餐规律而又营养丰富确实就非常重要了。

不管你是不是饥饿，如果吃饭时间到了，放下手头正在处理的资料和未处理完的工作，马上去吃饭，因为你是没有时间偷偷吃些"小零食"的，如果这时不吃饭，宝宝会有意见的！不但吃饭要定时，营养同样重要。要注意饭菜荤素搭配，饭后可以自带水果或袋装牛奶，使营养更全面。如果在外面就餐，要注意卫生，最好能使用自己的餐具，远离油炸食品和口味重的食品，最好用牛奶、果汁代替含咖啡因或酒精的饮料。

饭后，要活动活动，不要立即投入工作，这样会造成胃部供血不足，引发消化不良。

工作中缓解早孕反应的方法

早孕反应给孕妇的工作带来了诸多不便，很多职场准妈妈都想知道，在工作中怎么缓解早孕反应。

集中精力工作，可以转移你对害喜的注意力，减少呕吐。调查显示，集中精力工作是缓解妊娠反应的一种有效办法。这是因为对害喜的恐惧这种心理因素，会作用于身体加重害喜反应，而忙碌会冲淡这种担忧。

吃饭要吃得"对"。过于油腻和不易消化的食物，易引起早孕反应，孕妇应尽量避开这些食物。对不同的人来说，能够减轻妊娠反应的食物是不同的，各位准妈妈要善于发现能够减轻自己害喜症状的食物。

保持心情舒畅，可以缓解害喜。工作中学会自我减压，注意休息，吃饭和休息的时候，放一些轻松的音乐，可以让你心情愉快。保持平和的心态，少与人发生冲突，和谐的人际关系，也可以使你心情舒畅，减轻害喜症状。

无论是想呕吐的时候还是感觉饿的时候，吃点儿食物都可以中和胃酸，阻碍胃酸逆流。你可以在办公桌抽屉里准备一些话梅类酸性零食、苏打饼干、面包片等，以备不时之需。

不要长时间地待在一个地方，特别是电脑前。可以在工作间歇随处走走，电脑屏幕无法察觉的快速闪烁，会加重害喜症状。

科学减压

怀孕对职场女性的日常工作和学习会产生一定的影响，孕妇只有学会如何减轻压力，才有益于自身和胎儿健康。

孕早期由于身体变化不明显，孕妇可以照常工作和学习，但是不宜再从事劳动强度过大或肢体运动幅度和频率过大的工作，但是也要避免整日在办公室静坐不动。

孕妇可参加轻体力劳动，日常工作完全可以胜任。而且，适当活动还可以促进血液循环和新陈代谢，增强心肺功能，有助睡眠。此外，孕妇还应注意劳逸结合，保持充沛的体力和饱满的精神。

下面是一些小窍门，可以帮助准妈妈在工作时缓解压力。

1. 避开上下班高峰期，将上下班时间都向后推一个小时，这样就会使你的出行更加方便。

2. 穿舒适柔软的平跟鞋，有助于减少脚部压力，平衡身体重心。为了减少摔倒的危险，准妈妈应远离各式各样的高跟鞋。

3. 坐下的时候将脚抬高，可以在办公桌下放一只箱子垫起脚部，减少腿部浮肿。

4. 穿宽松、舒适、柔软、保暖的衣服，可以减少对身体的束缚，放松身体。

5. 不但日常生活中要休息好，工作一段时间后也要适当地休息一下，可以站起来走走，或给自己做些简单的按摩。

6. 准备一个容量大的水杯，多喝水，不要到渴的时候再喝水，那时你的身体已经严重缺水了。

7. 有尿意的时候就去排尿，不要憋着，否则会加重孕妇肾脏的负担。

避免事故

对于职场准妈妈来说，工作固然重要，但是，宝宝更加重要。因工作造成的危险事故，无论事后处理得怎么好，毕竟都不如从未发生过。因此，孕期女性学会避免工作造成的危险更加重要。

上下班的时候通常是一个城市拥堵的高峰期，准妈妈要想减少危险，就要尽量避开交通高峰期。此外，选择何种交通工具也很重要，那些亲自驾车上班的准妈妈，还要注意安全行驶。在工作中要放慢节奏，注意休息。爬楼梯或者走动的时候动作都要慢而稳。

工作期间的运动

医学专家认为，适当的工作更有利于准妈妈身心健康，那些坚持上班的孕妇，更能承受分娩时的肉体疼痛和心理压力。但是，从事的工作如果要长时间保持某个动作，会导致身体疲劳，某些受压迫的部位麻木、供血不足，不利于母婴健康。因此，孕妇在工作期间一定要注意经常活动。

孕妇在办公室里久坐不动，不但容易加重早孕反应，消化不良，体重上升，体能降低，还容易导致便秘。因此，在工作间歇，准妈妈应起身到窗前看看远方的景色，呼吸一下新鲜空气，或者为自己泡一杯花茶，或者做一节简单的保健操，不但可以放松神经，还可以提高工作效率。这里，我们还为准妈妈们准备了几个简单的适合工作期间练习的保健动作。

眼部

或坐或立，保持背部挺直，用双手轻轻地盖住眼睛，安静地呼吸。保持几分钟。

身体直立，头部自然放平，眼睛尽可能往下看，坚持30秒后，平视远方，反复做2分钟。

身体直立，右臂平抬，伸出食指，在身体前方左右运动，目光追随食指。

颈部

头部挺直，然后歪向左边使左耳尽量贴近左肩；头挺直后，歪向右边使右耳尽量贴近右肩。相同动作，重复做 3 次。

腕部

双手合十，十指向上，手腕下沉至感觉到前臂有伸展感，停留10 秒，重复以上动作两三次。接着，双手合十，十指向下，手腕提升至有伸展的感觉，然后重复动作。

肩部

坐在椅子上，双肩向上耸起至耳垂，保持几秒钟，然后双肩下垂 30 秒。重复 5 次以上该动作。

腹部和脊椎

站着并保持背部放松，髋部轻轻地画圈。或者双腿分开坐在凳子角上，髋部交替地向前向后倾斜。只要感觉舒适，可以多做几次。

安全出行

应对出行难的问题

出行对很多准妈妈来说，是件令人头痛的大事，准妈妈们怎么才能保证"开开心心出门去，平平安安回家来"呢？交通工具的选择非常重要。

自行车

中国是世界上拥有自行车最多的国家，有"自行车王国"之称。但是对于准妈妈来说，自行车的灵活方便降低了它的稳定性。稳定性不好，安全也就没有保障。所以，准妈妈最好不要骑自行车出行。

步行

步行可以锻炼身体，又可以欣赏街边景色。距离较近时，准妈妈可以考虑步行。但是，要时刻集中精力，注意避开对面车辆、行人。

打车

很多准妈妈认为，打车出行虽然花费大，但是安全有保障。其实不然，打车虽然可以免受拥挤与碰撞，但是，还要注意，副驾驶座是最不安全的位置，紧急情况下，安全气囊弹出时会撞到就座者的腹部。所以，那些选择打车出行的准妈妈，坐车时最好选择坐在出租车司机正后方的位置。

乘车

城市公交和地铁在上下班时是最拥堵的，乘客过多时不但使车厢内空气污浊，也难免会有肢体碰撞。如果选择地铁或公交出行，准妈妈应尽量避开交通高峰期，并选择靠近车头、车尾或靠窗的位置就座。那样，不但可以避免被人撞伤，也可以避免空气流通不畅带来的呼吸障碍。

自己驾车

孕妇自驾出行，不但要佩戴好安全带，还要对身体重要部位加以特别保护，注意交通安全。

对于准妈妈来说，不管选择什么样的出行方式，安全都是首先要考虑的问题。

孕期旅行

孕期旅行并不是不可以，但是怀孕14周以前，由于早孕反应的来去无常与流产的危险时刻存在，孕妇最好不要进行长途旅行。14周以后进入妊娠比较安定的时期，早孕反应基本消失，孕妇已基本上适应了怀孕的生活，肚子也还不算太大，胎儿发育情况稳定。对于孕妇来说，14周以后，28周以前应该是孕期中最轻松、最舒服的阶段，这也是最适宜孕妇出门旅行的时期。怀孕28周以后，由于体重和胎儿带来的负担加重，孕妇也不适宜长途旅行。所以，为了保证安全，孕妇旅行最好选在孕后14～28周进行。当然，旅行前要做好旅行计划，旅行中还有很多注意事项。

要选择合适的旅行出游方式，长途汽车颠簸严重，且空气流通不好，会导致孕妇呼吸不畅及子宫收缩加剧，所以孕妇最好不要选择搭乘汽车出去旅游；航空公司对孕妇搭乘飞机有一定的限制，孕妇也应尽量避免长途飞行；火车比汽车更适合孕妇乘坐，但是，孕妇乘火车旅行要避开铁路运输高峰期；轮船的机器声和海浪导致的颠簸可能会给孕妇带来不适反应。

旅行注意事项

准妈妈出去旅行，不但要准备充分，还要处处比别人多一份小心。下面就是准妈妈旅行需要注意的事项。

出发前要做好的准备

制订周密的旅行计划，准备旅行用品，出行前做一次全面体检等。对于孕妇来说，孕期旅行最好选择在孕期 14 ~ 28 周进行，不宜跟团旅行，还要避开旅游旺季，避开医疗条件落后、治安不好、有传染病的地区。准备宽松的衣物、鞋子等用品，带上药物、孕期保健卡和医疗保险卡，以防万一。

旅行过程中的注意事项

饮食：充足能量和营养在任何时候都是必不可少的，旅行前应准备一些便于携带的食物，如牛肉干、肉松面包等，旅途饥饿时可以随时食用；在旅馆和饭店吃饭时不吃生冷、油腻、不卫生的食物，以免消化不良引发腹泻等；食用肉类时要保证熟透，多吃水果多喝水，可以通便，避免泌尿系统感染。

游玩：合理安排行程，行程安排过满会导致体力不支、疲劳，疲劳对孕妇来说是导致感冒发烧、流产、早产的危险因素，这也是孕妇不宜随团旅行的原因；不要尝试过于刺激和危险的项目，对孕妇来说，轻则导致腹部胀痛、破水或出血，重则引发流产，孕妇应选择使身体和精神都感觉轻松的游玩项目。

住宿：孕妇在旅行住宿时要注意环境卫生和个人卫生。环境安静舒适有助于提高睡眠质量。可自带床单、被罩、替换的内衣和睡衣等用品。每天休息时淋浴（不要盆浴）可以减少感染机会，切记水温不要过高，因为过高的水温会导致孕妇缺血、缺氧，影响胎儿正常发育；晚上热水泡脚可以去除疲劳，缓解脚部浮肿。

行：将座位后移可以给你的腿留出空间，方便伸开，避免长时间弯曲造成下肢供血不足；在腰部和头部增加靠枕，不但可以更加舒适，在意外发生时还可以减少伤害。长途旅行中，孕妇不宜久坐超过 2 小时，因此至少 2 小时就要休息一次，休息时间最好长于 10 分钟。简单地做些伸展运动，加速身体血液循环，防止胎儿受压缺氧。旅行途中，孕妇不宜憋尿，经常停车也方便孕妇上厕所。

乘飞机旅行注意事项

1. 舒服地坐：孕妇应该选择飞机上较靠前或靠窗的位置，因为靠前的地方空气流通好，而且，上下飞机也方便，而靠窗的位置视野开阔，会让孕妇有舒适感；孕妇不要坐在紧急出口处和活动过分受限制的位置；给自己换上宽松的拖鞋，如果你的周围可以活动的话，尽可能地多走动走动。

2. 开心地吃：孕妇登机前最好准备一些喜欢吃并能让你感觉舒服的食物；在机上就餐时孕妇可特别要求素食餐点。避免吃含有气体或油腻的食品，含有气体的东西能引起打嗝、气胀；油腻食物不易消化，会导致腹胀、腹泻。

3. 愉快地喝：飞机上的空气会使嘴巴及鼻子里的黏膜变得干燥，严重时还会导致脱水。所以，孕妇在飞机上要多喝水，还应避免含咖啡因和酒精的饮料。

4. 安全地飞：孕妇应避免长途飞行和高海拔飞行。长途飞行易引发身体不适；海拔越高，大气中的含氧量就越低，在高度超过2000 米的高空飞行，就算短时间内不会危害胎儿，也可能也会引发孕妇头痛或眩晕。

5. 防晕机、呕吐：乘飞机前要保证充足的睡眠；尽量挑通风好、距发动机远、靠窗的座位；把视线放远，近处快速移动的云朵会引发你的眩晕感；发现附近的旅客有想吐的迹象，要避开视线或立即离开，以免引发条件发射。

孕1月如何胎教

孕1月胎教方案

孕1月，受精卵在子宫着床发育，胚胎处于器官分化与形成的活动高峰期，尽管此时胎儿的形状不过像拖着小尾巴的小鱼，但胎儿的神经系统和循环系统已经开始发育。此时，需要准妈妈为胚胎提供丰富的营养和安静的生长环境。充足而均衡的营养，才能满足孕妇在妊娠期各个阶段的身体需求，促进胎儿的大脑发育，是积极开展胎教的物质基础。

同时，准妈妈保持轻松愉快的心情有助于胎儿身心健康发育。例如，改善家居环境，用适宜的花草点缀庭院，用精致的饰物装扮房间，或者更换一个颜色更为柔和的窗帘，都能使准妈妈的心情愉悦，有利于小宝宝的成长。

此外，为了强健体质，准妈妈还要适时做一做胎教体操，它也是早期进行间接胎教的手段之一。妊娠第一个月的锻炼方法，主要有以下三种：散步、孕妇体操和孕妇气功。准妈妈们可以根据自身条件进行选择。但是，运动的时候要多喝水、衣着宽松舒适、注意休息。

孕1月胎教重点

孕1月是受精卵着床、胎盘形成的阶段，这一时期的胎教重点是提供一个合适的生活环境，为胎儿生长创造积极因素。胎儿的生活环境包括母体小环境、准爸妈生活的大环境。准爸妈最好在怀孕之前就着手准备，为宝宝创造一个良好的生活环境，以便宝宝健康成长发育。例如，远离烟酒、咖啡因等不利于优生的不良因素，尽量把小家庭布置得浪漫温馨，营造一个和谐轻快的氛围，养成良好的饮食习惯和作息规律，为胎儿提供一个安全可靠的无污染、无噪声、无不良刺激的生长环境。针对这种情况，最适合孕1月的胎教方式就是运动胎教、饮食胎教和怡情胎教。

运动胎教是通过母亲适宜的体育锻炼，促进胎儿身体器官和脑细胞发育。散步是最适宜孕妇的运动。清晨在绿色植物覆盖率高的环境中慢走，空气清新，可改善和调节大脑皮层及中枢神经系统的功能，增加抵抗力，也有利于胎儿健康发育。

饮食胎教就是孕妇在怀孕早期通过饮食促进受精卵着床，以及胎儿健康发育。坚持孕期饮食多样、适量的原则，粗细搭配，保证摄入充足的蛋白质、脂肪、碳水化合物、维生素、矿物质、纤维等营养物质。

怡情胎教是指孕妇通过调整身体的内外环境，避免自己的情绪发生异常波动，免除不良刺激对胎儿的影响。这一时期，准妈妈可以通过哼唱一些活泼有趣的童谣来放松自己的心情，培养自己对未来宝宝的爱；还可以欣赏图片、散文、童话等文学艺术作品，陶冶情操，这不但能增添准妈妈的文化气质，也对腹中胎儿的生长起着潜移默化的作用，从而达到母子同乐的效果。

总之，准爸妈要在怀孕初期尽一切可能为胎儿营造良好的生存空间，让宝宝的发育有一个良好的开端。

在想象和憧憬中开展胎教

孕1月虽然准妈妈在外表上没有什么大的变化，但在准妈妈的身体内却在进行着一场变革。从现在开始，准爸妈的生命中就多了一份爱和责任。

准妈妈的情绪可以通过神经影响血液，再传达给胎儿。因此，准妈妈必须保持轻松愉快的精神状态。而对未来生活的美好想象可以给准妈妈带来愉快，促进宝宝神经系统的发育，同时宝宝在意识里还感受到：爸爸妈妈很欢迎我。因此，准爸妈可以把对未来小家庭的美好憧憬和想象作为最初的胎教，这种胎教方式跟其他方式比起来简单而有效。

和胎宝宝一起漫步在大自然

散步是孕早期最佳的运动方案，也是整个孕期都适宜进行的运动方案。这项看似简单的运动实际上也蕴藏着大学问。散步不仅有利于呼吸新鲜空气，还可以提高神经系统和心、肺功能，促进全身血液循环，增强新陈代谢，加强肌肉活动。肌肉能力的加强，为正常顺利分娩打下良好基础。

1. 准妈妈散步地点和时间的选择技巧

花草茂盛、绿树成荫、空气清新并且噪声较少的公园是最理想的场所。这样的地方氧气浓度较高，有利于胎宝宝的成长发育，置身于这样宜人舒适的环境中散步，对准妈妈来讲也是一件惬意欢快的事情。

而准妈妈在散步时要远离闹市区、交通要道这样拥挤喧嚣、空气污浊的场所。有关资料显示：汽车尾气中的一氧化碳与人体血红蛋白的结合能力是氧气的 250 倍，对人的呼吸循环系统有着严重的危害。因为其中的氮氧化合物主要是二氧化氮，对人和植物都有着极强的毒性，会引起呼吸道感染和哮喘，使肺功能下降。此外，闹市区、大街上的轰鸣声、刺耳的高音喇叭声等噪声都会对准妈妈和胎宝宝的健康带来不利影响。因此，散步一定要选择合适的地方，否则不仅起不到应有的运动效果，反而会适得其反，影响胎宝宝的发育。

散步的时间段最好选择在清晨或者晚饭后，每次散步 30 分钟到 1 个小时为宜。切忌一定要避开上午 7~10 点人潮拥挤的高峰期，而下午 4~7 点是空气污染相对严重的时期，也不宜准妈妈出行。散步时要以准妈妈自身的体力和心情为准。不要让自己过度疲劳，也用不着规定走路的速度和时长。可以慢慢地悠闲一边散步一边欣赏大自然的美景。

2. 准妈妈散步注意事项

（1）注意天气状况。如果遇到雨雪、风暴等恶劣天气，那么就应该中止散步。夏天时要注意防暑、防蚊虫，冬天时要做好防寒工作。

（2）要穿宽松、便于行动的衣服和鞋袜，不要穿紧身衣服和高跟鞋。选择散步路线时要避开人多车多和坡度陡峭之地，以免发生危险和意外。

（3）散步时最好有家人陪同。这个时候如果准爸爸陪伴自己的爱人一起去公园散步，去近郊游玩，沐浴在大自然中一起聊天谈心，不仅可以给准妈妈带来安慰和快乐，也可增进夫妻感情。

（4）带上一点儿水和小零食，以便随时补充体力。

（5）特别要提醒各位准妈妈的是，如果有先兆流产症状的话，马上停止散步，尽可能地卧床静养，否则会使先兆流产的状况进一步加重。

3. 和胎宝宝一起感受自然之美

在散步的过程中，准妈妈可以和胎宝宝讲讲话，告诉宝宝你眼前看到了怎样的景象，心理有着怎样的快乐。你可以这样描述自己视野中的美景。

（1）槐花香

五月，正是槐花盛开的季节。宝宝，此时妈妈正悠闲地漫步在槐花大道上，满眼都是郁郁葱葱，槐树上挂着一串串洁白美丽的槐花，这一串一串的槐花由一朵一朵小小的花儿簇拥而成，看起来十分圣洁。我嗅得到淡雅芬芳的花香，也闻得到树木散发出来的清新味道，感觉美妙极了。知道妈妈为什么喜欢槐花吗？因为它盛开在高大粗壮的槐树上，站得高却不高傲；因为它看起来朴素而淡定，不妖艳不招摇。妈妈希望能够成为如槐花一样的人，美丽而优雅，低调而有志气，能发光而不刺眼。

（2）看雨

清晨起床，听到了隐隐的雷声，不大一会儿，就下起了雨来。微微明亮的灰色天空中，淅淅沥沥下起了雨，层层的雨云遮挡了本该在这个时刻升起的朝阳。不一会儿，眼前的景象都笼罩起一层雨雾来，远处的山渐渐看不清楚了。

宝宝，妈妈把头探出窗外，看到了一位母亲领着自己的儿子，打着一把伞，匆匆忙忙地走在送孩子上学的路上。妈妈不想感慨做母亲的不易，也不想矫情地说"你看，那个妈妈拼命把伞斜向孩子那一边，自己都淋湿了"。妈妈只是特别期盼着你能早日来到这人世间，快快长大。妈妈好想像那位母亲一样，能够手拉着你，亲眼看着你走进课堂呀。

（3）公园

傍晚的公园里有很多的老头儿老太太，他们有一群一群聚在一起跳健身操的，有打太极拳的，有聊天的，还有打牌的，个个都不亦乐乎地进行着自己的娱乐活动。更有几个多才多艺的文艺爱好者，划地为圈，在一起吹拉弹唱，唱起《莫斯科郊外的夜晚》来。看着他们聚在一起的欢乐景象，妈妈的心情一下子就明朗了起来。

音乐胎教：神奇的莫扎特效应

1. 听莫扎特音乐可以使人变得更聪明

20世纪90年代，有研究者证明，在标准的IQ测试中，听莫扎特音乐的受试者得分比其他人高。聆听一曲莫扎特音乐后，人的大脑活力有所增强，思维更敏捷，行动更有效，它甚至可以缓解患有神经障碍的病人的病情。这种因音乐对人大脑产生影响的现象，被人们称为"莫扎特效应"。

1993年，美国威斯康星大学心理学家劳舍尔（F.H.Rauscher）等人发表在自然科学杂志上的报告，证实了听莫扎特音乐能够促进人的空间技巧。

他们的研究设计是这样的，以大学生为被试，分成A、B、C三组，在测验前10分钟让A组听莫扎特钢琴奏鸣曲；B组听放松摇滚乐；C组保持沉默。在10分钟后让他们立刻做空间推理测验（斯坦福—比内测验之一）。结果发现，在测验得分上，听莫扎特乐曲的A组被试比其他两组被试都有增长。同时也显示，听莫扎特大学生组的被试，在测验上的积极作用能维持15分钟。学者认为，莫扎特音乐能够唤起人脑对空间推理的积极兴趣。

音乐从宝宝出生时就扮演着重要的角色，可归类为一种"前语言"（pre-language），此功能在婴儿时期便发展完备，同时可加强大脑皮质完成组式发展的功能，进而增强大脑功能。美国加州大学的测试证实，聆听莫扎特音乐的确可增进脑部的空间辨别能力，还有实验证明莫扎特音乐对3岁前的幼儿尤其有益，因为此时幼儿的大脑功能尚未完全成熟，音乐对其刺激及影响尤为深远。

2. 莫扎特胎教音乐推荐

尽管学术界对于莫扎特音乐是否具有科学有效的胎教效果仍然处于争议当中，但神奇的莫扎特效应使得越来越多的父母把莫扎特的作品作为胎教音乐。我们不指望因为听了这位大师的作品而使胎宝宝出生后立刻变身为神童，但高水准的莫扎特音乐用于调解准妈妈情绪，促进胎宝宝的大脑发育还是具有一定效果的。下面我们将推荐几首经典的莫扎特名曲来供各位准妈妈作为参考。

（1）《小星星变奏曲》

《小星星变奏曲》的音乐主题出自一首名为《妈妈，让我告诉您吧》的古老法国民谣，是莫扎特在巴黎时所创造的。当音乐一响起来，准妈妈就可能听出来这首作品的旋律和《小星星》极为相似，事实上，那首"一闪一闪亮晶晶，满天都是小星星"的经典童谣就是用此曲编写而成的。这首歌的曲调单纯率真、愉快生动，听起来就有一种蹦蹦跳跳的活泼感。当准妈妈感到紧张烦躁时，可以听一听这首曲子，想象深邃的夜空中一颗颗可爱的小星星正调皮地向你眨着眼睛，心情是不是就放松了不少呢？

（2）《小夜曲》

《小夜曲》是18世纪中叶器乐小夜曲的典范之作，莫扎特于1787年8月24日在维也纳完成这首曲子，该作品第一主题开门见山，用活泼流畅的节奏和短促华丽的八分音符颤音，组成了欢乐的旋律，其中充满了明朗的情绪色彩和青春气息，随后是轻盈的舞步般旋律，让准妈妈听后忍不住轻轻晃动身体，翩翩起舞。

（3）《土耳其进行曲》

《土耳其进行曲》是我们所熟知的一首名曲，它是莫扎特1778年于巴黎创作的。该作品轻松活泼，曲调流畅动听，简洁而富有节奏，带着童真般的单纯。该曲子经常被单独演奏，并被改编为管弦乐和轻音乐。准妈妈可以根据自己的喜好选择不同的版本来欣赏。

这阶段还须关注的事

怀孕早期是胎儿最脆弱的时段，这一时期，准妈妈该注意些什么呢？

注重营养和健身

怀孕早期，胎儿在子宫内情况还不稳定，母体任何小的异常都会给胎儿带来不必要的伤害。这就要保证孕妇营养全面，避免胎儿因营养不良而发育异常。另外，适当运动，牙齿保洁，纠正便秘等都能使孕妇和胎儿更健康。还要注意，孕妇不能盲目进补。

预防胎儿流产

怀孕早期，应该尽早停止性生活，避免剧烈运动，避免身体遭受强烈振动和颠簸，预防还未适应子宫环境的胚胎，受到外界刺激，导致流产。

宫外孕

宫外孕，简单地说，就是受精卵在子宫外着床，医学上又称异位妊娠。正常情况下，受精卵在输卵管形成后，要移至子宫，在子宫内膜着床，慢慢发育而成胎儿。一旦受精卵没有到达子宫，在子宫之外的其他地方着床发育，这时，受精卵不但发育不成胎儿，还会给孕妇造成极大危险。虽然有人轻松地说："宫外孕就是受精卵迷了路。"但是，对于女性来说，宫外孕就像身体里埋下的一枚定时炸弹，可能带来生命危险。

90%以上的宫外孕发生在输卵管，所以宫外孕也叫输卵管怀孕，也有少数宫外孕发生在腹腔、卵巢或子宫颈。由于输卵管管壁薄，受精卵发育到一定阶段会导致输卵管妊娠流产或输卵管妊娠破裂，引发内出血。轻则引起孕妇呕吐、面色苍白，出冷汗，四肢发冷，不规则阴道出血，重则导致孕妇晕厥、休克，甚至威胁生育能力和生命安全。

宫外孕的原因

不论是输卵管还是子宫，任何一方出现问题，都有可能导致受精卵无法正常着床，产生宫外孕，以下就是造成宫外孕的常见危险因素。

1.盆腔炎：慢性盆腔炎，是导致宫外孕的一个重要因素。盆腔炎感染使输卵管管腔变得狭窄，阻碍了受精卵进入子宫，只好在输卵管或卵巢停留下来。因此任何育龄妇女都应注意经期、孕期生殖器官卫生，避免不洁性交，积极治疗阴道炎、子宫颈炎等生殖系统疾病，减少盆腔炎发病概率，从而降低宫外孕发生率。

2.宫内节育器引发的感染：安装了宫内节育器的女性，仍然有

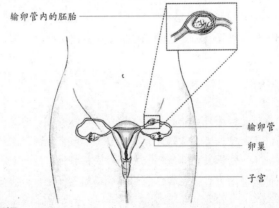

输卵管内的胚胎

输卵管

卵巢

子宫

输卵管妊娠

输卵管妊娠是指妊娠发生在输卵管，即受精卵不移到子宫内，而在输卵管内发育。如果受精卵在输卵管内继续生长，最终将引起输卵管破裂，会威胁生命。

3% 左右怀孕的概率，但是节育器阻碍了受精卵进入子宫，有导致宫外孕的可能。因此，育龄女性严重腹泻和腹痛时要考虑宫外孕的可能。

3. 输卵管感染、发育异常和输卵管手术：输卵管感染或发育异常，比如，输卵管过长、管腔狭窄、黏膜纤毛受损等，以及输卵管手术留下的瘢痕都会影响输卵管的畅通，妨碍受精卵进入子宫，引发宫外孕。

4. 受精卵游走：精子和卵子在一侧卵巢相遇受精，受精后没有直接经输卵管到达子宫，却经过宫腔或腹腔游走到对侧输卵管，这称作受精卵的游走。受精卵在游走过程中逐渐分裂变大，大到不能通过输卵管继续前行时，就停下来在输卵管壁着床，产生宫外孕。

5. 频繁人流：避孕失败后采取人工流产终止妊娠，对女性身体是一个极大的伤害，而且，如果经常人流，会增加宫外孕发生概率。频繁人流会导致子宫内膜受创，使受精卵难以在子宫内膜着床，就会转移到别的地方发育，引发宫外孕。如果没有计划要孩子，应做好避孕工作，反复人流不仅使身体受到重创，难以恢复，还增加了宫外孕的发生概率。

6. 宫外孕史：有过宫外孕史的女性，有 10% ~ 15% 的女性在下一胎怀孕时会再次发生宫外孕。

宫外孕的症状

一般情况下，宫外孕症状在怀孕后第 6 ~ 8 周时就会出现，症状发生时，体内输卵管破裂导致的内出血等会给孕妇带来很大痛苦，处理不当可能危及孕妇生命。以下是宫外孕的主要症状，如果孕妇出现其中几种或全部症状，可以确定是宫外孕，要及时就医。

疼痛

盆腔检查时，子宫颈移动如果有疼痛，输卵管附近出现不同程度的疼痛，这是宫外孕输卵管尚未破裂时的一般表现。无论是一侧疼痛还是两侧疼痛，无论是下腹疼痛还是伴随的肩膀疼痛，如果疼痛无缘无故来得非常厉害，很有可能是宫外孕的症状。因为，几乎

95%的宫外孕输卵管破裂的征兆都是无端剧痛。

出血

出血并不是宫外孕的特征，对于很多正常妊娠的孕妇来说，也可能出血。但是，宫外孕发生的出血与其他出血状况不同，它常在闭经后伴随疼痛发生。输卵管破裂之前，通常只是少量的出血，血色呈暗红或咖啡色，但是淋漓不断，粗心的孕妇还会以为是月经，其实是宫外孕造成的出血。

恶心、呕吐

下腹持续疼痛，并伴有恶心、呕吐、肛门下坠等不适，有可能是宫外孕在作怪。

晕厥与休克

输卵管破裂会导致腹腔内出血及剧烈腹痛，导致孕妇晕厥，甚至休克。

很多孕妇感觉流产和宫外孕有很多相似之处，分辨起来相当困难。其实，流产时的疼痛部位在腹部中央，子宫所在的位置，产生的疼痛也并不是很严重，但是出血较为严重，血中还会有大量血块；而宫外孕的疼痛部位一般偏向下腹部一侧，卵巢所在的位置，而且疼得无法忍受，出血也较少，血色暗沉。

如果孕妇有经常性腹痛，要及早到医院检查，及早发现或排除宫外孕。对于宫外孕患者来说，越早诊断治疗就越有利，一旦输卵管破裂，出现大规模出血，治疗和恢复都很困难。

宫外孕的预防

既然宫外孕如此危险，为了减少宫外孕发生的概率，在日常生活中做好宫外孕的预防工作非常重要。

1. 注意生理卫生，杜绝不洁性生活。减少盆腔炎的发生，将宫外孕的发生率降到最低。

2. 积极防治输卵管炎。一旦发现输卵管疾病，应及时彻底地治疗，以免后患。

3. 发现宫外孕一定要遵从医嘱，及早治疗。

孕1月的运动

怀孕早期，准妈妈的身体虽然外表没有什么变化，但是体内却已经和以前大不一样了。这时，快跑、踢毽、跳绳、网球等需要奔跑、快速位移、大量出汗的运动已经不适合准妈妈了。这时，准妈妈们可以选择散步、慢走、游泳、慢舞及伸展操等运动，既可避免剧烈运动造成的严重后果，也同样可以起到强身健体的作用。

此外，要注意的是，准妈妈运动时，不但要注意安全，避开炎热、湿热、闷热天气，还要注意掌握好运动强度，不宜过度运动，运动时间也不宜过长。运动前后及时补充水分，避免脱水和体温变化过大。

孕1月美食推荐

凉拌茄泥

原料：茄子250克，大蒜、盐、醋、香油、味精、芝麻酱适量。

做法：

（1）将茄子洗净去蒂，切成厚片，上锅蒸熟，取出待凉透后，用筷子搅烂。

（2）大蒜去皮，加盐捣成蒜泥，加入芝麻酱、醋、味精、香油等调成糊状。

（3）将调成的酱料倒入茄子中，搅拌均匀，即可食用。

功效：茄子中含有丰富的蛋白质、碳水化合物、脂肪等多种营养物质，适合孕妇食用。

猪肝凉拌瓜片

原料：黄瓜250克，熟猪肝150克、香菜100克，海米250克，盐、味精、酱油、醋、花椒油适量。

做法：

（1）黄瓜洗净切片，熟猪肝去筋切片，香菜洗净去根切段，海米洗净用开水发好。

（2）将准备好的材料放入盆内，浇上盐、味精、酱油、醋、花椒油调成的汁，拌匀，即可食用。

功效：猪肝含有大量的铁，与鲜嫩黄瓜搭配，色彩诱人、增进食欲。

肉丝酸菜汤

原料：猪瘦肉100克，酸白菜150克，粉丝、虾米、韭菜、香菜适量，盐、味精、料酒、香油少许。

做法：

（1）将猪肉洗净切丝，酸菜洗净沥干水分，切丝，香菜洗净切段，韭菜切末，粉丝发好备用。

（2）锅中添入适量水烧开，放入肉丝、酸菜丝、料酒、海米。

（3）再次烧开后，放入发好的粉丝，加入盐、味精、香油调味，出锅。

（4）出锅后，撒入香菜段和韭菜末，即可食用。

功效：猪肉中含有丰富的优质蛋白质和矿物质，健脾开胃，略带酸味，可调理消化不良，改善害喜症状。

羊肉炖萝卜

原料：羊肉500克，萝卜1000克，生姜、大葱、花椒、香菜、盐、料酒适量。

做法：

（1）材料洗净后，羊肉、萝卜切成大小差不多的块，香菜洗净切末，生姜切片，葱切段备用。

（2）将羊肉放入沸水中焯一下，去除血水。

（3）锅中加入适量清水，烧开，放入焯好的羊肉、料酒、姜片、葱段、花椒、盐，大火煮开。

（4）煮开后，放入萝卜，小火炖至萝卜熟，羊肉酥烂，撒入香菜末，即可出锅食用。

功效：羊肉炖萝卜营养丰富，味道鲜美，能补血益气、温中暖肾。孕妇食用有助促进胃肠蠕动，改善消化不良的状况。

第二章
孕 2 月：行动一定要小心

身心上的可能转变

很多孕妇都是在怀孕第 2 个月才有怀孕的感觉，伴随着心中常常升起的一股莫名其妙的骄傲，身体也会变得不方便起来。这时，准妈妈的身体和心情都会产生一些微妙的变化。

害喜更厉害

一般来说，怀孕后第 2 个月是孕妇害喜最厉害的阶段，也许有生产经历的人会这样安慰你："害喜越厉害，就表明小宝宝越健康活泼。"确实是这样的。准妈妈可以通过合理饮食、良好的睡眠，保持轻松愉快的心情，减轻害喜症状。因为，虽然准妈妈和宝宝的神经系统没有直接联系，但宝宝的血液及内分泌与准妈妈有着密切联系。准妈妈的情绪可以给胎儿留下记忆，因此，准妈妈要保持平和、宁静、愉快的心情。

胃灼热

胃灼热也是女性孕期的常见症状之一，很多孕妇在用餐后不久腹部或胸口会有灼烧感，有时还伴有胃酸、呕吐、打嗝等现象。与便秘一样，胃灼热也是孕期激素分泌惹的祸，女性孕期黄体酮分泌增多，黄体酮会降低消化道肌肉张力、减轻消化道蠕动力度，导致食物和胃酸在胃里长时间滞留。同时，孕激素也会影响胃入口的保护性肌肉，使它变得松弛，当胃收缩时，胃很像一个没有扎牢的口袋，很容易将食物和胃酸挤出，反流至食道，让人产生胃灼热、打嗝等不适感。随着妊娠月份的增加，子宫底上移，子宫变大，对胃部的压迫也会越来越大，这种情况会更明显。下面几种方法可以帮助孕妇缓解胃灼热症状。

衣着宽松，饮食合理

孕妇衣着宽松可以减轻腹部压力，少食多餐有利于减轻胃部负担，避免使用辛辣、油腻等不易消化的食物，还要注意进食不宜过饱，特别是晚餐，饭后就睡会造成消化不良。

身体保持正确舒服的姿势

饭后不宜马上平躺，应站立或走动至少半个小时，帮助肠胃消化；采用右侧睡姿，双手抱膝，可以将子宫暂时拉离胃部，减轻子宫对胃部的压迫，让食物顺利通过胃部；休息的时候可让床头略高于床脚，即垫高床头，是整个床铺呈缓斜坡状，避免胃酸倒流，但是孕妇睡觉不宜垫高枕头，因为枕头只能抬高头部，反而使食管和胃之间曲折加剧，影响食物顺利进入胃部，加重胃灼热。

饭前饭后应注意

很多孕妇都是在起床时和饭前胃灼热最严重，这是胃部没有食物积累胃酸过多的原因。饭前喝乳制品或吃低脂冰激凌可以在胃壁上形成一层保护膜，减轻胃酸的烧灼感。饭后服用含有钙的低盐制酸剂，可以中和胃酸，有效预防胃灼热。

如采取上述方法仍未能缓解胃灼热症状，孕妇可在医生的指导下，服用一些药物。

乳头胀痛，乳房增大

乳房对怀孕的感知最为敏感，无论是怀孕前期还是怀孕后期，乳房都一步不落地随着孕期的变化而变化。

孕2月乳房的主要变化有乳头胀痛，乳房增大等。怀孕早期乳房的变化，通常比腹部的变化更早，也更明显。一开始，乳房会产生稍强于月经到来时的那种胀痛感。这是因为，怀孕之后刺激乳腺生长的激素分泌增加，有更多的血液流入乳房滋养乳房腺体，致使乳房增大、胀痛。随着孕期变化，激素分泌不断增加，因此孕2月，乳房胀痛比孕1月更明显。而等到孕妇体内乳腺刺激激素分泌平稳之后，乳房胀痛的感觉也会减轻。

此外，乳房增大也是母体雌激素分泌增多的结果，尤其是那些胸部较小和第一次怀孕的女性，她们更能感受到怀孕后乳房的神奇变化。怀孕前3个月，是乳房触痛感最厉害的时候。这一时期，较多血液流入乳房，有的孕妇甚至能感受到乳房上血管的搏动，胀大的乳房上的静脉血管也更加清晰可见。同时，乳晕变大，颜色变深。

女性身体的很多部位在分娩以后都可以逐步恢复原状。但是，经过怀孕、哺乳等长达一年的变化，乳房很难再变回原来的样子，它只会变得更加丰满，或者时间再久一点儿，由于地心引力的作用，还会变得下垂。但是，作为一个准妈妈，无论乳房怎样变化，只会使你变得更性感，更有女人味。

腰围明显变粗

很多孕妇在怀孕的第2个月发现，自己的腰围明显变粗。腰围变粗同乳房胀大一样，是孕期生理变化引起的正常身体变化。当然腰围变粗是适应胎儿发育、子宫增大的需要，也有孕期肠道胀气和体重增加方面的原因。这时，孕妇会觉得身体笨重，行动不便。有的孕妇也会为腰围变粗，身材走形而忧心忡忡，产生一定的心理压力。其实，分娩之后，通过饮食调整和运动，女性身材还可以恢复到孕前的苗条状态。所以，准妈妈不要为腰围变粗而担心，还要适应自己的这种变化，因为在接下来9个月的妊娠期里，你的腰围还会不断增加。这时，你就要准备合适的宽松的衣物来适应这一身体变化。

皮肤干痒

孕 2 月时,很多孕妇会出现皮肤干痒的现象。皮肤干痒主要出现在腹部和乳房周围,这是因为腹部为适应子宫变大而隆起,而乳房则为了将来哺乳需要而在雌激素的刺激下胀大,因而这两处的皮肤被拉撑而发痒。有的孕妇则是手掌和脚底干痒,还有的会出现全身干痒,这都是由于雌激素分泌过多,在怀孕早期出现的正常生理现象。那些被干痒严重困扰的准妈妈,建议尝试以下方法缓解干痒:洗澡时用泡澡来代替淋浴,减少热水冲刷皮肤产生的刺激,减轻干痒状况;洗完澡后,用橄榄油或柔肤露涂抹皮肤,顺便按摩还可以预防妊娠纹;多饮用白开水,多食用新鲜蔬菜和水果也可以预防皮肤干燥,还可减轻便秘症状;通过简单的运动,可以促进血液循环,增强皮肤代谢。

排尿频繁

孕 2 月时,腹部会因子宫变大而隆起。子宫的不断生长扩张,压迫膀胱,使得孕妇排尿频繁。因此,女性怀孕后不但经常口渴,如厕频繁,有时排尿的时间也比怀孕前长了许多。很多人会怀疑自己得了糖尿病或者是膀胱炎。其实,这些都是怀孕后的正常现象。

排尿频繁的状况会从怀孕早期一直持续到怀孕第 3 个月左右。随着孕期的变化,子宫不断变大,子宫底不断升高,一直到子宫位置高出盆腔,对膀胱压迫减弱后,这种尿频状况才会有所缓解。这不是一种病,不需医治,有尿意的时候及时如厕就可以了。

但是,如果排尿时伴有尿急和尿痛,甚至还伴有灼烧感的准妈妈们就要注意了,这可能是膀胱炎的一般症状。为了你的身体健康,你需要及时去医院进行相关检查。

容易便秘

便秘是孕妇怀孕早期最常见的烦恼之一,很多女性在怀孕时都有过便秘的痛苦经历。为什么孕妇更容易便秘呢?

怀孕后，体内分泌大量的孕激素，引起胃肠道肌张力减弱、蠕动减慢、食物消化不良。不断增大的子宫压迫胃肠道，导致排便通道不畅，减缓了食物在消化器官之间的转移，致使食物在肠胃道停留的时间延长。代谢后产生的废物在肠道中停留时，肠壁细胞会吸收代谢中的水分，水分减少使粪便变硬，就导致了排便困难。此外，很多女性怀孕后，大量摄食高蛋白、高脂肪的食物，或者饮食过于精细，肠胃道内缺少利于大便下滑的纤维，不利于排便。有的女性怀孕后因为行动不便，懒于运动，导致消化能力下降。

对于孕妇来说，孕期便秘比平时便秘更让人痛苦，便秘带来的排便困难不但破坏心情，还可导致孕妇腹痛、腹胀。严重者可导致肠梗阻，并发早产，危及母婴安危。要避免或减轻便秘带来的痛苦，孕妇在孕期要注意以下几个方面：

注意合理饮食

日常生活中，多食用含膳食纤维丰富的蔬菜和富含水分的水果，例如芹菜、苦瓜、香蕉、菠萝、桃子、韭菜、南瓜等，烹饪时要注意尽量减少对食物本身营养的破坏，可以促进胃肠道蠕动，软化粪便；多喝水，果汁、蔬菜汁更好，每天至少补充2000毫升水，尤其是在增加膳食纤维的摄取后，一定多喝水，不然你的便秘会变得更厉害；少吃精粮和不易消化的食物，多食用粗粮；饭后吃一些有利于消化的梅子等酸性食品；吃饭时先喝汤再吃主食，有利于肠胃畅通。

合适的运动

全身动一动，让你的肠胃也跟着加快蠕动。饭后动一动，是中医养生中经常强调的内容。适量的运动可以增强孕妇的腹肌收缩力，预防或减轻便秘。因此，即使身体笨重，孕妇也应在体力范围内做一些简单的运动，如散步、慢舞等，以增强消化系统的动力。

养成定时排便的习惯

起床后先空腹饮一杯温开水或蜂蜜水，可疏通肠道，再加上起床后的直立反射和胃结肠反射，可以促进排便；想上厕所的时候要马上去，控制便意有害身体健康；排便的时候，最好使用坐式马桶，可以缓解下腹部血液瘀滞和痔疮的形成。

便秘严重时及时就医

一般情况下，孕期便秘是暂时现象，通过饮食调理即可很快消除。但是，一旦便秘比较严重，孕妇应及时就医，轻者在医生指导下，适当服用温和通便的药物，如果导等。重者可能使用开塞露、甘油栓等药物。但是，孕妇不能自行用药，更要避免使用泻药，造成流产。

异常敏感

刚刚接受怀孕事实的孕妇心情都比较复杂。经常会考虑宝宝的到来会对自己的生活有什么影响，自己是否会变得很胖，如何扮演母亲角色，等等。同时，住房、婆媳关系、经济压力、工作调整等问题都有可能会给她们带来困扰。怀孕期间的身心变化让她们变得异常敏感，一有风吹草动都有可能让她们浑身紧张，汗毛直立，显得异常焦躁、易怒。医学专家认为，孕妇通过发怒可以缓解怀孕带来的压力。但是如果长时间使神经处于绷紧状态，没有片刻的放松，对身体也不好。因此，孕妇应该在家人帮助下，通过适当的调节和控制来缓解易怒情绪。准爸爸更应该体谅妻子，当妻子发怒时，应宽宏大量，避免与其直接冲突，要让妻子尽量放松。日常生活中也要注意和妻子多沟通交流，乐观地与她共同面对生活中的各种问题。

倦怠感难以抗拒

怀孕第1个月时的偶尔的疲倦感，到了第2个月就变本加厉了。倦怠严重的时候，不休息一下就会感觉非常难受，什么事都做不了。很多孕妇都感觉这种倦怠难以抗拒，除了休息没有更好的办法。有的孕妇还以为自己生病了。其实，这种倦怠也是孕2月时很正常的生理反应。

其实，仔细想想，这种倦怠是身体的高明之处。身体以最自然的方式发出信号，迫使准妈妈放慢生活节奏，减少能量消耗，为肚子里的小宝宝提供更多的能量储备。准妈妈通常会变得行动缓慢，反应迟钝，看上去磨磨蹭蹭的。准妈妈不必刻意强迫自己去克服倦怠，毕竟这是怀孕期间身体的合理需求。即使你拿出毅力与之抗衡，吃亏的也只能是自己和宝宝。因此，如果准妈妈感觉困了，就放下手头的工作去休息吧，一切都可以等自己休息好了有精神了再说。

孕 2 月的胎儿什么样

第 5 周

到第 5 周末，宝宝长到 1 厘米左右，像一颗黄豆粒那么大。这时，宝宝的尾巴已经基本消失，虽然有一个与身体不成比例的大头，但是看起来已经有点儿像人形了。手和脚已经从躯干上伸出来，像小芽儿一样。肠道已经发育得相当好，尽管这时还听不到胎心音，但左右心房、支气管的雏形已出现了。接下来，宝宝在你体内将以每分钟复制 100 万个以上细胞的惊人速度不断成长。

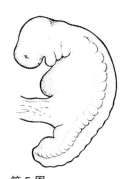

第 5 周

胎儿的头部已经可以与身体区分，在"背部"已经长出脊状的突起，为宝宝脊柱的形成提供基础。

第 6 周

第 6 周，胎儿的身长约为 1.5 厘米，看上去像颗蚕豆。胎儿心跳速度每分钟 150 次左右，大概是母亲心跳速度的 2 倍，只是这时还不能听到胎儿的心跳。这时，正在发育中的四肢生长得非常迅速，手臂明显比上周长了许多，肘部关节也开始出现。这时脚部也从腿芽中分离出来，脚趾也隐隐可见。胎儿隆起的头部也比上周大了一些，眼

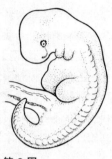

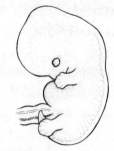

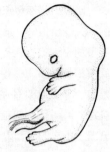

第 6 周

现在，胎儿皮肤的下面依稀可以看见眼睛的痕迹，并出现双臂和腿的雏形。

第 7 周

胎儿的外形变得更圆了，尾巴也开始退化。

第 8 周

现在，胎儿带蹼的手指和脚趾已经清晰可辨，胳膊也长出肘关节。

睛部分的分化也更加细致，眼睑、角膜、视网膜等都已经形成，还可以清楚看到鼻子、耳朵生长的位置。

第 7 周

第 7 周，胎儿长到 2 厘米左右，形状仍然像一颗蚕豆，只不过比上周大一些。头部依然显得过大，但是变得更挺直。脑部神经细胞已经向外延伸，呈辐射状，形成基本的神经通路，小脑叶也清晰可见。外耳郭已很明显，眼睑发育完成，覆盖在眼睛上，鼻子已经成形。胎儿的肘关节、膝关节、腕关节都已很明显。脚趾已经长出来，手指也长得更长了。

第 8 周

第 8 周，胎儿先前佝偻的身体和向前弯曲的头部在这一周逐渐挺直，周身通常约为 3.6 厘米，体重约有 15 克。此周以后宝宝从胚胎变成胎儿，进入所谓的"胎儿期"。

胎儿内脏器官逐渐成形，肺、胃和肠道正在腹部发育，肾脏已经迁移至上腹部，心脏也已发育完全，分化为 4 个心室。四肢完全成形，五官也更加清晰，眼睛的所有结构也已形成，耳垂也出现了。此时胎儿的外生殖器雏形初现，但是，还无法分辨胎儿性别。

一人进食，两人营养

怀孕后，准妈妈一定要形成认识，自己不是一个人了，而且胎儿所需要的营养是通过你的嘴巴摄入的。因此，准妈妈在饮食时考虑自己的同时，还要为宝宝多加考虑。要想做到营养全面其实并不复杂，一日三餐只要稍加注意，准妈妈就可以轻轻松松地为宝宝成长提供足够的能量。

及早做好营养规划

加强营养，不是一朝一夕的事，不可能一蹴而就。如果准妈妈在短时间内恶补了大量营养，不但身体无法全部吸收，造成浪费，而且还会加重机体的消化负担。特别是准妈妈的身体每天都在发生变化，新陈代谢频繁，每天都有新的需求。因此，准妈妈需要科学地补充营养。这时，就需要制订一个全面的营养规划。

准妈妈在计划受孕前就应该提前改变饮食习惯，补充有利于受孕的各种营养元素。怀孕早期是补充营养元素的关键时刻，早孕反应也许会阻碍你补充各种营养元素，为了宝宝的生长发育，就需要你说服自己去吃。

从饮食中获得营养是最可靠的，准妈妈只要长期坚持饮食合理、均衡就可以了，但是，如果做不到膳食均衡，还需要在医生指导下适当补充营养素。

补充叶酸

叶酸是一种 B 族水溶性维生素，无法储存在体内。而且，怀孕时新陈代谢加快，叶酸的损耗随着被排出体外。因此，准妈妈需要额外补充叶酸，这是与其他维生素不同的地方。准妈妈每天需要摄入 400 ~ 1000 微克的叶酸，如果叶酸不足，就会影响胎儿中枢神经的发育，增加胎儿脊柱畸形的危险。

怀孕早期服用叶酸主要可预防神经管畸形，中晚期则用来预防贫血（巨幼细胞性贫血）及其他妊娠合并症，如胎盘早剥、早产、妊娠高血压等。一般来说，不论是孕前还是孕期，不论是孕早期还是孕晚期，孕妇每天叶酸摄取量最好不少于 1000 微克。

所有的准妈妈在知道自己怀孕后，都应该马上开始补充叶酸，当然，孕前就开始补充效果会更好。此外，个人情况不同，对叶酸的需求量也不同。有些女性先天体内叶酸就容易流失，这类人不但在孕前就应开始补充叶酸，叶酸补充量也要相对大一点儿。

准妈妈在购买叶酸前，一定要查看药品说明书。如果你服用的是复合维生素，一定要查看其中的叶酸含量是否充足；如果服用的是单纯的叶酸补充剂，还要向医生询问你需要服用多大的剂量。

多喝水，适量摄取盐

孕妇最理想的饮料就是白开水。怀孕时多喝水，除了可以保证制造血液与胎儿羊水所需的水量外，孕妇与胎儿，物质转化也需要水的积极参与，胎儿需要通过胎盘从母体吸收养分，并通过脐带将代谢废物置换出来，通过母体排泄排出体外。多喝水，可以减轻孕妇便秘，频繁排尿冲刷尿道，也会降低尿道感染的概率。因此，多喝水对孕妇非常有益。

一般来说，每天 2000 毫升左右的水，就可以让体内的有毒物质及时排出，保证孕妇和胎儿的新陈代谢顺畅进行。天然矿泉水是孕期的最佳饮品，牛奶含钙丰富，营养价值很高，稀释的果汁也不错。为避免饮食单一，孕妇可以在这几种饮料中轮流选择。同时，孕妇应尽量避免饮用浓茶以及含有酒精和咖啡因的饮料。因为这些饮料有利尿作用，容易导致排尿频繁，体内水分流失。

孕妇还可以根据自己的身体情况决定每天的饮水量。例如，体重 75 千克的孕妇每天至少应该喝大约 2500 毫升水，而体重较轻的准妈妈就可以少喝一些。

再说说盐。食盐的主要成分是氯化钠，能够平衡准妈妈体内血浆与细胞液的酸碱度、增强细胞活性。普通人每天通过食物可以摄取 6 ~ 10 克氯化钠，而准妈妈每天补充的氯化钠应控制在 5 ~ 7 克之间。不食用食盐，容易导致细胞免疫力下降，而体内缺碘，还容易造成甲状腺病变。但是，过量摄入食盐，不但会使体内钠离子增加，导致水分大量滞留，引发水肿，还会使准妈妈血压升高，甚至引发心力衰竭。此外，盐摄入过量还会导致孕妇重妊娠中毒症。所以，孕妇既不应该自行限制食盐摄入，也应避免摄入食盐过量。

还要注意的是，食用的食盐应该是含碘的碘盐，不能是加工粗糙、有毒的海盐。社会上，很多不法商贩为了降低生产成本，加工食物时都不使用精盐，这就要求准妈妈尽量减少在外就餐的可能，一旦在外就餐就要多加注意。

健康零食

很多准妈妈都有这样的感觉，吃饭时吃一点儿就饱，吃过一会儿就饿。但是，没有到吃饭的时候怎么办呢？要知道，准妈妈是饿不得的，一旦营养不足，受连累的可是两个人。这就需要准妈妈为自己准备一些营养丰富、低糖、低脂而又健康的小零食，这样准妈妈既能填饱肚子，还可以获得均衡的营养。下面就是一些适合准妈妈的健康小零食。

燕麦片

燕麦片中含有丰富的膳食纤维，还含有大量的 B 族维生素。它能放慢消化的速度，为人体持续地供应糖类，从而缓解饥饿感，防止头晕、记忆力减退等。

饼干类

苏打饼、全麦饼干、纤维粗饼等气味清香，营养丰富，既能缓解害喜带来的恶心呕吐，还可以补充能量。

红枣

红枣中富含的维生素 P 能使人延年益寿。另外，红枣中还含有维生素 C、蛋白质、脂肪、有机酸、钙、磷、铁、胡萝卜素及 B

族维生素等多种营养成分。具有补血安神、养胃健脾的功效，准妈妈多食用红枣还能防治妊娠期高血压。

芝麻糊

芝麻有乌发、润发、养血之功，想让宝宝拥有一头乌黑漂亮的头发，准妈妈可以多吃点芝麻吧。芝麻种子小，直接食用时，到达胃部，还往往是完整的芝麻粒。芝麻糊将芝麻充分磨碎，味道香甜、营养丰富、便于吸收，经常使用芝麻糊是准妈妈不错的选择。

坚果类

坚果中含有丰富的维生素和蛋白质。孕妇多吃坚果，不但可以美肤、健脑、抗衰老，还有利于宝宝大脑发育。下面几类坚果价格便宜、营养丰富，适合孕妇经常食用：

花生：又称"长寿果"。味道香甜，有和胃、健脾、润肺、化痰之功效。花生富含人体必需的不饱和脂肪酸。此外，蛋白质、脂肪、钙、磷，及维生素的含量也很丰富。准妈妈每天吃一点儿花生还可预防产后缺乳，花生红外衣中含有止血成分，可以预防再生障碍性贫血。但花生含脂肪丰富，也不可过多食用。

板栗：富含蛋白质、脂肪、微量元素等多种营养成分，有补肾强筋、健脾养胃的功效。准妈妈常吃板栗既可增强体力，也利于宝宝的健康发育。

瓜子：葵花子中富含维生素 E，西瓜子中富含亚油酸，南瓜子中则含有蛋白质、脂肪等多种营养素，并且养分比例均衡，利于人体的吸收利用。另外，嗑瓜子不但能补充营养，还能增强消化功能，有利于孕妇消化和吸收。所以，准妈妈在困或饿的时候，不妨嗑上一点儿瓜子。

另外，开心果、核桃、杏仁、腰果、榛子、松子等也都是营养丰富的坚果，准妈妈可以根据自己的口味和条件选择食用。

当然，零食不是正餐，只能作为对正餐的补充。准妈妈的零食时间应该在两餐之间，而且，每天吃零食不应超过 3 次，每次也不能吃太多，以免影响正餐食欲。此外，吃零食的时候还要养成良好的卫生习惯，不要躺着吃，也不要边看电视边吃，这样都不利于消化吸收。

孕妇奶粉

孕妇奶粉是根据孕妇需要研制出来的，富含孕期母婴所需营养的奶粉。但是，应该怎样挑选及怎样饮用孕妇奶粉呢？

挑选孕妇奶粉时，要注意下面几个事项：

根据需要去选奶粉

孕妇奶粉虽然营养丰富，但是不同的孕妇奶粉添加的营养成分是不同的。准妈妈可以根据自己的需求选择孕妇奶粉。如果维生素摄入不足，可以选用配方里面维生素含量相对多一些的孕妇奶粉。

多尝试，寻找自己最喜欢的口味

选择自己喜欢的口味对准妈妈来说很重要，特别是在害喜严重的孕早期。准妈妈千万不要心血来潮，盲目地选择一桶孕妇奶粉抱回家，尝了之后才发现根本不合口味，甚至有点儿难以下咽，这样既浪费，又达不到补充营养的效果。在选购孕妇奶粉时，准妈妈不妨先尝试一下商家的试用装，满意后再做出选择。

害喜严重导致营养缺乏的准妈妈不妨尝试一下孕妇奶粉

孕期害喜厉害，经常恶心、呕吐，吃不下饭，容易造成孕妇营养不良，影响宝宝发育。这类孕妇应该尝试一下孕妇奶粉，不但可以获得维持身体功能和宝宝发育的营养，饮用起来也非常方便。但是，要注意选择适合自己口味的孕妇奶粉。

孕妇奶粉并不适用于所有的准妈妈

体重超标、营养过剩或者患有糖尿病的准妈妈在选择孕妇奶粉前都要慎重。

饮用孕妇奶粉，要注意以下两点：

适量饮用

如果奶粉外包装上明确建议准妈妈最好每天冲饮 1～2 杯，那准妈妈只需照量饮用就行了。千万不要把孕妇奶粉当白开水喝，因为孕妇奶粉中营养丰富，一旦营养元素摄入超标，反而对健康不利。如果准妈妈想多喝几次，可以在保证总量的基础上，冲得淡一些。

孕妇奶粉不是万能的

不要过分依赖孕妇奶粉。合理饮食才是获取充足营养的正确方法。孕妇奶粉对身体健康的准妈妈来说，可有可无；对营养严重缺乏的准妈妈来说，也只能在一定范围内起到作用。所以，如果你缺乏某种元素，应该在医生指导下，有针对性地加以补充，不能寄希望于孕妇奶粉。

孕 2 月如何胎教

孕 2 月胎教方案

孕 2 月反复无常地害喜，会给准妈妈带来很多不适。因此，准妈妈要多做自己喜欢的事情，分散对害喜的注意力。准妈妈可以通过散步、听音乐、合理饮食等调节情绪，缓解疲劳。怡情胎教和营养胎教是孕 2 月胎教的重点。

孕早期是宝宝神经和大脑发育的关键时期，一个安静、平和的母体环境是宝宝最需要的。这就要求准妈妈既要避免情绪有太大波动，又要保持心情平和愉悦。但是，害喜带来的恶心、呕吐使准妈妈很难保持愉快的心情。所以，这就需要亲人，尤其是准爸爸的理解和支持，帮准妈妈渡过难关。准爸爸不但要学会准备可口的饭菜，在饮食上帮妻子缓解早孕反应，尽可能多地补充营养物质，还要勇于承担为妻子打扫呕吐物的重任。

不管是妊娠早期还是妊娠晚期，营养胎教都是必须伴随始终的。孕 2 月，害喜反应让你吃不下东西时，准妈妈不要忧心忡忡。呕吐过后，只要想吃东西，随时可以吃，面包、水果、零食等，只要觉得舒服，准妈妈都可以随时食用。这样照样可以保证宝宝能够摄取到充足的营养物质。

这一时期，准妈妈可以尝试一种胎教体操，加强与腹中宝宝的互动。虽然这时的胎儿才有蚕豆那么大，各种感觉器官也尚未发育完全，但是，已经能够感受到外界刺激了。从另一方面说，就算胎儿尚不能感知，这种亲子互动的尝试，也会增强母婴之间的感情，增加准妈妈的幸福感。准妈妈可以利用起床前或临睡前的时间，采取平躺姿势，深吸一口气，缓缓吐出，如此反复几次，让全身放松。然后搓热手掌，轻轻按压腹部后抬起，让胎儿感受母亲的抚摸，多反复几次，持续5~10分钟。需要注意的是，按压腹部的力道一定要尽量轻柔，持续时间不要超过10分钟，不可急于求成，要循序渐进。另外，早期宫缩者不宜进行触摸运动。

和谐的夫妻关系有助于胎教

夫妻恩爱，温馨和睦的家庭生活，可使准妈妈情绪稳定，精神放松，也可增强准妈妈胎教的信心，激起对未来美好生活的向往。怀孕不是妻子一个人的事情，准爸爸也应该积极参与到宝宝的成长过程中来。

准妈妈要保持心情愉快，少不了准爸爸的关心和支持。一个充满爱意的眼神，一杯热气腾腾的牛奶，一个轻轻地盖被子的动作，都会让准妈妈感到幸福和满足，害喜在她眼里也就变得相对轻松了。所以，为了亲爱的妻子和她肚子里的宝宝，准爸爸对妻子一定要比平时更加关爱。要体谅怀孕给妻子带来的不便，不抽烟不喝酒，节制性生活。主动承担洗衣做饭等家务劳动，经常陪同妻子散步、逛街，都是准爸爸对妻子体谅的表现。准妈妈心情愉快，对宝宝只有好处没有害处。

准爸爸也要参与胎教，加强与宝宝的沟通。比如触摸妻子腹部，隔着肚皮与胎儿轻轻说话，经常告诉宝宝"我爱你"。在充满爱与温馨的环境中降生的宝宝，心理会更加健康。

认识音乐胎教

音乐胎教可以从两个角度来阐释。一个是胎宝宝，一个是准妈妈。对于胎宝宝来讲，音乐胎教是指通过母体对胎宝宝施以适当的乐声刺激，促使其神经元轴突、树突及突触的发育，为优化后天的智力及发展音乐天赋奠定基础。从准妈妈的角度来讲，音乐胎教是通过音乐让准妈妈减轻对怀孕和生产的焦虑和紧张，为胎宝宝创造良好的生存环境。并且通过音乐与运动的关系增强母体体质从而改善胎宝宝的体质因素。怀孕的女性大多都会有情绪焦躁、内分泌失调等不良症状，也就是我们俗称的"害喜"。这些症状主要是由准妈妈一些不良心态引起的。母亲拥有好的心理环境是胎宝宝健康成长的好摇篮。

音乐胎教早已被广泛应用，科学试验证明，孕期经常聆听悦耳动人的音乐，除了可以帮助准妈妈保持心情愉悦，增进和胎宝宝的情感交流外，还能促进胎宝宝身心发育，培养孩子的音乐兴趣和天赋。

1. 如何选择胎教音乐

胎教音乐是经过专业选择和设计的，并不是任何音乐都适合用来进行音乐胎教的。准妈妈要选择旋律温和自然、有规律性的音乐，如大自然的河川、溪流声、虫鸣鸟叫声。尽量避免聆听过度嘈杂或不当的音乐，一些节奏起伏性较大、刺激性较强的交响乐、摇滚乐和迪斯科舞曲等都不适合准妈妈去听。除此之外，胎教音乐应该在频率、节奏、力度和分贝等方面尽可能和母亲的心跳旋律相近，与子宫内的胎音合拍、共振，这样能够给胎宝宝带来启发和安抚的作用。实施胎教音乐应注意以下几点：

（1）音乐的节奏不能太快，音量不宜太大；有些准爸爸准妈妈误以为所有的世界名曲都可以用来做胎教，殊不知很多名曲中旋律中充满了强烈的情感挣扎，普通人听来常感到心惊肉跳。太快的节奏会使胎宝宝感到紧张，太大的音量会令胎宝宝不舒服；因此，节奏太强烈、音量太大的音乐不适合作为胎教音乐。

（2）要选择质量佳、口碑好的正版胎教音乐磁带。胎教音乐磁带其实要求很高，绝对不是什么音乐磁带都可以。现在市场上的胎教音乐磁带良莠不齐，有的磁带音频高达 4000 ~ 5000Hz，这种声能很大的胎教音乐会对胎宝宝的听力带来极大的损害。因为准妈妈是直接把传声器放在腹壁上的，声波可长驱直入母体内，胎宝宝受到高频声音的刺激后，极易遭到伤害。轻者出生后听力减退，可能只听到说话声，却听不见高频的声音，不但音乐听不入耳，中老年后还会过早耳聋。严重者出生后便丧失了听力，永远坠入无声的世界。因此准爸爸准妈妈在选择磁带时一定要慎重。

（3）胎教音乐应该具有明朗的情绪，和谐的和声。音乐的音域不宜过高；因为胎宝宝的脑部发育尚未完整，其脑神经之间的分隔不完全，过高的音域会造成神经之间的刺激串联，使胎宝宝无法负荷，造成脑神经的损伤。音乐不要有突然的巨响，这样会造成胎宝宝受到惊吓。因此，胎教音乐的戏剧性不要太过强烈。

2. 如何进行音乐胎教

（1）根据孕期时间调整音乐胎教内容。怀孕初期，准妈妈听胎教音乐的主要目的是为了舒缓自己的情绪，放松心情。而到了第三个月时，胎宝宝的听觉器官开始发育，这时候准妈妈就要注意去选择轻快愉悦、清新舒缓的曲子来刺激宝宝的听觉器官的发育了。到了怀孕第四个月时，准妈妈可以把音乐胎教放在休息或吃饭的时候进行，在临睡前有胎动的情况下做效果更佳。

到了怀孕中期，胎宝宝的听觉器官已经完全发育，这时胎教音乐内容可以更丰富些，可以适当增加些稍快节奏的乐曲，准妈妈可以边做家务边听胎教音乐，还可以随着胎动和宝宝进行互动；孕晚期时，准妈妈心理难免会紧张焦虑，而此时胎宝宝听觉的发育已经接近成人了，这时应该选择柔和舒缓、充满希望的乐曲，半躺或半卧在舒适的床上听。全身放松，把手放在腹部感受着胎宝宝的活动，静静地随着音乐声和胎宝宝一起放飞心灵。

（2）胎教音乐的时间最好固定，有些比较好的乐曲也可以反复地听，这样会有助于胎宝宝的记忆力。妈妈可以选择和宝宝一起欣赏音乐音响播放，距离扬声器 1.5~2 米，音响的强度 55~66 分贝。

每天进行胎教的时间不必过长，也不要过于频繁。每天听一到两次即可，每次最多不要超过20分钟。

（3）音乐胎教需要准爸爸的配合。其实音乐胎教绝对不是准妈妈一个人的任务，准爸爸的配合也是极其重要的。胎教的过程也是夫妻间进行一场潜移默化的灵魂交流的过程，要想孕育出健康聪慧的宝宝，夫妻双方共同努力是至关重要的。在听音乐时，准爸爸可以温柔地抚摸腹中胎宝宝，和他聊聊天、说说心里话。这样会使胎宝宝感受到父爱，有效地进行亲子互动。专家建议，孕中晚期胎教时不妨采取"准妈妈教唱、准爸爸学唱"的形式，让胎宝宝提前听到准爸爸的声音，有助于在宝宝出生后提升对爸爸的亲切感。

孩子的智力与父母的遗传基因关系很大，并非像人们所想象的那样，让胎宝宝听听音乐，就会超限度地发展。虽然胎宝宝的大脑已能发出脑电波，也具有了视、听、味、触的感觉能力，但他毕竟还生活在宫内，不可能像出生后的婴幼儿那样，接触外面多姿多彩的世界，受到各式各样的刺激。所以，年轻的准爸爸准妈妈不要过度迷信胎教音乐，除了进行音乐胎教以外，还要注意其他方面的科学胎教，包括营养胎教、情绪胎教、运动胎教等，在方方面面为宝宝的成长发育创造良好的条件。

音乐胎教：德彪西《月光》

德彪西是法国浪漫主义作曲家中最著名的一位，很多国家的学校里都会把他的油画像挂在音乐教室的墙壁上，类似于岩井俊二的影片等许多浪漫主义题材的电影也常常用他的作品作为背景音乐，其中《月光》是他的代表作。

曾有人用"六朝抒情小赋"来形容德彪西的《月光》，而《月光》正是以这种细腻手法，恬淡、纤巧、妩媚，甚至带点儿伤感等情调，来表现出静寂怡人的意境——在空中浮动的融融月光，辐射到夜晚的每个角落，柔和地笼罩了万物。它描绘了月光的美丽与神秘，美丽的旋律暗示了对月光的印象，速度轻快的音乐描写了月光闪烁的皎洁色彩，把灵动的月光泄洒下的水一样的银辉展现得淋漓尽致，让人仿佛置身于晴朗而幽静的深夜氛围之中。

贝多芬有和德彪西同名的经典之作《月光》，虽同名，但风格大有不同。如果说静是贝多芬月光的最大特点的话，那么动便是德彪西月光的灵魂所在。贝多芬的月光是月光下流淌的故事，用流畅的旋律娓娓道来自己的情绪，而德彪西的月光一泄倾城，犹如月光本身洒在人的心底。

每当在晴朗的月夜仰望星空时，打开《月光》这首曲子，让每一个音符在心底流浪开来，遥望着你心中的那片皎洁月色，心中的情感顿时就能化作一条细小的溪流，缓慢地流淌在心上，浸润着心田。这种美丽让准妈妈回味无穷，让感情和这静谧的背景天衣无缝地完美结合，而这样的美感也会通过准妈妈的感觉神经感染着腹中的胎宝宝。

这阶段还须关注的事

阴道出血

很多孕妇在刚怀孕时，都很容易把阴道出血和流产、宫外孕联系在一起。其实，阴道出血并不一定表示胎儿出了什么问题，很多健康的孕妇在怀孕早期都有过出血现象。下面我们就出血原因和处理方式做一介绍：

胎儿着床出血、月经出血和性交出血均是怀孕早期常见的正常出血状况。着床出血通常在受精后 2 ～ 4 周发生，胚胎植入血管丰富的子宫内膜着床时，可能会引发少量出血；随着子宫和胎儿的成长，孕妇体内的激素分泌增加，刺激卵巢不再排卵，脑下垂体就会不再刺激月经的产生，但是怀孕早期，还没有释放出足够多的抑制月经到来的激素，这样可能还会有少量月经出血；性交时生殖器官摩擦，使阴道内某些微血管破裂导致出血是孕期常见的出血现象。

这些出血现象血色通常呈深红或粉红色，没有痛感、短暂、血流量少，并且不会引发其他不适，对孕妇来说，这些都是不必担心的出血。但是，在定期的产检中，准妈妈还是要向医生告知出血的状况，例如何时出血，何时出血停止，出血的颜色，出血量等，请医生用专业知识为你的健康保驾护航才是最可靠的。

如果孕妇出血时不但颜色较深，出血量大，有血块，并且还伴有疼痛、痉挛等症状，就有可能是流产和宫外孕的征兆，那就要及时就医了。先兆性流产和宫外孕都会导致孕妇下腹疼痛、阴道出血。这时孕妇不但要保持冷静，及时就医，还要记得带上沾有血渍的衣服或卫生巾，以便医生参考诊断。就医时，要认真准确地回答医生的问题，比如，出血的时间，突发性出血还是持续性出血，血的颜色和性状，出血量，是否疼痛等，这些信息都有助于医生在最短的时间内做出正确诊断。

外阴清洁

女性在任何时间尤其是妊娠期，要特别注意个人生殖器官的卫生，每日清洗外阴，保持外阴清洁十分重要。

阴道是内生殖器与外界相通的地方，它处在尿道和肛门之间。我们知道，粪便里包含大量细菌，极易污染阴道，特别是有的孕妇患有痔疮，大便后如果清洗不干净，更易污染阴道和泌尿系统。

阴道里有大量的乳酸杆菌，这种细菌可把阴道黏膜产生的糖原分解为乳酸，使阴道保持一个弱酸性环境，有效抑制有害菌的生长繁衍。但是，怀孕期间，激素水平升高，阴道分泌物增多，阴道酸碱环境改变、增多的分泌物还使外阴持续湿润，有利于有害菌滋生。而大量的大肠杆菌、葡萄球菌、链球菌等，又会造成乳酸杆菌的抑制作用下降，导致阴道感染。严重的阴道感染可穿透胎膜引发胎儿感染，引起早产或流产。比如，母亲阴道受念珠菌感染时，自然分娩时，可引发胎儿口腔念珠菌感染（像鹅口疮），有的胎儿肛门周围的皮肤会出现念珠菌感染的炎症。

准妈妈一定要注意外阴清洁，最好坚持经常用温水清洗外阴，但是不要经常用各种洗液清洗。妊娠早期及后期尽量避免性交，如果发现有白带异常或者阴道感染现象，一定要及时治疗。

关于保胎

对于一个想要一个宝宝的孕妇而言，有流产征兆时千方百计地采取保胎措施，这种心情可以理解。而且当流产先兆出现时，积极保胎确实可以起到挽救或避免情况进一步恶化的作用。但是，很多时候，盲目保胎会造成更严重的后果。针对流产的情况不同，准妈妈应采取不同的保胎措施。

有阴道出血或下腹坠胀的先兆流产，孕妇若能及时使用一些保胎药或注射黄体酮，口服维生素 E，很有可能保住胎儿。在怀孕早期切除卵巢发生流产的，及怀孕 3 个月缺少孕激素导致黄体和胎盘功能障碍而发生的流产，都可采用孕激素制剂来作为保胎药。先兆早产的孕妇，酌情使用镇静剂，可以抑制子宫收缩，起到保胎作用。

如果胚胎发育正常，就是出现先兆流产的症状，多数患者也可以自愈。但是，如果夫妻双方的精子或卵子有缺陷，与对方的生殖细胞结合后会形成异常孕卵，这种异常孕卵绝大多数在早期就会自然流产，无法在子宫内发育成熟。此种流产无法保胎，而且也没有必要保胎。近年来，从事优生学和遗传研究的学者们提出，流产是一种非常重要的自然选择功能。95% 的染色体异常胎儿在怀孕 28 周以前就会被自然淘汰，这大大降低了异常胎儿的出生率，保证了优生。这对人类整体遗传素质来说，并非是坏事。

如果是由于孕妇无法为胎儿生长发育提供良好的环境导致的流产，如生殖器官疾病（子宫内膜下肌瘤）和子宫严重畸形等，流产也难以避免，即使采取保胎措施也收效甚微。

此外，还有一部分人的流产是妊娠期疾病引起的，如流感、肝炎、肺炎、心脏病、严重贫血等。针对此种情况，应根据孕妇病情的恢复程度来决定是否应该保胎。若孕妇病情较重，且在治疗过程中使用了大量对胎儿有不良影响的药物，也不应盲目保胎。

怀孕后多次阴道出血意味着子宫内的绒毛蜕膜分离，导致血窦（血管）开放而出血或胚胎死亡，这种情况下也是不宜保胎的。

准妈妈日常生活应尽量避免不良因素影响引发流产，一旦有流产先兆时不要盲目保胎，要及时就医，寻求专业帮助。很多时候，流产是自然淘汰的结果，如果实在无法避免，也不必过于惋惜。

胎停育

胎停育，是指在妊娠某个阶段由于某种原因，胚胎停止继续发育而死亡。受精卵要经过 10 个月的妊娠期，经过一系列变化，才能发育成一个胎儿。如果怀孕初期受精卵没有发育好，那么就可能在今后某个时期停止发育。

如果发生胎停育，孕妇的妊娠反应也会逐渐消失。如果孕妇确定怀孕后一段时间，恶心、呕吐等早孕反应消失了，乳房发胀的感觉也没有了，这时就要提高警惕了，因为这些很可能是胎停育的早期症状。部分孕妇会伴随有阴道出血，还可能会下腹疼痛，排出胚胎组织。大部分孕妇没有明显的胎停育症状，就直接腹痛而流产了。

导致胎停育的原因

胚胎自身问题。如染色体异常，或是受精卵发育异常，这是一种自然淘汰。

1. 滥用药物。一些早孕反应跟感冒的症状类似，很多人会误服感冒药；还有一些慢性病患者，长期服用药物，意外受孕。

2. 孕妇患有某些严重疾病，如糖尿病、心脏病、高血压、慢性肾炎病、毒性肝炎、重度贫血等，或身体虚弱，营养不良，也可能造成胚胎停育。

3. 内分泌因素。怀孕早期，体内激素分泌紊乱，也会造成胚胎停育。

4. 生殖器官疾病，子宫畸形、子宫内膜发育异常、阴道炎或宫腔糜烂等造成胎停育。

5. 辐射或有害物质影响。怀孕早期，孕妇往往在没有察觉已经怀孕的情况下，受到辐射或有害物质的侵害。比如照射 X 光片，接触有毒化学物质、劣质装修材料以及汞、铅、酒精中毒，都可能引发胎停育。

6. 孕妇感染病毒。如风疹、巨细胞病毒、导致流感、伤寒、肺炎等急性传染病的病毒。感染某些病毒，虽然对孕妇身体没什么特别影响，但对胎儿尤其是孕早期的胚胎可能就有致命的危险。

7. 母体免疫系统异常。怀孕后，胎儿和母体之间建立了复杂而特殊的免疫系统。但是如果母婴免疫系统相排斥，就可能会造成胚胎停止发育。

8. 胎盘功能不全。母体血液中的营养物质和氧气通过胎盘输送给胎儿，如果胎盘发育异常，胎儿的生命活动就受到了最大的威胁，胎儿将会因缺乏营养和氧气而死亡。

9. 吸烟或酗酒。烟酒不仅影响男女的生殖能力，还会对精子、卵子的质量产生影响，进而影响受精卵的质量。受精卵异常是胎儿体质发育的重要原因之一。

胎停育的预防

1. 放松心情。计划受孕的女性，如果自己或者周围的朋友曾经发生过胎停育，不要为此过度焦虑。压力会导致内分泌紊乱，对受孕、胚胎发育不利。

2. 孕前准备。做好孕前检查，注意饮食均衡、生活规律和适当锻炼。多了解一些孕前、孕中、产后知识。

3. 产前检查。定期进行产前检查，密切关注胚胎发育状况。

唐氏综合征

唐氏综合征又称"先天愚型"或"21 三体综合征"，是胎儿体内的 21 号染色体由正常的 2 条变成 3 条，从而产生畸变疾病。

患唐氏综合征患儿大多有严重智力障碍，并伴有其他并发症，如先天性心脏病、白血病、消化道畸形等。唐氏患儿生活不能自理，平均寿命只有 20 ～ 30 岁，智商一般在 20 ～ 50 之间，且 30 岁左右就会出现老年性痴呆症状。因此，会给家庭带来沉重的经济和精神负担。

唐氏综合征的发病率为 1/600 ～ 1/800。唐氏综合征的高发人群有：高龄孕妇，曾生育过异常孩子的孕妇，妊娠期阴道出血的孕妇，妊娠早期接触过有害物质的孕妇，家族有出生缺陷史、首次怀孕的孕妇，妊娠早期服药且对药物影响不明确的孕妇，曾有过不明原因导致胎儿流产的孕妇。

唐氏综合征是一种偶发性疾病，每个准妈妈都有可能生出唐氏胎儿，阻止这一悲剧发生的有效方法就是在怀孕第 15 ～ 20 周做唐氏筛查。唐氏筛查是通过检测孕妇血清中甲型胎儿蛋白和绒毛促性腺激素的含量，结合准妈妈的预产期、年龄、体重和采血时的孕周等，计算生出唐氏胎儿的危险系数。它还能测出胎儿是否有出生缺陷。这种检查方法简单，准确率高，对准妈妈损伤小。

唐氏综合征目前尚无有效的治疗手段，最好的办法就是在准妈妈分娩前终止妊娠。

遗传咨询与诊断

遗传咨询与产前诊断与优生密切相关，它们可以提早发现不利于优生的因素，降低有遗传疾病的胎儿的出生率，从而提高人口健康素质。

随着人们思想认识的提高和优生观念的深入人心，越来越多的人孕前都接受了遗传咨询与诊断。如果怀孕后，有遗传疾病方面的疑虑，要及时与医生联系，以便解除你的忧虑。综上所述，遗传咨询与诊断非常重要，尤其是对于少数特定群体来说，咨询与诊断更加必要。这些特定群体包括以下几类人：

1. 家族中有先天性疾病或遗传病史的人，或任一方有过遗传疾病胎儿生育史的夫妻。例如，先天性心脏病和肾脏病。经过咨询和检查，医生会告诉你后代遗传这些疾病的概率。

2. 近亲结婚的人。近亲结婚会导致遗传病蔓延，且父母的血缘关系越近，胎儿患遗传病的概率就越大。

3. 因为地理等其他因素，可能携带某些遗传病基因的高危人群。例如，艾滋病泛滥地区的人，如果是艾滋病病毒携带者，就要避免生育。

许多遗传疾病在怀孕前通过对父母进行血检就可以预先发现，所以，那些计划受孕的准爸妈，如果担心孩子会患遗传疾病，最好在怀孕前就通过检查听取医生建议，决定是否受孕。

体重问题

对那些注重形象的女性来说，怀孕可能是一生中唯一一段不用为体重增加而忧心忡忡的时间。每个女人怀孕时体重都会增加，这样才能为胎儿提供良好的生活环境与充足的营养。

怀孕时常见的体重问题如下：

体重增加多少才算正常呢

怀孕期间，孕妇的体重增加量是因人而异的，并没有一个准确的数字规定，怀孕期间，女性体重应该增加多少。一般来说，食量小和身材瘦小的孕妇，体重增加的幅度较小，胃口好、身材丰满的孕妇，体重增加的幅度相对较大。但是，只要体重增加的幅度在 11 ~ 16 千克之间，都算是正常的。如果你刚刚怀孕，体重还没有增加到理想状态，只要保证健康的饮食和睡眠，随着孕期的推移，你的体重很快就能达到理想值。如果刚怀孕时体重就已远远超标，控制体重增加也很有必要。

孕妇每个月体重变化的趋势应该与胎儿体重增长的趋势相同，短时间内体重快速增加或长时间内体重不变，都是不正常的。

体重的增加速度与怀孕的阶段有关吗

一般情况下，身材中等、体重标准的准妈妈怀孕时体重变化的情况大致如下：怀孕前 3 个月，体重增加 1.5 ~ 2.5 千克；第 3 个月之后，体重以每周 0.4 ~ 0.6 千克的速度递增；妊娠期最后一个月，是孕妇体重增加最少的阶段，虽然胎儿仍在生长，但是大致情况已经基本稳定，变化也不会太大了。这一时期，孕妇的体重有的不变，有的会增加 0.5 ~ 0.9 千克，有的还会减轻一些。但是，不管变轻还是变重，都是正常的。

害喜严重，体重增加很少，会不会影响宝宝健康

严重的害喜多发生在怀孕前 3 个月，那时胎儿的重量还不到 30 克，所以，体重增加缓慢，增加量少也是正常现象。孕早期，胎儿营养重质不重量，准妈妈只要做到合理膳食，就能为胎儿发育提供充足的营养，不用过于担心体重是否增加的问题。在怀孕的第 4 ~ 6 个月，才是体重突飞猛进的时候。

胎儿越小越好生吗

有的女性错误地认为，胎儿越小越好生，所以准妈妈应该减肥。首先，医学上从来没有任何临床病例可以证明胎儿越小越好生，能否顺利分娩与很多因素有关，并不是胎儿本身大小所能决定的；其次，减肥会导致母体营养不良，使胎儿不能吸收足够的营养，导致发育不良和病变。营养不良的孕妇，生出营养不良的婴儿的可能性也更高；再次，任何一个负责任的准妈妈都不会以胎儿的健康为代价，来减轻自己分娩的痛苦。所以，要想顺利分娩，准妈妈可以多做运动，而不是通过减肥达到目的。

孕妇体重异常应注意哪些方面

准妈妈要想将体重控制在一个合理的范围内，需要做到以下几点：

首先，母体营养不良或过剩，都会胎儿影响胎儿正常发育。准妈妈应该在合理饮食的前提下，科学地设计减肥餐或增肥餐。计算每天对热量的基本要求及消耗，了解食物的热量标准，制订行之有效的科学食谱。

其次，综合考虑影响体重变化的各种原因，找出主要因素，对症下药，合理调整，相信准妈妈很快就可以发现自己的体重变化越来越有规律了。

最后，适当运动一向被看作是控制体重的最好方法。对准妈妈来说，有很多可以控制体重的安全的运动方法。例如，散步、游泳等。合理的运动不但不会剥夺你和胎儿所需的营养，还可以燃烧体内多余的脂肪。多运动可以放松心情，稳定神经；还可以培养准妈妈的坚强意志和承受能力，轻松应对分娩时的痛苦。

综上所述，准妈妈只要坚持合理饮食，每天多加运动，很快就可以改善体重异常的现象。

怀孕期间就开始做起，是否有助于产后尽快恢复身材

毫无疑问，回答是肯定的。产后身材恢复不但与孕期身体状况有关，还取决于怀孕时的生活方式。那些孕前和孕期经常锻炼、饮食合理的准妈妈，产后身材恢复相对来说也比较容易。

怀有双胞胎的准妈妈体重是不是更重

通常情况下，怀有双胞胎和多胞胎的孕妇体重变化幅度比一般孕妇要大，如果与怀有一个宝宝的普通孕妇相比，体重重了 4 ~ 6 千克，那么胎儿是双胞胎和多胞胎的可能性就很大了。

孕 2 月如何运动

孕 2 月是胎儿主要身体器官开始发育的关键时刻，准妈妈如果身体健康，没有妊娠合并症，应当每天坚持运动半个小时甚至更长时间。适当运动，不但能增强准妈妈身体消化系统的功能，还可以刺激胎儿的身体发育，有助于胎教。

运动要缓慢

孕早期，胚胎处于发育的初级阶段，胎盘和子宫壁的连接还不是很牢固，一旦子宫受到剧烈震动，会造成胎盘脱落，导致流产。孕 2 月，准妈妈要避免剧烈运动，尽量选择一些动作舒缓的运动，例如，散步，孕妇体操等。

孕 2 月，胎儿还很小，这就为准妈妈运动提供了很多方便。准妈妈运动，要选择合适的环境和天气，运动时应慢慢开始，动作缓慢，运动量要适可而止。同时，还要注意多喝水。一旦身体疲劳或不适，要立即停下休息。

适合孕 2 月的运动

孕妇体操

孕妇体操不但可以增强母婴体质，还是一种胎教方法。适时开始练习孕妇体操是很有必要的，孕 2 月的孕妇体操包括简单的脚部运动和坐姿练习，适应后再慢慢增加体操种类和难度。

脚部运动：随着胎儿的生长发育，准妈妈的体重也慢慢增加，脚部的负担也日益加重。因此，准妈妈最好每天活动活动踝关节和足关节，既可减轻怀孕带来的负重感，也可增强脚部的承载能力。

坐姿练习：正确的坐姿，不但可以减轻上半身对盆腔的压力，还可预防腰部疼痛。孕期准妈妈尽量选择有靠背的椅子就座。坐之前，双脚并拢，左脚后挪一点儿，使身体重心保持在椅垫中央，然后再慢慢后移臀部，将后背靠在椅背上，深呼吸，伸展、放松脊背。

散步

散步是最适合孕妇的安全运动。孕妇散步的地点最好选择在空气清新、绿树成荫的绿地或花草茂盛的公园。避开拥挤的人群，多呼吸新鲜空气，不但可以缓解孕妇的紧张的神经系统，还可改善孕妇的心肺功能，促进新陈代谢，增强肌肉活动能力，促进全身血液循环。这些，对孕妇和胎儿来说，都是极其有益的。

孕妇瑜伽

孕妇瑜伽不注重身体条件的改善和心灵的提升，只是让准妈妈做一些伸展锻炼，因此，孕妇瑜伽比普通瑜伽节奏和动作都更舒缓。

孕妇练习瑜伽可以增强体力和身体平衡感，增强肌肉的张力、柔韧性和灵活度。练习孕妇瑜伽，还可以刺激体内激素分泌，促进血液循环。那些睡眠质量不好的准妈妈练习孕妇瑜伽，还有助于提高睡眠质量，缓解失眠和神经衰弱的症状。

孕妇可以练习不同的瑜伽姿势，但必须以安全和舒适为准。需要指出的是，瑜伽并不是怀孕期间唯一的运动方式，它的效果也是因人而异的。练习时，如果有专业指导效果会更好。一旦感觉不适，准妈妈随时可以改用适合自己的运动方式。

孕2月不宜做的运动

准妈妈在怀孕早期不要做背部锻炼。因为背部的屈伸锻炼会让给胎儿供血的血管承受过大的压力，影响给胎儿供血。此外，背部锻炼一旦不当，很容易造成背部肌肉拉伤和疼痛。准妈妈只要保持正确、舒适的坐姿、站姿和走路姿势，背部状况就会得到相应的改善。所以，准妈妈不宜做背部锻炼。另外，准妈妈还要避免那些可能撞击到背部及腹部的运动，如跆拳道、足球、篮球和曲棍球等。

孕2月美食推荐

木耳肉丝蛋汤

原料：猪瘦肉50克，鸡蛋1枚，菠菜100克，干木耳、笋干、海米适量，酱油、盐、高汤、香油少许。

做法：

（1）将猪肉洗净切丝，鸡蛋打成蛋液，菠菜择洗干净切段，木耳、笋干水发后切丝，海米水发后备用。

（2）锅内加入高汤煮沸，放入肉丝、木耳丝、笋丝、海米、菠菜，煮沸后，均匀淋入蛋液，放盐、酱油、香油调味。

功效：汤鲜色美，营养丰富，可以为孕妇补充营养，促进胎儿发育。

番茄土豆牛肉汤

原料：牛肉250克，番茄3个，土豆2个，煮牛肉原汤，花生油、姜末、盐、糖、香油少许。

做法：

（1）牛肉洗净切片，加入适量酱油、姜末拌匀，腌制15分钟备用。

（2）番茄洗净切块，土豆去皮切块。

（3）炒菜锅烧热，加入少许花生油，倒入番茄块，炒至番茄出汁。

（4）番茄中加入牛肉原汤，放入土豆，大火煮沸，转小火炖至土豆变软。

（5）倒入腌好的牛肉，加入白糖、盐调味，煮至牛肉酥烂，淋上香油，即可出锅。

功效：肉烂汤鲜，生津开胃。孕妇食用可以补充维生素 C、蛋白质和碳水化合物。

花生蹄花汤

原料：猪蹄 500 克，花生仁 250 克，葱、姜、盐、胡椒粉适量。

做法：

（1）猪蹄去毛洗净，切块，花生仁去除红外衣，葱切小段，姜切片。

（2）锅中添入适量清水，放入猪蹄，煮沸，撇去浮沫，放入花生仁、姜片、葱段，大火煮开，入盐调味，转小火炖至猪蹄肉皮离骨，熟烂入味后，撒入胡椒粉，即可食用。

功效：富含蛋白质和脂肪，能益气养胃、补肾健体、补血通乳。

什锦甜粥

原料：小米 200 克，大米 100 克，绿豆、花生仁各 50 克，红枣、核桃仁、葡萄干、红糖适量。

做法：

（1）将小米、大米、绿豆、花生仁、核桃仁、红枣、葡萄干分别淘洗干净。

（2）锅内加入适量水（水要一次加够，烹制过程中，不要反复加水），将小米、大米、绿豆、花生仁、核桃仁、红枣、葡萄干放入锅内，大火煮开后，转小火煮至各样材料烂熟即可。食用前，加入适量红糖。

功效：含有丰富的碳水化合物、蛋白质、维生素，经常食用，健脑补血，有助于胎儿器官发育，缓解孕妇消化系统压力，减轻便秘。

鸡肉粥

原料：鸡脯肉 50 克，大米 100 克，胡萝卜、香菇、嫩玉米粒、花生油、盐、酱油、香油适量。

做法：

（1）鸡脯肉洗净切丁，在沸水中焯一下。胡萝卜、香菇洗净切丁。

（2）炒锅烧热后，放少许花生油，放入鸡丁、胡萝卜、香菇和玉米粒，炒至五成熟。

（3）汤锅中加适量水（水要一次加够，烹制过程中，不要反复加水），煮沸，将炒好的材料倒入锅中，大火煮开，转小火，煮至鸡丁软烂，加盐，酱油调味即可。食用前，淋入少许香油。

功效：含有丰富的蛋白质、维生素、碳水化合物和钙、铁、磷等营养元素，孕妇经常食用，可以强健体魄，有助于胎儿发育。

八宝粥

原料：大米（或糯米）、麦仁、芸豆、红豆、花生仁、莲子、红枣、核桃仁、嫩玉米粒、冰糖。

做法：

（1）芸豆、红豆、莲子洗净，浸泡5个小时，其余材料淘洗干净。

（2）锅中加入适量水（水要一次加够，烹制过程中，不要反复加水），水开后，将全部材料放入锅里，大火煮开，转小火，煮至材料软烂，粥黏稠即可。食用前可依据个人口味加入少许冰糖。

功效：此粥黏甜可口，容易消化。含有丰富的碳水化合物和维生素，可以缓解孕妇怀孕早期食欲不振，脾胃失调的症状。另外，此粥做法灵活，还可以根据个人喜好，添加其他有益于身体健康的食材，比如山药、红薯等。

第三章
孕3月：看起来像孕妇了

身心上的可能转变

子宫和乳房的变化更加明显

孕3月，生理上的变化还在继续，但是，已经与以前有了很大不同，生理变化带来的影响已经无处不在。一般来说，怀孕第3个月末，用多普勒胎心仪可以听到宝宝的心跳声。你还能感觉到，胎儿的心跳速度比你的快得多。相信初次听到宝宝心跳的准爸妈，内心都会产生难以抑制的喜悦。

随着胎儿的发育，子宫开始慢慢扩大，子宫附近的支持韧带随着子宫的扩大而拉长。准妈妈睡觉或运动的时候变换姿势，有时就会带来腰际刺痛和腹部胀痛。这个时候，就需要准妈妈在变换姿势时放慢速度、减轻力量。有时候，准妈妈还可以通过简单的锻炼来舒缓疼痛。例如，站立的时候，为了保持身体平衡，腰部多向前挺起。

子宫在妊娠中有供受精卵着床、容纳发育中的胎儿以及妊娠期满娩出婴儿的功能。孕3月，准妈妈更能感受到子宫的变化，用手抚摸肚子，

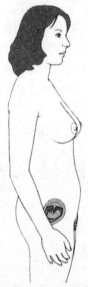

怀孕12周的孕妇

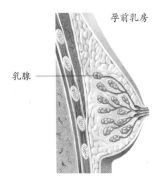
孕前乳房

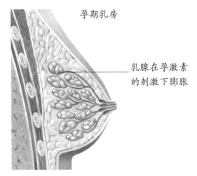
孕期乳房

乳腺

乳腺在孕激素
的刺激下膨胀

怀孕期雌激素的增长刺激乳腺发育，为今后的哺乳做好准备。乳房其他的改变包括由于充血而导致的看见深蓝色静脉、乳晕颜色变深并出现小结节。

可以感觉到球状的子宫似乎已经上升到耻骨的上缘。平躺在床上，放松腹部肌肉，可以感受到子宫大约在盆腔中央的位置。这些感觉不同孕妇会有些微差别，但是大多数情况下都可以感受到。对子宫里的宝宝感受加深，使很多准妈妈不知不觉养成了抚摸肚子的习惯。

一直对怀孕反应比较敏感的乳房在这段时间里变化更加明显。乳头隆起、变大、变色，乳晕范围扩大、颜色变深。有的准妈妈还能感觉到胀痛，偶尔还会摸到肿块，这是乳腺发达以及体内激素分泌增加的缘故，准妈妈不必太紧张。乳房的这些变化，为日后分泌乳汁、哺育宝宝做好了充分的准备。当然，准妈妈看起来也更有女人味，这个时候，准妈妈还要注意选用合适的胸罩。

心态平和起来

虽然同怀孕的前2个月一样，准妈妈的心情依然是忐忑不安，但是对于准妈妈来说，最值得高兴的事就是孕妇体内激素的分泌会在这个月达到顶峰，也就是说，怀孕引起的种种不适，在这个月或者这个月之后就会稳定下降，可以说，准妈妈即将迎来怀孕期间最安稳的一段日子。

怀孕的前2个月，胎儿特别脆弱，特别容易受到外界影响，是流产的高峰期。进入孕3月，准妈妈对流产的恐惧已经随着时间的推移逐渐减弱。经过前 2 个月的准备与适应，很多准妈妈都已经习惯了怀孕带来的种种不便，并已琢磨出种种方法来应对怀孕带来的麻烦。因此，对怀孕的自信也开始建立。树立自信心有利于准妈妈更加明确做母亲的责任，并可使她们以一种平和的心态来面对未来妊娠期中的更多变化。

独处是思考的内在需求，准妈妈在第 3 个月会有强烈的渴望独处的念头，在公共场合或有其他人在场时，无论高兴、哭泣、焦躁还是无助都会使准妈妈感到窘迫，独处可以让准妈妈放慢脚步，放松神经，重新思考怀孕带给自己的一切，也有利于准妈妈正视和适应怀孕带来的改变。通常，独处可以让准妈妈对自己的力量和感受有一个正确的认识，帮助准妈妈忘掉烦恼和忧郁，真正享受怀孕带来的难忘时光。

有了更多的担忧

虽然说体重增加对准妈妈来说是很正常的，但是，与前 2 个月相比，这个月体重增加会特别明显。特别是在前 2 个月由于害喜严重、体重增长缓慢甚至有所下降的准妈妈，这个月害喜症状会有所减轻，体重可能还会增长得更快一点儿。如果你真的觉得自己的体重增长异常，可以通过饮食和运动进行调控。

准妈妈不必为自己增加的体重感到尴尬和难过，如果有人对你隆起的肚子和蹒跚的步伐投以好奇的目光，你要勇敢地用目光告诉他"我是一个孕妇，这些对我来说，都很正常"。

体重增加，腰身变粗的同时，很多准妈妈开始为自己没有明显隆起的腹部而担忧，体重增加了为什么腹部隆起不明显，是宝宝发育太慢了吗？有的准妈妈还为感觉不到宝宝胎动而着急。其实，腹部隆起不明显，感觉不到胎动，这些都是孕 3 月的正常现象。准妈妈只需耐心等待，一切都会如期来到。

这个月，准妈妈还会担忧害喜会不会持续不退。害喜带来的痛苦，到第 3 个月可能会有所减轻。但是，如果没有减轻，准妈妈也不要过于心急。不管多么严重的害喜也只能持续 4 个月左右，你已经顺利度过了 2 个月，坚持到了现在，再忍一忍，就可以痛快地摆脱害喜的状况了。很多准妈妈也正是通过害喜，才真正认识到一个小生命在自己体内的存在，对怀孕也有了更深刻的认识。

孕 3 月的胎儿什么样

第 9 周

第 9 周，胎儿的主要身体器官肝、肾、肠胃等已经完全成形并开始工作，心脏已经开始为内部器官供血，这些器官今后仍然会继续发育。头部的发育也拉开了序幕，脑已经形成，但是耳朵还没有完全发育，覆盖着的眼皮可以为正在发育的虹膜提供更多的保护，使它免受光线的伤害。这周，胎儿从头部到臀部长 45 ~ 65 毫米，重约 8 克。虽然现在仍然处于怀孕早期，但胎儿已经度过了发育的关键时期，自身发育也日渐完善。从此以后，胎儿自身也开始具备一些抗击感染的能力。

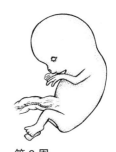

第 9 周
胎儿手指和脚趾的蹼开始退化，胳膊和腿开始变长。

第 10 周

第 10 周，胎儿看起来更像一个真正的人形了。这时，宝宝从头到脚全面发育：脑部发育仍在进行，手指与脚趾之间的蹼状薄膜开始分离，骨骼开始钙化，脑垂体开始产生激素，生殖器官也呈现出了性别特征，消化系统开始吸收糖分，胎盘在为胎儿提供营养的同时也开始清除其在成长过程中排出的废物。这一阶段，通过仪器可以看出，宝宝已经相当淘气了，他

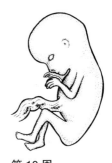

第 10 周
胎儿头部两侧已经可以看见外耳的形状。

不但会舞动手脚，还会像个大人一样地微笑，皱眉。

第 11 周

第 11 周，宝宝从头部到臀部长 72 毫米左右，重约 16 克。由于他的内部器官，特别是肺还没有发育成熟，这时的宝宝尽管看起来已经完全成形，但是还不能在子宫外生存。宝宝的生殖器官继续生长，肝脏开始分泌胆汁，胰腺也开始产生胰岛素。胎儿头部依然占身体的大部分，脖子已经可以支撑头部运动了，眼睛和耳朵都开始向正常位置移动。尽管在怀孕第 24 周左右听觉器官才能发育完全，但是，这时通过皮肤震动，宝宝已经可以感受到声音了。

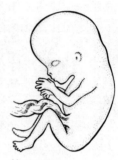

第 11 周

此时，虽然胎儿的头仍然比较大，与身体不成比例，但是脸和身体轮廓已经完全具备人的特点。

第 12 周

第 12 周，宝宝的生长速度随着内部器官的成熟而加快。胎盘开始分泌激素，眼睛、手脚等继续发育，牙龈下会长出 20 个牙苞，指（趾）甲和体表毛发也清晰可见。子宫内充满了羊水，宝宝通过脐带和胎盘获得氧气。虽然宝宝不必呼吸，但是，为了将来的生活，他已经开始练习吸气和呼气。

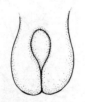 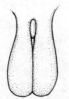 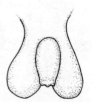

第 12 周

在怀孕第 12 周之前，男女胎儿看上去很相似（左图）。自 12 周之后，胎儿就很容易辨别男女——女胎长出细长的、起保护作用的阴唇和小阴蒂（中图），男胎长出圆圆的阴囊和阴茎（右图）。

适时穿着孕妇装

进入孕3月，隆起的腹部使准妈妈不得不选择宽松舒适的服饰，最佳选择莫过于专门为孕妇身材量身打造的孕妇装了。现在的孕妇装，无论是颜色、样式还是功能，都比过去丰富了许多。不过，穿着舒适才是最重要的。

现在许多女装设计师致力于设计时尚漂亮的孕妇装，所以准妈妈不必担心怀孕之后没有合适的衣服穿，也不用担心孕妇装会与时尚脱节。不管你过去喜欢那种风格的衣服，都要记得，腰身宽松、活动方便的孕妇装才是最合适你的。不要等到肚子隆起，无法穿上普通衣服时才去买孕妇装。

爱美的准妈妈购买孕妇装时不能只看款式，还要选择穿着舒适的。建议准妈妈选购透气性好的天然纤维孕妇装，如棉质孕妇装触感柔软、透气吸汗。

怀孕期间需要工作的准妈妈，衣橱里至少还要有一件适合社交场合穿着的孕妇装。比如做工细致的锦缎衬衫，看上去气质高雅的丝绒连衣裙等，穿上既符合职业身份，又舒适大方。

挑选孕妇装

如果你感觉现在买一套孕妇装，几个月后就不能再穿了，实在可惜；或者你想省下钱来为宝宝买衣服；或者你觉得现在身体还没有庞大到足以撑起孕妇装，想过一段时间再买。那么，建议你去生过孩子的朋友或亲友那里去看一下，说不定就会有意想不到的收获。由于孕妇装穿着的时间实在有限，很多准妈妈在生产后，都会觉得没穿过几次的孕妇装扔了可惜，留着也没法穿，实在让人头痛。如果你提出借用，说不定她会很高兴呢，循环利用，既节约资源，又拉近了人与人之间的感情。

很多有创意的准妈妈还会自己设计孕妇装。如果你喜欢棉质布料或者有中意的款式，你也可以买来布料，请裁缝制作。量体裁衣，比直接购买成衣要更合身，而且布料和款式都是你喜欢的，穿起来也更加舒心、更加舒服。

挑选孕妇装不但要以舒适为前提，还要选择合适的布料和颜色。准妈妈爱出汗，皮肤也比较敏感，棉质布料吸汗透气，穿起来也会更舒服一些。挑选适宜的颜色，可以避免给神经带来更多的刺激。

进入孕3月之后准妈妈的身体变化特别快，所以准妈妈最好选择大一码的孕妇装，以免过一段时间就穿不上了。孕妇装的可穿时间也就半年左右，多买了只能浪费，所以准妈妈在挑选的时候应将时间、身体变化等要素都考虑在内。一般说来，每季孕妇装有两套换洗就足够了。

内衣裤的选择

准妈妈皮肤对刺激极其敏感，因此内衣不单要质地柔软，还要透气吸湿。最好不要穿化纤内衣，因为化纤织物透气性差，影响排汗，容易引起皮肤瘙痒。而且细小化纤纤维宜堵塞乳腺导管，可能会导致产后乳汁不足。

选择棉质透气的内衣裤，耐穿耐洗，也更适合准妈妈敏感的皮肤。棉质内衣质地轻薄，便于洗涤，也有利于生理卫生。内裤颜色最好选用浅色，因为准妈妈内分泌旺盛，一旦下体分泌物出现异常，穿浅颜色的内裤更容易发现。内裤要选择有弹性的，裤边不可过紧，更不可勒在大腿根部，这样会导致下半身血流不畅，加重下身浮肿状况。孕妇最好选择宽松的平角内裤，既不会勒大腿根，也不会束缚大腿，保持血液畅通。

乳房的迅速变化，准妈妈不得不频繁更换胸罩。一般来说，在怀孕第4个月，很多准妈妈就不得不选用孕妇专用胸罩了。下面是挑选合适胸罩的几个注意事项：

1. 舒适：选择罩杯可调整及肩带弹性好的胸罩，乳房与胸罩可以紧密贴合，并且不会产生压迫感。准妈妈在试穿胸罩的时候，要以扣上最紧的钩扣合适为宜。这样，以后胸部增大时，还有向外调整的余地。

2. 材料：有的胸罩看起来样式俏丽，但是穿着时可能会引发皮肤过敏，普通的天然纤维胸罩是最安全的选择；胸罩内其承托作用的金属圈有很多种，钢圈虽然支撑力强，但是材质较硬，可能会影响乳房血液循环，压迫乳房敏感组织。因此，准妈妈最好不要选用这种胸罩或者选择尺寸大一点儿的，穿戴时一旦有疼痛感，要及时更换胸罩。

3. 看好细节：胸罩一般由系扣、肩带、调节扣环、胸罩下部的金属圈、填塞物等组成，准妈妈选择胸罩的时候，要注意这些细节。系扣越多，可调节的余地也就越大，对准妈妈来说也就越合适；乳房增大时，过细的肩带会勒入肩膀，准妈妈应选用较宽的肩带。

4. 选择合适自己的类型：现在市场胸罩种类繁多，束胸、夜间型胸罩、按摩胸罩、哺乳型胸罩、无肩带胸罩、前扣胸罩等，准妈妈要选择最适合自己的。孕妇不宜束胸，因为束胸会压迫乳房，影响呼吸，影响乳腺发育，引起产后乳汁分泌不足。很多准妈妈都选用孕妇适用的夜间型胸罩和哺乳型胸罩，这两类胸罩对孕妇来说都可以缓解身体不适。此外，担心产后乳房下垂的准妈妈，还可以选用调整型胸罩，这样就可以重塑你的胸部曲线。

选择鞋子

随着妊娠期的推移，准妈妈体重明显增加，身体的重心也随着腹部的隆起发生改变，常常需要改变身体姿势才能保持身体平衡，所以准妈妈穿鞋首先要考虑安全。

如果你以前习惯穿的鞋子让你感觉不舒服，就到了买新鞋子的时候了。高跟鞋虽然能使你看起来更加高挑、苗条，但是，经常穿高跟鞋会使腰部和后背肌肉长期紧张，容易导致背部疼痛和疲劳。还有，一旦重心不稳摔倒在地，后果会更加严重。

孕期要穿平跟鞋。如果必须长时间站立的话，应一只脚踩在较高的小凳子或小箱子上。

穿皮鞋看起来更利索，但是准妈妈的脚面往往会有浮肿现象，而皮鞋质硬、不透气，不适合准妈妈穿着。准妈妈应该首选平底鞋，但是许多平底鞋，鞋底过薄，走路时缺乏缓冲，力量直接作用于脚掌，不便于行走，还会造成腿痛、背痛。系带鞋或易于脱落的鞋子，对身体笨重的准妈妈来说同样不方便。因此，准妈妈在选择鞋子的时候，要避开高跟鞋、皮鞋、鞋底过薄的平底鞋、系带鞋或易于脱落的鞋子。

准妈妈买鞋的时候可以考虑鞋底较厚、弹性大的平底鞋、坡跟鞋等，鞋子的材质一定要柔软，这样的鞋子穿起来更安全，也更舒服。

防辐射服的选择和洗护

为了防止电磁辐射对宝宝的侵害，很多准妈妈都会购买防辐射服。以下是关于防辐射服的选择与洗护的几点注意事项：

质量是首选

买防辐射服，主要是为了防止电磁辐射，所以，质量是要优先考虑的要素，防辐射服的质量是由它的制作面料决定的。目前，市场上出售的防辐射服主要有三种：金属纤维和纯棉纤维混纺防辐射服、镀膜防辐射服、喷漆防辐射服。其中混纺就是将防辐射金属丝夹在面料中形成网状结构来屏蔽与隔离电磁辐射，特点是透气性好、面料柔软舒适、经久耐穿，洗涤方便；镀膜防辐射服，金属颗粒容易脱落，不能揉搓、洗涤；喷漆工艺制作的防辐射服不透气，手感较硬。比较发现，混纺面料的防护服最适合准妈妈使用。不过专家认为，防辐射服面料因含有金属丝，所以应避免贴身穿着，以防皮肤过敏。

金属丝并非越多越好

有的准妈妈认为，既然金属丝能防辐射，那么防辐射服中的金属丝应该越多越好。其实不然，只要金属丝网分布均匀，密度合适，金属丝含量20%以上就能达到屏蔽辐射的效果。金属丝含量过低，效果不理想；含量过高，如果能达到30%以上，不但浪费，而且面料也会很硬，降低穿着的舒适度。专家认为，金属丝含量应以 22% ~ 26% 为宜。

根据自身需要选购

防辐射服的价格是由选用面料多少决定的，面料多的一般比面料少的价格贵一点儿。市场上防辐射服的款式有背心、长裙、背带裤、肚兜、围裙等，准妈妈要根据自身情况，选择合适的防护服，不要以为价格越贵越好。如果，准妈妈的工作或生活环境辐射严重，就要购买能将前胸后背都遮盖住的裙衫式防辐射服；如果准妈妈整天待在家里，肚兜型防辐射服已经足以保护胎儿健康了。

使用合理的洗护方法

一件防辐射服准妈妈要穿 10 个月左右，正确的洗护方法可延长防辐射服的使用寿命。防辐射服面料特殊，洗护起来也颇有讲究。在购买时，准妈妈应听从销售人员介绍，严格按照洗护标准进行洗护。

一般来说，防辐射服标签上会提醒消费者减少洗涤次数，也会介绍正确的洗护方法。金属织物的防辐射服只能手轻轻揉搓，不可用洗衣机洗涤，洗涤的时候最好使用家里专业洗涤液的温水，洗完后不宜用力拧、甩，只能在通风处悬挂晾干，要避免阳光直射。其实，防辐射服不太脏的时候用毛巾擦洗即可，洗的次数越少，防辐射效果也就越持久。

职场女性的孕期准则

对于职场准妈妈来说，宝宝与事业并不冲突，如果害喜不严重，工作环境对胎儿无害，准妈妈完全可以一直工作到妊娠晚期。但是怀孕也不可能对工作没有半点儿影响，这就需要准妈妈要好好把握工作与生活的平衡，不但不能委屈了肚子里的宝宝，还要集中精力，好好工作，把怀孕给工作带来的不良影响降到最低。

何时公布怀孕消息

如果你计划宝宝出生后，自己就退到幕后，做一个全职妈妈，那就要提前告诉你的老板，以便让他有充分的时间寻找合适的人选接替你的工作，避免因为个人原因耽误公司的工作。这是职场人士应该具备的基本素质。如果你打算在分娩后，稍作调养，就回到工作岗位上继续工作，你怀孕的消息何时告知部门领导就变成一个很具策略的问题了。

如果你的老板对孕妇的工作能力持怀疑态度，你怀孕的消息不但不能告诉他，连你的同事也不要告诉。不然，说不定哪一天你就会被"开除出局"。隐瞒怀孕消息的同时，你要尽量将工作做得更好。随着孕期推移，怀孕的事实确实无法隐瞒，你就要考虑告诉你的老板了，你可以通过坦诚沟通让他明白你的现状及你的工作热情和工作能力，他说不定能在某些方面帮助你，或者为你安排较为轻松的岗位。

很多时候，隐瞒怀孕的事实并不是一件坏事，尤其是你在公司存在竞争对手或有一个不知道体恤下属的上司的时候。但是，确实隐瞒不住的时候怎么办呢？首先做好你的工作，只有好的工作表现才是反击怀疑和歧视的最好武器。也许你的竞争对手会以你身体不适为由向上司建议将你的职务交给他人，或者你的老板以你怀孕为由找别人来取代你。但是，只要你能力突出，无人可以取代，相信他们做决定时也会有颇多顾虑。其次，如果怀孕的事已经不是个秘密了，不论是要你离开还是让你休产假，都要学会为自己争取利益。产假时间、假期薪水、补助及产后工作机会，都是利益的关键。如果一切事情都很糟糕，也不要过于勉强，工作失去了还可以再得到，但是宝宝只有一个，他才是最珍贵的财富。

兼顾工作效率和胎儿安全

很多孕妇在怀孕后还继续工作，有的是想为宝宝的到来做好经济储备；有的是借工作消磨时间，顺便锻炼身体，防止在家里过于懒散，不利于优生；有的是因为热爱工作，工作能使她们感到充实、自信。但是，准妈妈工作中不但要考虑怀孕后能否胜任工作，保证工作效率，还要考虑工作环境是否安全等要素。那么，准妈妈在工作中怎样才能做到工作效率和胎儿安全两者兼顾呢？

胎儿发育需要准妈妈供给大量的营养和血液，这在很大程度上也夺走了准妈妈的部分能量。高强度、高难度的工作，例如，长时间站立的流水线工作，需要熬夜加班的工作，都不再适合准妈妈了。如果继续从事这些工作，不但工作效率得不到保证，胎儿安全也无法保证。

如果你觉得自己目前的工作环境对胎儿健康不利，就要尽快与上司沟通，看能否调至安全性较高的工作岗位。如果实在无法调离，为了宝宝，可能就要考虑辞职了。

良好的工作环境会缓解工作给准妈妈带来的压力。工作中准妈妈要注意劳逸结合，实现工作效率和胎儿安全的"双赢"。

制订合适的产假计划

产假是指在职妇女妊娠期前后的法定休假待遇，一般从分娩前半个月至产后两个半月，在职女性享受的产假不少于3个月，少数情况例外者产假规定也有所不同。准妈妈要做好自己的产假规划。

你要明白自己想要的是什么。你是待在家里感觉舒服还是工作让你更舒服？如果不工作，以后的生活会不会变得困难？一边工作一边待产对你合适吗？与上司谈判时哪些利益是不可退让的？公司关于产假还有哪些规定？也许，只有准妈妈自己才知道多长时间的产假对自己来说最合适，考虑一下自己的能力、资本以及公司的状况，准妈妈才能确定自己想要的是什么。

你可以将你的想法、做法与请求采用书面方式一一列出。这样，不但可以避免与领导面对面交流时的手忙脚乱，他们对你的要求也一目了然，这样就省去了很多时间和精力。

休产假前主动寻找新人代替自己，参与选拔和培养新人，可以让公司看到你的诚意和为公司着想的态度。产假期间要随时与你的代替人保持联络，给予工作上帮助和指导，这体现了你敬业与负责的态度，有助于你产后顺利回归岗位。

不论你是想产后返回还是想长期离开，你都要将你对工作的热情保持到最后一刻，这体现了你良好的职业素养，你的同事和上司一定会对你刮目相看。

很多准妈妈产后会因为要带孩子而无法按时返回工作岗位，这样她们就不得不请求延长假期。有的准妈妈因为妊娠期并发症突发，需要临时休养，不得不提前休产假。这些突发事件会给没有准备的准妈妈带来很多困扰。所以，职场准妈妈最好提前为自己制订一套完善的应急计划，以备不时之用。

孕 3 月如何胎教

胎宝宝大脑发育过程

养育一个聪明健康的宝宝是每个准妈妈的心愿，想要挖掘宝宝的潜能，就要了解宝宝大脑发育的过程。在适当的阶段给予适当的刺激，才有利于挖掘宝宝的大脑潜力。

胎儿大脑原基因在受孕后第 20 天左右开始形成。

大脑沟回轮廓在孕 2 月时逐渐清晰。

孕 3 月，胎宝宝开始进入大脑发育的第一个黄金阶段，胎儿脑细胞数量以平均每分钟 25 万个的速度急剧增加。

胎儿的脑细胞在孕 4 ～ 5 月仍处在发育的黄金阶段，最初的记忆痕迹此时也开始出现。

孕 6 月，胎宝宝大脑表面出现清晰的沟回，大脑皮层结构也基本定型。此时，胎儿大脑中已经具有 140 亿个脑细胞，也就是说胎儿的大脑基本具备了一生中所有的脑细胞数量。至此，胎儿大脑发育的第一个黄金阶段结束。

孕 7 月是胎宝宝脑细胞数量最后一次增加的时期，不仅表现在数量上，还表现在体积上，脑细胞的质量在这个阶段也已确定，对孩子的智商影响最大。

胎宝宝的大脑皮层在孕8月更为发达，此时，脑部表层的沟回已经完全形成。此后，大脑发育成熟的宝宝对刺激的反应能力也逐渐加强。

了解了胎宝宝大脑发育过程，有助于准爸妈制订科学的胎教方案，适时给予恰当的刺激，引导宝宝智力发育。

孕3月胎教方案

孕3月是宝宝脑细胞增长发育的关键时期，宝宝将来的智力水平与这个时段准妈妈的营养供给有很大的关系。因此，营养胎教是这个时段胎教的重点，准妈妈日常生活中要保证摄入足够的蛋白质、糖类、钙、磷等各种营养元素。

孕3月，胎儿的活动频繁，准妈妈要在身体舒适的前提下，通过运动、抚摸等方式给胎儿以良性刺激。雌激素的大量分泌，胎儿的成长会给准妈妈带来身体上的各种变化，腹部隆起，体态臃肿，色素沉着，妊娠斑出现等，用心打扮自己，不仅可以使准妈妈拥有漂亮的仪表，同样还有助于胎教。

音乐胎教:《渔樵问答》

《渔樵问答》是一首古琴曲，现存谱初见于明代，为中国古代十大名曲之一。此曲在历代传谱中，有30多种版本，有的还附有歌词。乐曲通过渔樵在青山绿水间自得其乐的情趣，表达出对追逐名利者的鄙弃。

乐曲开始曲调悠然自得，表现出一种飘逸洒脱的格调，上下句的呼应造成渔樵对答的情趣。主题音调的变化发展，并不断加入新的音调，加之滚拂技法的使用，至第7段形成高潮。刻画出隐士豪放不羁、潇洒自得的情状。其中运用泼刺和三弹的技法造成的强烈音响，应和着切分的节奏，使人感到高山巍巍，樵夫咚咚的斧伐声。第一段末呈现的主题音调经过移位，变化重复贯穿于全曲，给人留下深刻的印象……此曲有一定的隐逸色彩，能引起人们对渔樵生活的向往，《渔樵问答》一曲是几千年文化的沉淀。"青山依旧在，几度夕阳红"，尘世间万般滞重，在《渔樵问答》飘逸潇洒的旋律中烟消云散，这种境界令人叹服。

准妈妈可以在这首经典古曲的琴音当中，缓缓地飘到那青山绿水之间，带着胎宝宝一起体味乐曲当中所表现出来的怡然自得，飘逸洒脱。

这里再介绍一些其他适合做胎教的民族乐器曲目：

（1）古琴。古琴是中华民族最早的弹弦乐器，是中华民族传统文化之瑰宝，具有意境深远、婉转悠扬的艺术特点。

推荐曲目：《渔樵问答》《渔舟唱晚》。

（2）二胡。二胡又名胡琴，唐代已出现，已成为我国最具魅力的拉弦乐器，二胡的显现形式多端，既适宜表现深沉、悲凄的内容，也能描写气势壮观的意境。

推荐曲目：《良宵》《江河水》。

（3）笛子。笛子是典型的中国民族乐器，笛子的表现力十分丰富，可演奏出连音、断音、颤音和滑音等色彩性音符，还可以表达不同的情绪，无论演奏舒缓、平和的旋律，还是演奏急促、跳跃的旋律，其独到之处；此外，笛子还擅长模仿大自然中的各种声音，把听众带入鸟语花香或高山流水的意境之中。

推荐曲目：《喜相逢》。

（4）唢呐。唢呐又名喇叭，小唢呐又称海笛，是我国历史悠久、流行广泛、技巧丰富、表现力较强的民间吹管乐器，它具有发音开朗豪放，高亢嘹亮，刚中有柔，柔中有刚的特点，深受广大人民喜爱和欢迎的民族乐器之一。

推荐曲目：《百鸟朝凤》。

这阶段还须关注的事

荒诞不经的梦

孕期激素分泌旺盛不但使准妈妈白天呕吐不止、昏昏欲睡，就是夜里也会使准妈妈不得安生。很多准妈妈夜里做梦频繁，而且梦境与平时大不相同。

怀孕阶段做的梦，很多都与你在怀孕阶段的心理有关，所谓"日有所思，夜有所梦"。怀孕早期，一个小生命母体子宫内安家，慢慢生长发育，这就是很多准妈妈在孕早期梦到种子、水、果实等有生命象征意义的东西的原因。有的准妈妈由于过于担心流产，常常会梦到自己没有怀孕或者宝宝走失。怀孕晚期，很多担心宝宝健康的准妈妈会经常做与宝宝和身边的亲人有关的噩梦。这些准妈妈心里无法消除的顾虑往往会在梦中得以体现，这也是孕期做梦与平时做梦内容相差太大的原因。

梦境鲜活逼真则与睡眠质量有关。怀孕后，害喜严重与排尿频繁使准妈妈很难获得充足难以进入深度睡眠，睡眠时间也得不到保障。很多时候她们无法安然入睡，睡着的时候由于激素的影响，神经也处于高度紧张的状态，这就导致她们不但做梦频繁，梦境也更荒诞。夜里常醒因而对梦境记忆深刻，造成逼真的假象。白天的任何风吹草动都可能在梦里出现，还可能会无限夸张、放大。

对此我们可以一笑置之，梦境毕竟不是现实，准妈妈千万不要让不愉快的梦境影响自己的情绪、饮食和休息。要知道，孕期做梦是潜意识情绪的一种反应，根本不必放在心上。同时，准妈妈还可以通过运动、饮食和心理咨询等来调节自己的精神状态，调高睡眠质量。

此外，准爸爸也要对准妈妈多加鼓励和支持，不但要照顾好准妈妈，当她出现心理困惑时要及时给予开导。

性生活改变

很多女性怀孕后，很多生活习惯会随身体变化而改变，而性生活也在其中。了解性生活改变的主要原因，有助于享受安全的孕期性生活和提高性生活的质量。

身体与性器官改变是引起孕期性生活改变的主要原因。准妈妈腹部隆起，脸上色素沉着，使得准爸爸在心理上很长时间难以接受妻子的这些变化，而准妈妈对自己的容貌产生的担心丝毫不比准爸爸少，再加上担心性生活会给胎儿带来不利，这就使得很多准爸妈在性生活上缩手缩脚。其实这些都是表面的变化，这些原因都不应该成为孕期性生活不能尽兴的理由。

怀孕时期，基于宝宝生长发育及将来分娩、哺育的需要，女性的身体会发生很大的变化，例如乳房增大、腰身变粗、腹部隆起、阴道分泌物增多等，这些变化有的会给性生活带来不便，有的却有助于提高性生活质量。像乳房增大，阴道分泌物增多，更能使准妈妈在性生活中享受到与平时不一样的感觉，也更容易快速达到高潮。阴道充血肿胀，使得准爸爸在性生活中也会觉得阴道变窄，更能给人带来快感。

很多准爸妈认为孕期性生活会导致阴道出血，而阴道出血可能就是流产前兆。其实不然，性交出血要及时请医生查看，是子宫内出血还是子宫颈血管破裂出血。但是，一般情况下，孕妇孕期性生活后阴道少量出血属于正常现象，它是子宫颈部的微血管受到摩擦破裂引起的，不会造成流产，所以不必担心。此外，采用插入较浅的性交姿势，可以减少流血发生的概率，例如，准爸爸可采用后侧位姿势，避免阴茎插入过深，也能很快达到高潮。

很多准妈妈认为怀孕后的自己已经在丈夫眼里失去了魅力，她们开始变得没有自信，有时还会刻意压抑自己的性欲。其实，怀孕在很大程度上，也使准妈妈变得更性感，挺立浑圆的乳房，不论是外观还是触感，都更能带动丈夫的情欲，乳房上大量的血管和腺体，在怀孕期间也变得更加敏感，使准妈妈对乳房的触摸反应更为强烈，这些都有利于减轻性生活时由于身体变化带来的不适感，增进性生活的情趣。

怀孕前期，准妈妈早孕反应严重，而胎儿也处于流产发生的高峰期，这个时候的性生活由于身体和心理原因都很难实现完美。所以，准爸妈应尽量克制自己的性欲，以保母婴平安。孕晚期是胎儿瓜熟蒂落的时期，也是准妈妈身体活动极度不便的时期，此时性生活导致流产和胎儿受伤的概率较大，准爸妈也应节制性生活。怀孕中期，准妈妈身体和心理压力都较小，准爸妈此时只要消除不必要的顾虑，选择安全的性交方式，就可尽情按照自己的意愿享受融洽的夫妻生活。

准爸爸担子重

在迎接小生命到来的日子里，准爸爸也会有自己的任务。分担孕期责任，照顾准妈妈是准爸爸的主要任务。

学会应付焦虑

准妈妈有焦虑，准爸爸也会有，对经济和未来生活状况的担忧是准爸爸焦虑的根源。但是，准爸爸要知道，成为爸爸是人生中最重要的大事之一。准爸爸迎接宝宝到来的积极态度，对准妈妈和宝宝来说都是一种莫大的支持。准爸爸还要帮助准妈妈一起应对焦虑，坦诚地交流和讨论，有助于帮助妻子渡过心理难关。另外，准爸爸多看一些有关孕期知识的书籍，可以减少妻子很多不必要焦虑。

每日呵护

准妈妈需要特别的照顾，戒烟戒酒或者避免在准妈妈面前吸烟都是准爸爸爱妻子、爱宝宝的体现。为准妈妈按摩，陪准妈妈一起运动、胎教、购置宝宝用品都可以增加准妈妈的幸福感。准爸爸在性生活中尤其要多加注意，既不能因为妻子日益隆起的腹部而产生排斥、抗拒或遗弃感，让妻子产生心理负担；也不可因为自己"性"致勃勃，就不顾妻子的感受，贸然进行性生活。准爸爸不但要善于满足自己和妻子的性要求，还应该抱着积极、乐观的态度正确经营孕期性生活。

应付突发事件

在怀孕过程中，如果发生突发事件，准爸爸必须头脑冷静、积极应对。对妻子意想不到的情感反应和身体不适，准爸爸不但要善于发现和安慰，还要能机动灵活地做出正确的判断。

充分利用时间，加强与宝宝的交流

在胎儿身上花费的时间越多，宝宝出生后和父亲的关系就越密切。即使准爸爸每天都很忙碌，也要挤出时间，加强和宝宝的交流沟通。和妻子一起进行胎教，倾听宝宝心跳，为宝宝朗读优美的散文，为准妈妈按摩肚子等都是准爸爸和宝宝进行交流沟通的方式。

出生缺陷筛查

每个妈妈都希望拥有一个聪明健康的宝宝，但是，缺陷宝宝一直以一定的比例存在也是不争的事实。为了了解自己的宝宝是否患有某种缺陷，准爸妈可以在宝宝出生前用高科技产检技术，预先得知宝宝是否健康。如果宝宝不幸有缺陷，还可得知导致缺陷的原因及缺陷程度，以便准爸妈在取舍上做出选择。虽然很多产检技术不会给孕妇和胎儿带来伤害，但是很多项目需要重复检查，有的项目还存在误差，这些都会给孕妇及其家庭带来很大的精神负担。所以，如果准妈妈一定要选择适合自己的缺陷筛查。下面介绍几种最常见的缺陷筛查。

甲型胎儿蛋白检查

甲型胎儿蛋白检查又称 AFP 检查，AFP 是胎儿肝脏分泌的一种蛋白质，通过血液循环它会流入孕妇血液中。如果孕妇血液中 AFP 含量过高，那么胎儿就可能有神经管缺陷，具体包括脊柱裂和无脑畸形等病变。如果孕妇血液中 AFP 含量过低，胎儿则可能患有唐氏综合征或其他染色体缺陷。

AFP 检查测出唐氏综合征的准确度为 60%～65%，测出神经管缺陷的准确度在 85% 左右。但是，对于怀双胞胎和多胞胎的准妈妈来说，这项检测结果就没有任何意义了。此外，检查结果还有可能出现误差，多次复查后可能会排除胎儿缺陷的可能，这对于孕妇及其家庭来说，无疑是一场精神上的折磨。但是，对于那些有家族遗传病史或者生育过缺陷宝宝的准妈妈来说，这项检查还是很有必要的。

AFP 检查一般在怀孕第 16～18 周进行，检查时只需从孕妇手臂上抽取少量的血液，不会给母体和胎儿造成任何危害。检查结果会在一周之后出来，这对担心宝宝健康的准爸妈来说，一周的等待无疑是一种煎熬，这就是很多准妈妈不敢做检查的原因。有的人认为，AFP 检查存在相当大的误差，做这种检查实在是一种折磨，而且似乎没有必要。但是，如果宝宝真的存在缺陷，出生之后一切都无法逆转，现在的痛苦跟以后的不幸相比，哪个更让人难以接受呢？

羊膜穿刺术

羊膜穿刺术通过羊膜穿刺取样，获得大量有关胎儿基因、染色体状况及胎儿是否异常的信息。但是，羊膜穿刺术被很多人归类为高风险检查的一种。因为，这项检查必须采集一定量的羊水，医生先将腹部皮肤消毒，麻醉，再用超声波寻找、确定羊水囊的位置，

经腹壁羊膜穿刺术

在经腹壁羊膜穿刺术中，从胎儿周围的羊膜囊内抽出少量羊水样本。医生用超声定位以避开胎儿、胎盘和脐带。羊水中含有胎儿的细胞，可以用来检测多种病症，如染色体异常和开放性的神经管缺陷。

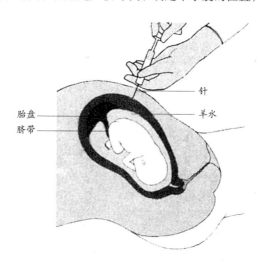

针
羊水
胎盘
脐带

避开胎儿和胎盘，将采样针经腹部刺入子宫抽取羊水，进行检查分析。整个手术虽然只需要 5 ~ 10 分钟，孕妇也很少会感到疼痛。但是，手术可能有 5‰的概率导致流产。此外，虽然误刺的风险在很大程度上已经降低，但是，伤及胎儿器官、胎盘与脐带的现象仍然存在，而此项手术的风险系数很大程度上也与医生的临床经验有关。所以，在决定进行羊膜穿刺术之前，要事先打听医生的技术、口碑，仔细权衡利弊，再做决定。

也并不是所有的孕妇都需要做羊膜穿刺术，通常，具有以下情况的孕妇，医生才会建议进行这项手术：

1. 高龄孕妇，即 35 岁以后怀孕、生育的。

2. 有过染色体异常和先天缺陷胎儿生育史的孕妇。比如，生育过唐氏儿或脊柱缺陷儿的孕妇。

3. 有过新陈代谢疾病胎儿生育史的孕妇。

4. 夫妻双方任一方有家族先天患生育史的孕妇。

5. 夫妻双方任一方有遗传疾病或先天缺陷的孕妇。

6. 经过检查发现胎儿可能患有唐氏综合征或者严重的足以致命的基因缺陷的孕妇。

7. 体内 AFP 含量无端持续偏高的孕妇。

8. 有引产打算的孕妇。医生通常要利用羊膜穿刺术检测胎儿的发育成熟度，以权衡提前引产和自然分娩的风险系数。

羊膜穿刺术一般在妊娠第 16 ~ 18 周进行，因为这时羊膜已经发育完整，还有足够的羊水可供取样。一般来说，有关染色体和胎儿性别方面的结果，手术后 1 ~ 2 周会出来，而新陈代谢疾病方面的结果仅需 24 小时就可以得知。

绒毛膜采样

羊膜穿刺术必须在妊娠第 16 周后才能实施，检查结果也要等1 ~ 2 周后才可以出来，万一胎儿异常需要终止妊娠，孕妇必须住院接受引产手术。但是，此时胎儿已经 5 个月了，引产手术会给孕妇身心都造成极大的伤害。如果想早日获得胎儿的基因信息，就需要做胎儿绒毛膜采样检查。

胎儿绒毛膜采样检查，通过采集一定的胎盘绒毛组织，进行分析检查，获取胎儿遗传信息。绒毛是构成胎盘的基本单位，由受精卵细胞分化形成的滋养层细胞发育而成，因此，通过分析绒毛基因组成及染色体构造情况，就可以预知胎儿的各种遗传基因。

目前，绒毛膜采样检查大致包括腹部穿刺法和子宫颈穿刺法两种。腹部穿刺法与羊膜穿刺术类似，是在超声波引导下，将采样针从腹部刺入子宫，从绒毛膜中采集少量环绕在胎儿四周的组织，进行分析。子宫颈穿刺法是在超声波引导下，将导管经阴道、子宫颈口插入子宫胎盘形成处，采集部分组织进行分析。初步分析结果48小时就可得知，但是大概需要一周才会有确定结果。

绒毛膜采样可以在怀孕第 8 ~ 12 周做，还可以获得更准确的胎儿基因信息。但是，绒毛膜采样导致流产的可能性约为 3%，采样时有时还会造成孕妇阴道出血和痉挛。很多孕妇采样后需要花费一天甚至更长的时间身体才能恢复正常。较高的流产率加上采样结果不可避免的误差，越来越多的医生不再建议孕妇进行这项检查，

绒毛膜取样

在绒毛膜取样中，一根细导管通过阴道插入子宫（另一种方式是将一根空心针经腹部插入子宫）。连在导管上的注射器回抽，抽取少量组织样本，包括胎盘上的绒毛膜（小的指状突出物）。导管或针的刺入方位由超声定位。阴道用扩阴器张开。

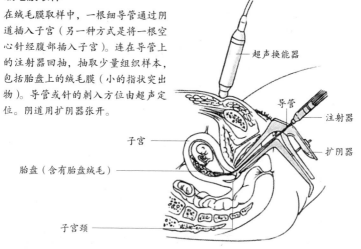

超声换能器

导管

注射器

扩阴器

子宫

胎盘（含有胎盘绒毛）

子宫颈

而倾向于再多等几个星期做羊膜穿刺术。

但是夫妻双方任一方患有血友病、肌肉萎缩症、贫血等疾病时，胎儿遗传的概率也较高，这种情况下，孕妇做绒毛采样检查显然是一个不错的选择。

孕 3 月的运动

孕 3 月运动注意事项

怀孕第 3 个月，准妈妈已经过了妊娠反应最强烈的时期，身体各方面功能也都逐渐恢复正常。准妈妈此时可在专家指导下进行一些安全、舒缓的运动，例如太极拳、散步等，如果感觉身体不太好，准妈妈也不要勉强运动，运动的时候还要注意以下有关事项。

准妈妈室外运动时要选择合适的天气和理想的运动地点，天气太热、太冷都不适宜运动，运动时尽可能去草木茂盛、安静、空气清新的绿地和公园。进行室内运动，要保持空气流通。运动时衣着宽松舒适，鞋子以合脚的平底鞋为宜。早上人群拥挤，下午 4 ~ 7 点是大气污染相对严重的阶段，准妈妈要避免在这段时间内外出锻炼。

准妈妈在运动时要采用正确的运动方法和姿势，运动过程中一旦有不适感，应立即停止锻炼。很多准妈妈运动时都会有气短、疲劳、心悸等症状，这些症状一般稍事休息，就可以缓解。但是，一旦准妈妈出现破水、出血、眩晕、后背疼痛等症状，应立即就医。

准妈妈运动时要注意循序渐进，不要过度运动和长时间运动，以免感觉疲劳，不利于胎儿发育，严重的还可能导致流产。准妈妈每天运动 30 ~ 60 分钟为宜。

运动后沐浴既可缓解疲劳，又有利于保持良好的生理卫生。但是，沐浴时应注意保暖，避免着凉，但是水温亦不可太高，采用淋浴的方式最好。

门厅体操

如果住宅位于环境优美、风景秀丽的近郊，家中又有开阔的门厅，宽大的落地窗，可以看到窗外的美景，准妈妈可以把门窗全部打开，让自己的视野变得更开阔，呼吸来自大自然的新鲜空气，伴随着轻松的音乐，做些动作柔和的体操，这种体操被称为"门厅体操"。它不仅可以帮助消耗体内多余的脂肪，强化准妈妈的心肺功能，还可以增强分娩耐力，预防妊娠期高血压等多种并发症。下面是几套简单的体操动作。

1. 增强骨盆和腰肌弹性运动：首先，孕妇采取仰卧姿势平躺在床上，双手自然伸直，放在身体两侧，右腿屈膝，脚掌向下平放在床上，膝盖慢慢右倾至最低点，保持脚掌平放在床上，然后慢慢将膝盖收回。左腿屈膝左倾，其他要领如同右腿。然后，双腿屈膝并拢，缓慢地由节奏地用膝盖画半圆，带动大小腿左右摆动，保持双肩紧靠在床上。每天早晚可各做 1 次，每次 3 分钟。

2. 强健腹背肌运动：首先，盘膝而坐，背部自然挺直，双手轻搭在膝盖上，平静心情，调整呼吸节奏，每呼吸一次，双手按压膝盖一次，如此反复。按压时，要手腕用力，适应后，一点点儿加力，让膝盖尽量贴近床面。每天早晚可各做 1 次，每次 3 分钟。

3. 增加会阴弹性运动：全身放松，身体靠在某个支撑物上，调整呼吸，长吸一口气，并以中断排尿的方式用力收缩肛门，将会阴部位上提，憋气保持片刻后，呼气放松。重复做 10 ~ 15 次。

4. 强健踝关节运动：身体靠在某个支撑物上，保持背部挺直，双手比较自由，可以自然下垂放在身体两侧，也可扶着支撑物，腿与地面垂直，脚掌着地。然后，绷直脚背，脚尖向下压，使膝盖、脚踝和脚背成一条直线，双腿交替做这个动作，重复 10 ~ 15 次。

不宜运动的准妈妈

患有严重心脏病、高血压或泌尿系统疾病的准妈妈不宜运动。因为血压不稳、心跳异常者运动时极易出现危险。

有过流产史，或有流产、早产先兆的准妈妈也不适合做运动。

有过死胎史、双胎史或者怀有双胞胎、多胞胎的准妈妈不宜随意运动。

生殖器官或胎儿出现异常的准妈妈，例如阴道流血、韧带松弛、胎盘前置、羊水过多、子宫颈口张开等，也不适于运动。这种情况不但要及时就医，还要精心休养。等身体恢复正常，也要经过医生许可方可做少量运动。

孕 3 月美食推荐

糖醋白菜

原料：大白菜 250 克，胡萝卜 2 根，花生油、糖、盐、醋、香油适量。

做法：

（1）大白菜洗净切条，加盐腌 20 分钟，挤掉腌出的白菜汁。

（2）胡萝卜洗净切丝，放入开水中焯一下，捞出沥干水分；将白菜条和胡萝卜丝拌匀。

（3）炒锅烧热，加入少许花生油，油热后，加醋，再加糖熬成稍微黏稠的糖浆，冷却后，浇在白菜条和萝卜丝上，加盐调味，使用前淋入少许香油。

功效：白菜中含有丰富的维生素、纤维素、矿物质、碳水化合物，可以帮助孕妇增加食欲、补充营养。另外，此菜做法灵活，可以选择自己喜欢的食材，采用此种工艺，做成各种菜肴。例如糖醋胡萝卜、糖醋红萝卜等。

虾米烩腐竹

原料：腐竹 150 克，黄瓜、冬笋各 50 克，海米、葱、姜、盐、香油适量。

做法：

（1）黄瓜、冬笋洗净切片。腐竹泡发切段，在开水中烫熟，沥干水分，凉凉。海米泡发洗净；葱姜洗净切丝。

（2）将腐竹、黄瓜、冬笋、海米、葱姜丝放入碗中，加盐调味，食用前淋入少许香油。

功效：豆制品易被人体消化吸收，适宜孕妇食用。

咖喱牛肉土豆丝

原料：牛肉500克，土豆250克，咖喱粉、花生油、料酒、酱油、盐、葱、姜适量。

做法：

（1）牛肉洗净逆着纹理切成丝，用酱油、料酒腌制；土豆洗净去皮切丝；葱姜洗净切丝。

（2）炒锅烧热，加入少许花生油，油热后，放入葱姜丝炒香，再放入牛肉丝翻炒。半熟后，放入土豆丝继续翻炒。加酱油、盐、咖喱粉调味，翻炒均匀，出锅装盘即可。

功效：牛肉富含铁、维生素 B_2、烟酸等营养元素，是孕期补铁的食疗佳品。

猪腰核桃汤

原料：猪腰两个，核桃仁100克，红枣10枚，盐适量。

做法：

（1）猪腰洗净，去膜去筋，切片，用花椒水浸泡可以帮助去除臊味；红枣洗净去核，剖成两半；核桃仁洗净备用。

（2）锅内加入适量清水，将猪腰、核桃仁、红枣放入锅内，大火烧开，转小火炖2个小时，加盐调味，即可食用。

功效：祛虚补肾、健脾养胃。孕妇常吃核桃有助于胎儿脑细胞发育，猪腰滋阴养肾，可以增强肾脏功能。

鸡蛋阿胶粥

原料：鸡蛋4枚，糯米150克，阿胶1两，盐、猪油适量。

做法：

（1）糯米淘洗干净，用清水浸泡1个小时。鸡蛋打入碗内，搅成蛋液，备用。

（2）锅内加入适量清水，水开后，加入糯米，大火煮开，转小火熬至黏稠，放入阿胶，淋入蛋液，加入猪油、盐调味。再次煮沸后即可食用。

功效：安胎补血，适用于妊娠期胎动不安、腹部不适的孕妇。

第四章
孕4月：舒服多了

身心上的可能转变

体能增强，精神状况转好

孕4月，早孕反应逐渐消失，食欲和胃口都恢复了，大部分孕妇会觉得自己的生理和心理状态正逐渐恢复正常，体能渐渐恢复并有所增强，充满了活力。甚至还有不少的孕妇觉得自己的体能好像比没有怀孕时还要好。其实，这可能是因为前3个月，孕妇被强烈的早孕反应折磨，吃了不少苦，体能消耗也相当大。此时略有好转，孕妇很容易就会在心理上产生体能大增、精神百倍的错觉。

对大多数孕妇来说，体能和精神状况恢复到怀孕前的水平，并不是一朝一夕的事情。所以孕妇不要认为自己还和以前一样甚至比以前还要强壮，就不顾事实，做起能力之外的事情来。这一时期，孕妇做事一定要量力而行，凡事尽力就好，不可争强好胜，毕竟腹中还有一个3个多月大的宝宝呢。

此外，有关的医学研究表明，孕妇所吸收的营养，在本能上遵从胎儿优先的原则。即便你的身体充满了能量，也要首先为胎儿消耗做好充足准备，再考虑消耗剩余的体力做些力所能及的活。

尿频缓解，白带增多

孕4月，孕妇的子宫已经开始渐渐上移，不再直接压迫膀胱了。因此，之前尿频的现象也会有所缓解。但是，妊娠期最后2个月，由于子宫逐渐增大，再加上胎儿的体重日益增加，地心引力造成子宫位置下移，子宫会再次压迫膀胱。因此，尿频会再次困扰准妈妈的生活。

怀孕期间孕激素和阴道血流量增加，阴道分泌的白带也会随之增多，这也是让阴道为分娩提前做好准备。

怀孕期间的白带增多，与月经来临前有点儿类似，只是孕期白带量更多，持续时间更久一些。很多孕妇每天要更换好几次内裤或卫生护垫，才能更好地保持阴部干爽和舒适。一般情况下，孕期白带增多是正常现象，但是也有部分是阴道感染引起的。假如你发现白带黏稠或是成奶酪状，颜色异常，有异味，或者阴部瘙痒有烧灼感，就应该及时到医院接受专业检查，确认阴道是否被细菌感染。

霉菌中的念珠菌是常见的引发阴道感染的病毒，它一般是由不良的饮食习惯、压力、激素分泌改变、体内残留抗生素等情况引起的。怀孕时，雌激素分泌持续增加，阴道黏膜细胞含糖浓度较高，阴道对病毒的抵抗力降低，比平常更容易被念珠菌感染。一旦感染，阴道就会出现红肿、瘙痒、分泌物异常等现象。一般情况下，医生开的口服药或阴道用药就可治愈，但也不是所有的药物对孕妇都是安全的。假如你怀疑被感染了，就要及时就诊，向医生咨询恰当的治疗方法。念珠菌感染在治愈后还有可能复发，基本不会影响胎儿发育，但是分娩时可能会感染胎儿。

实际上，孕妇可以采取一些预防措施，降低阴道被念珠菌感染的概率和程度。例如，在饮食中不要摄入过多精制糖，要多食用富含活性乳酸菌的食物，像酸奶、乳酸菌片等。在洗澡时尽量采用淋浴的方法，用流水将阴道口的分泌物冲洗干净。同时，要尽量避免使用对阴道组织有刺激性的护理液。一旦发现被感染，要穿宽松的棉质内裤，不要穿紧身的牛仔裤、美体裤等。

另外一种比较常见的阴道感染是阴道滴虫病，大多通过性交传播。如果孕妇感染了阴道滴虫病，白带会呈黄绿色，且有腥臭味儿。

但是也不必过于担心，这种疾病不会传染给胎儿，而且口服药或阴道用药就可以治愈。但是丈夫也要同时口服药，避免再次互相传染。

引发阴道感染的细菌还有很多种，不可掉以轻心，孕妇一旦发现白带异常，就要及时就诊，否则不但影响自己健康，还有可能传染给胎儿，影响胎儿发育。

常常感到身体发热

怀孕中期，许多孕妇常常会感到身体发热，像有一团火在燃烧；以前不爱出汗的自己在怀孕之后经常流汗，而且流汗量还很多；在冬天里比别人穿得少，也不会觉得冷；晚上睡觉时也常常会觉得燥热，想把被子踢掉。这些都是孕妇正常的生理现象。

女性怀孕以后，基础体温会升高。一般来说，孕妇基础体温比平时升高 0.5℃左右，身体不会有其他异常反应。这是因为孕妇体内一直不停地分泌着孕激素，就像一架机器超负荷快速运转一样，身体因为激素分泌时间过长，而开始发热。因此，与平常相比，孕妇的体温会高出 1℃左右，而身体需要通过排汗的方式来加速冷却。

体温升高，让人感觉燥热，可以适当减少衣物散热。但是孕妇不要穿得太薄引起感冒，或者吃很多凉性食品如冰淇淋等降温，造成肠胃不适。医生建议最好多喝水，帮助排汗降温。另外，孕妇最好选择棉质衣服，透气性好，吸汗效果也不错，易于散热。选择易穿易脱的开衫，比较方便。为了避免因出汗带来的异味和不适，孕妇要经常洗澡，经常更换内衣裤。

但是，孕妇也要注意孕期体温变化，如果体温忽高忽低，可能是孕激素不足的体现。特别是怀孕早期，体温急剧变化应该及时去医院检查。有些孕妇进入孕中期，体温恢复到正常水平并且保持稳定，也是正常现象。

牙龈变得敏感

怀孕期间，孕激素分泌增加，还对口腔黏膜产生了影响。孕妇口水增加，牙龈也变得比较敏感，还会出现肿胀、变软的情况，刷牙时经常出血，你可能是患了孕期牙龈炎。这时，孕妇最好及时做一次全面、专业的牙科检查，牙医可能会建议你使用抗过敏或是防治牙周病的牙膏，减少牙龈出血的次数。医生也可能会建议孕妇洗牙、做牙齿 X 光检查，不要担心，这些都不会危害胎儿健康。但是在用药时，一定要告诉医生自己怀孕了，以免服用了对孕妇有副作用的药物。

孕妇还可以采取以下措施减少牙龈出血次数：

1. 多摄入维生素 C 含量丰富的蔬菜和水果，或者吃些维生素含片。此外，含有丰富钙质的食物对牙齿的健康也很有帮助。要少吃粘牙的甜品或糖果。

2. 饭后立即刷牙。要选用短软毛的牙刷，顺牙缝轻轻刷牙，清除食物残渣，尽量不碰伤牙龈。

3. 可以经常使用具有杀菌功效的漱口水，保持口腔和牙齿的清洁。

如果孕妇得了牙龈炎，可以使用以下方法消炎：用棉签或软毛刷蘸取浓度为 3% 的过氧化氢，轻涂牙根处，有气泡形成时，用淡盐水漱口。然后用浓度为 2% 的碘伏，涂抹牙根。每日 3 次，直至炎症消失为止。

如果牙龈继续出血，应及早到正规口腔医院诊治。治疗首先要去除一切局部刺激因素，如牙石、菌斑等，尽量避免使用抗生素等消炎药，影响胎儿。如果牙龈边缘长了一些体积较大，妨碍进食的妊娠性龈瘤，则可手术切除。手术时间应尽量选择在妊娠第 4 ~ 6 个月，切除深度应达骨面，包括骨膜，以免复发。若能在妊娠初期及时治疗原有的牙龈炎，并控制牙菌斑再生，就可有效预防妊娠期牙龈炎。

出现眩晕感

怀孕中期，或是临近中期时，孕妇有时候可能会觉得头晕目眩，感到虚弱，这也是正常的怀孕反应。一般来说，只要眩晕发生的次数不多、程度也不深，就不会影响孕妇及胎儿的健康。怀孕时出现的眩晕感，主要是由胎儿和孕妇脑部争抢血液供应造成的。假如孕妇原本坐着或者躺着，猛地站起来，地心引力的作用会将孕妇头部血液快速输送到下体，导致循环系统短时间内无法给脑部补充足够的血液，造成脑部暂时缺血，孕妇自然就会感到头晕目眩。

但是，如果孕妇出现一些严重的、需要立即治疗的头晕目眩症状，也很有可能是由血糖过低、贫血，或红细胞少，携氧量不足，脑部缺氧引起的。如果眩晕频率很高，情况很严重，就要及时检查，尽早找出原因，针对病症及时治疗，确保孕妇和胎儿健康。

孕妇饮食要有规律，少食多餐。早餐可以多吃些牛奶、鸡蛋、肉粥、蛋糕等高蛋白和高碳水化合物的食物，此外，还可随身携带些饼干、糖块和水果等小零食，一旦出现低血糖症状，立即食用，缓解血糖过低引发的头晕症状。

按时做产检，以便医生清楚掌握孕妇的健康状况。定期测量血压和血液中的铁含量，防止出现缺铁性贫血。

变换姿势时，动作要轻缓，不可太猛烈，以免造成脑部供血不足。

一旦感到头晕，应马上停止一切活动，或坐或躺，最好能平躺并抬高脚部，加速血液回流至大脑，减轻头晕症状。

性欲开始觉醒

孕4月时，胎盘已经完全形成，胎儿的器官也已基本成形，羊水也比较丰富，胎儿在充足的羊水中可以自由自在地活动。这时已经进入妊娠稳定期，流产的概率比初期小了很多。当强烈的早孕反应逐渐消失，体力得到恢复，工作效率重新得到提高，一切都恢复正常时，孕妇压抑许久的性欲或许已经开始觉醒了，这时的性生活肯定会有久旱逢甘霖般的快乐。如果是准妈妈采取主动，准爸爸会觉得充满新鲜感，再加上此时完全不用顾虑意外怀孕，享受到的兴奋和快感比怀孕之前要强烈得多。尽情享受性生活带来的幸福和快乐也可以使孕妇心情愉悦，也有助于胎儿健康发育。但是，怀孕中期性生活需要注意以下几个方面：

采用合适的性交体位

孕中期，孕妇腹部日益隆起，如果采用传统的男上女下的性交方式会有所不便，可以选用面对背式的侧卧位，以免压到孕妇的肚子，对胎儿造成不良影响。另外，也可以采用前侧位、前坐位、上坐位和后背位等性交体位。要特别注意的是，动作不要过分激烈。

避免流产

由于性高潮容易引起孕妇子宫收缩，有可能会导致流产，因此准爸妈在性生活时一定要注意自我节制。不要刺激乳房等敏感部位，避免引起宫缩。性生活前，丈夫要清洗外生殖器，去除包皮垢，以免引发孕妇阴道炎症，更要避免子宫内感染，造成难以挽回的后果。

怀孕期间适当的性生活不仅可以增进夫妻感情，也有利于孕妇放松心情。但是这也要依孕妇身体和心理状态的调整状况而定。准爸妈还可以请教医生，听取专业的建议，不可盲目解放性生活，以免造成不良后果。性生活不仅只包括性交，还包括拥抱、亲吻等方式。怀孕期间，应鼓励非插入式性生活，不仅可以保护孕妇，同时也有利于胎儿在子宫内生长和发育。

手心、脚心发红发干

通常情况下，女性怀孕后，新陈代谢加快，基础体温升高，孕妇不仅会面色红润，手心、脚心也会变得红润起来。但是，也有一些孕妇手心、脚心发红发干，而且感觉发烫，有时候还会发痒。如果出现这样的情况，孕妇应该及时咨询。因为部分孕妇怀孕后饮食无节制、吃饭无规律，或是过度吃零食、滥用补品和高热量食物，这些不科学的饮食方式会造成脾胃功能损伤，引起消化功能紊乱，导致血液瘀积在手心、脚心，导致干红发痒。也有部分孕妇是因为怀孕带来的不适导致食量大减，以至于不能满足孕妇及胎儿的营养需求，气血亏虚，而出现手心、脚心发热、出虚汗的现象。此外，如果孕妇患有甲亢，也会出现这些症状。

如果孕妇手心、脚心红润，并无其他不适，都是正常的生理现象，分娩后这种状况会逐渐消失。但是如果引发身体不适，就要及时就医，查明原因，对症下药。

血管粗大突起

怀孕期间，由于孕激素和血液量的增加，孕妇身上的血管变得粗大突起，一些平常无法辨识的微细血管也变得清晰可见。孕妇在分娩时，全身肌肉紧张，会导致身上多处微血管破裂，在皮肤上就表现为蜘蛛脉。

一般情况下，蜘蛛脉出现在大腿处，但是有时也会出现在面部和身体其他部位，也被称为毛细血管扩张症。蜘蛛脉比较短，最初是出现一个出血点，然后放射性扩散开来，呈蜘蛛网状，因此被称作蜘蛛脉。刚发生时往往会被忽视，等到扩大到一定程度的时候，才会引起重视。如果继续放任不管，蜘蛛脉会越来越大，越来越明显，影响美观。脚踝处的蜘蛛脉，长期发展下去，有导致脚踝静脉曲张的危险。

蜘蛛脉产后很长时间才会慢慢消失，而且也不一定会完全消失。症状轻微的淡妆就可以遮掩。血管壁扩张或破裂可能会导致跳动疼痛、瘙痒或烧灼感，如果症状严重，应该及时就诊，医生一般会采用注射的方式将其消除。

皮肤干燥、敏感

怀孕期间，许多女性会觉得皮肤瘙痒（不光是肚皮，还有大腿、小腿、脚等部位），忍不住去抓。即便是经常洗澡，个人卫生良好的孕妇也深受困扰。其实这可能是孕妇身体的某个部位的皮肤比较干燥、敏感，所以会感到瘙痒。当然也有可能是长了妊娠皮疹，不过只有大约 2% 的概率是由皮肤病导致的皮肤瘙痒。怀孕期间的瘙痒是正常的生理现象，对胎儿并没有影响，不用太担心。

预防或缓解皮肤瘙痒的方法如下：

1. 避免流汗，流汗后尽快擦干。

2. 多补充水分，防治皮肤干燥。

3. 衣着宽松舒适，尽量穿棉质吸汗的衣服。

4. 尽量避免用过热的水清洗患处，这种做法可能会加重病情。

5. 尽量少用消毒药水或肥皂等刺激皮肤或使皮肤干燥的化学清洗剂。

6. 不要大力挠痒，以免指甲刮伤皮肤，引发感染。

妊娠丘疹

大约有 2% 的孕妇，腹部、臀部、四肢等部位会长出红色斑块或皮疹，有的孕妇还会觉得奇痒无比，甚至将其抓破，给生活带来了困扰。这种丘疹是由胚胎细胞所引起的，在怀孕中后期，尤其是妊娠晚期，胎儿细胞可以侵入母体皮肤，引发孕妇皮肤疾病，医学上称此为妊娠瘙痒性荨麻疹样丘疹和斑块，像妊娠斑和黑线一样，丘疹也会在分娩后慢慢自动消失。

防治妊娠期多样性皮疹，首先要保持孕妇皮肤的洁净，经常洗浴。一旦发现皮疹，不可用手抓挠，以免抓破，导致皮肤感染。目前，治疗这种妊娠期多样性皮疹，主要服用抗组织胺类和维生素类，如扑尔敏、盐酸苯海拉明、安定及复合维生素 B 等止痒。

孕期皮肤保养

怀孕期间，大多数孕妇都会遇到各种各样的皮肤问题，孕期应该如何正确保养皮肤呢？下面是一些小窍门：

1. 尽量避免在一天中紫外线最强的 11 ～ 15 时在户外活动。户外活动时，尽量待在阴凉处，戴上能够将脸遮住的宽沿帽子，穿长袖衫，携带遮阳伞。可选涂一些防晒指数不超过 15 的防晒保湿乳液。虽然说 SPF 值越高，防晒效果越好，但 SPF 值越高，对皮肤的刺激性越强，容易导致肌肤干燥。所以建议准妈妈选择 SPF 值低一点儿、刺激性小一些的防晒产品。另外，防晒产品用新不用旧，减少过期产品对肌肤刺激。

2. 尽量避免使用含有香精或酒精成分的保养品，因为这些化学物质不仅会刺激肌肤，还会降低皮肤对紫外线的防御能力。

3. 为抑制黑色素细胞活性，孕妇每天应摄取充足的维生素。

4. 改善、保养肤质的第一步就是保湿。孕妇可以喝大量的水或是通过增加空气湿度的方式，来缓解怀孕时的皮肤干燥。

5. 尽量避免使用磨砂膏等清洁产品，减少对皮肤的刺激。容易皮肤瘙痒的孕妇，可以在洗澡水里加一杯玉米淀粉和半杯小苏打泡澡，可以有效缓解皮肤瘙痒。

孕期头发保养和护理

怀孕期间，准妈妈在保养皮肤的同时，不要忘记头发的护理。

洗发

如果孕妇头发过于油腻，那是因为孕激素刺激毛囊下的皮脂腺分泌出过多的油脂，这些油脂沿毛发鳞片移动，使整根头发都像浸透了油一样。这时要选用去脂能力强的洗发水，还要注意洗头要勤，梳头要少，因为这样可以减少油脂，或减慢油脂在毛发上的移动速度，保持头发的清洁。如果孕妇的头发比较干枯，容易产生静电，到处乱飞，那是因为头发缺乏蛋白质和油脂，如果使用能给头发补充蛋白质营养的成分温和的洗发水和护发素，情况会得以改善。孕妇也可以试用热油疗法来护理，建议每周使用一次头发营养剂，让头发变得柔软有弹性。适当减少洗发次数，避免洗去太多起滋润作用的油脂。还可使用发乳或者发蜡定型，以免静电导致头发"爆炸"。

由于此时孕妇的皮肤十分敏感，为了防止洗发水刺激头皮，影响胎儿健康，孕妇要选择适合自己发质且比较温和的洗发水。怀孕前用什么牌子的洗发水，如果怀孕后发质发生太大变化，最好继续使用，以免突然换用其他品牌的洗发水，引起皮肤不适应，导致过敏。

洗头时用指尖轻轻按摩头皮，促进头皮血液循环，不要用尖利的指甲抓头皮，防止头皮破损感染。

护发

头发洗净后，一定要使用养护产品，这是每次洗发后必不可少的护发步骤。因为刚洗完的头发，毛鳞片是张开的，这时，不管是干性发质还是油性发质，发丝中的油脂与营养成分都会趁机流失。此时使用润发产品，使毛鳞片紧密贴合，并在毛发表面形成保护膜，将养分、油脂及水分锁在发丝内部，从而达到护发目的。不过润发产品所提供的保护是针对发丝，而不是毛囊，而且多半润发产品都是弱酸性的，因而能中和洗发水中的碱性物质，起到护发效果。润发产品弱酸性，会在一定程度上损伤头皮，因此护发品只需涂抹在发丝上，不要接触头皮，护发完成后，要以大量清水冲洗干净，避免残留。

干发

好多孕妇会问："洗完头发后，孕妇可以使用吹风机吗？"特别在冬天，头发长时间不干，容易引起感冒。但是，我们知道，吹风机的热风会是头发上的水分迅速蒸发，以达到快速干发的目的，但是经常使用热风烘干头发，你的头发就会严重干枯、分叉、脆弱易断，毛躁不服帖。而且电吹风是高辐射的小家电，尤其是开关时辐射最大，而且功率越大的吹风机，辐射也越大。这些都会对孕妇及胎儿造成不好的影响。但是，孕妇并非不可以用吹风机，需要注意的是，开启和关闭吹风机时尽量离头部远一点儿；吹头发时吹风机不要正对着头部直吹，应该将头发拉起，让风吹在头发上；不要连续长时间使用电吹风，最好间断使用。还要提醒准妈妈的是，虽然孕妇可以用吹风机，但是为了胎儿的健康着想，应该在怀孕在3个月以后再使用。最好的干发方法是自然晾干。如果觉得太慢，可以用吸水性强的柔软毛巾包裹头发，待大部分水分被吸走，发丝不再滴水时，自然晾干。

责任感和骄傲

孕 4 月，胎儿的基本发育已经完成，准爸妈可以通过超声波仪器看到小宝宝。当看到这个真实的小生命在自己体内孕育时，孕妇会觉得无比欣喜。听到宝宝有力的心跳声，更是感到震撼。一想到自己每天都与宝宝亲密接触，可以真切地感受到他的存在，这时一种前所未有的责任感就会油然而生。

通常，大多数孕妇在怀孕前 3 个月经常呕吐，虽然这并不会影响孕妇正常的新陈代谢，但如果严重的话，会让孕妇寝食难安，体重下降，身体虚弱。尽管怀孕充满了痛苦和折磨，但大部分的孕妇都觉得这是自己的责任，她们还觉得很有成就感。这是因为，呕吐使孕妇的胃里几乎留不住任何食物，体能下降，身体代谢所消耗的物质也会随之减少，而胎儿通过胎盘消耗吸收的母体营养不减反增。这些都让孕妇感到欣慰，觉得为了宝宝的成长，再苦再累都是值得的。

同时孕妇也会觉得怀孕是一件高尚的事情，想到自己正在孕育一个新生命时，会从心底产生一种自豪感。她会不由自主地想到腹中的宝宝，时刻都想保护他。想到怀孕的不易，也会让责任感日益增强。

尽管女性在怀孕期间会产生担心、猜测、焦虑心理，也会因为日益笨重的身体或行动不便感到苦恼。但是，大多数孕妇都会感到骄傲，觉得怀孕是一件光荣而伟大的事情，是女人一生中最重要的时期，是女人进入人生成熟阶段的一个重要标志。

怀孕生子进一步表现了女性特有的价值，体现出女性的特殊贡献。怀孕之后，孕妇以整个身心，真切地体验着神秘的生命孕育过程，几乎将全部情感和精力，都投入到腹中那个正在渐渐成长的小生命身上。孕妇整个孕期都亲身参与和体验着这种特殊的神秘感，因而会觉得无比骄傲。

孕4月，已经进入了最美好的妊娠中期，度过了艰难的初期，感到骄傲是理所当然的，家人和朋友也可以为孕妇好好地庆祝一番，使孕妇保持心情舒畅，以保证胎儿健康成长。

孕4月的胎儿什么样

第13周

第13周，胎儿的面部更加清晰，五官明显，双眼已向脸部中央靠近，额部更加突出。嘴唇能够张合，脖子已经发育得足以支撑头部了，这时的胎儿看上去更像成人了。身体比上周有明显的增长，体重也有所增加。胎儿微型的、独特的指纹也已经显现出来。胎儿的肝脏开始制造胆汁，肾脏开始向膀胱分泌尿液，并把尿液排到羊水中。

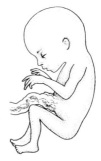

第13周

胎儿的肠最早是在脐带中开始发育的，并会形成一个突起。到了第13周左右，随着胎儿的肠收回到腹腔内，早期在脐带中的突起部分开始退化。

此时，胎儿的神经元迅速地增多，条件反射能力加强，神经突触形成。手指与手掌开始能够握紧，脚趾与脚掌也可以弯曲，眼睑仍然紧紧地闭合。这时，如果按压腹部，胎儿就会蠕动起来，当碰到他的手掌时，他的手指会弯曲；碰他的脚底，脚趾也会向下弯曲。如果轻轻碰触他的眼睑，他的眼部肌肉会出现收缩的现象。但是这时准妈妈还感觉不到胎儿的动作。

第14周

第14周，是孕期的一个重要里程碑，标志着胎儿的关键发育时期的结束。这时胎儿身体的所有基本构造——包括内部的和外部的——都已经形成了，尽管他仍然非常微小，但是已经开始像一架精密的机器开始运行了。胎儿身长有 10 厘米左右，像一个大橙子，重约 40 克。这一周，孕妇虽然还是不能感觉到宝宝的运动，但是他的手和脚更加灵活。这时轻轻碰触腹部，如果胎儿感觉到了就会做出用鼻子寻找东西的动作，就像婴儿在寻找乳头要吃奶似的。因为大脑的刺激，此时胎儿的面部肌肉也开始得到锻炼，能够斜眼、皱眉和做鬼脸了。手指可以抓握，甚至已经会吸吮自己的手指头了。这一时期，胎儿体表毛发也开始迅速生长。

第 15 周

第 15 周，胎儿身长大概 12 厘米，重约 70 克。他吸入和呼出羊水，帮助肺部气囊发育。四肢非常灵活，胎儿的汗腺也正在形成。虽然眼睑还是闭合着的，但是已经可以感觉到光了。如果用光源对着肚子，他很可能会本能地躲开光源呢。本周胎儿的味蕾开始形成，研究指出怀孕女性进食的味道会影响羊水的味道，胎儿这一时期可能会对味道有所感知。此时，母亲的饮食习惯及偏好可能会影响宝宝未来对食品的偏好。

第 16 周

第 16 周，胎儿身长不到 15 厘米，体重几乎达到 150 克。四肢

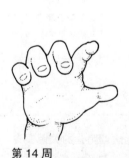

第 14 周

胎儿的手指末端开始长出柔软的指甲。

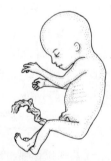

第 15 周

胎儿开始长出睫毛和眉毛。

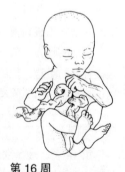

第 16 周

此时胎儿的皮肤很薄，甚至可以看见表皮下的血管。

发育更加成熟，五官也在面部各就各位。胎儿开始在子宫中打嗝，这是胎儿开始呼吸的前兆，遗憾的是准妈妈听不到这个声音。胎儿的生殖器官已经形成，可以通过 B 超来分辨性别了。而且这一时期，孕妇现在可以感到明显的胎动，更加真切地感受到腹中宝宝的存在。

准妈妈的仪态

站姿

怀孕时不仅体重会增加，身体比例也会发生改变。隆起的腹部导致身体重心偏移，背部负担加重。在这种情况下，孕妇如果稍不注意就会向前哈腰，不知不觉就开始驼背了，所以孕妇时刻都要保持正确的站姿。

首先，尽量保持头部端正，手臂自然下垂，双臂摆动幅度不应太大，避免拉伤下背部肌肉。然后，慢慢将上身向下弯曲至腹部，这时背部不要摆动，也不要翘臀。保持这个姿势，可以使移位的骨盆回到正确的位置，还可以使身体重心重新回到臀部。

孕妇背部贴墙，双脚打开与肩同宽，离墙约 15 厘米，膝盖微微弯曲，调整重心，让身体的大部分重量落到脚掌上。保持这一姿势半小时左右，也有利于纠正偏移的重心。经常注意保持这种站姿，一旦习惯以后，平常站立时也采取这种姿势，可以缓解疲劳。但是如果是长时间站立，就算采取这种方法也会导致双脚肿胀不适。这时，孕妇可以采取"稍息"的姿势，一腿在前，一腿在后，重心放在后腿上，前腿休息；过一段时间，前后腿交换一下。另外，长时间站立后，还可以用热水泡脚，并做些按摩，缓解脚部疼痛。

坐姿

随着体形日渐庞大，再加上孕激素的影响，尽管这个月体力恢复了不少，好多孕妇还是会觉得行动不便，有些孕妇就会因此长时间坐着不动。其实这样不但不利于孕妇健康，也会对胎儿带来不良影响。孕妇怀孕后，下半身血液循环比平常会差很多，长时间坐着不动，造成踝关节肿胀和小腿静脉曲张，还会增加血栓性静脉炎的发生概率。因此，孕妇首先要保持正确的坐姿。

孕妇常坐的椅子不宜过高或过矮，要根据孕妇身高选择合适的椅子，一般不应高于孕妇膝关节，一般情况下40厘米左右，坐下时脚掌应该自然着地。椅面不宜过软，要有挺直的椅背（孕妇不宜选择无靠背的坐具，不安全），可以在椅背上放个靠垫支撑腰部及背部。

坐下时，身体要端正，向后移动臀部，使后背紧贴椅背。大腿放松，保持水平状态，和小腿呈直角。坐在椅子边缘上容易滑脱，如果椅子放不稳还有跌倒的危险。坐椅子一定要先检查椅子稳不稳。最好将双脚放在脚凳或具有相同作用的支撑物上，减轻下背部承受的压力。

孕妇不要长时间坐着不动，应尽量频繁地变换坐姿，或做一些简单的脚部运动，如转动脚趾或踝关节，双腿交互举起、放下等，促进下半身血液循环。或者每隔一段时间就站起来走走。

睡姿

随着胎儿的成长，子宫会越来越重，孕妇的睡姿也显得越来越重要。不良睡姿不仅会压迫子宫，造成子宫移位，还会增加子宫对周围组织及器官的破坏，孕妇的最佳睡姿是左侧卧。

左侧睡可以避免日益增大的子宫压迫孕妇主动脉及髂动脉，保证胎盘的血液供给，给胎儿提供生长发育所需要的营养物质；可以减轻子宫对下肢静脉的压迫，加快血液回流。避免脑部供血不足，有利于避免妊娠高血压综合征的发生；可以减轻子宫血管张力，增加胎盘血流量，避免胎儿因供血不足而缺氧，有利于胎儿生长发育。

当然，人在睡眠中都是不停变换睡姿的，如果孕妇觉得左侧睡特别不舒服，有时还会加重胃酸逆流，那么也可以怎么舒服怎么睡，毕竟不可能整晚一直保持某一姿势。尽管如此，习惯仰睡和右侧睡的孕妇，还是尽可能改变一下睡眠习惯，因为这两种睡姿会使子宫压迫脊椎右侧的大血管，影响胎盘血液循环。

转变姿势要轻缓

孕4月，孕妇往往会出现头痛、头晕目眩等现象，怀孕时身体各个部位的关节、韧带会变得很松弛，特别容易受伤，因此，孕妇要更加谨慎，无论变换怎样的姿势，动作一定要轻缓。

如果从站姿变为坐姿，要先用双臂向后支撑坐具，再慢慢屈膝，将身体重心转移到大腿上，然后再慢慢坐下来。由坐姿变为站姿，也要先将重心移向腿部，调整好身体平衡后，再慢慢起身。平常走路时，最好穿舒适的平底鞋，这样可以保持身体平衡。

另外，孕妇在提重物的时候也要格外小心。先将双膝弯下，用腿部力量使物体靠近身体，背部尽可能与地面保持垂直，避免腰部和背部肌肉用力，造成扭伤或加重背痛。

孕4月如何胎教

孕4月是胎教的最佳时期

孕4月，妊娠反应消失，孕妇情绪逐渐好转，胎盘已形成，流产的可能性减少，母体、胎儿都已进入安全期。此时胎儿逐渐长大，头发也已经长出，脊柱形成，肝、肾及其他的消化腺已开始发挥作用。胎儿活动的幅度与力量越来越大，此时孕妇已经可以感觉到明显的胎动，这说明此时胎儿的中枢神经系统分化已经完成，而且这一时期的胎儿的听觉、视觉器官发育很快，胎儿已有感觉和知觉，对外界的刺激也会做出相应的反应，因而这时是进行胎教的最佳时期。

此时，胎儿对来自外界的声音、光线、触碰等刺激反应比较敏感。准爸妈可以对胎儿的感觉器官进行适时、适量的良性刺激，促使胎儿更好地发育，为出生后的早期教育打下坚实的基础。

1. 音乐胎教

音乐的神奇之处就是能引发各种生理、心理效应，每个人听到自己喜欢的音乐时都能激起幻想，使心灵获得慰藉和愉悦，胎儿也一样。音乐胎教，不仅使孕妇感到心旷神怡，还可以通过音波刺激神经系统，产生神经介质，并随血液循环进入胎盘，传送至胎儿大脑的相应部位，促进胎儿大脑良性发育。

孕妇可以选择音乐内容丰富的胎教教材给胎儿听，当然要选择具有镇静和舒心作用的优美舒缓的音乐，不要听那些节奏快、动感强的现代音乐，这类音乐会导致胎儿不安，易引起神经系统和消化系统的不良反应。准妈妈最好听一些节奏缓慢的巴洛克风格的音乐，因为这类音乐的节奏最接近胎儿从子宫内感知到的母体平静状态下心跳的节奏，优美动听的中国古典音乐也适合做胎教音乐，例如《二泉映月》《平沙落雁》《春江花月夜》等。准妈妈还要注意，音乐胎教不要躺着进行，那样容易睡着，音乐一旦成了准妈妈的催眠曲，就失去了音乐胎教的意义了。听音乐时，孕妇可以轻抚腹部，并把音乐描述的场景讲给胎宝宝听。

2. 触觉胎教

由于胎儿神经系统发育迅速，对触摸与力量都很敏感，此时准爸妈应该开始对胎儿进行一些触觉训练，如轻轻拍打和按压孕妇腹部，刺激胎儿对此做出反射性地回应动作，每天定时触摸或按摩孕妇腹部，还可以在子宫外建立与胎儿的联系，促进胎儿大脑功能的协调发育，有助于加强胎儿将来的动作灵活性与协调性。

3. 语言胎教

如果准爸妈经常轻声给宝宝唱些儿歌或者温柔地与宝宝对话，或是在翻看漂亮的婴儿画报时讲些故事给宝宝，可以激发宝宝支配语言能力大脑分区，促进胎儿语言能力发展。

4. 运动胎教

孕 4 月，孕妇可适当增加运动量，如游泳、孕期体操、孕期瑜伽、散步都是不错的选择。大量研究表明，怀孕时，进行有规律的运动的孕妇，胎儿出生后，运动神经发育明显比一般孩子好，身体素质好，抵抗力强，协调能力好，四肢更灵活。

5. 情绪胎教

情绪良好的孕妇可以使胎宝宝获得足够的安全感，分娩比较顺利，生下的宝宝也比较健康，而情感冷漠、情绪反常的孕妇产下的胎儿总是焦躁不安。由此可见，孕妇妊娠期的情绪对胎儿的心理健康有很大影响，准妈妈一定要学会控制情绪，保持良好的心情。

准爸爸是胎教的主力军

很多人都有这样的错误认识，胎儿在母体中，胎教自然是做母亲的进行。因此，很多时候，只有准妈妈一个人和宝宝说话，给宝宝念书，陪宝宝听音乐。这种观念是错误的，千万不要认为胎教只是孕妇一个人的事，准爸爸积极参与胎教，不仅能让准妈妈感受到被重视与被疼爱的感觉，让胎儿感受到妈妈的好心情，还可以密切准爸爸与胎儿之间的感情，有助于胎儿智力发育和情绪稳定，这样更容易使得胎儿日后成为一个健康快乐的宝宝。因此，准爸爸在胎教中扮演着非常重要的角色。

此外，有研究发现，胎儿对高亢、尖细的女声并不特别喜欢，而男性特有的低沉、宽厚、有磁性的嗓音更适应胎儿的听觉系统。因此，胎儿对准爸爸的声音总是积极响应，这一点是准妈妈无法取代的。胎儿还特别喜欢和享受爸爸的歌声与抚摸，婴儿出生后哭闹时，妈妈的安慰往往不能快速奏效，但是爸爸却可以通过唱歌和抚摸使他尽快安静下来。所以一些育儿专家提出一项极为有益的建议，准爸爸积极参与胎教，为与胎儿建立深厚的感情奠定基础。

在日常生活中，准爸爸最容易参与的胎教就是经常呼唤胎儿，每天抽空跟胎儿说说话，讲一些童话故事。胎儿是有记忆的，经常呼唤他的名字或昵称，出生之后，胎儿仍然可以辨识这种声音。刚开始和宝宝说话，语调要平稳，随着对话内容的展开再逐渐提高声音，一开始就发出高音，会让宝宝受到惊吓。

　　既然准爸爸如此重要，那么在胎教中，准爸爸不仅不能缺席，还要担当起主力军。每天抽些时间，和准妈妈一起参与胎教，让宝宝在感受母亲温柔慈爱的同时，也体会到父爱的深沉与伟大。

音乐胎教：《In The Rowans》

　　《In The Rowans》是来自美国得克萨斯州奥斯汀市的 Post-Rock 团体 Balmorhea 同名专辑里的一首歌。在这首《In The Rowans》里，准妈妈一边聆听，一边纵情想象，去感受，电影胶片放映机，打字机，摩擦，打击，卷带，转动，以及贯穿整个音效的静电噪，所有这一切没有一个不是音乐的一部分。16 秒啼音初破，先是试探性的转移跳跃，在此之内包含着轻重缓急，流畅连贯的曲调，停顿之后，是另一个台阶上的同源的转移跳跃，秉承氛围音乐（Ambient）的宗旨，有变化而不易觉察；之后，欢快活泼，激流勇进，不是激愤情绪，只是很流畅，流畅之中有静默或震撼，并且层层推进，先是高音主导，低音伴奏，接下来换作低音快速行进，高音部分强有力地敲击，掌握着节奏；瞬间，再次跌落，这是水到渠成的感情的收尾；在朦胧纷繁如流水般淙淙逝去的音符中，戛然而止。不需要什么另一个境界，什么升华。准妈妈只需要坐在安静的房间里，感受这玄妙的情境。

　　Balmorhea 的钢琴细致而和悦，声音永远落在最温柔的地点。记忆的河流似那涸泽，心灵是迂回。它诉说着的故事永远是年华中的美好与失落，缅怀默语。淡淡的忧伤，从伊始便踏入了这条生命之河，与爱意交织成串，亦成泪光。相知，相爱，相离，尔后的一个转身，顾盼的是过往的时光。相爱的人河畔拾沙，相恋的人魂牵梦萦。岁月不短也不长，恰好在诗词企及的地方。

　　熟悉的声音忽远忽近，寻找应答之时，却忘记了彼此之间那条隔着的忧伤之河。听 Balmorhea 描述故事，琴弦在心里，旁边还有支在梳理着光影的蜡烛，灵魂就这样地唱起歌来。

　　也许我们已经很久没有全神贯注地去做一件事情，哪怕是呼吸，也很少能够花费漫长的历程把心窗打开，把美好的事物放进去。但在 Balmorhea 清澈的音乐声中任何不安躁动的想法都会被本能抑制。心中掠过的是不明亮的阳光、暗色发青的天空和残云、大光圈所能摄入的模糊远景以及露水划过草尖的快速重放。在这样的音乐声中，你也许只想躺在这般天空的阴影之下，什么都不去思考不去烦躁，认真地当一棵植物。关心根茎，关心阳光和水，关心所有在你身旁静态的所在。即将成为母亲的你，心也就开阔和平和了，母性本能的光辉与爱逐渐从你的身体中散发出来。

音乐胎教：亨德尔《水上音乐》

《水上音乐》，因在水上听的音乐而得名，是亨德尔 1717 年为英国皇家在泰晤士河上游船活动而创作的。18 世纪初的达官贵人，喜欢夜游泰晤士河休闲消暑。豪华的游船张灯结彩，女人们牵着鲸骨撑裙问安，绅士们个个彬彬有礼。五十人的乐队，包括小号、圆号、双簧管、大管、德国长笛、法国长笛和弦乐器，演奏优美的《水上音乐》，恰似春风柔抵人心。旋律映着满天星斗，贴着湖水低飞，大家跳着华美的宫廷舞蹈，荡漾无限的温柔和人间喜悦。管弦齐作，碧波万顷，那时繁华，仿佛眼前。

现在我们演奏和听到的《水上音乐》已经不是亨德尔的原作，而是后来英国曼彻斯特的哈莱乐队指挥哈蒂爵士为近代乐队所改编的乐曲，共有六个乐章：快板、布莱舞曲、小步舞曲、号角舞曲（一种古代的三拍子舞曲）、行板、坚决的快板。由于旋律优美动听，节奏轻巧而流传后世。六个乐章当中，第一乐章为庄严的序曲，乐曲气氛活泼热烈，开始由圆号与弦乐器共同奏出轻盈的同音反复和华美的颤音，相互对答。第二乐章为舞曲般的旋律，气氛轻松舒展。这里选录的第二主题为小调，抒情性很强。第六乐章为坚决的快板，威武雄壮。这一部分是全曲最为精彩的篇章。

准妈妈可以选择在傍晚来欣赏这首乐曲，那真是奇特美妙的享受。晚风轻拂，残阳一点点儿收了妆容，轻盈欢快的管弦乐，在屋子里流光溢彩。用手轻轻地抚摸着胎宝宝，脚步跟着音乐很随意地划出舞步，这样的时刻，准妈妈会感到满心欢悦，心情惬意宁和；还有其中典藏的"咏叹调"，小提琴奏出清丽舒展的旋律，总能让人想起春天里生长缓慢的植物，它质地纤嫩，却能牵出一地明媚。

关于亨德尔，海顿曾经说过："他是我们一切人的老师"；贝多芬则宣布：他是真理之所在。与巴赫相比，亨德尔算是一位彻头彻尾的国际性作曲家，他的音乐兼有德国的严肃、意大利的悦耳和法国的壮丽，而这些特点是在英国成熟的。回顾亨德尔的一生，他确实是乐坛上的常青树和多面手：他一生近60年的音乐生涯中，在德、英、意三国乃至全欧洲都获得了巨大的声誉；他的作品熔德国严谨的对位法、意大利的独唱艺术和英国的合唱传统于一炉，成为世界音乐史上的瑰宝。他同巴赫、维瓦尔第一起，为辉煌的巴洛克时代画上了一个圆满的句号。

运动，别让胎儿感到摇晃

向医生寻求运动方面的建议

怀孕前3个月，孕妇要特别控制运动量和运动强度。到了第4个月，胎盘已经形成，与母体的联系日益密切，流产概率降低，如果孕妇身体没有不适，适当做些运动也是有益的。即使到了妊娠晚期，孕妇依然可以保持适度的运动，这样不仅可以缓解心理压力，还可以保持最佳体能，为顺利分娩奠定基础。因此，怀孕期间适量的运动对孕妇来说是安全的，不仅有利于孕妇健康，还有利于胎儿的茁壮成长。

很多女性，知道自己怀孕之后，马上进入"一级戒备"状态，推掉工作、娱乐和一切体力活动，在家卧床静养，等待宝宝出生。其实，大部分的女性都没有良好的运动习惯，怀孕正是进行运动的最好时机。一方面可以消耗孕妇体内多余的脂肪，增强孕妇的体能，为日后的分娩积蓄力量，另一方面适当运动可以使大脑释放出如多巴胺、内啡肽的化学物质，帮助孕妇减少情绪波动和怀孕带来的精神压力，让孕妇保持乐观向上的良好心态。但是，在运动之前应该先向医生咨询，确定符合自身状况的锻炼项目、时间和强度。

向医生咨询前，孕妇首先要了解自己的运动状况，怀孕前是否经常运动，怀孕后是否持续运动，假如一直在运动，目前的运动量是否能承受。孕妇可以先将这些具体信息告诉医生，便于医生制订或调整运动计划。

如果你有下面列举到的情况，那么运动前的咨询就更加重要了，例如高血压，糖尿病，心血管疾病，贫血，哮喘或慢性肺病，癫痫，肌肉或关节损伤，有自然流产、早产或生下多胞胎的经历，胎盘异常。医生可能会在运动量及运动强度上给你中肯的建议。

除了这些，医生还会建议你注意运动时的衣着。孕4月，腹部的隆起更加明显，平时的着装就要以宽松舒适为主。运动时更要选择宽松有弹性的服装，一方面，宽松的衣服容易穿脱，良好的弹性还可以随着孕妇动作而伸长，不会束缚身体。另一方面，弹性大的衣服更容易排汗，可以很快降低体表温度，孕妇也会因此感觉更舒适。内衣更要选择宽松一些的，不仅舒服，还会降低内衬对乳头皮肤的刺激。宽松的平底鞋也是孕妇运动的必要装备，穿起来不会压迫肿胀的脚面，感觉很舒服，平稳的鞋底，也让你更加脚踏实地，不用担心会跌倒。

运动要有规律

孕妇适当做些运动不仅有利于健康，也有利于分娩。但是，孕妇的运动一定要有规律。通常来讲，短时、规律、持续性的运动对身体的好处，要远远大于偶尔做一次长时间的运动。所以，孕妇如果要运动，就一定要循序渐进地有规律地进行。

此外，孕妇通过适当的运动，可以改善与增强体质，从而增强耐力。怀孕期间，有规律地进行一些锻炼，有助于孕妇轻松应对怀孕及分娩时的生理上的痛苦及压力。

因此，如果孕妇在怀孕前就养成了良好的运动习惯，怀孕后就要尽量使运动更加有规律。而怀孕前没有养成良好运动习惯的孕妇，可以从每周3天，每天两次10～15分钟的运动开始，以后再根据自己的体能状况调整运动时间和运动强度。但是孕妇要养成良好的运动习惯，要有规律地运动，不能三天打鱼，两天晒网；也不能今天不运动，明天加倍运动。假如今天没运动，也不要想着再补，只要明天好好做就行了。

留意身体重心的改变

随着妊娠期推移，孕妇乳房增大，腹部日渐隆起，身体重心也开始改变。因此，这时候孕妇千万不要尝试对平衡有精确要求的运动，因为一旦失去平衡，或是一不小心，特别容易摔倒。

孕妇身体重心前移，常常需要改变姿势才能维持平衡。运动时孕妇一定要考虑鞋子的安全性，千万不要穿高跟鞋。因为高跟鞋会使重心再度前移，更加难以保持平衡，你必须努力将上身后仰，才能避免向前栽倒。这就增加腰和后背肌肉的负担，导致背痛和疲倦。孕妇运动时或平时穿着的鞋子最好具备以下几点：脚面与鞋帮紧密贴合；鞋底宽厚，接触地面面积大，缓冲性能好；鞋底带有防滑纹。

无论自己是否感觉身体笨重，都不要尝试攀爬运动。站立时，一定要双脚着地，掌握好平衡。由于重心改变，孕妇很容易被脚下的障碍物绊倒，即使是很小的物体也要避开。因此，光线不好的时间或昏暗的场所，都不适宜运动。

孕妇可以通过练习孕妇体操或瑜伽，找回身体的平衡感，提高整个肌肉组织的柔韧性和灵活度。

利于顺产的运动

适当的运动不仅能让孕妇情绪稳定、保持充足的体力，更重要的是，通过运动可以增强与分娩相关的肌肉与关节的力量，帮助孕妇在分娩时对胎儿产生较大的推力，使生产更顺利。因此，怀孕期间，尤其妊娠期最后几个月，很多孕妇都开始有意识地进行一些专为孕妇设计的有氧运动，为日后顺利分娩提前做准备。下面是 4 种有助于分娩的运动：

增强肩臂肌肉力量的运动

孕妇以舒适度姿势坐在地板上，目视前方。手臂自身体两侧上举，小臂向下弯曲，手指并拢，分别按住各侧肩膀。两肘前移，手指弓起，手腕用力，按压肩部。10 秒钟后，深呼吸，放松。保持坐姿，身体下伏，左臂弯曲，小臂着地，右臂举起，身体尽量左倾，右臂向右拉伸，保持这个姿势 10 秒钟，深呼吸，放松。保持坐姿，身体下伏，右臂弯曲，小臂着地，左臂举起，身体尽量右倾，左臂向左拉伸，保持这个姿势 10 秒钟，深呼吸，放松。三组动作分别重复 10 次。

增强臀腿肌肉力量的运动

孕妇以舒适的姿势坐在地板上，手臂自然下垂，放在身体两侧，手掌支撑地面，目视前方，两腿向前平伸。稍稍屈膝，脚跟着地，脚趾用力向上翘起，小腿、脚踝、脚趾用力。保持这个姿势 10 秒钟，深呼吸，放松。两腿向前平伸，脚跟着地，绷紧脚尖，脚面向上，可以使整个腿部、脚部受力，保持这个姿势 10 秒钟，深呼吸，放松。两组动作分别重复 10 次。

增强腰背肌肉力量的运动

孕妇左侧卧，右臂放松，自然地放在身上，左臂弯曲，小臂枕于头下，左腿伸直，右腿屈膝，两腿间夹一只枕头。全身放松，保持这个姿势 10 秒钟，深呼吸，放松。参照这一姿势，完成右侧卧动作。孕妇采用跪姿，上身下伏，两臂举过头顶，掌心着地，使身体重心移向两手和两膝，保持这一姿势 10 秒钟，深呼吸，放松。保持跪姿，背部弓起，头部尽量下垂，颈部用力挺直，使背部手里，保持这一姿势 10 秒钟，深呼吸，放松。三组动作分别重复 10 次。

增强骨盆肌肉力量的运动

孕妇右侧卧，右小臂弯曲，肘部着地撑起上身，左手臂自然放在胸前，尽量抬高左腿并伸直，加大大腿牵引力，使骨盆放松变得更灵活，保持这一姿势10秒钟，深呼吸，放松。参照这一姿势，完成左侧卧动作。这组动作重复10次。

此外，散步和一些助产体操，可以帮助胎儿下降入盆，增加骨盆底肌肉的韧性和弹性，方便日后生产。

孕妇游泳好处多

妊娠期游泳的好处

医疗保健人员和健身专家一致认为，游泳是妊娠期最好、最安全的有氧锻炼项目。游泳不仅可以锻炼臂部和腿部肌肉，增加血液循环，增加肺活量，改善肺功能，而且水的浮力可以减轻笨重的身体带来的压力。游泳还可以调节神经系统功能，使孕妇更加适应分娩，减少由于紧张而引起的许多不适情绪，缓和某些妊娠期综合征，如腰背疼痛、下肢浮肿等。妊娠中期，子宫及胎儿的情况都比较稳定，流产的概率大大降低，游泳也是比较安全的。

由于水的浮力，即使孕妇垂直站在及胸深的水中，下背部、臀部、膝盖、踝关节等部位承受的压力也比在陆地上少得多，这就大大降低了受伤的概率。同时，孕妇游泳时需要克服水的阻力，也可以达到运动的目的，又不会使关节受伤。饱受下背部疼痛困扰的孕妇，可以选择游泳锻炼下背部肌肉，从而达到舒缓、消除背部疼痛的目的。

游泳不仅可以使孕妇感到舒服，对胎儿也很安全，胎儿在母体中也是在"游泳"呢，另一方面，水有很好的降温散热作用，在游泳过程中，孕妇的体温不会过高。

孕妇安全游泳须知

游泳前要选择水质清洁、过滤消毒设备完善、管理正规的游泳场馆，保证游泳时的卫生和安全。在公共游泳池游泳就如同在公共浴池洗盆浴一样，要谨防感染阴道炎及皮肤病。尽量选择露天泳池，阳光可以让净化池水的氯气尽快散去，不会刺激到孕妇及胎儿。

水温要适宜，不能太低，太凉的水可能会使肌肉抽筋，引起子宫收缩或出现蛋白尿。水温最好保持在30℃左右，防止肌肉痉挛，减少疲劳，还可以防止孕妇体温升高。另外，孕妇在下水前要先用和泳池内水温接近的水淋浴，冲掉身上的汗渍，这样可以使自己很快适应水温。下水前，还要适当进行一些热身运动，都是为了防止水温不适带来的肌肉痉挛。

游泳时，孕妇应选择舒适、合身的泳衣，不要借用或租用，也不要穿着湿泳衣到处乱坐，防止感染细菌；最好穿上防滑拖鞋，避免入水前或出水后滑倒。

游泳前后，孕妇都要记得补充水分和能量，避免出现脱水和低血糖的现象；游泳时最好有他人陪同，以防发生意外。

孕期游泳不宜时间过久，动作也要尽量舒缓。凡有妊娠并发症，如妊娠高血压，或有早产、流产征兆，或前置胎盘等异常者均不宜游泳。

锻炼关节和肌肉

怀孕过程中，孕激素分泌过多，会导致韧带松弛，这时孕妇身体各个部位的关节连接都变得不像以前那样牢固，而且也特别容易受伤，尤其是骨盆关节、腰关节、膝关节和踝关节。孕妇在这个时期，一定要尽量减少身体大幅度伸展与弯曲的动作。但是可以做一些伸展运动，不仅可以延缓肌肉衰老，保持关节的灵活性，促进血液循环，防止腰背部的疼痛与不适；还可以帮助孕妇加强腿部、下腹部、腰部、骨盆肌及相关的韧带的弹性，有助于分娩时更好地把握生产要领。

蹲姿练习

蹲姿比较方便腹部用力，有利于分娩，但是孕妇隆起的腹部要保持蹲姿有些困难。这一练习可以循序渐进地进行，开始时每天蹲 10 次，每次一分钟，以后视情况慢慢增加练习的次数和时间。孕妇可以有意识地在叠衣服、洗碗、择菜的时候采用蹲姿，不经意间即达到了锻炼的目的。这不仅可以放松腿部关节，对强化腿部肌肉和其他与分娩相关的肌肉也有很大的帮助。

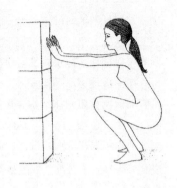

骨盆运动

保持直立，双臂自然垂放在身体两侧。刚开始练习时可以靠墙站立，这有助于获得正确的姿势，更好地取得平衡。然后两腿弯曲，略向下蹲，让骨盆倾斜，调整呼吸。当下背部呈曲线状时，臀部就会下降。保持肩部不动，前后移动骨盆。重复 10 ~ 15 次，放松身体。

腿部运动

保持直立姿势，手轻扶椅背，双腿交替做 360° 旋转。这种运动可以增强骨盆肌肉的力量和会阴部肌肉的弹性，利于分娩。每日早晚各做 5 ~ 6 次，可从怀孕初期坚持到末期。

腰部运动

双手扶椅背，在慢慢吸气的同时使身体的重心集中在双手上，脚尖立起，腰部挺直，使下腹部靠住椅背，然后慢慢呼气，手臂放松，脚掌落地。

盘腿坐伸展练习

背靠墙壁，盘膝而坐。两臂自然放在腿上，用力向下压膝盖，尽量使自己的腿贴近地板。这项练习一定要循序渐进，千万不可勉强自己，否则会很危险。

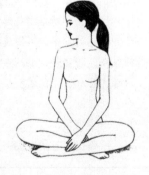

骨盆翘起运动

坐着、站着、躺着，或是四肢着地，或是像青蛙一样蹲坐着，孕妇无论选择哪种姿势，只要让下背部平贴在固定物上，用双臂支撑身体，就可以做这种运动。

四肢着地时，尽量不要摆动背部，吸气时抬起臀部，大约维持3秒钟。吐气时放松。这种运动每天至少可以练习4次，每次重复50遍。当然，经常感到背痛的孕妇可以多练习几次。孕妇还可以以这种姿势转动臀部，不仅可以有效缓解背部疼痛，还可以增加有关部位的肌肉弹性。

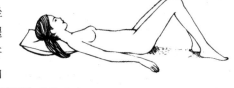

孕妇如果采用蹲坐式，身体重心会落在腿上，这时要将膝盖打开一些，增强稳定性。如果采用站姿，要让背部尽可能贴着墙壁，骨盆前倾时，要挺胸，将下背部尽量贴紧墙壁。保持5秒钟，每个动作重复3~5次。

膝胸伸展运动

孕妇采用跪姿，面向地板，双手撑地，然后慢慢低头，将头部尽量靠近贴在地板上的两条小臂之间。同时，臀部微微抬起，用腹部的肌肉支撑下半身重量。

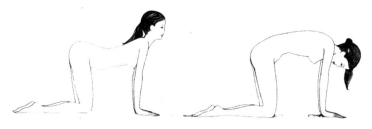

肩臂运动

孕妇直立，手臂尽量放松，以肩为圆心，大臂带动小臂做圆周运动，这一运动可以帮助孕妇放松肩膀和颈部附近僵硬的肌肉。孕妇还可以直立或盘膝坐下，双手在胸前十指紧扣，吸气的同时向前伸去。可以放松肩背肌肉，有利于日后分娩。

这些放松关节、伸展肌肉的运动，应该在得知自己怀孕后便开始进行，并一直坚持到分娩前。尤其是高龄孕妇，关节已经很僵硬，更需要预先做一些运动，减轻分娩痛苦。所有的运动都要遵循循序渐进的原则，不可盲目求量，重在坚持。

这阶段还须关注的事

孕4月，虽然已经安全度过了流产高峰期，而且严重的害喜现象也逐渐消失了，孕妇逐渐恢复了体力，情绪也比较稳定。但是，不管是对胎儿还是自己，仍然不能掉以轻心，以免发生意外。

注意饮食

进入孕4月，胎儿开始迅速成长和发育，每天都需要摄入大量营养，加上孕妇此时心情放松，食欲大增。因此，这个月应该尽量地满足孕妇和胎儿的营养需求，避免缺乏营养或营养不良。但是补充营养也要讲究科学，要合理搭配，粗细均衡，既要满足需要，又要避免摄入过多的高蛋白和脂肪，防止孕妇患高血压。

这个月，孕妇食欲增大，为弥补前3个月害喜身体损失的营养成分，每天应增加主食量，多吃面食，即可摄入足够的碳水化合物，维持正常生理功能，又避免摄入过多脂肪，造成消化不良。早餐一定要吃，可以用些全麦面包搭牛奶，还可以再吃一个水果，营养丰富，搭配合理。孕妇这个月可以多吃些肉，因为肉类食品所提供的优质蛋白是胎儿生长和孕妇身体活动的物质基础。此外，可适当选食豆制品以满足机体需要，为身体补充营养。

这个月准妈妈需要增加锌的摄入量。因为如果孕妇缺锌，会影响胎儿心脑等重要器官发育。同时，缺锌会造成孕妇味觉、嗅觉异常，食欲减退，消化和吸收功能不良，免疫力下降，这样肯定会影响胎儿的正常生长。富含锌的食物有瘦肉、牡蛎、猪肝、鱼类、芝麻、蛋黄等，还有花生、大豆、小米、大白菜等。补锌也要适量，孕妇每天摄取的锌不宜超过 45 毫克。

对胎儿的血液、肌肉、骨骼的生成和发育起着关键作用的钙、铁等成分，这个月的需求量也会比平常多。因此，孕妇至少每天要多摄入 1000 毫克钙，铁的需求量也增至 25 ~ 35 毫克。此外，如碘、锌、镁、硒等营养元素也要适量摄取。

无论什么时候，水都是最重要的。孕妇应该时刻为身体补充水分，每天至少保持饮用 2000 毫升水。果汁最好不要超过两杯，因为果汁含糖量太高，不利于胎儿骨骼的生长，可用纯净水稀释后再饮用。

多吃水果和蔬菜，补充各种维生素。维生素 D 可以促进钙质吸收，维生素 C 可以促进铁的吸收。因此孕妇应多吃些新鲜的蔬菜和水果，如番茄、白菜、苹果、葡萄和橙子等。

注意健康

这个月孕妇有可能出现妊娠贫血症、高血压等疾病，而且这个月身体容易出汗，阴道分泌物增多，容易受细菌感染，引发阴道炎症，孕妇应该特别注意健康问题。

孕妇应该对怀孕、分娩的相关知识有一定的了解，可以买些相关书籍有针对性地学习一下，或是参加孕妇课程，及时为自己补充知识，对自己身体的变化有一定了解，既可以消除怀孕期间的不安及恐惧，也能有助于日后顺利分娩。

为了减少怀孕期间的身体变化引发的一些不适，孕妇不能长时间保持一种姿势，应该经常做些运动，也可以帮助缓解压力，放松心情，同时也使日后分娩更加顺利。最好开始做些简单的伸展操，但要根据自己的身体状况，量力而行，不可过分勉强自己。

由于此时分泌物会增多，孕妇应该注意卫生，养成良好的生活习惯，勤洗澡，勤换内衣裤，让身体保持清洁干爽。天冷时要及时增加衣物，以防感冒。

保证高质量的睡眠

怀孕期间，如果准妈妈睡眠质量好，熟睡时脑下垂体会分泌生长激素，不过这不是帮助母亲成长的，而是为促进胎儿成长发育分泌的。此外，熟睡过程中释放出生长激素，改变了身体内部的激素环境，可以帮助孕妇迅速消除疲劳。因为生长激素是在深度睡眠中才会分泌，为了给胎儿提供良好的发育条件，孕妇一定要保证高质量的睡眠。孕妇的睡眠时间一般比正常人长，每晚最少 8 ～ 9 小时，白天至少也要保证 1 ～ 2 小时的睡眠。

但是，睡眠时间长并不代表睡眠质量高。好多孕妇怀孕后，不仅有害喜现象的困扰，怀孕后内分泌的变化，兴奋、焦虑、尿频、胎儿在肚子里动来动去、腿抽筋、睡姿不正确等原因都会干扰孕妇的睡眠。这时虽然疲惫让孕妇的睡眠时间延长了，但是睡眠质量却降低了。孕妇应该怎样排除这些困扰，保证高质量的睡眠呢？

要选择舒适的床铺

床板软硬适中，能够贴合人体曲线，承托脊柱不变形。最简易的检测方式就是不管平躺还是侧躺，看颈部、腰部、臀部、腿部有无空隙，是否与床垫自然贴合。枕头不宜太高，8 ～ 9 厘米为宜。

养成良好的生活习惯

养成良好的作息规律，避免白天睡太多，晚上睡得不好或太少。不要有晚上睡不足，白天来"补觉"的习惯。否则会形成恶性循环，昼夜颠倒。建议孕妇从根本做起，调整生物钟，晚上尽量10 点前睡觉，早上准时起床。

多晒太阳。如果条件允许，可以把床或椅子挪到窗户旁边，享受温暖的阳光。阳光会让孕妇更有精神，还有助于调整孕妇的生物钟。

制订一套白天的活动计划表，并坚持下去。让自己每一分钟都有事做，不该睡觉的手不要睡，坚持下去，很快就能养成规律，扭转生物钟紊乱的局面。

此外，还要注意以下事项：

1.睡前做运动不要太激烈。睡觉前的适当运动，确实会使自己感到疲劳，加快入睡。但是，睡觉前的剧烈运动只能让孕妇心跳加快，神经兴奋，根本无法进入睡眠状态。建议孕妇睡前 3 ～ 4 个小时不要做剧烈运动，运动尽量在白天进行。

2. 改善睡眠环境。如果卧室太冷、太热、太吵或是太亮时，都会影响睡眠质量，还有些孕妇"认床"，换了环境就无法入睡。因此，准爸爸要为准妈妈营造一个温暖舒适的睡眠环境，这样孕妇才能睡得更香，胎儿才会长得更壮。

3. 睡觉前孕妇不宜看情节刺激的电视节目。电视中的紧张情节和惊险场面，会使孕妇心情紧张，脑细胞激动，不利于入睡。而且看电视太久，会减少孕妇睡眠和休息时间，对孕妇和胎儿都不利。

必要的产前检查

到了怀孕中期，孕妇应该在医生的建议下，定期进行产前检查，并且要建立产前检查档案，定期复查，以便医生清楚地掌握孕妇身体及胎儿发育情况，引导整个妊娠过程正常进行。

体格检查

一般情况下，孕妇初次产前检查时，医生会对其做一次全面而系统的检查，了解孕妇的身体状况，检查是否存在对胎儿不利的危险因素。此外，还应测量孕妇骨盆是否在正常范围之内，为孕妇选择合适的分娩方式。

胎儿异常检查

孕 4 月，是能够发现较为罕见的葡萄胎的时期。如果孕妇发现内裤上沾有深褐色的碎血块，有时还有鲜血流出，应立刻去医院检查，这很可能是葡萄胎自然流产的现象，当然也有可能是一般的流产。葡萄胎发现时，多数情况下胎儿已在子宫内死亡，组成胎盘的绒毛组织发育异常。因此，孕妇要按时进行产前检查，及早发现胎儿异常现象。

B 超

孕 4 月，孕妇最好进行一次 B 超检查，看胎儿发育是否正常，有无脑积水、脊柱裂、先天性心脏病等畸形症状，如发现异常，可以及早终止妊娠，以免畸形儿降生给孕妇造成更大心灵创伤。

检查宫高、腹围、胎位与胎心

妊娠中期，医生会定期为孕妇测量宫高、腹围、监测胎位、听胎心音，通过这些检查，确定胎儿是否发育正常。医生可以通过超声波仪器听到胎儿心跳，每分钟大概 120 ～ 160 次，是成年人 2 倍左右。一般在孕妇肚脐下方或附近部位听得比较清楚。

测量血压和体重

在产前检查中，医生还会定期为孕妇测量血压和体重，密切关注血压和体重的变化情况，判断是否出现水肿、贫血、高血压、阴道流血等异常状况，以便及时发现妊娠并发症和一些潜在性疾病，早发现，早治疗，避免意外的发生。

经常洗澡很必要

怀孕期间，孕妇新陈代谢速度加快，血液量增加，时常会感觉到身体发热，比平常更容易出汗。这时经常洗澡就显得很有必要，不仅可以保持个人卫生，还可以消除疲劳。但洗澡次数也不应过于频繁，只要能保持皮肤清洁，身体干爽舒适就可以了。

孕妇洗澡时水温要适宜。过热的水会使人体的毛孔打开，排出大量汗液，容易造成脱水，医学研究表明，水温过高会损害胎儿的中枢神经系统。一般来说，水温越高，对胎儿脑细胞损害越严重，对胎儿智力发育影响就更大。但也不是水温越低越好，孕妇洗澡时水温应控制在 38℃以下，接近体温为宜。

孕妇要选择淋浴，不宜盆浴或是到公共浴池洗浴。女性怀孕后内分泌变化，使阴道具有灭菌作用的酸性环境发生改变，容易受到细菌感染。此时，如果选择盆浴或公共浴池，细菌和病毒极易随污水进入阴道，很可能会导致阴道炎、输卵管炎等妇科炎症，影响孕妇和胎儿健康。选择淋浴，不仅适合不易弯腰的孕妇，而且还很卫生，不容易感染细菌。

有些家庭冬天在卫生间支起浴罩避寒保温，但对孕妇来说极不安全。由于浴罩内密闭性好，才可以隔绝外界寒气。但是浴盆内水较热，罩内充满水蒸气，经过一段时间的呼吸，罩中氧气便会逐渐减少，二氧化碳浓度上升，会使温度有所上升，缺氧会更加严重，而此时孕妇却负担着自己和胎儿两个人的氧气供应，需氧量比较大，一旦缺氧，就会感到头晕目眩、四肢乏力。此外，热水的刺激，会使全身毛细血管扩张，孕妇脑部供血不足，特别容易晕倒。胎儿也会因为缺氧而心跳加快，严重时可能会影响胎儿神经系统的正常发育。

孕妇如果是油性皮肤，可选用含少量碱性成分的沐浴露来清除体表多余的油脂；如果是干性皮肤，就要选择具有滋润作用的沐浴露来清洗身体，避免碱性成分使皮肤更加干燥。当然，沐浴后要涂抹保湿乳液，使皮肤更加滋润。

孕妇沐浴时一定要注意安全，最好有专人在身边陪护。

学会放松心情

孕妇在怀孕期间都会有或多或少的精神压力，严重的甚至影响了正常生活。面对压力，孕妇应该学会放松，不要过度紧张，不仅伤害了身体，还会影响宝宝的成长。

自我调节，释放压力

怀孕期间的孕妇精神时常处于亢奋的状态，一些与她毫不相关的事情都能使她情绪波动。这时准妈妈们要清楚怀孕时身体发生的变化，自然会给行动带来不便，不要为此感到心烦。一旦感到情绪低落，就要选择合适的方式及时释放压力，不要让自己感到郁闷。还可以在舒适温暖的环境里静坐思考，多想些积极向上的、美好的事，憧憬未来的美好生活，想象一下宝宝的模样，还可以给宝宝想几个名字，让自己始终陶醉在幸福和快乐里。

随着时间的推移，孕妇的身体和情绪会发生很大变化，来自各方面的压力可能会导致呼吸不畅、莫名其妙的头痛、胃痛、肌肉紧张等状况。这时候孕妇要学会自我调节，深呼吸是最好的解压方式。孕妇感到紧张时，可将双臂在身体两侧缓慢摆动，切记幅度不要过大，一定要保持放松的状态。调整呼吸，深深吸入，缓缓吐出，这样可以快速地消除紧张的情绪，将身心调整到最佳状态。

按摩减压法

除了自我调节，按摩也是一种好的减压方法。专门针对孕妇设计的按摩可以有效缓解孕妇压力，现在介绍如下：

背部按摩

孕妇最好趴跪在按摩床上，以免压到腹部，腹部和膝盖处垫上枕头，使血流通畅。头部也要垫上枕头，按摩时孕妇可以休息头部。双手搓热，从腰部开始，沿脊椎两侧从下到上慢慢推动，持续数分钟，反复几次，直到背部肌肉发热，不再紧绷。用拇指按压脊柱两侧的凹陷处，一个骨节一个骨节慢慢进行，使脊柱关节放松。

足部按摩

孕妇最好坐在舒适的靠背椅上，坐好后，将腿抬起，放在面前的凳子上，由专业人员按照足部穴位，逐一按压，直至足部发热。按摩过程中，孕妇可以放松身体，闭目养神。

按摩不要在怀孕最初 3 个月进行，因为按摩可能会增加流产概率。孕期按摩能缓解孕妇的焦虑情绪及改善睡眠状况，同时还可以缓解背痛及其他身体部位的不适情况，对胎儿的生长发育也有好处。

孕 4 月美食推荐

奶汁带鱼

原料：带鱼 500 克，纯牛奶 1 袋（500 克），花生油、料酒、糖、盐、番茄酱、胡椒粉、淀粉适量。

做法：

（1）带鱼去头尾，洗净切段，放入盆内，加料酒、盐、胡椒粉腌制。

（2）炒锅放入适量花生油，油热后，将腌制好的带鱼均匀地裹上一层淀粉，放入油中炸至金黄色，捞出沥油，装盘备用。

（3）炒锅内加适量清水，水开后，放入牛奶、番茄酱、糖、盐调味，大火烧开，放入调好的水淀粉收汁勾芡。

（4）将芡汁浇在炸好的带鱼段上，即可食用。

功效：带鱼中含有大量人体必需氨基酸，长期食用有助于胎儿大脑发育。

红烧兔肉

原料：兔肉1000克，葱、姜、青蒜、桂皮、八角、酱油、糖、盐、红干辣椒、花生油适量。

做法：

（1）兔肉洗净切块，在开水中焯一下，去除血水。葱、青蒜切段、姜切片。

（2）炒锅烧热，放入少许花生油，油热后，放入葱段、姜片炒香，倒入兔肉翻炒，加少许酱油，兔肉变成酱色。

（3）兔肉中加适量清水，以刚没过兔肉为宜，放入桂皮、八角、红干辣椒、盐、糖调味，大火烧开后，转小火炖至兔肉酥烂，汤汁浓稠变少。撒入青蒜段，焖5分钟，出锅装盘。

功效：兔肉中含有大量的维生素和钙质、烟酸，有助于孕妇和胎儿补充营养。

冬瓜炖鸭

原料：冬瓜1000克，鸭肉500克，火腿、香菇、葱、姜、料酒、盐适量。

做法：

（1）冬瓜去皮瓤，洗净切块；火腿切片；葱姜洗净，葱切段、姜切片；香菇水发，洗净切片。

（2）鸭肉洗净剁块，在开水中焯一下，去除血水。

（3）锅中加适量清水，放入焯过的鸭肉，加料酒、葱段、姜片、香菇、火腿等，大火烧开后，改小火炖至鸭肉离骨，放入冬瓜炖熟，精盐调味，即可食用。

功效：鸭肉和冬瓜都是凉性食材，有利尿作用，对孕妇体温过高和妊娠水肿有疗效，还可以为孕妇补充蛋白质和铁等营养元素。

第五章
孕5月：孕味十足

身心上的可能转变

肚子大得更明显了

从孕4月起，孕妇的新陈代谢开始加快，食欲增加，对营养的需求量也比平时多，所以体重会明显上升，皮下脂肪的堆积会使孕妇看起来胖了很多，尤其是大肚子也更加明显了。

专家指出，孕妇什么时候腹部隆起比较明显以及腹部隆起多高，也是因人而异的，如孕妇的体形、怀孕后增加的体重、怀胎的个数、胎儿大小以及子宫的位置等都是重要的决定性因素。高挑偏瘦的孕妇腹部隆起比较晚，胎儿的位置也较高；身材矮胖的孕妇腹部隆起较早，胎儿位置也比较低。腰长或胯宽的孕妇，由于可以为子宫提供较大的变形空间，因而腹部隆起的时间也比较晚。但无论何种体形的孕妇，过了孕5月，肚子都会比较明显地大起来，这时孕妇再也不用为别人的猜疑而感到尴尬了，因为这时绝对不会有人再误认为你最近发福了。

腹部明显隆起已经是事实，可有些孕妇

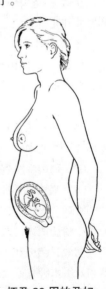

怀孕20周的孕妇

却仍然不想穿着孕妇装，仍想把自己塞进怀孕前穿的衣服里，但是这种做法是徒劳的也是愚蠢的。你不仅难以穿上以前的衣服，即便穿上了，也会束手束脚，非常难受。所以，还是像大多数准妈妈们一样，赶紧换上宽松舒适的孕妇装吧，以免影响胎儿的生长和发育。

感受到了宝宝的"第一脚"

第一次胎动是准妈妈朝思暮想的事情，甚至在确定自己怀孕后就开始默默关注自己的肚子。至于什么时候才能享受宝宝的"第一脚"，胎动到底是一种什么样的感觉，每个准妈妈的情况是不同的。

胎动开始

孕5月，大概是怀孕第18周，小宝宝就开始在子宫里做"伸展体操"了，这个时候，许多孕妇才初次感受到胎儿的存在，这就是所谓的"胎动初觉"。有些孕妇还可能会早在第18周之前就提前感受到胎动，但也有的孕妇会推迟到第20周之后才可以感受到。一般来说，经产妇由于更有经验，通常会提早感受到胎动。身材较瘦的孕妇也会比较胖的孕妇更早感受胎动，而且胎动也会更明显一些。根据第一次胎动的时间，医生会重新评估准妈妈的预产期。

妈妈的感觉

有些孕妇由于过于期待宝宝的第一次胎动，往往会把肠胃蠕动误认为胎动，而到真正胎动发生的时候，反而察觉不到。事实上，宝宝的"第一脚"并不像准爸妈们想象的那样"剧烈"，毕竟此时胎儿只有200多克重，身长也只有15～17厘米，还没有足够的力气让准妈妈有较强的感觉。因此，有些孕妇感受到的"第一次胎动"，很有可能只是心理作用而已。但是，第一次胎动后不久，准妈妈就会频繁体验宝宝的"拳脚功夫"了，这是种前所未有、奇妙无比的感觉，是无法用言语来表达的。

胎动频率

胎动的频率及强弱，表示胎儿的健康状况。由于个体差异，胎动频率也不是一定的。一般情况下，明显胎动1小时不少于3次，

24小时明显胎动次数平均在 200 次，都是正常的。另外，有时多些，有时少些，但是只要胎动有规律，有节奏，变化不大，胎儿发育也是正常的。当孕妇发现胎动过少，比如 12 小时少于 20 次，或每小时少于 3 次，则有可能预示着胎儿缺氧，生命安全受到威胁，这时应及时咨询医生，尽早扭转局面。

胎动位置

孕 5 ~ 6 月，胎儿体形比较小，子宫内仍有足够的空间让宝宝自由"玩耍"，因此，准妈妈下腹部任何一处都有可能感觉到宝宝的动作。孕 6 月时，准妈妈甚至可以看到宝宝在子宫内移动时，手肘或某个身体部位将肚皮顶起的弧线。到了妊娠晚期，大部分胎儿的头是向下的，胎动就会发生在中腹部或是肋骨右侧。因为，大多数宝宝在子宫中的姿势都是面向母亲的右边的（这也是为什么提倡孕妇采取左侧卧睡姿），就会在靠右边的肋骨处感到胎儿的运动。

乳房胀得更加厉害

孕 5 月时，乳房也会发生一些明显的变化。在孕激素的影响下，分泌乳汁的腺体继续发育，血液的供给也持续增加，再加上雌激素水平上升，乳房会胀得更加厉害，也会比以前更加敏感，轻微触碰就会产生不适感。分泌乳汁的腺体在分娩之前是不会进入工作状态的，但是这时孕妇可能会发现乳头周围出现了一些金黄色的分泌物，准妈妈千万不必担心，这可是宝宝很重要的第一餐——初乳，也是将来宝宝的最佳天然营养品。

此外，孕妇还会发现乳晕的颜色继续加深，乳晕上粒状的腺体更加突出，乳房继续增大，可能会出现妊娠纹。

从怀孕初期开始，准妈妈要坚持每天用温水和干净的毛巾擦洗乳头，清除乳头上积聚的分泌物，然后为整个乳房，尤其是乳头及乳晕擦些具有滋养作用的油脂，这样不仅可以增加乳房皮肤的弹性，也有利于减少外界刺激带来的不适。

正常的乳头凸出在乳房表面，如果乳头内陷，有可能会给产后哺乳造成影响。不过，大多数的乳头凹陷的准妈妈可以通过适当的方法加以纠正。具体方法：把拇指和食指放在凹陷的乳头附近，适当用力下压，让凹陷的乳头突出来，然后从乳晕向乳头轻轻推动。每天早晚各做1次，每次15~20分钟。一段时间后，乳头稍稍突起，这时可以用拇指和食指轻轻捏住乳头根部向外牵引。纠正乳头前，应将双手洗净，指甲修剪整齐，以免划伤肌肤。

怀孕期间，准妈妈胸部尺码大约会增加一个或一个以上罩杯，要及时更换合适的内衣，以免内衣过紧压迫乳头，导致乳头下陷。

肚脐向外凸起

怀孕20周左右，好多孕妇会发现肚脐会慢慢地向外凸出来，不再是原来的肚脐"眼儿"了。活动的时候，还可能会感觉到突起的肚脐不断地与衣服摩擦，很不舒服。别担心，这是慢慢长大的子宫向外压迫孕妇腹部的必然结果，凸起的肚脐会在分娩后恢复原来的状态的。

但是，也有些孕妇的肚脐周围会出现不定期且严重的疼痛现象，疼痛发生时，肚脐周围感觉发硬，这种现象属于假宫缩，如果上述症状仅是偶尔出现，并且持续时间也不长，也不伴阴道出血的情况，就不必紧张。如果上述情况频繁出现，并且伴有明显腹疼、阴道出血等情况，就要及时就诊，以免发生意外。

由于孕激素以及腹部突起的影响，孕妇肚脐周围可能会长出一些丘疹、痱子之类的，会觉得很痒，如果觉得特别不舒服，可以擦些药膏之类止痒，千万不可抓挠，以免抓破感染。

通常，在怀孕中、晚期，孕妇的肚脐周围都会或痛或痒不舒服，这些都是正常现象，无须特别治疗，分娩过后就会逐渐消失的。但是如果症状严重，就需要到医院检查了。

下腹部痉挛

孕5月，有些孕妇会觉得下腹部有时会像例假来时那样抽动着疼，只是比例假时的程度轻一些，这种感觉怀孕两次以上的孕妇会更明显一些。

其实，孕期激素会使韧带松弛，不断隆起的腹部也给孕妇的肌肉和韧带带来了更大的负担。因此，一般的腹部疼痛也是正常的生理现象。这种疼痛，多发生在下腹部子宫一侧或两侧，呈牵引痛、阵痛或隐痛。这种韧带拉伸引起的腹痛，将会持续怀孕的整个过程，并可能会随着临近分娩而加重。

此外，妊娠中期，随着胎儿逐渐长大，孕妇腹腔内的压力也随之升高。如果准妈妈的食管裂孔增宽，可能会出现"食管裂孔疝"，这也会导致腹痛。这种腹痛多伴有胸闷、气短、胸痛、打嗝、胃酸逆流等症状。因此建议孕妇：少食多餐，少吃过甜、过辣、过黏的食物；饭后不要立刻平躺；尽量少弯腰以减轻胃酸逆流。

韧带有疼痛感

很多孕妇在这个月，即便是进行正常锻炼时，也会感到一阵疼痛突然袭来，甚至会迫使运动停止。这是因为子宫两侧各附着一条与骨盆相连的圆韧带，当子宫增长时，圆韧带会被拉伸。由于这时逐渐变大的子宫还没有大到可以让骨盆承受它的重量的地步，因此整个重量都落在了圆韧带上，导致圆韧带拉伸变形。如果缓慢拉伸并不会给身体带来不适，但突然改变姿势时，就会出现类似的疼痛感。比如早晨，从床上坐起的动作，可能会使韧带拉紧，从而使髋骨两端，甚至背部感到阵痛。有些准妈妈在运动，甚至走路时，也会感到这种韧带痛。虽然这种疼痛对胎儿并没有什么伤害，但会令孕妇十分苦恼，严重时甚至不能忍受。

孕妇整个妊娠期都有可能会感到韧带疼痛，除了子宫日益变大的原因外，胎儿的位置与姿势也是引起准妈妈韧带疼痛的一个原因。比如怀孕最后一个月，胎儿头部向下压迫韧带时，这种疼痛会变得相当明显。

下面有一些简单的方法，可以帮孕妇减轻或避免这种疼痛：

早上起床前或晚上临睡前，平躺在床上，慢慢将双腿抬高，可以帮助拉伸韧带，增加韧带弹性。变换姿势要缓慢，特别是由坐姿变成站姿和由躺姿变成坐姿。经常用热水袋热敷韧带和关节处，加以轻轻地按摩，可以缓解疼痛，增加韧带柔韧性。多吃含有胶原蛋白的食物，增强肌肉弹性，比如多喝骨头汤。

随着妊娠月份的推进，韧带逐渐适应增大的子宫后，这种韧带疼痛感也会相对减缓。

脚部出现浮肿

产科专家指出，孕妇在妊娠期间体重通常会增加 10 ~ 15 千克，这使脚部承受的压力也随之加大。另外，怀孕期间会有很多水分汇集在脚踝和双脚中，很多女性在怀孕 3 个月左右，脚部就开始出现浮肿；怀孕 6 个月左右，浮肿更明显；到了分娩前夕，脚和腿的浮肿特别突出。此时如果穿一双不舒适的鞋，或者长时间站立，都会使双脚感到更加疲惫，而且还很容易发生危险，从而影响腹中胎儿的正常发育。

孕妇可以尝试采用下面的建议，缓解脚部浮肿及压力：

坐下时，尽可能将双脚垫高，减轻双脚负担。避免长时间站立，时刻记得休息。

让脚"动"起来。绷紧脚尖，将脚尖尽量下压，保持一段时间。脚尖向上勾，脚跟尽量向下蹬，保持一段时间。伸出双腿，脚趾朝上，用脚趾带动脚踝做圆周运动。长时间站立或久坐之后，做这三个动作运动不仅可以放松脚步，还可以帮助锻炼小腿肌肉。

按摩双脚。这个需要专业人士参与，针对脚底穴位，逐一按摩，达到缓解疲劳，减轻疼痛的效果。

临睡前用稍热的水泡脚，可以促进脚部血液循环，减轻水肿。

尽量穿棉质袜子，保持双脚透气。

穿合适的鞋。选择鞋头宽大、材质较软的鞋子。鞋型最好选择没有鞋带或有尼龙搭扣的款式，不需要总是弯腰系鞋带，也可以选择有松紧带的款式，有一定的伸缩性，可以减少对肿胀脚部的束缚。鞋子的尺码要比实际脚长略大 1 厘米，作为坐、站、行走时鞋子的延伸量。最好在下午或晚上买鞋，因为这时脚要比白天大。此外，选购孕妇鞋还要注意鞋跟高度，理想的鞋跟高度为 2～3 厘米，平底的鞋子虽然可以接受，但是随着孕妇体重增加及身体重心发生变化，过薄的鞋底缓冲效果较差，走路时产生的震动会直接传送到腹部，不利于子宫稳定。

开始下意识地关注小宝宝了

此时的孕妇可能会变得处处以自我为中心，特别关注腹中的宝宝，不会再轻易忘记定期产前检查，进一步确定胎儿的成长状况，还会留心各种会对自己和宝宝造成不良影响的因素，担心自己的一日三餐是否能满足宝宝的营养需求。同时也较关心自己的作息规律，会不会影响宝宝的健康和成长。这正是因为，当真切感知自己的身体正在孕育新生命后，孕妇心中也开始下意识地关注这个小家伙了。

大多数孕妇可能会想要独处，以便将全部精力放在胎儿身上。或许有很长一段时间，孕妇什么事都不想做，只想静静感受宝宝在肚中轻轻踢自己的感觉。这时，孕妇的思想很容易"开小差"，正在办公室开会，或是和他人交谈，宝宝轻微的活动就会转移她的注意力。有些孕妇会为此感到苦恼和不可思议，不知道自己到底是怎么了，做什么事都不能专心。其实，这种分心是正常且必需的，可以使孕妇更加关注胎儿活动，以便及早适应宝宝到来后，必定让你"分心"的事实。

莫名地恐惧

妊娠过程中，特别是到了怀孕中期，好多孕妇经常会为了一些说不上来的原因而感到恐惧，会突然感到胸闷气短、呼吸急促、心跳加快。有时还会觉得仿佛被什么东西勒住了脖子，喘不过气来。通常，半夜还会被这种恐惧感惊醒。如果准妈妈经常被恐惧折磨，应该怎么办呢？

首先要让自己放松，告诉自己"没什么好怕的"。是压力太大了，才会产生这种恐惧心理。这就要求从心理上战胜自己，鼓励自己。

要克服对分娩疼痛的恐惧心理。孕育后代是女性与生俱来的能力，生产也是正常的生理现象，绝大多数女性都能顺利完成，即使出现一些胎位不正、骨盆狭窄的问题，现代医疗技术也能通过而合理手段，最大限度地降低孕妇的痛苦，确保母婴安全。孕妇应学习怀孕、分娩的相关知识，或和一些有经验的妈妈们交流一下，不要胡乱猜疑，毫无根据地放大疼痛感，自己吓自己。

孕妇还可以做一些有利健康的活动，如编织、绘画、唱歌、散步等，尽量转移注意力。不要闭门在家，整日躺在床上，这样更容易胡思乱想。

孕5月的胎儿什么样

第17周

第17周，胎儿身长大约有15厘米，重约200克。在接下来的3周里，他将经历一个飞速成长的过程，体重和身长都将增加两倍以上。胎儿体内神经被一些脂肪类物质包围着，使神经绝缘，从而更加快速和通畅地传递使动作更加灵敏和协调的信息。新生儿尤其是早产儿，动作不协调的主要原因就是缺乏那种被称为髓鞘的脂肪类物质。

这时，连接胎儿与胎盘的脐带，发育得更完善，也能更好地为胎儿传送营养。胎儿似乎特别喜欢活动手指拉或抓住脐带，好像在做游戏呢。有时他还抓得特别紧，紧到只能有少量的氧气输送进子宫。准妈妈可不用担忧，他可聪明着呢，完全不会让自己不舒服的！另外，胎儿的骨骼也逐渐开始钙化，循环系统和排泄

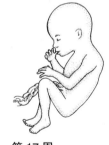

第17周

孕期还没过一半的时候，胎儿看上去已经很像发育健全的小宝宝，甚至会吮吸手指头了。

系统也完全进入正常的工作状态。肺也开始工作，他已经能够不断地吸入和呼出羊水了。

这时，准爸妈借助听诊器或是超声波仪器听到的胎儿的心跳，也更强更有力了。宝宝有力的心跳，预示着胎儿健康，发育正常，可以为总是担心胎儿健康的准妈妈吃一颗定心丸了。同时，还可以减少孕妇对分娩的恐惧，使孕妇信心倍增。

此时，孕妇的身体重心随着子宫的不断增大而发生变化，行动更加不方便，所以要注意穿着宽松、舒适的衣服，鞋子也要合脚舒服，不仅可以缓解脚部压力，也比较安全。

第 18 周

第 18 周，胎儿的身长大约 16 厘米，体重约 250 克。胎儿的感觉器官已经进入发育的关键时期，大脑开始划分专门区域，分别掌管嗅觉、味觉、听觉、视觉以及触觉。而且胎儿薄而透明的皮肤下覆盖着清晰可见的血管，五官也已长到正常的位置。他的小胸脯不时起伏，这是胎儿在呼吸，但是这时胎儿口腔里充满了羊水而不是空气。此时宝宝的肺部虽然已经开始担任呼吸重任，但是肺泡还未发育成熟，还不能像成人那样工作。如果你怀的是女孩，她的阴道、子宫、输卵管等生殖器官都已经发育完全，而且她卵巢里已经储存了一生所要排出的卵子，大约有 600 万个，到她出生时卵子的数目将逐渐减少到 100 万；如果是男孩，他的外生殖器已经清晰可见，当然有时也会因为胎位而将小小的生殖器遮住。

此时胎儿在子宫内非常活跃，经常伸展胳膊、踢腿和翻身，力度也更大，准妈妈已经能清楚地感觉到了。这时，准妈妈就应该坚持每天数胎动了。当孕妇对胎儿全神贯注时，可以感受到胎儿在宫内的各种姿态，这样会加强母

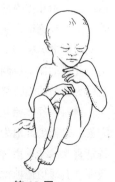

第 18 周

胎儿的眼睛已经成型，他的脸现在更像成人的脸了。

婴之间的情感交流。由于这周胎动频繁，建议孕妇到医院接受一次全面检查，还可以通过B超看到胎儿的各种姿势，如踢腿、伸展、翻身、吮吸手指等。千万别错过了这样的机会，和准爸爸一起分享这快乐幸福的时刻吧！这时候也是准爸妈和胎儿交流、进行胎教的大好机会，因为此时胎儿的感觉器官已经发育良好，比我们想象的还要敏感。什么都可以感应得到。如果准爸妈和他说说话，或是做些简单的游戏，他马上就会做出相应的反应。而且从这周起，胎儿的视网膜已经开始形成，开始对光线有感应。这时准爸妈就可以用手电照射腹部和宝宝"捉迷藏"，你会欣喜地发现，宝宝会下意识地躲避强光呢。

由于腹部隆起已经非常明显，因此这时准爸爸就要每周帮助妻子测量宫高了。宫高是指从下腹耻骨上沿至子宫底的距离，可以帮助医生掌握胎儿的发育状况。从现在开始，每周宫高都会相应增加1厘米左右，如果测量结果持续2周没有变化，胎儿发育可能受到阻碍，就应该及时到医院做检查。孕晚期胎头入盆后，宫高增加的速度会逐渐减慢。

这一时期，孕妇应该适当增加运动量，增强孕妇心肺功能，以适应血液循环和呼吸系统不断增加的负荷。孕妇体操就是不错的选择，还可以帮助增强肌肉的弹性，改善腰背疼痛等症状，有助于减轻孕妇分娩时的痛苦。此外，充分的全身心放松的孕妇瑜伽，不仅能使孕妇心情平和，同时也可以吸引胎儿一起加入。

第 19 周

第19周，胎儿的体重还在不断增加。身体表面出现了一层白色的、滑腻的物质，看上去滑溜溜的，这就是胎脂。它的主要任务是保护胎儿的皮肤，以免在羊水的长期浸泡下受到损害。好多宝宝在出生后身上还有胎脂残留，会在分娩后几小时内由皮肤自行吸收，是胎儿娇嫩肌肤的最好护肤品。胎儿的消化系统更加健全，已经能够从吞咽的羊水中吸收自己所需的水分，孕5月末，胎儿在1天之内可以吞咽大约500毫升的羊水。此外，胎儿的感觉器官每天都在发育中，舌头上的味蕾也已经形成，大脑和神经终端发育良好，各种感觉都更加敏感。

这时孕妇经常会觉得呼吸急促，尤其是上楼梯的时候，上不了几个台阶就心慌气短，气喘吁吁。这是因为日益增大的子宫压迫孕妇的肺部，而且随着子宫的增大，这种状况也会越来越明显。这时胎儿和母体的生长发育都需要更多的营养，尤其要注意增加铁质的摄入量，因为胎儿要靠铁来制造血液中的红细胞，因此这一阶段准妈妈可能会出现贫血现象。所以要多吃如瘦肉、鸡蛋、动物肝脏、鱼、含铁较多的蔬菜及强化铁质的谷类食品等。如果有必要，也可以在医生的指导下补充铁剂。

此时准爸爸也要注意，应该比平时更多地关心妻子，分担她的恐惧和忧虑，共同学习孕育宝宝的知识。此时也是准爸爸展示厨艺的大好机会，为了准妈妈和胎儿的健康，还要做更多的厨房工作，这时妻子的食欲很强，对营养的需求也更高了！

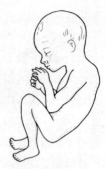

第19周

现在胎儿的肌肉已经足够结实，可以做一些幅度较大的动作。胎儿体型仍然很小，而且在子宫中被羊水所包围（羊水能起到保护胎儿的作用），但是大多数孕妇在这个时候都可以第一次感觉到胎动。

第20周

第20周，胎儿的体重大约已有350克，身长也有19厘米了。胎儿汗腺也发育完成，虽然仍然可以看见皮肤下的血管，但皮肤已经不像之前那样薄而透明了。如果你怀的是男孩，他的睾丸在这一时期就会开始从盆骨向下降入阴囊，原始精子在睾丸里也已经形成。现在，胎儿的大脑开始迅速发育，特别是位于大脑中心产生脑细胞的生发基质，每天都分裂产生无数的脑细胞，是宝宝直立发育的关键时期。

对大多数孕妇来说，这个阶段是整个妊娠期最轻松的时候。肚子还不是很大，早孕反应也已经逐渐消失，准妈妈可以充分享受一下这个时期的轻松，因为进入孕晚期后身体会越来越笨重，行动也会越来越不便。此时孕妇可以为自己安排一次短途旅行，也可以选择这个时间为自己和未来的宝宝采购一些必需品，比如婴儿床、婴儿车，或者给自己添置两件漂亮的孕妇装，因为随着妊娠月份的增加，平时穿的衣服很快就穿不上了。

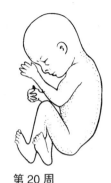

第 20 周

与发育完全的胎儿比较，孕期第 20 周时的胎儿仍然需要进一步生长发育。

这时的胎宝宝的听觉和触觉已经相当发达了，如果准爸妈讲故事、唱歌、播放音乐或轻声说话，胎儿都能听得见。抚摸或轻拍腹部，也会引起胎儿的相应反应。这时是对胎儿进行胎教的最佳时机。试验发现，宝宝出生后，如果听到他在子宫中曾经常听到的音乐或故事，都会有所反映。假如婴儿正在哭闹，听到熟悉的声音会很快安静下来；如果他正在吃奶，可能会吸吮得更起劲。准爸妈何不现在就拿起一本书，给宝宝讲个故事呢？即使反复地讲同一个故事，也不用怕宝宝厌烦，他会喜欢听的。这样，也许等宝宝出生后，这个故事就是哄他入睡的最佳选择。还可以经常抚摸腹部，和宝宝窃窃私语，让宝宝充分感受准爸妈的爱。

必需的检查与试验

为什么要做超声波检查

超声波检查（B超或彩超）是一种无创、快速、可重复的非手术诊断方法，它是超声波技术运用于妇产科领域的一项革命性的突破，是孕妇常用的检查方法之一。为什么定期产检，医生常建议孕妇做超声波检查呢？

通过超声波不仅可以使准爸妈提前听到宝宝的心跳，看到宝宝在子宫内的模样，而且还可以帮助医生更清晰地观察孕妇及胎儿现存或潜在的问题，预先排除可能发生的病变。怀孕到第 20 周左右时，羊水相对较多，胎儿还不太大，在子宫内的活动空间也比较大。这时做超声波检查，对比度较高，可以清晰地显示胎儿的各个器官，医生借此可以对胎儿进行全身的检查。如果发现了较明显的畸形或异常，也可及早终止妊娠，相应减少给孕妇造成身心上的伤害，而且这时也有充足的时间进一步进行羊膜穿刺术等检查，这对于优生优育也有重要意义。

这个时期超声波检查可以发现的畸形有：神经管畸形，如无脑儿、脊柱裂等；消化系统畸形，如十二指肠闭锁、肛门闭锁等；面部畸形，如唇腭裂等；心血管系统畸形，如先天性房室间隔缺损、法鲁氏四联征、单心房单心室、左心发育不良等；泌尿系统畸形，如多囊肾、尿路梗阻；肌肉和骨骼畸形，如软骨发育不良等；呼吸系统畸形或异常，如肺囊性病变等。

此外，超声波检查还能发现一些特殊的胎儿畸形，如腹裂畸形、胎儿肿瘤和畸胎瘤。

如果你有习惯性流产史或早产史，超声波检查非常必要。超声测量宫颈管长度可以预测将来是否会发生早产。

如果预产期和子宫及胎儿发育不符，利用超声波可以获得更多、更详细的信息，帮助医生重新评估分娩时间。

如果孕妇有家族性的妊娠高血压，孕中期通过彩超检测双侧子宫动脉的血流情况，就可以预测将来是否会发生妊娠高血压综合征。

如果子宫增大速度过快，超声波还可以检查出孕妇是否怀了多胞胎。

如果孕妇羊水量异常，还可以通过超声波计算出现有羊水的精确量，采取必要方法，避免母婴陷入危险。

由此可见，超声波检查能够使医生获得更多的信息，排除危险病变，让孕妇满怀自信地度过妊娠期，使分娩更加顺利。

何时需要做超声波检查

大部分的孕妇都知道怀孕后可以做超声波检查，但是什么时候做超声波检查最合适、最安全呢？

其实，整个妊娠期，从受孕到分娩，孕妇随时都可以进行超声波检查。但是不同时期的超声波检查，都有不同的目的。

在怀孕第 8 周，通过超声波可以显现出胎儿的影像，虽然很模糊，但依然让许多准爸妈们欣喜不已，因为很多孕妇看到屏幕上跳动的小生命后，才确定自己已经怀孕了。

怀孕 15 周之后，超声波检查就能显现出胎儿的主要器官了，这时的准父母看到小小的生命在努力成长，将会更加震惊。

通过定期的超声波检查可以使医生获取有关孕妇及胎儿的更准确的信息，通过检测和判断，及早排除不安全因素，以确保母婴平安。

如何进行超声波检查

超声波技术是利用人耳无法听到的超高频率声波的穿透与反射作用对胎儿进行检查。在进行超声波检查之前，孕妇不需要做任何准备，可以照常饮食。通常，超声波检查是在孕妇腹部外进行，但在某些情况下，如在怀孕早期或需要检查胎盘位置时，医生会透过

腹部超声波检查

在腹部超声波检查中，一个称为换能器的探头在孕妇的腹部表面移动，发射声波来反映胎儿和孕妇的内脏。声波通过电子转换器转换成图像，显示在电脑屏幕上。

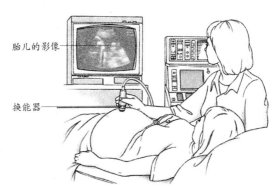

胎儿的影像

换能器

孕妇阴道进行检查。

腹部超声波检查

进行此项检查时，医护人员会在孕妇腹部涂一层透明膏，然后利用超声波扫描仪在孕妇腹部上下移动进行检查。涂上透明膏是为了协助声波的传导，帮助成像。超声波检查利用声波反射的原理，来确定胎儿在子宫中的准确位置。接收器侦测到反射的回声之后，电脑会随即将收到的这些声波信号转化为图像，并在屏幕上显示出来，这样我们就可以看到宝宝的模样了。电子胎儿监护仪是目前医学上最常用显示胎儿影像的仪器，而同样利用超声波原理的多普勒仪是用来听宝宝心跳声的。

阴道超声波检查

将细长的超声波探头包裹消毒的保护膜，涂上透明膏，然后缓缓插入孕妇阴道，并从子宫颈的下端进入子宫进行检查。由于更接近子宫，因此可以更清楚地看到子宫内部结构及胎儿的发育状况。该过程可能引起短暂性局部不适，但不会影响胎儿的健康。此外，阴道超声波检查由于和胎儿近距离接触，可以比腹部超声波检查提前大约一周半探测到宝宝的心跳。

此外，检查持续时间会存在个体差异，当医护人员遇到疑问时，他们可能会和其他同事进行讨论，这并不代表胎儿一定存在问题，所以此时孕妇只需耐心等待，不要焦虑。

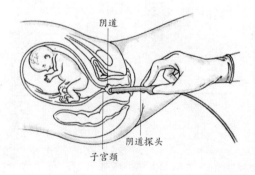

阴道

阴道探头

子宫颈

阴道超声波检查

在阴道超声波检查时，一根细的换能器（称为阴道探头）从阴道插入，并将图像显示在监视器上。阴道超声可应用于妊娠的前3个月，检查的目的包括：为了更清晰地看清胎儿；确诊（或排除）怀孕；检查异常情况如异位妊娠。

为什么要做葡萄糖耐量试验

妊娠期间，孕激素的分泌不断增加，通常会促使胰岛素分泌，这就会使孕妇体内血糖升高，从而提供更多的葡萄糖成分来供给胎儿，为他增添更多的营养。因此，孕妇尿液中含有糖分是正常的现象。但是，如果孕妇血糖含量一直很高，可能会由此导致胎儿营养过剩，体积过大，在分娩时出现难产或是新生儿呼吸困难的现象。另外，如果胎儿长期生存与血糖较高的环境下，他体内产生过量胰岛素平衡血糖。在这种情况下，胎儿一旦娩出，脱离高血糖环境，体内血糖含量迅速下降，胎儿生命会受到严重威胁。

妊娠前健康的女性，可能会暂时患上妊娠期糖尿病，这是由于机体不能调整血糖量而造成的。这种类型糖尿病的发生率占妊娠期并发症的 3% ~ 5%。尽管是在分娩后病情会逐渐消除，但这类病人在将来 15 年内患糖尿病的概率会增加。

身材肥胖、年龄偏大、有糖尿病家族史，或是之前生育过体形较大胎儿的孕妇，患妊娠期糖尿病的概率也相对比较大。

妊娠期间，一旦葡萄糖耐量试验结果表现为不耐受，孕妇必须及时控制饮食，少吃或尽量不吃含糖量高的食物，以免血糖过高。同时应该在医生的指导下，采取科学手段降低血糖。

如何进行葡萄糖耐量试验

确定要做葡萄糖耐量试验后，好多孕妇又拿不定主意什么时候做。一般情况下，孕妇应该在怀孕的第 24 ~ 28 周，到正规医院做葡萄糖耐量试验。如果属于高危孕妇，在第 32 ~ 34 周，通常还需要接受第二次检查。

试验前 3 天，正常饮食，每天饮食中碳水化合物含量不应低于 150 克，并且维持正常活动，以免影响日常血糖含量，影响实验结果。停用会引起血糖升高或降低的药物。试验前 10 ~ 14 小时不能进食。

试验当天早晨空腹静脉取血后在 5 分钟之内饮下 300 毫升含

75 克葡萄糖的溶液，30 分钟、1 小时、2 小时后分别静脉取血一次，并留取尿液做尿糖定性试验。整个试验过程中不可以进食，应安静地坐在椅子上。

如果查出患有妊娠期糖尿病，轻微者可由营养师指导，通过控制饮食就可调整到正常标准。此外，孕妇要特别注意糖分、能量的摄取适量，不可过多食用也不可完全禁食，最好多吃些纤维素含量丰富的食物。

让准爸爸参与怀孕过程

与丈夫分享怀孕的感觉

有时候，准妈妈想莫名其妙地发脾气，又怕大家觉得自己不可理喻；有时候，她很想有自己的空间，不喜欢一大家子在一起说笑；有时候，一想到胎儿的模样，她又会觉得无比幸福，并希望与他人分享。其实，孕妇不用将这些感觉"藏"在心里，可以将自己真实的感受和心情说出来，与准爸爸一起分享。

这时，准爸爸要耐下心来，适时地递去一杯热果汁，满含关怀地倾听准妈妈的抱怨和唠叨，最好是再加上几句贴心话，不仅可以帮妻子缓解压力，还可以增进夫妻感情，让她觉得自己没有白受苦，为了这幸福值得！

专家说，如果在怀孕期间夫妻培养出一种相互信赖、相互尊重的沟通方式，对未来的生活有很大的影响。尤其在妊娠后期，准爸妈和宝宝之间的联系非常密切，是三位一体的。宝宝在肚子里的活动和反应、孕妇自身的感受以及身体的变化都应该让准爸爸知晓，及时交流、沟通，为共同走进为人父母的重要阶段做好准备。

当然，一对彼此恩爱的父母对宝宝的发育和成长极为有利。因此，准妈妈应该努力让丈夫愿意并积极地"与你一起怀孕"，让他参与你和宝宝的生活中来。这样，宝宝出生后，准爸爸就不会那么"惊慌"，而是会自然而然地承担起做父亲的责任。

让他体会宝宝的动作

虽然通过超声波可以让准爸爸听到宝宝的心跳声，看到他的模样和动作，但这并不能满足他对这个小生命的渴望与期待。在怀孕大约20周的时候，准爸爸也可以隔着肚皮感受到胎儿的动作了，这将会给准爸爸带来极大的震撼与喜悦。

每天临睡前，准爸爸可以将手掌搓热，轻轻放在准妈妈的肚子上，感受小宝宝的动作。但做这件事要求准爸爸要有相当的耐心，因为还在肚子里的宝宝可不会对你的抚摸立刻做出反应，每次"表演"也不会做预告。而且有些动作非常轻微，以至于准爸爸都不能确认自己到底感受到了些什么。所以准爸爸一定要有耐心，一定要坚持，有的时候宝宝就像个大腕儿一样，吊足了准妈的胃口才懒洋洋地伸伸腿有所"表示"。不过随着时间的推移，胎儿的活动会越来越频繁，越来越有力，准爸爸很容易就能感受到宝宝的运动。

有时候，准爸爸还可以轻轻地抚摸准妈妈的肚子，让胎儿感受深沉的父爱，就会做相应的动作回应。同时还可以和宝宝说些话，宝宝和准爸爸一样，都非常享受这样的"互动"。这有助于胎儿出生后，准爸爸和胎儿建立更亲密的亲子关系。

一块参加产前培训班

除了对重大事情一起商讨决定之外，准爸爸和准妈妈还应该共同参加产前培训班的学习，这样不仅可以增加准爸爸对怀孕过程的了解，加速完成将为人父的角色转换，同时也会让准爸爸对妻子所承受的一切心怀感激，充满敬意，发自内心地关心、照顾妻子。

产科医生指出，让准爸爸一起参加产前培训非常重要，这能让他们了解生产的过程，以及生产过程中将会发生的一切，通过训练，使准爸爸们不再对妻子在怀孕过程中出现的一些问题感到惊慌失措。同时，当他们了解妊娠过程后，他们就会有意识地思考自己怎么做才能最大限度地帮助妻子减轻疼痛，稳定情绪，放松心情。此外，准爸爸在产前训练中学会了听胎心、测量宫高、学会了制作营养餐及胎教的方法，便于在生活中更好地照顾孕妇和胎儿。准爸爸还可以与其他的准爸爸们一起交流、分享经验。

因此，准爸爸一起参与产前训练可以增进对共同责任的理解，更能体会妻子的辛苦。同时，伴随妻子走过怀孕和分娩的过程，可以让准爸爸更快进入父亲的角色，增进父子之间的感情。

享受准爸爸的轻轻抚摸

好多孕妇表示非常喜欢和享受准爸爸轻轻抚摸自己的腹部，尤其是在灯光轻柔、音乐优美的浪漫环境中，营造出来的温馨气氛不仅可以使孕妇全身得到放松，同时准爸爸也会沉醉其中。但是，准爸爸的动作一定要轻柔，不要按压妻子腹部，以免孕妇感到不适，甚至伤害胎儿。另外，也不要抚摸性敏感地带，以免引起性兴奋，导致宫缩，对胎儿不利。

准爸爸享受抚摸妻子隆起腹部的乐趣的同时，还要记住一些注意事项，整个怀孕过程对腹部的抚摸可以"从左到右"进行，怀孕前8个月上下抚摸的时候，只能"由上至下"，而怀孕8个月之后，换成"由下至上"抚摸，洗澡清洗腹部时也要注意顺序。这是由胎儿在子宫内的体位决定的。

准爸爸可以轻轻地抚摸胎儿的头部，有节奏地从上到下抚摸宝宝的背部（这就是为什么前8个月从上至下抚摸，8个月后从下至上抚摸），也可以轻轻地抚摸孩子的四肢。当胎儿感受到触摸的刺激后，还会做出相应的反应。

触摸可由头部开始，然后后沿背部到臀部至四肢，动作要轻柔，这样有利于胎儿感觉系统、神经系统及大脑的发育。最好选择在临睡前，每次5～10分钟，形成规律，可以帮助胎儿形成条件反射。

在触摸时要注意胎儿的反应，如果胎儿轻轻蠕动，说明他很享受这种抚摸，可以继续进行；如果胎动幅度过大，胎儿反应激烈，说明准爸爸抚摸得不正确，给胎儿带来不适，这时就要停下来或改换姿势。

孕 5 月如何胎教

胎教要适度

适时胎教不仅可以帮助宝宝开发智力，促进身体器官功能的发育，同时也可以增强准爸妈与胎儿之间的感情。"望子成龙"是每个父母最大的心愿，都不想让自己的宝宝输在起跑线上，都想把胎儿培育得更出色、更优秀，这种心情是可以理解的，但凡事都有个度，一旦过度，不仅达不到预期的目的，反而会导致不良后果。胎教一定要适度，不可累坏了宝宝。

有些准爸妈在实施胎教时，过于急切，比如在进行语言胎教时，长时间将耳机放在腹部，造成胎儿心情烦躁。出生后，变得十分神经质，爱哭、爱发脾气，以致对语言学习产生了一种逆反心理。在音乐胎教时，也不能没完没了地听，如果连准妈妈本人都感到疲惫不堪，那胎儿的感觉也绝对好不到哪里去。同样，还有运动胎教，准爸妈的抚摸动作一定要轻柔，要有规律，尤其是准爸爸，要轻轻地"抱"宝宝，抚摸宝宝，切不可用力过猛，否则有可能会伤害宝宝，甚至导致胎儿肢体残疾。

各种胎教都使胎儿受益，但如果实施不当，恐怕胎儿不但不能获益，还会受害。因此，准爸妈必须认真学习胎教方法，正确实施胎教，不可贪心，不可太急切，让宝宝受累。

另外，胎教并非越早进行越好。只有在胎儿大脑、神经系统和感觉器官逐渐发育并趋于完备时，胎教才会真正发挥作用。

胎教也不是越多越好。胎教要适量，要有规律，准爸妈和胎儿要有情感"交融"。例如要选择在胎儿精神好时胎教，每次不要超过 20 分钟。

给宝宝讲述一天的生活

除了给胎儿听音乐，读诗歌、念散文、讲故事。准爸妈还可以给胎儿讲讲一天的生活。由于准妈妈和胎儿有脐带相连，关系更为紧密，随时随地都可以和宝宝说话，这也是准爸爸无法做到的。

早晨起床，准妈妈可以对肚里的宝宝说说今天的天气，用诗一般的语言描绘给宝宝听。蓝天白云，雾霭雷电，雨雪风霜，无论什么天气，如果你以欣喜的语气描述，宝宝也会感受到你对大自然的热爱。

洗漱时，准妈妈可以随便给宝宝讲点儿如何讲卫生的事情，比如怎样把脸洗得更干净，怎么使用牙刷，怎样梳头发之类。也可以告诉宝宝自己的一些行为是为了他的健康成长，比如为什么起床后要喝一杯温水，为什么要锻炼身体，让宝宝感受到妈妈的爱无处不在。

出门散步时，准妈妈可以给宝宝讲一下所见的高楼大厦、绿树红花、和你擦肩而过的陌生人、方便快捷的地铁站等。

准爸爸下班后，也可以参与到"对话"中来，可以告诉宝宝你今天上班的时候做了什么，和同事说了什么有意思的事，自己又是多么想念准妈妈和宝宝，这可以让宝宝感受你的生活，感受你对她们母婴的爱，同时还可以增进夫妻感情。

晚上夫妻二人一起出去散步时，准爸妈可以给宝宝描述一下美丽的星空，并告诉宝宝"我们一家三口在一起，很幸福"。

这些不仅是语言胎教的基本内容，同时又可以巩固亲子感情，培养孩子对准爸妈的信赖感。此外，还可以增强胎儿对外界事物的感知能力和思维能力。

所以，只要准爸妈细心观察周围事物，以积极快乐的心态享受生活，并把这些美好的事物和自己喜悦的心情告诉胎儿，必然会对宝宝的成长和发育产生积极的作用。

抚摸胎教

正常情况下，从怀孕第 8 周，胎儿就开始在母体内活动了，但这时动作很小，力量也很弱，准妈妈还感觉不到。随着怀孕月份的增加，胎儿的活动幅度会越来越大，动作也越来越灵活，从吞咽羊水、眨眼、吮吸手指、抓握，直到伸展胳膊、翻身、踢腿等。这时可以进行抚摸胎教。

抚摸胎教是准爸妈与胎儿之间最早的接触和交流，通过抚摸孕妇的肚子，可以使腹中的宝宝有所感知，并做出相应的反应，达到"互动"的目的。

抚摸胎教可以锻炼宝宝的触觉，从而促进了胎儿大脑细胞的发育。此外，抚摸胎教还可以激发胎儿活动的积极性，促进运动神经的发育。科学试验表明，经常受到抚摸的胎儿，对外界刺激的反应比较灵敏，出生后翻身、抓握、爬行、坐立、行走等动作发育比一般的婴儿明显提前。

抚摸胎教不仅可以让胎儿感受到父母的关爱，还能使准妈妈身心放松、情绪稳定，也可以加深准爸妈和胎儿之间的感情。

由此可见，抚摸胎教对胎儿的成长和发育是十分有利的。但是，准爸妈在进行抚摸胎教时，动作一定要轻柔，动作过大或过猛不仅会让宝宝感到不适，甚至还会伤害到宝宝。

音乐胎教：《四小天鹅舞曲》

《四小天鹅舞曲》是《天鹅湖》第二幕中的舞曲。《天鹅湖》是世界上最出名的芭蕾舞剧，也是所有古典芭蕾舞团的保留剧目。《天鹅湖》原为柴科夫斯基于1875~1876年间为莫斯科帝国歌剧院所作的芭蕾舞剧，于1877年2月20日在莫斯科大剧院首演，之后作曲家将原作改编成了在音乐会上演奏的《天鹅湖》组曲，组曲出版于1900年11月。

而《四小天鹅舞曲》是舞剧中最受人们欢迎的舞曲之一，这首舞曲音乐轻松活泼，节奏干净利落，形象地描绘出了小天鹅在湖畔嬉游的情景，质朴动人的旋律还富于田园般的诗意。四小天鹅舞曲的八分音符奏出活泼跳跃的伴奏音型，以二重奏的形式奏出轻快的乐句，形象地刻画了小天鹅天真活泼可爱的形象，显得十分有趣。乐曲欢快、活泼、跳跃，整首乐曲速度轻快，有管弦乐队来演奏，并且能较明显地听出管乐和弦乐分别演奏的乐句。

音乐是心灵的语言，它能使人张开幻想的翅膀，随着优美的旋律，翱翔在自由自在的天空。胎宝宝对声音的感受来自母体内大血管的搏动，其节律与心脏跳动相同，与有规律的肠蠕动相同。胎宝宝在子宫内能分辨出不同的声音，并能进行"学习"，形成"记忆"，可影响到出生后的发音和行为。因此准妈妈应该给予胎宝宝以良好的声音刺激，像是《四小天鹅舞曲》这样有节奏感和旋律欢快的音乐，就是促进宝宝听力发展的好音乐。

这阶段还须关注的事

孕5月，等于进入了妊娠中期，发生流产的可能性很低，是相对安全舒适的阶段。但是随着肚子逐渐变大，孕妇还是应该多加注意，保持身体健康，心情愉快，生下一个茁壮活泼的宝宝。

保持身心健康

这一时期，已经可以通过超声波听到宝宝的心跳，还可以看到胎儿的模样，这确实给准爸妈带来喜悦和震惊。孕妇在亲眼看到肚子中的小生命时，自然而然会觉得保护胎儿是自己生活的首要任务。而孕妇心中产生这种特殊的责任感之后，伴随而来的是新的担心和焦虑。

孕妇开始经常怀疑自己的身体状况是否能够支持日常工作、家务以及其他琐事，自己应该如何缓解紧张的情绪和精神上压力。怀孕后，由于把所有精力都转移到了胎儿身上，孕妇又担心会因此而冷落丈夫，影响夫妻之间的感情。而更多的担心还是胎儿的健康，这种担心形成的恐惧感时刻困扰着孕妇，使孕妇心情烦躁，精神紧张，甚至茶饭不思。适当的担心是有必要的，但是过于恐惧，就会影响母婴健康了，孕妇要学会自我减压。

孕妇可以听一些优美的乐曲，或是读一本能让自己心情平静下来的书，如果有兴趣，还可以到大自然中去，呼吸呼吸新鲜空气。孕妇还可以经常找好朋友谈谈心，与丈夫交流，把内心的烦恼和忧虑说出来，释放过后心情就好了一大半。同时，孕妇要知道，自己的心情会直接影响胎儿的发育，为了宝宝的健康，孕妇一定保持快乐的心情。

身体是革命的本钱，怀孕是一项艰巨的任务，而且是一场长达10个月的"持久战"，所以孕妇一定要有健康的体魄，为胜利完成任务打下坚实的基础。而且，对这一阶段的身体会出现的正常生理变化，孕妇要正确对待，不可过于恐慌。

不要让体重增长过快、过多，在这个月里，体重增加1千克是比较适宜的。

孕妇腹部不断增大，行动越来越不方便，还可能出现妊娠斑、身体浮肿、静脉曲张等现象，孕妇一定不能因此而产生太大的心理压力，一定要知道这些都是孕期正常显现，要以积极的心态来面对这种压力。

准妈妈不能因为身体的变化而足不出户，适度的运动能让孕妇和胎儿更加健康，但也应该注意运动强度，在进行运动之前，最好先咨询医生。

孕妇可能还会出现牙龈肿痛、出血、牙周炎等不适，一定要注意做好口腔清洁工作，注意摄取富含镁、磷、维生素 D 的食物。

此时孕妇外阴和乳头皮肤更加敏感，油脂和汗液的分泌也比体表其他部位更加旺盛，潮湿的皮肤更容易滋生细菌，要经常进行清洗，保持干净爽洁。清洗外阴时，一定不要使用过热的水，更不要用碱性洗液，用清水擦拭干净即可。乳头清洗后，一定要涂抹有滋润作用的油脂，防止皲裂。

跌倒了也不必恐惧

一提起"跌倒"这个词，好多孕妇立刻就会想到流产。其实，在怀孕的前 3 个月，胎儿一直都被肌肉紧实的子宫包围着，外面还有骨盆和腹壁的保护，所以一般的不慎跌倒或滑倒，基本上不会对胎儿造成伤害。但是到了孕 5 月，子宫增大，子宫底已经上升到骨盆的上方，因此骨盆就不能继续保护子宫及其中的胎儿了。从另一方面说，孕5月，腹部的隆起已经让孕妇不能轻松地弯腰了，它还会挡住孕妇的视线，她已经看不到自己的双脚和路面了。所以，孕妇在行走或是上下楼梯时，就不能确定脚步落下的地方是否平整安全。同时，由于体形的巨大变化，身体重心也随之改变，此时孕妇已经不能很好地把握平衡了。这些都增加了孕妇跌倒的可能性。由于身体笨重，孕妇的应急反应不如以前敏捷了，可能受到的伤害更大一些。但是，这仍然不能说跌倒就意味着流产，或更严重的后果。

如果孕妇不慎跌倒，也不要过于担心和恐惧。因为胎儿虽然没有骨盆的保护，但是还有子宫肌肉、腹壁、胎盘、羊膜和羊水等天然避震器安全地保护着。即使那些对母体有严重损伤的意外发生，也不一定就会伤害到胎儿。羊水中的胎儿，就像盛满水的水瓶中的鸡蛋一样。只要将瓶盖盖紧，无论怎么用力摇晃，瓶子中的鸡蛋由于水的保护，几乎不会撞到瓶壁，受到伤害。羊水的密度比纯水更大更黏稠，因此对胎儿提供的保护就会更强。而且，"瓶壁"不是坚硬的玻璃，而是柔软有弹性的子宫壁、腹壁等，它们对外力产生的撞击起到了很好的缓冲作用，真正施加在胎儿身上的力就微乎其微了。

虽然胎儿一般不会因为孕妇的跌倒而受到伤害，但孕妇自己有可能会因此而受伤，因此仍然不能小瞧。如果不小心扭伤了脚踝或膝盖，就需要及时治疗，避免骨骼或韧带受损。而且如果是严重跌倒，比如从高处跌落或滚落，羊水、子宫壁和腹壁对胎儿的保护作用就不一定会依然那么好了。因此，跌倒是每个孕妇需要特别注意和尽量避免的事，在日常生活中应该注意以下事项：

1. 在路况不熟悉或危险的地方行走时，要特别小心，最好与他人结伴同行。

2. 尽量不要在有冰或较滑的路面上行走。

3. 注意路面是否平整，有无障碍物。

4. 上下楼梯，扶好扶手，待重心稳定后，再迈出下一步，以免重心不稳，滚落楼梯。

对畸形儿的担忧

只要一天未分娩，准爸妈对孩子的健康及发育状况都一直处在担心中，特别是高危妊娠或是怀孕期间异常现象比较多的孕妇，对胎儿的健康更加紧张。即便是宝宝出生后，这种焦虑依然不会马上消失，新爸妈们会迫不及待地对宝宝进行全身的检查，看脚趾和手指有无残缺，胳膊和腿有无缺陷，就连身上色斑和胎记都不放过。事实上，只要你切实按照步骤，进行了各项孕前检查，排除了各种不利的受孕因素，基本上可以保证夫妻二人提供的精子和卵子是健康的，也就是说受精卵是健康的，这也为宝宝的健康奠定了基础。

其次，成功受孕后，定期产检也可以及时发现胎儿发育中的异常状况，及时采取手段终止妊娠，避免畸形儿降生，减少不必要的痛苦。

再次，如果孕前一切正常，妊娠期间，准爸妈能保证良好的生活习惯，生育一个健全宝宝并不是什么难事。因此这里要再次强调，怀孕期间夫妻双方都要尽量避免危险的致畸因素，例如抽烟、喝酒、熬夜等，保证胎儿正常发育。

综合上面几点，我们可以发现，事实上，只有极少数的新生儿患有先天性畸形，如兔唇、先天性心脏病、消化系统异常等症状。再说，目前的医疗手段非常先进，医疗水平也比较高，大多数胎儿的先天畸形，都可以得到后天矫正和治疗。因此，不必对此产生过大的心理压力，以免本来健康状况良好的宝宝，受到你的焦虑的影响。

孕 5 月的运动

游泳

我们曾经介绍过，游泳是妊娠期最好、最安全的有氧锻炼项目。孕妇的最佳游泳时间是孕 5 ~ 7 月，因为这时胎盘和子宫壁附着紧密，胎儿各器官发育完备，各项生理功能也开始发挥作用，流产概率最低，选择这个时间游泳，相对比较安全些。到了怀孕晚期，即怀孕 7 个月以后，游泳有可能会引发羊水早破等意外情况。

孕妇游泳时水温最好能够保持在 30℃左右，一方面在这种水温下，肌肉不容易抽筋，也不容易疲劳；另一方面，这样的水温也不会使孕妇体温升高。如果水温在 28℃以下，会使子宫紧张收缩，可能导致早产或流产。游泳时，最好选择 10 ~ 14 点，因为这时候孕妇精神状况最好，胎儿也最活跃。

孕妇最好选择仰泳，或借助浮力设备在水中漂浮，轻轻划水，可以缓解腰痛。不宜做剧烈动作，避免肌肉拉伤，关节疼痛，子宫痉挛性收缩。

不要潜水。潜水可能给腹部造成过大的压力，而且怀孕后身体状况与孕前大不相同，孕妇不可对自己的身体状况过于自信，以免发生溺水事件。

不要跳水。脚朝下跳水容易使水进入阴道，感染阴道炎，还容易对腹部造成冲击。头朝下跳水，难度系数大，孕妇千万不要冒险尝试。孕妇入水时动作要轻缓，使身体慢慢进入水中，适应水温后，再完全浸入水中。

另外，还要注意，游泳时间不宜太长，不能感觉到累，如果感觉到累，就是运动量太大了。游泳后，一定要注意卫生，将身体冲洗干净，并用氯霉素眼药水点眼，防止感染眼疾。出水后体表温度有所降低，要立即采取保暖措施，披上浴巾或穿上衣服，注意保暖。游泳后如果感到腹部疼痛，并伴有出血现象，要立即就医。

如果孕妇不会游泳或游泳技术不熟练，最好不要因为游泳有巨大好处，就心血来潮地在妊娠期去学习游泳。学习游泳过程中，不可避免地会出现呛水，或换气不熟练的状况，这对孕妇及胎儿都是非常危险的。孕妇大可选择其他的锻炼方式，同样可以收到较好的效果。

强健下肢关节运动

随着体重的不断增加，孕妇变得越来越笨重，再加上身体的新陈代谢发生一些改变之后，双腿和双脚浮肿，而且关节韧带松弛，孕妇时常会觉得疲惫不堪，甚至不能站稳。这时孕妇很有必要通过一些强健下肢关节的锻炼，来促进下半身血液循环，增强腿部肌肉力量。这不仅可以帮助孕妇轻松行走，还有助于消除下半身浮肿。

深坐在椅子中，小腿和地面垂直，双脚并拢，脚心向下平放在地面上。然后脚跟着地，脚尖使劲上翘，调整呼吸，保持10秒钟，再恢复原状。重复10~15次。

将一条腿搭在另一条腿上（二郎腿姿势），位于上方的腿，脚尖慢慢上下左右活动或画圈，动作持续3分钟左右。换另一条腿在上面，重复上面动作。

孕妇采取舒适的姿势仰卧，放松全身肌肉，双臂自然置于身体两侧，双脚左右摇摆10次，转动脚腕10次，压低并收回脚尖10次。

把一条腿搭在另一条腿上，然后放下来，重复10次，每次抬高时，在作为支点的脚下垫高一定高度，使抬腿高度增加。然后换另一条腿做支点，重复上面动作10次。

其实，在日常生活中，无论是坐在椅子上还是躺在床上，孕妇都可以练习上面的动作，锻炼下肢关节和肌肉，从而强健脚部肌肉，减轻负重带来的痛苦。

强健腹背肌运动

怀孕之后，日益变大的肚子总是使孕妇感到疲倦，而且经常腰酸背痛。推拿按摩只能缓解片刻痛苦。通过一些锻炼来强健下腹部的肌肉，不仅可以增加支持子宫的腹部肌肉的力量，缓解腰背所受压力，为分娩打好基础。

孕妇以舒适的姿势仰卧，肘部弯曲撑起上半身，深吸气，鼓起下腹部，深呼气收缩下腹部，重复10~15次。

孕妇以舒适的姿势仰卧，腿部弓起，然后试着缓缓抬起上半身，伸直双臂触碰对应膝盖，这个动作不要勉为其难，双手尽力接近膝盖就好。

以上动作每天早晚坚持做，可增强下腹部肌肉力量，使腰关节更加灵活，可以减轻腰背部受力带来的不适。

骨盆扩展运动

临近预产期，胎儿进入骨盆，会压迫骨盆扩展，方便胎儿进入产道。孕妇在产前可以通过下面一些运动扩展骨盆，缓解分娩时骨盆扩张的痛苦。

孕妇以舒适的姿势坐在地板上，盘腿，脚心相对，两手分别置于对应的膝盖上，深吸气，呼气的同时向下压膝盖，使膝盖尽量接近地面。重复 10 ~ 15 次。

孕妇跪在地板上，手与双膝张开，撑地，深吸气的同时弓起背部，呼气的同时低头，直至看到肚脐。重复 10 ~ 15 次。

这两个动作可以帮助扩展骨盆，锻炼腹部肌肉，使盆骨关节灵活，腹部肌肉柔韧，有利于分娩。

增加产道肌肉弹性运动

孕妇在这时候可以进行一些增加产道肌肉弹性锻炼，可以减轻分娩带来的痛苦，为日后顺利分娩做好准备。

孕妇以舒适的姿势仰卧，双腿分开，与肩同宽，膝部弯曲，使脚跟尽量靠近腿部，利用足部与肩背部支撑身体重量，抬起臀部，同时缩紧肛门，坚持片刻，然后放下臀部，伸直双腿。每天早晚各1 次，每次重复动作 5 ~ 10 次。

孕妇以舒适的姿势仰卧，双腿交叉，向内侧夹紧，提紧肛门和会阴部，坚持一段时间，然后放松，重复 10 ~ 15 次。

这些动作可以增强阴道及会阴肌肉弹性，避免生产时产道撕裂。

孕 5 月美食推荐

鱼香肝片

原料：猪肝 250 克，花生油、泡椒、葱、蒜、姜、酱油、醋、糖、盐、料酒、淀粉适量。

做法：

（1）猪肝洗净切片，葱姜蒜洗净切末，泡椒切圈。

（2）猪肝片加入料酒、盐、葱姜蒜末、泡椒圈腌制30分钟。

（3）淀粉中加入适量糖、盐、醋、酱油，加入少许清水，调匀成水淀粉。

（4）炒锅烧热，加入少许花生油，油热后，倒入腌制好的猪肝，快速翻炒，炒至猪肝伸展变硬后，倒入调好的芡汁，勾芡。翻炒均匀，出锅装盘，即可食用。

功效：猪肝中含有丰富的维生素A和优质蛋白，适于作为孕妇补充营养的食材。

凉拌豆腐皮

原料：豆腐皮250克，菠菜、香菜、青椒、大蒜、醋、盐、香油适量。

做法：

（1）豆腐皮洗净，在开水中焯一下，捞出，沥干水分，切成细丝，凉凉备用。

（2）菠菜择洗干净，在开水中焯一下，捞出，沥干水分备用。

（3）香菜洗净切小段；大蒜加适量盐，捣成蒜泥。青椒洗净切丝。

（4）将豆腐皮丝、菠菜、青椒丝放入盆中，加入蒜泥、醋、香菜、香油，拌匀，装盘，即可食用。

功效：豆制品中含有丰富的优质蛋白和钙、铁等矿物质元素，以及大量维生素，可以为孕妇和胎儿提供充分的营养。

胡萝卜牛骨汤

原料：胡萝卜2根，牛骨500克，番茄2个，花椰菜、盐、料酒适量。

做法：

（1）牛骨洗净斩断，露出骨髓。胡萝卜洗净，去皮切块。番茄洗净切块。花椰菜洗净掰成小朵。

（2）锅中添适量水，放入牛骨，大火煮开，转小火，炖至汤色奶白，骨中骨髓流出，加盐调味。

（3）牛骨汤中放入胡萝卜块、花椰菜、番茄块，继续小火慢炖，至胡萝卜和花椰菜软烂，番茄溶化。即可食用。

功效：胡萝卜中含有丰富的胡萝卜素和维生素A，牛骨中含有大量的骨胶原及钙，经常食用可以帮助孕妇补充维生素和钙质。

红枣羊骨粥

原料：羊骨500克，糯米150克，红枣15枚，盐、葱、姜适量。

做法：

（1）糯米淘洗干净，清水浸泡3小时。红枣洗净去核；羊骨洗净斩断，露出骨髓；葱姜洗净切末。

（2）锅中添适量水，放入羊骨，大火煮开，转小火，炖至汤色奶白，骨中骨髓流出。捞净汤中骨头，加盐调味。

（3）羊骨汤煮开，加入糯米和红枣，煮至黏稠。放入葱姜末调味，即可食用。

功效：糯米具有养胃功效，羊骨可以补钙，这种食材结合起来对预防和治疗骨质疏松，增加肌肉弹性有特别功效，适于孕妇食用。

香椿饼

原料：新鲜香椿150克，鸡蛋5个，葱、盐、花生油适量。

做法：

（1）鸡蛋打成蛋液，加少许盐调味。香椿洗净切末，葱切末。

（2）将葱末和香椿末放入蛋液中，搅拌均匀。

（3）炒锅烧热，倒入少许花生油，转动炒锅，让锅底沾上油。

（4）油热后，倒入加有葱末和香椿末的蛋液，转动炒锅，让蛋液均匀平铺在锅底上。

（5）待蛋液略微凝固成饼状后，翻面，小火煎至另一面凝固。即可出锅食用。

功效：香椿含有丰富的维生素C和胡萝卜素等营养物质，有助于增强孕妇免疫力，鸡蛋含有大量人体必需氨基酸，蛋黄中的卵磷脂是促进胎儿大脑发育的重要物质，适合孕妇食用。

第六章
孕6月：胎动更加频繁

身心上的可能转变

胎儿的动作更大更频繁

　　通常，孕5月时，孕妇就可以感受到令人激动又难忘的第一次胎动了。而到这个月，胎儿的动作会越来越大，越来越频繁。而且基本上不需要屏气凝神去感觉了，也不仅仅是只有准妈妈才能感觉到胎动，其他人通过观察肚皮就可以看到宝宝在动，这种可以看得见的胎动更加直观。因为宝宝动，被胎儿身体部位顶起的肚皮也会动，有时还鼓起来老高。如果准妈妈感觉到胎儿的"顶撞"非常有力，而且同时会摸到很多不同的地方，那代表宝宝的肩膀、手臂、膝盖和手掌已经发育完成了，并且子宫中还有足够的空间让他伸懒腰、打哈欠、尽情玩耍呢！

　　如果你还有大一点儿的孩子，他们还没有感受过这个即将加入他们之中的小宝宝的活动，并因此充满了好奇，准妈妈可以把他的小手轻轻地贴在自己的腹部，让他感受那些胎动，也许他也会兴奋不已，期盼着小宝宝的下一次活动呢，这样的感受或许就会成为就加深他们兄弟姐妹之间感情的纽带呢！

　　胎动，对好多准父母来说，不只是欣喜，也是一种享受。通常在早上起床前或晚上睡觉前，胎动会比较明显。如果此时准爸爸拥着妻子侧躺下来，就可以感觉到宝宝在轻轻撞击自己，那种奇妙的感觉，就像是一家三口相拥而眠，频繁胎动会让准爸爸产生和胎儿血脉相连的感觉。当胎儿活动时，很多准爸妈就会觉得宝宝也是有意识的，可以感觉到他们的存在、他们的动作，可以听到他们的声音，甚至感觉到他们爱他，心里顿时会涌起一种异样的幸福。

放慢生活节奏

我们生活在一个讲求速度的时代，我们周围的事物比任何时候变化和发展得都要快。大家竭尽全力使自己更有效率，但每天刺耳的手机铃声、响个不停的电话、紧张的工作和繁重的家务都是一种无形的压力。许多研究显示，这种压力会导致人体产生应激反应，尤其对孕妇而言，更容易影响她们的健康，并可能因此损害胎儿的发育。

到了妊娠中期，孕妇更需要放慢生活节奏，即使自己被惯性驱使，停不下来，日益笨重的身体也会强迫你停下来休息。如果每天都是匆忙奔波，过于疲倦，身体就会自动发出讯号，提醒孕妇该休息了。忙碌了一天之后，晚上或是第二天，身体的疲劳就是在告诉孕妇："你太累了，该歇歇了。"这时，就表示孕妇在精神上和生理上已经没有足够的力量来继续维持每天忙碌的生活了。因为，身体内还有另外一个小生命呢。即使孕妇不得不在整个孕期都保持这种忙碌的生活，那也应该调整心态，试着用更多的休息来缓解身体的劳累，用静心休养来平复心理压力。慢慢学着真正地享受生活，享受怀孕的过程。享受生活是一种态度，意味着怀孕的你此时不需要再应付各种各样的社会职责，而是可以怀着轻松的心情欣赏早晨洒入窗内的阳光，认真品味与家人相处的甜蜜与温馨，当然包括丈夫对自己无微不至的照顾，还有宝宝和你们的"互动"。

小腿抽筋更加明显

小腿抽筋是孕妇的常见症状，可能从怀孕中期开始，孕妇就会频繁受到小腿抽筋的困扰。而且孕妇小腿抽筋大多发生在晚上，极大地影响了睡眠质量。随着妊娠期推进和腹部日益变大，这种状况可能还会加重。腿部抽筋可能是由于孕妇腹部增大，体重增加，腿部肌肉承受负荷太大而感到疲劳；也可能由于不断增大的子宫压迫了向下肢输送血液的血管，使下肢血液回流缓慢；也可能是子宫压迫下肢神经，导致下肢肌肉麻木痉挛；还有可能是由于到怀孕中晚期，胎儿骨骼发育需要大量钙质，导致孕妇体内钙质大量流失，使小腿抽筋更加明显。

即使你还没有受到小腿抽筋的困扰，最好也采取一些预防措施，改善腿部血液循环，减少小腿抽筋的发生次数。

避免长时间站立或坐着，坐着时不要"跷二郎腿"，以免压迫腿部神经，阻碍血液循环。

经常伸展小腿肌肉，活动脚踝、转动脚趾。

保持适度锻炼的习惯，避免肌肉僵硬，促进血液循环。

保证充足的睡眠，避免过度疲劳，不要熬夜。

睡眠时采取左侧卧姿势，减少子宫对下腔静脉的压迫；也可以把腿垫高，比如在腿下放一个枕头，改善腿部血液循环。

睡前用热毛巾敷小腿，缓解肌肉紧张。

因为小腿抽筋也可能是缺钙引起的，因此孕妇摄取充足的钙非常重要。但是，由于中国居民的饮食习惯导致膳食结构中钙的摄入量普遍不高。因此，医生通常会建议孕妇在怀孕期间，在合理饮食的基础上，适当补充钙质。最好是通过食用含钙量高的食物补钙，也可以通过服用钙制剂来补钙。

腿部抽筋会使孕妇感到极度不适，通常会使人痛苦地惊醒。当腿抽筋时，你可以试试下面的方法，缓解疼痛：

遇到抽筋情况，一定尽量伸展腿部肌肉，不要因为疼痛而缩成一团，那样只会加重腿部痉挛状况。

立即用力揉搓抽筋部位的肌肉，促进血液循环。

最有效的方法是，不要"坐以待毙"，要在别人的帮助下，或扶着支撑物，试着站起来走动走动。

将腿伸直，脚后跟使劲向后蹬，脚尖向大腿方向勾，慢慢拉伸缩紧的小腿肌肉。

手部麻木，且伴有刺痛感

怀孕还可能会导致手部麻木，且伴有刺痛感。在妊娠中、晚期，有少数孕妇会感到大拇指、食指、中指及无名指的前半截出现阵发性疼痛、麻木，有针刺或烧灼的感觉，有时还会从手腕到肩膀都很疼痛。这可能是由于孕妇全身水肿，腕部会积存大量的体液，导致腕管内压力增加，还有妊娠期腕部筋膜、肌腱及结缔组织发生了变化，使腕管的软组织变紧，这些都会压迫正中神经，导致手部麻木，即所谓的"孕期腕管综合征"。

腕管综合征是一种比较常见肌肉劳损病。是经常用手工作的人的职业病，如打字员、收银员、钢琴演奏员等，尤其是经常使用电脑键盘的女性，患这种病倾向更大。调查发现有25%的女性在怀孕后，尤其是妊娠中晚期会出现手部刺痛的现象。对孕妇来说，这样的情况特别令人恼火，严重的时候甚至会让手部丧失活动功能，无法做出抓握动作。

腕管综合征经常发生在晚上，此时手腕里储存了一天的体液，已经水肿了。如果睡觉时压到手，早晨醒来时，手麻会特别明显，有时候还会觉得疼痛难忍。

为了减轻腕管综合征带来的烦恼，孕妇可以试试下面的办法：

白天尽量让手休息，工作之余经常活动手腕，比如甩手、揉捏手腕等，尤其是手部经常做重复性动作的孕妇，一定要经常活动。

使用电脑打字时，键盘和座椅高度合适，可以使手腕自然平放稍微向下弯曲。可以在手腕下方放个垫子，垫高手腕，减少体液积存，使手腕更舒服。

晚上睡觉时，把手放在身体压迫不到的部位，最好能够垫高一点儿，缓解水肿症状。手腕要自然放平，不要扭曲，减轻疼痛。

腕管综合征也像妊娠期间的其他肌肉疼痛一样，在分娩以后会逐渐消失，所以准妈妈们不必过于担心。如果觉得这种疼痛实在难以忍受，而且持续不停，可以在医生指导下定期注射可的松，缓解剧痛。

不自觉的子宫收缩

大多数孕妇会经常经历一些轻微的、不自觉的子宫收缩，它和临产前的宫缩不同，因此叫作假性宫缩。虽然假性宫缩经常发生，但是孕妇基本上要到怀孕中期以后才会有所感觉。因此，大部分孕妇在孕 6 月或 7 月时，才开始感觉到子宫收缩。

一般情况下，这种子宫收缩没有疼痛感，而且是偶发性的，但有时候也会感觉到如轻微的月经疼痛。通常在孕妇很疲劳时，这种宫缩会变得更加频繁。只要宫缩不是过于频繁，没有规律，而且不感到疼痛，这种宫缩时就是正常的，没有必要担心是即将临产，或者早产流产等。

随着孕妇子宫的增大，更多的肌肉群参与进去，收缩也会变得更加明显，更加频繁，更加强烈。它可以增强子宫功能，以便更好地应对分娩这个巨大的任务，就好像产前预演一样。而且，接近预产期时，这种宫缩可能会帮助宫颈变软、变薄，甚至可能会使宫颈开始略微张开。当宫缩变得有规律，并且伴有阵痛时，就是真正的临产前的宫缩了，这种宫缩会持续到子宫能把胎儿推出来。

当假性宫缩开始时，孕妇不必为此慌张，可以趁机做些放松练习，为以后的分娩做好准备。

静脉曲张

静脉曲张是指静脉压升高导致静脉血管突出皮肤表面成蚯蚓状的疾病，是妊娠期的不良反应之一。孕妇的小腿特别容易发生静脉曲张，这是因为增大的子宫会压迫身体右侧大静脉，减缓下肢静脉血液回流，从而增加下肢静脉压力。而怀孕后体内血量不断增加，静脉承受的负担也会增大。再加上孕激素分泌增多，孕妇的血管壁也会变得松弛，从而导致血管变粗，突出皮肤表面，产生静脉曲张。尤其是大腿的内侧、会阴部、小腿和足背上静脉弯曲突出，踝关节及脚部发生水肿。静脉曲张和浮肿，常使孕妇穿不进原来的鞋子，给行动带来许多不便，严重还可能促发心血管系统疾病。

为了避免静脉曲张产生，或是减轻静脉曲张带来的痛苦，孕妇需要注意以下几个方面：

坚持每天适量运动，增强体质，促进血液循环。

怀孕过程中，注意控制体重，避免体重增加过快、过多，对下肢产生的压力过大。

不论坐着还是躺着，都要垫高双脚，加快下肢血液回流。避免长时间坐着或站着，每隔一段时间要活动活动，不要跷二郎腿。

睡觉时，采取左侧卧姿势，垫高双脚，可以减轻子宫对右侧静脉的压迫，降低腿及脚部的静脉压力。

穿着要宽松，不要穿紧身裤、束腰带等会妨碍血液循环的衣物。

一般情况下，孕妇下肢静脉曲张，经过休息会有所减轻。但如果症状一直没有缓解，且水肿逐渐向大腿、会阴部、腹壁甚至全身蔓延，并伴有高血压和蛋白尿，就有可能是妊娠中毒症，要尽早就医，以免对孕妇及胎儿产生不良后果。

坐骨神经痛

在怀孕中、晚期，孕妇的身体会释放一种耻骨松弛激素，使骨盆以及相关关节和韧带放松，为将来顺利分娩做好准备。关节和韧带松弛会使孕妇腰部稳定性减弱。而且，怀孕的中晚期胎儿发育得很快，腹部隆起，重心前移，使腰椎负担加重。如果身体给坐骨神经过多的压力，就很容易引起坐骨神经痛，也就是臀部、下背部以及大、小腿等处感到刺痛。如果之前有过腰肌劳损和扭伤的孕妇，很可能会发生腰椎间盘突出，更容易压迫坐骨神经，产生坐骨神经痛。

坐骨神经痛一旦发生，往往会演变成慢性疾病，孕妇可以通过下面的方法，预防或缓解坐骨神经痛：

用热毛巾或热水袋，热敷半小时，可减轻疼痛。

不要搬挪重物，以免扭伤腰部，引发坐骨神经痛。

要保持正确的站姿或坐姿，不要久坐或久站，要经常变化姿势，站起来活动四肢。

孕妇可以将椅子调到合适的高度，并将椅背调到最舒服的角度，并在腰部、背部或颈后放一个靠垫，减轻腰背不适。

采用正确的睡姿，可以在两腿间垫个枕头，减轻压力。

可以通过一些简单的按摩手法，缓解肌肉及关节疲劳。

平时不要走太多的路，不要穿高跟鞋，以免腰椎疲劳。

孕妇一定要保护好自己的双足和双腿，免得着凉，引发坐骨神经痛。

一般情况下，大多数孕妇分娩后，坐骨神经痛都会减轻并自愈。孕前腰椎间盘突出造成孕后坐骨神经痛的孕妇，最好不要在怀孕期间做 X 光检查。常规治疗方法要求佩戴矫姿腰围，容易限制胎儿活动，影响其发育。某些药物虽然效果好，但可能对胎儿健康不利。孕期坐骨神经痛的孕妇，不建议治疗，可以通过一些非医疗手段缓解疼痛。如果孕前就有坐骨神经痛，有必要考虑采用剖腹产，避免分娩后病情加重。

出现尿失禁

好多孕妇发现怀孕之后，不仅尿频，而且打喷嚏、咳嗽或是捧腹大笑时必须加紧双腿，否则就会有尿液漏出。

随着妊娠月份的推进，子宫向下压迫膀胱，使膀胱贮尿量减少，增加排尿次数。而当孕妇突然向下使劲时，胸腹腔之间的横膈膜会收缩并向下推挤，同时子宫也会突然下压，而如果当时膀胱中充满了尿液，就会产生尿失禁。孕妇尿失禁还可能是因为骨盆底肌肉缺乏锻炼而过于松弛，其承托、节制、收缩功能变差，而引起尿失禁。

好多孕妇觉得尿失禁让自己很尴尬，为了避免产生这种窘态，需要注意下面几件事：

排尿时，尽可能多收缩几次下腹部，挤压膀胱排空尿液。

孕妇可使用卫生巾、卫生护垫或成人纸尿裤，防止尿液污染内衣裤。

突然向下用力，比如咳嗽或打喷嚏时，尽量张大嘴巴，减少胸腔内气压，同时减轻横膈膜压迫腹腔的机会。

孕妇还可以通过运动来锻炼骨盆底肌肉。即使尿失禁症状出现后再开始也不晚。当然，妊娠初期就开始做预防体操效果更好。具体方法是：四肢着地，背部挺直，收紧肛门，将骨盆向腹部提拉，并弓起背部，保持几秒钟放松。此外，还可以做我们之前给大家介绍的凯格尔运动，同样可以很好地增强腹部及会阴部肌肉力量，更加自如地控制排尿。

要提出的是，尿失禁是部分孕妇的正常生理现象，分娩后会不治自愈，孕妇不必为此背上心理包袱。有些孕妇为避免尿失禁所带来的尴尬而减少饮水量，这是很危险的，情况严重的话可能会导致便秘，甚至脱水，准妈妈每天必须保证摄入2000毫升水。

便秘与痔疮

妊娠期间，由于孕激素影响，胃肠道蠕动变慢，胃排空时间及肠道运输时间都有所延长。而肠蠕动变慢，粪便在结肠停留时间就会延长，肠壁细胞会吸收粪便中的水分，使粪便变干变硬，导致排便困难，孕妇就会便秘。同时，由于子宫增大，腹内压力增加，对下腔静脉造成压迫，影响下腔静脉及盆腔静脉回流，再加上大便干燥，致使很多孕妇出现痔疮，而痔疮会造成直肠疼痛及出血，给孕妇带来极大的痛苦。这些都是由正常生理现象导致的疾病。其实，孕期痔疮只要多加注意完全可以预防。

孕妇不要长时间坐着不动，尤其是不要坐太硬的椅子。避免仰卧姿势睡觉，以防子宫压迫背部主要血管，影响直肠的血液循环。

做一些肌肉运动，帮助增加骨盆底部肌肉，尤其是直肠及肛门周围肌肉的弹性，减少干硬大便通过时对直肠的伤害。凯格尔运动能有效增强盆底肌肉弹性的运动，应该经常练习。

养成每天按时排便的习惯，经常吃一些富含膳食纤维食物，多喝水，软化大便。

大便干硬，难以排出时，也不要一味用力，以免直肠受伤出血。

便后使用柔软的纸巾擦拭，也可使用湿纸巾，或用水清洗肛门处，减少摩擦带来的痛苦。

每天用流水冲洗肛门，不要用毛巾用力搓洗。

如果孕妇已经患上痔疮，可以通过以下方法缓解疼痛：

用冰袋在肛门处冷敷，使血管收缩，减轻肿痛。

短时间将肛门部位浸泡在加有苏打粉的温水里，可以止痒。

痔疮软膏及栓剂也有疗效，但是要在医生指导下用药，不要使用含有类固醇和麝香的药物。

如果症状严重，确实需要进行手术，最好在怀孕中期进行，对母婴来说都很安全。因为怀孕早期是宝宝重要组织和器官的分化期，也是胎儿畸形的高发期，手术刺激很容易导致流产。怀孕晚期又难以安排手术时的姿势。怀孕中期，胎儿在子宫内进入了稳定期，实施手术相对来说比较安全，但仍要注意麻醉方式的选择和药物的安全性。

出现急躁情绪

孕6月时，孕妇的肚子更大了，这势必会给行动带来更多不便，而且一些力所能及的小事也变得难以完成了。尤其是当有些孕妇出现一些妊娠并发症时，如贫血、妊娠糖尿病等，因为直接关系胎儿安全，使孕妇经常会出现急躁情绪。而且多出来的大把时间，还容易让孕妇觉得无聊，在消极意义上助长了急躁情绪的滋生。

其实，孕妇可以利用多出来的时间，充分地休养身心，或者做一些更有意义的事情。比如趁机学习一些新东西，或是使自己尽情放松，利用这段时间去散散步、喝喝茶，和朋友家人聊聊天等。

怀孕，为平时比较忙碌的女性提供了一个学习如何享受优质生活的机会。比如，有的准妈妈特别喜欢弹钢琴，因为之前没有时间而被迫放弃梦想，现在机会终于来了，利用这段时间去学钢琴，不仅达成了自己的愿望，同时还可以对宝宝进行音乐胎教，可谓一举两得。还有些孕妇趁此机会参加各种培训班，及时"充电"，为产后继续工作奠定较高的起点。

只要有事可做，不去想那些让人烦躁的事情，都是好的。但是，孕妇也不要让自己太累了，在满足自己需求的同时，还要为胎儿着想。此时可以放慢生活的脚步，给自己创造一个平静快乐的怀孕期，这样也会更有利于准妈妈和宝宝的健康。

孕6月的胎儿什么样

第21周

第21周，胎儿身长大约21厘米，体重450克左右，身体比例越来越匀称了，看起来就像一个婴儿的"缩小版"，但透明皮肤下的骨骼和脏器依然清晰可见。此时因为皮下脂肪储备不足，胎儿的皮肤红红的，而且皱巴巴的，像个小老头。可不要觉得宝宝丑，皮肤上的褶皱是等待皮下脂肪充满的，等脂肪充满后，皮肤就变得光滑而有弹性了。胎儿的嘴唇、眉毛和眼睫毛已清晰可见，视网膜也已形成。内耳骨也已经完全钙化，因此胎儿听觉更加敏锐，已经可以分辨出来自子宫外的各种不同声音了。

胎儿的胰腺及其他腺体正在稳定发育。胎儿的牙龈下面，恒牙的牙坯也开始发育，为宝宝将来能长出一口好牙做好准

第21周
此时子宫是个大而复杂的器官，为胎儿的迅速发育提供养料。

备，此时孕妇要多补充一些钙质。

这个时期孕妇的体重大约每周增加300克。而且胃口很好，还会特别偏爱某样食品。孕妇偶尔也可以稍微放纵一下自己，吃一些自己喜欢的食品，但是一定要有节制，尽量选择健康有营养的食品。令人欣喜的是，这时的胎动次数有所增加，而且更加明显。准爸妈现在可以试着和腹中的胎儿做做游戏，当他将肚皮顶起一个小鼓包时，可以用手抚摸抚摸"鼓包"，也可以轻轻推一下，看胎儿会有什么反应。如果经常这样做，胎儿可能会发现这是个有趣的游戏，会乐此不疲呢!

第22周

第22周，胎儿身长约22厘米，体重540克左右。这时胎儿的肺部发育基本完成，如果此时娩出，已经具备在新生儿重症监护室内存活下来的可能了，成活概率为20%~25%。这一时期，胎儿继续吸入呼出羊水，增强肺部功能，练习呼吸。为了吸进和排出气体，胎儿肺部已经形成了气体通道，肺部血管和肺泡也已经开始形成，以便将来完成交换氧气，再把氧气运送到全身的任务。同时，肺部细胞开始分泌表面活性剂，隔离肺泡。

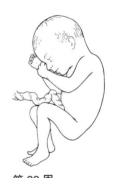

第22周

从孕期14周就开始长出的手指甲，此时快要长到手指尖了。

研究发现，第22周，胎儿的手和成人一样，开始向眼和嘴的方向有计划地运动，首先是快速移动，当手靠近眼睛或嘴巴时，放慢速度。这也许胎儿是从之前的活动中积累的经验。

第23周

第23周，胎儿的身长约24厘米，体重可以达到700克了。现在胎儿除了伸胳膊，踢腿，还学会了抱脚和握拳。胎儿肺部血管继续发育，鼻孔也已经张开了，他开始到处嗅来嗅去，似乎是在寻找自己最喜欢的味道。同时，胎儿口腔和嘴唇区域的神经会越来越敏感，而这正是为了出生后来到这个新世界寻找妈妈的乳头做准备，这一基本动作胎儿在子宫内就开始练习了，难怪出生后的小宝宝觅食的动作那么熟练呢。

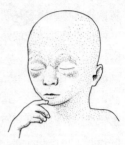

第 23 周

胎儿具备了听力，也可能有了味觉；尽管他的眼睛还是闭着，但是也可以分辨出光线的明暗。

这时，胎儿最重要的生命线——脐带变得更加厚实而且有弹性了，脐带里一条静脉和两条动脉的表层附着一层结实的胶状物质，可以防止脐带缠绕或打结，造成胎儿缺氧窒息，可以保证胎盘和胎儿之间血液畅通，使胎儿发育得更加苗壮、健康。

此外，这个时期胎儿还会经常打嗝。孕妇可能会感到腹中的胎儿有时会出现规律的跳动，但又不同于胎动，孕妇不要担心，这是宝宝正在打嗝。胎儿每次打嗝可能会持续时间为 2 ~ 5 分钟，但有时候可能会更长一些。打嗝是正常的现象，而且可以锻炼胎儿的肺部。

第 24 周

第 24 周，胎儿身长约为 26 厘米，体重约 910 克，胎儿的肺部继续发育，脊柱变得更加强壮了，但是还不能支撑正在成长的身体。这时，准爸妈不再需要借助超声波，只要把耳朵贴在孕妇肚子上，就可以听到胎儿有力的心跳了。这可以让准爸爸随时随地，只要方便就可以亲耳聆听宝宝的心跳。这个时候胎儿的大脑发育日益成熟，能对外界的触摸做出反应，是进行抚摸胎教和运动胎教的最佳时机，通过准爸妈的抚摸，可以激

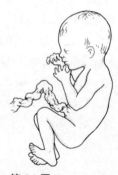

第 24 周

覆盖在胎儿身上的胎脂可以保护胎儿不受羊水的影响。

发胎儿运动的欲望。研究表明，出生前经过拍打、触压等肢体训练的胎儿，出生后肌肉更加强健，而且比其他的孩子更早些学会翻身、爬行和走路的动作。因此，准爸妈应该抓住这个大好时机进行胎教。

这时胎儿已经有呼吸的动作了，只是呼出吸进的还是羊水。这时，胎儿对外界的声音更加敏感，他可以分辨准爸妈说话的声音、妈妈心跳的声音和肠胃蠕动时发出的咕噜咕噜的声音。而飞机发出的轰鸣声、震天的音响声、刺耳的电钻声，都会使胎儿躁动不安。因此，孕妇要远离噪声污染区，给宝宝提供一个舒适安静的环境，让他更健康地成长。

需要了解的分娩事宜

虽然刚刚进入怀孕中、晚期，但是考虑一些与分娩有关的事情，了解分娩时的注意事项，一点儿不会显得为时尚早。准妈妈应该趁自己现在身子还方便，精力还充沛，多为分娩做些准备，包括物质准备与心理准备。况且，很多事情还是需要实地考察后才能决定的。如果再过一两个月，身体笨重，行动困难的时候，再四处奔波显然不合时宜。现在就开始为分娩进行周密计划，会使分娩更加从容、更加顺利。

分娩课程

分娩对女性来说是一个自然的生理过程，孕妇不必为此过分担忧，通过阅读相关书籍和听取他人的经验，就可以为分娩做好充分的准备。分娩课程的学习可以帮助孕妇了解分娩过程、选择分娩方式，还可以传授减轻分娩痛苦等的方法。

分娩课程通常会安排在怀孕第 28 ~ 32 周开课，也就是孕 7 ~ 8 月时开始上课，重点是如何应对产前阵痛，如何使分娩更顺利和产后的母婴护理。之所以选择这个时间开课，是因为开课太早学到的东西到分娩时也忘得差不多了。一般分娩课程会上 6 ~ 12 周，怀孕第 28 ~ 32 周报名上课，刚好到临近分娩的时候结束课程学习。所学知识正好派上用场，也不用担心遗忘。但是，孕妇也可以根据自己的需要确定报名的时间，有的孕妇想早些了解分娩的知识，以便在漫长的妊娠期内，对可能出现的情况做好心理准备，以免到时临阵慌乱，脑子空白，学的东西也不知道怎么用了。还有的孕妇想在学完之后，在家里和准爸爸来一次分娩演习，以便到时候更好地应对各种突发状况。这些情况都可以早些报名。

参加分娩课程，不但可以使孕妇了解许多现有的分娩选择，形成个人的分娩观念，同时，还可以学到下面的知识。

妊娠期间每个月的身体变化

通常，进行分娩课程的教室里会张贴孕妇怀孕各个阶段的体形变化、胎儿发育情况、分娩过程图解等教学图片。通过图片和解说，孕妇会更加形象地了解身体构造，器官功能，尤其是生殖器官在怀孕过程中的功能及变化，以及分娩的过程。

正确对待产前检查

专业的分娩课程，应该引导准爸妈成为明智的消费者，知道哪些检查必须做，哪些检查可做可不做。通过学习，准爸妈可以了解目前的产前检查有哪些、应该何时做产前检查、做产检的原因。还应该知道准爸妈在进行产前检查时应该向医生咨询哪些问题，具备一定的知识，以便能看懂检查结果上的复杂符号，并判断医生的回答是否合理。

分娩过程

通过学习，准爸妈还会详细了解分娩的过程，每个阶段身体会发生什么变化，这些变化提示你的身体在下一步要做出什么反应。虽然分娩时，医生会在耳边大声提醒你怎么做，但是如果你事先具备了分娩知识，了解分娩各阶段身体发出的有关信号，你就可以不用那么慌乱了。

放松方法及应对疼痛的技巧

真正的无痛分娩基本上是不存在的，我们所知道的"无痛分娩"是通过一定手段减少分娩的痛苦。分娩课程就是这样，它会告诉你，哪些疼痛时必需的，哪些疼痛是可以避免的，以及怎样避免。还有一些疼痛具有非常的意义，虽然很痛苦，可是却是宝宝到来的信号。专业的分娩课程会告诉你放松肌肉的方法，以免因疼痛而使肌肉过于紧张，甚至产生痉挛，不仅会给自己带来更大的痛苦，还会给胎儿娩出带来困难。也会涉及缓解疼痛的方式。因此，当孕妇进入产房前，已经掌握了一整套应对疼痛的策略和常识了。

如何克服对疼痛的恐惧，是分娩课程中最重要的一课。通过学习，孕妇会了解到分娩时身体发生的变化，以及为什么会产生这样或那样的疼痛，从而教会孕妇一些放松的技巧，减轻身体上的疼痛和心理上的压力。孕妇还会从课程当中学会如何借力使力，而不是声嘶力竭地去用蛮力。好多医生指出，大多数孕妇，高危产妇例外，都可以轻松实现顺产，之所以有些孕妇会借助药物或手术完成分娩，是因为对疼痛的恐惧。

一个专业的分娩讲师，不会将分娩过程如何痛苦作为课程的切入点，更不会详细介绍每个阶段会发生的令产妇痛苦的事情。相反，他会巧妙地告诉孕妇通过什么方法更有助于胎儿娩出，减少不必要的疼痛。

该在哪分娩

预产期临近，除了照顾好准妈妈的身体，让宝宝也健康成长外，选择合适的分娩地点也要提上日程。

医院分娩

大部分孕妇都会选择在医院分娩，尤其是第一次生孩子的女性。选择在医院分娩，意味着孕妇随时都能得到及时有效的专业帮助，一旦发生什么问题，可立即找来医生，这些会使孕妇感到安心，也会让家人放心。

如果选择在医院分娩，交通便利、离家较近、医疗设备较好的医院是首选，而且最好是孕妇进行产前检查的医院，并在进行产前检查时就办理好登记手续，临产前随时可以入院。

选择一家好的医院很重要

如果选择了医院分娩，那么选择一家好的医院是非常重要的，下面是选择分娩医院时需要注意的几个问题：

医院口碑

产科医生的技术水平如何，这一点对于准爸妈们来说，是很难判断的。但是可以通过多种渠道打听一下，比如可以听听自己的邻居或亲戚当中已经做了母亲的人的介绍或是护士的介绍，然后再做选择，不要被广告迷惑。

能否自主选择分娩方式

正常的分娩方法包括不用任何药物的自然分娩和进行局部麻醉的无痛分娩两种。通常，选择医院分娩的时候，也要选择分娩方法。当孕妇接近预产期，住院待产时，需要再进行一次全身检查，最后确定分娩方式。孕妇要注意的是，如果选择自然分娩，就无法控制胎儿出生的时间，有可能在夜间，而某些医院在夜间不提供麻醉服务。所以选择自然分娩的孕妇应该在分娩前仔细向医院咨询相关规定。还有医院是否提供助产服务，亲人是否可以陪伴，孕妇是否介意外阴侧等问题也需要考虑。

医院与家的距离

即使是口碑再好的医院，如果离家太远，也会给家人的照顾带来很大不便。交通是否便利，能否在最短时间将孕妇送到医院，也是要考虑的问题。所以最好选择离家比较近，医疗水平又比较好的医院。

孕 6 月如何胎教

轻拍腹中的宝宝

进入孕 6 月，胎儿的嗅觉、听觉、视觉以及触觉都已经发育得很好了，他不仅可以听到准爸妈的说话声，还可以感觉到准爸妈的抚摸。这时，准爸妈可以配合一些优美的音乐，轻轻拍打抚摸腹部，激发胎儿伸展拳脚做出回应。同时，这样做也是为将来安抚哭闹的宝宝做准备，因为宝宝已经适应了这个轻拍动作。

抚摩孕妇腹部时要动作轻柔，不可用力拍打按压，以免造成子宫收缩，引发早产。

抚摸过程中要充满爱意，保持良好的精神状态，经常性的情绪不佳和精神紧张容易影响胎儿的情绪和健康。

轻拍胎儿的动作要有节奏感，时间不宜过长，以每次 5~10 分钟为宜。刚开始每周 3 次左右，循序渐进，依照具体情况逐渐增加次数。

如果孕妇有流产、早产迹象，就不要再进行抚摸和拍打了，以免造成严重后果。

如果抚摸过程中胎动频繁强烈，就表示胎儿觉得不舒服，应该立刻停止抚摸。

每天 21 ~ 22 点是进行抚摸练习的最佳时间，因为这时胎儿精神状况好，活动比较频繁。

整个怀孕过程都适合抚摸腹部，但是 38 周以后，不宜再进行抚摸胎教。

色彩环境能促进宝宝发育

每个人心中都会有自己特别钟爱的色彩，女性怀孕之后，对色彩特别敏感，看到偏爱的颜色会心情愉悦，而看到一些讨厌的颜色则会变得闷闷不乐，甚至烦躁不安。

长期处在冷色调环境里的人，即使不做任何体力和脑力劳动，也会感到心烦意乱、情绪低沉；而在淡蓝色、粉红色和其他一些温柔色调的环境中的人，通常比较安静、性情也比较随和。由此可见，使用合适的色彩，创造良好的环境，对人们，尤其是孕妇的情绪有着非常重要的影响。置身于这七彩的美丽世界里，如何选择合适的色彩促进胎儿发育呢？

孕妇居室的色彩应该简洁、柔和、清新。乳白色可以给人一种干净、朴素、直率、纯洁的印象，淡蓝色、淡紫色则让人觉得深远、幽静。假如准妈妈是在紧张、技术精度要求较高、神经需要时刻保持警觉的环境中工作，家里可以用粉红色、橘黄色、黄褐色布置。因为这些颜色会给人一种健康、活泼的感觉。孕妇从紧张单调的工作状态中回到生机勃勃、轻松活泼的居室环境中，精神可以得到放松，体力也可以得到恢复，内心的烦躁和郁闷会渐渐变成平和、安详，情绪也会逐渐稳定。此时，宝宝也会随着周围环境的改变而活跃起来。

与胎宝宝交流

好多准妈妈认为只有分娩后将宝宝抱在怀里时，才可以和他交流。其实，这种想法是错误的。新的研究发现，胎宝宝在肚子完全可以听见外面正在发生的事情。更有意思的是，胎儿还会分享母亲的情绪。此外，许多测试或心理学实验证明，胎儿长大后很久，对胎宝宝时期在母亲肚子里所听到的某些声音，还有深刻的记忆。一个刚出生不久的宝宝，听到爸妈呼唤"宝贝"时，会下意识地寻找声音的来源，而这个昵称正是他的父母在怀孕期间经常向宝宝低语的。

准妈妈听到这样的事情是不是觉得很奇妙呢？你体内的宝宝会分享你的营养，还会分享你的生活习惯和经验，为了让宝宝在日后的生活中建立起良好的习惯，孕妇在这段时间里应该特别注意自己的言行举止，因为这对宝宝的将来会产生很大的影响，而且一旦最初的记忆形成，删除记忆或扭转局面都是非常困难的事情。怀孕期间孕妇要尽量避免大声吼叫，更不要说脏话。要经常去一些文化场所接受文化熏陶，这样不仅可以帮助孕妇提升自身涵养，同时也给宝宝提供了一些美好的回忆素材。

宝宝会"凝神倾听"

胎儿感受到外界刺激，并做出相应的反应。当胎宝宝听到音量较大的声音时，胎心跳动会变快，会出现频繁胎动。用光照射孕妇的腹部，胎宝宝会有眼球活动，还会下意识的背转身，避免光柱照射面部。好多孕妇说，突然的声响或高分贝的声音会引起频繁的胎动，比如汽车鸣笛声或摇滚乐中的鼓声等。

最新研究结果发现，从孕6月起，胎宝宝就开始不断地"凝神倾听"。妊娠期间，子宫就是一个非常"嘈杂"的场所，有各种不同的声音会传入胎宝宝耳内。比如母亲有节奏的心跳声、肠胃蠕动发出的咕噜咕噜声。另外，即使是父母轻微的谈话声，胎儿也会全神贯注地倾听。当听到摇滚乐等节奏鲜明、音量较高的声音时，胎宝宝似乎会觉得太吵了而扭动身体抗拒，因此孕妇会感觉到明显的胎动，而古典音乐会让胎宝宝比较安静。有专家认为，这是因为胎儿在子宫内被羊水包围着，生活在一个水环境中，而水对声音具有选择性过滤作用，它可以将一部分频率较低的噪声除去，而对频率较高的声音则较多保留，因此胎儿对高音更敏感。

研究还发现，孕6月时，胎宝宝就开始跟随母体中听到的声音而有节奏地活动，因此，可以通过一些有意的、有规律的外部干预，引导胎动发生。在胎宝宝活动时，有节奏地发出某些声音，如敲击声、击掌声等，一段时间后，胎儿就会习惯在听到这种声音之后就活动起来，这些可以证明，胎儿可以对声音形成一种条件反射，并将声音与活动联系起来。

另外，胎宝宝从受精卵开始，到娩出母体，一直伴随他的就是母亲的心跳声了，可以说胎儿对这种声音最熟悉。有实验表明，给新生儿播放与成人心跳节奏相似的音乐，有利于胎儿安睡。

胎宝宝对触摸、光线、味道也有感觉

还在腹中的胎宝宝除了对声音有感觉之外，对触摸、光线、味道也会做出相应的反应。

胎宝宝的触觉出现得比较早，甚至有可能早于听觉。由于所处的子宫环境比较黑暗，从而限制了视力的发育，所以胎宝宝的触觉和听觉就预先发展起来。3个月大时，胎儿就能轻微地活动四肢。

4个月时，当准妈妈用手抚摸胎宝宝时，如果抚摸到面部，他就会做出皱眉、眯眼以及扮鬼脸的动作。如果在腹部稍微施加一点儿压力，他就会立刻伸出小手或者小脚来"还击"。胎宝宝在子宫内活动时，四肢或身体某些部位碰到"障碍"时，比如子宫壁、脐带等，还会好奇地用小手去摸索呢。

早在孕2月时，胎儿的鼻子就开始发育，孕6～7月时，鼻孔已经可以发挥呼吸的作用了。但是，由于整天生活在羊水中，所以虽然已经具备了嗅觉功能，却无法一展身手。出生后才会真正发挥作用，新生儿出世后不久对父母的印象，并不是通过视觉获取的，而使通过嗅觉和听觉来分辨的，在出生后刚开始吃奶的时候，他就能闻出母体的味道，而且以后只要他一接近妈妈就能很快辨别出来。

孕2月时，胎宝宝的嘴巴就开始发育，孕4月时，胎宝宝的味蕾已基本发育完全。尽管羊水稍微有些咸味，胎宝宝还是吃得津津有味。如果母体摄入的糖分多一点儿，羊水也会具有一定的甜味，贪吃的小家伙会以两倍的速度吞咽；而如果准妈妈的饮食让羊水出现宝宝不喜欢的味道时，比如酸味、苦味，胎儿就会觉得太不可口了，吞食速度也会变慢。

尽管胎宝宝与外界有腹壁和子宫阻隔，但仍然可以感觉到光线，并做出相应的反应。但是胎宝宝在子宫里看到的光线不像我们看到的那样亮，隔着几层障碍物，胎宝宝能感到的光线，就像我们用手掌蒙住眼睛，看到的只是一片红色一样。当孕妇在晒太阳时，胎宝宝会觉得周身笼罩在一片红色亮光里。孕4月开始，如果在光线过亮的环境中，胎儿通常会下意识地转身避光。如果光线突然变亮，宝宝还会被吓一跳呢。

母亲的情绪怎样影响宝宝的

既然已经确定孕妇的情绪会对宝宝的心理发育产生影响，那么这种影响是怎样起作用的呢？当然，孕妇的情绪不可能通过胎盘传给胎儿。研究人员指出，当孕妇觉得压力很大时，身体会产生一种叫作儿茶酚胺的应激激素，而儿茶酚胺会通过胎盘进入胎儿体内，影响胎儿情绪。实验证明，从一个情绪狂躁不安的动物身上提取出儿茶酚胺，注射到另一个动物身体内，后者也会变得狂躁。科学家推断，这些激素中的紧张因子会通过胎盘，刺激正在发育的神经，从而产生焦躁感。这种激素在血液中的含量达到某种程度之后，胎儿神经系统就会产生紊乱，假如这种情况长期发生，胎儿就会开始逐渐适应这种紧张的感觉，容易激动与焦虑。出生后也更容易表现为情绪上的不安及肠胃功能紊乱。

孕妇不仅要避免不健康的食物，避开会影响胎儿健康发育的外部因素，还要抛却不健康想法。孕妇要学会放松，选择合理的方式进行调节，不要让过度担心成为原本就忙碌的生活中的另一个压力。

当然，目前胎儿心理学还不是一门成熟的学科，研究方法也很有争议。例如，研究人员通过对胎儿活动的研究来推测胎儿的思想。研究假设，假如一个原本处于安静状态的胎儿为了回应外界的刺激而将动作加快，这就代表胎儿受到了外界的影响。但是，其实这种情况还有一种可能，就是胎儿刚刚醒来，他的动作可能只是伸展一下腰身而已。当然，要一一评估影响孩子个性发展的所有因素也不是件容易的事，难免会有缺漏。

孕妇应该以积极的心态来面对压力，如果压力难以化解，还可以找专业的心理医生帮忙解决。平时，孕妇可以跟胎儿聊聊天，唱首儿歌给他听，并且和宝宝分享妈妈的爱和喜悦，这么做会使整个怀孕过程变得更加美好，不仅准妈妈从中感受了乐趣，最重要的是也会给胎儿带来快乐的情绪。

事实已经证明，婚姻生活幸福的孕妇所生的孩子都聪明伶俐，性格外向；而婚姻不幸福的女性所生的孩子往往反应迟钝，容易存在自卑、怯懦等心理缺陷。因此，准爸爸也要多关心妻子，使宝宝出生后更聪明、更健康。

音乐胎教:《绿袖子》

《绿袖子》是一首英国民谣,在伊丽莎白女王时代就已经已广为流传,相传是英皇亨利八世所作。这首民谣的旋律非常古典而优雅,是一首描写对爱情感到忧伤的歌曲,但它受到世人喜爱的层面却不仅仅局限在爱情的领域,因此后来出现了众多版本。有人将它换了歌词演唱、也有人将它作为圣诞歌曲,而它被改编为器乐演奏的版本也是数不胜数,有小品、有室内乐、有管弦乐……它的版本有很多,但每个版本都能带给人完全不同的感受。

音乐胎教:贝多芬《田园》

第六号交响曲《田园》,是贝多芬的代表作之一,并由作曲者亲自命名为《田园交响曲》。《田园交响乐》是贝多芬交响乐中唯一的标题音乐。

创作这部作品时,贝多芬双耳已经完全失聪,因而这部作品也正表现了他在这种情况下对大自然的依恋之情,是一部体现回忆的作品。这部作品1808年在维也纳首演,由贝多芬亲自指挥,在首演节目单上,他写道:"乡村生活的回忆,写情多于写景。"整部作品细腻动人,朴实无华,宁静而安逸,与贝多芬的第五号交响曲同为世界上最受欢迎的交响曲之一。

准妈妈可以跟着女作家乔治·桑在《贝多芬田园交响乐》里所叙述的听《田园》的感受,一同欣赏这首名曲。

《贝多芬田园交响乐》正文:

这是在聆听贝多芬这部伟大的交响乐时我所看到的:

我首先看到广阔的平原:空荡、平坦,我认为它是灌木叶腐殖土层,很干燥。平原上没有羊群,也没有人。我疲劳不堪,躺在地上。我先试着站起来,但没有成功,不过我一点儿一点儿跪起来,然后站立,面朝着天。

我头上的天空是阴沉的。处处都笼罩着雾气,我只发现远处时而闪过黄色的光线，而且变得越来越耀眼，光照越来越扩展。它们渐渐照亮了天边，先是橘黄色，然后变成紫铜色。随着天空尽染这种光芒四射的色调，平原变得更加黑了，火热的天空与地平线上大地的线条形成对照，就像人们在夕阳西下时看到的一样，但在这一世界中并没有太阳。

于是，我似乎觉得天渐渐暗下来，像一可触摸的穹顶向大地靠近。我感到用手可以摸到它，我伸出双手。

与此同时，大地似乎后退。我感到自己坠入到虚空之中，而且不知发生了什么奇迹，我竟稳立于天地之间。

大地仍然在暗下去，而天空仍然闪耀着热烈、明亮的光芒。我明显地与天空接近了，前额就要触到这光亮的圆顶。我害怕了。空中发生了强烈的震动，犹如军号的一声巨响撕裂了我所在的天地。我倒下了，但不知身落何处。我再也看不见自己，感觉不到自己的存在。

当我重新跃起，天已远去，大地已全部没入夜晚的黑暗之中。柔和、温暖的清风拂面而过，我也飞离了地面。我长久地贴着地面而行，试图重新找到通天之路，但每当风停息时，我就会再次倒下。终于，风力加强了，透过地平线那边的空间，我发现长长的金色光线划破阴郁的厚厚乌云，我朝着那个方向飞去。

但是，在我更加急迫地向那令人迷惑的光线奔去之时，地平线使那宽广的境域向后退去。每当我认为要抓住这些光线时，它们就熄灭了，又在更远的地方亮起来，落入无边的空间之中。大地无休无止，天空总是重新出现，我疲于奔命。我感到这次旅行持续了整整一个世纪。

终于，和煦的风吹遍天空，突然强劲起来，像一只展开双翅的雄鹰，我迅速地升上虚空之中。于是，五色光线消失了。我的上方和脚下除却渺渺太空，不再有任何其他东西。

不过，我还是依稀发现远方世界中消失的火光，大地暗淡的反光升入隐约可闻的乐曲声中，这乐声很轻，和风不时打断曲调，并把它扩散到浩茫的宇宙之中。

之后，一切归于平静。我孤独无依，悄悄地融入云层的静穆之中。

这阶段还须关注的事

注意健康饮食

孕 6 月，孕妇要通过饮食均衡摄取各类营养成分，确保母婴健康。这一时期是胎儿骨骼和血液发育的时期，铁、钙和蛋白质的摄入量应该适当增加。由于这段时间孕妇很容易便秘，应该多吃一些富含纤维素的蔬菜和水果，酸奶有助于胃肠蠕动，应当多饮用。

这个月，孕妇的日常饮食应该注意多样化，不可偏食，除了五谷杂粮和蔬菜瓜果外，孕妇还可以适当食用一些蜂蜜。

蜂蜜是最天然的滋补营养品，在所有的天然食品中，大脑神经元所需要的能量在蜂蜜中含量最高，而且蜂蜜中含有多种维生素，钙、铁、锌多种矿物质和有益人体健康的微量元素，以及果糖、葡萄糖和多种酶，具有滋养、润燥的功效。蜂蜜中所含的糖是一种单糖，最易被人体消化吸收。蜂蜜还可以增进食欲，镇静安眠，提高机体免疫力。蜂蜜中几乎含有蔬菜中可以摄取的全部营养成分，孕妇早、晚饮用一杯蜂蜜水，对预防妊娠高血压、妊娠贫血、妊娠合并肝炎等疾病非常有效，而且还可以缓解便秘症状。同时，蜂蜜还具有美容功效，长期服用可以减少或淡化妊娠斑。

除了要注意饮食营养全面外，也要限制食用一些不利于健康的食物，如辣椒、胡椒等辛辣食物，还要限制饮用咖啡、浓茶、酒精饮料等，因为这些东西有刺激神经兴奋的作用，不利于孕妇休息。即使孕妇的口味很重，也必须控制盐的摄入量，以免加重肾脏的负担或引发妊娠高血压。

科学控制体重

女性怀孕后体重增加是正常的生理现象，但是增重多少并没有一定的规律。但是有一点可以肯定，孕前体重越大，孕期体重增加得也越多。不管怎么说，孕妇孕期体重增加在 10 ~ 15 千克为宜。如果孕妇体重增加过多过快，很容易诱发妊娠高血压、高血脂及妊娠期糖尿病等妊娠并发症。同时营养过度，也会造成脂肪堆积，胎儿过大，分娩困难。

因此，从这个月开始，孕妇应该每周测一次体重，及时掌握自己的体重变化，及时采取措施将体重控制在理想范围内，既有利于胎儿健康，又方便顺利分娩。

另外，孕妇还可以通过体重变化判断胎儿发育是否正常，如果体重增加过快，比如 1 周体重增加超过 500 克或者更多，或者体重增加很突然，没有规律可循，就要及时就医，以免危及胎儿健康。因此，孕妇要密切关注自己的体重，并将体重控制在合理范围内。

孕妇不能通过节食控制体重，但是可以通过一些科学的方法，像调整饮食习惯、改变烹调方式、坚持有规律的作息习惯等都可以达到控制体重的目的。我们知道，同样的营养价值，如果选择热量较低的食物，对胎儿并没有影响。但是对于孕妇来说，可能就会减少一点儿脂肪，而且这些观念及技巧，对产后身材的恢复也很有帮助。

改变饮食习惯

孕妇可以改变进餐的顺序，饭前先喝一杯水或是一碗汤，增加饱腹感。吃饭时，先吃蔬菜，再吃主食，最后吃肉。这样的顺序不仅可以减少进食量，还符合中国居民膳食指南建议的各种物质的摄入比例，科学而营养全面。

一日三餐，一顿都不能少，避免用零食代替正餐。

多吃新鲜水果蔬菜，但是不要做成沙拉吃，沙拉酱中含有大量的热量。

食用肉类时，要去除肉皮和肥肉部分，只吃瘦肉部分。

不要吃油炸食品。

肉汤类要撇去表面浮油再食用。

有汤汁的菜肴，只吃菜，不要连汤带菜一起吃。

少吃或不吃奶油制品、果汁或其他甜味饮料，喝低脂或无脂牛奶、酸奶、白开水和不含糖的饮料。

吃完东西立刻刷牙，克制自己刷过牙就不再进食。

睡前3个小时，除白开水外，不再进食。

改变烹调方式

尽量用水煮、清蒸、凉拌等烹调方式，少用煎、炸、烤的方式，减少脂肪及其他有害物质的摄入。

多用葱、蒜、姜等调味，少用小茴香、五香粉、花椒、八角等热性作料。

烹调时，少加或不加糖和酒调味，少用淀粉勾芡。浓稠的芡汁会将油裹在菜上，让你无法避免食用过多脂肪。

做饭前大概估算一下吃饭的人数和分量，不要做得太多了，勉强吃完，往往会吃得过多。

避免吃隔夜的剩菜剩饭。

将餐具换成小一号的，避免吃太多。

适量运动

怀孕期间适当地做些运动，不仅有助于增强孕妇心肺功能，促进身体对氧气的吸收，对胎儿有直接的好处，而且还可以促进血液循环，减少怀孕期间的身体浮肿和静脉曲张，增强肌肉力量，为分娩积蓄体力。最让孕妇感到欣慰的是，适当的运动可以帮助控制体重。快走、慢跑和游泳等有氧运动比较适合孕期女性，孕妇可以根据自己的体能状况适当做些锻炼，既可以强身健体，还可以控制体重。

孕妇适当地控制体重是没有错的，但是千万不要为了体重而节食、减肥，甚至做出一些过激行为，一定要注意每天的营养摄入，为胎儿的健康和茁壮成长提供充足的养分。

孕6月的运动

放松伸展运动

怀孕期间，随着胎儿发育，孕妇下背部以及骨盆的肌肉会拉紧，重心前移，就需要将腰部后仰，挺着肚子保持平衡，颈部、肩部、背部以及手腕、手肘所承受负荷要比平常严重得多。适当地做些简单的放松伸展运动可以帮助缓解这些痛苦。

颈肩部

缓解颈痛：孕妇以舒适的姿势或站或坐，脖子挺直，目视前方。颈部向左边倾斜，使左耳尽量贴近肩膀，坚持10秒钟，再将脖子慢慢恢复挺直状态。然后向右做同样的动作。重复动作10～15次。

缓解肩痛：孕妇以舒适的姿势或站或坐，挺直腰部，头部端正，做耸肩动作，使双肩尽量贴近耳垂，坚持10秒钟，放松两肩。重复做10～15次。

臀部

孕妇以舒适的姿势，盘腿坐好，左脚在前，右脚在后，右手掌触地。深吸气，呼气的同时，右肘慢慢弯曲，身体向右倾斜，同时左手按住左膝，使尽量不要移位。在深吸气，返回盘腿坐姿势。身体另一侧动作与上述动作相反。

腿部

孕妇以舒适的姿势仰卧，右手肘弯曲，枕在头部下方，右腿自然伸直，左腿稍微弯曲。深吸气，用左手抓住左脚踝，呼气的同时，将左脚向后拉，使脚跟与臀部尽量接触。然后坚持10秒钟。身体另一侧动作与上述动作相反。

孕妇以舒适的姿势仰卧，毛巾或布带的一端绑在脚腕处，深吸气，抬起双腿，双手拉住毛巾的另外一端。呼气的同时，慢慢把毛巾往上身方向拉。但是要注意避免压到腹部。身体另一侧动作与上述动作相反。

孕妇面向墙壁站好，两手扶着墙壁，双脚分开，与肩同宽。右脚向前迈出一小步，左右脚相距一个脚掌的距离，深吸气，呼气的同时，两膝微曲，但脚后跟不要离开地面。身体另一侧动作与上述动作相反。

准备动作和上面相同，左右脚距离稍微大一些，右腿略弓，左腿尽量蹬直，脚后跟不离地。深吸气，呼气的同时弯曲右膝。身体另一侧动作与上述动作相反。

脚跟

孕妇以舒适的姿势仰卧，全身放松，臀部紧贴地面。双脚打开，与肩同宽，双膝微微弓起。深吸气，呼气的同时，双脚尽可能地向内侧弯曲，坚持10秒钟，返回准备动作。

手腕及手肘

孕妇以舒适的姿势或站或坐，双手在胸前合十，小臂与地面保持平行。手腕下压至小臂有肌肉伸展感，坚持10秒钟，返回准备动作。重复动作10～15次。

以上各身体部位的放松伸展运动并不一定适合每一个孕妇，如果孕妇在练习时感到身体不适，应立即停止，再选择其他适合自己的运动项目。

孕妇体操

这套孕妇体操不仅可以缓解肌肉压力，促进血液循环，对孕妇和胎儿的健康有益，而且还利于顺产。

脚部操

孕妇以舒适的姿势坐在床上或椅子上，双腿自然下垂，小腿和地面垂直，两脚并拢。脚跟着地，深吸气，脚尖用力翘起，呼气的同时，慢慢恢复原状。

孕妇以舒适的姿势坐在床上或椅子上，一条腿搭在另一条腿上，上面的腿、脚慢慢活动，可以抖动、转动等。然后换另一条腿进行。

骨盆操

孕妇以舒适的姿势盘腿坐好，背部挺直，目视前方，两手轻搭在膝盖上。深吸气，呼气的同时双手向下压膝盖，是膝盖尽量接近地面，坚持10秒钟，重复此动作10～15次。

孕妇以舒适的姿势仰卧，两腿并拢，膝盖弯曲。双腿左后慢慢摆动，幅度在可以承受的范围内尽量稍大一些。重复进行 3 ~ 5 分钟。

大腿操

孕妇以舒适的姿势仰卧，一条腿自然伸直，另一条腿稍微弯曲。绷直伸直的那条腿，借助肌肉绷紧的力量，收紧大腿、臀部和肛门周围的肌肉，坚持 10 秒钟，然后慢慢放松。重复 10 ~ 15 次。另一条腿动作与上述动作相反。

肩胛部和肘关节操

孕妇以舒适的姿势或站或坐，两臂抬起，肘部向内弯曲，双手搭在各侧肩头，两侧上臂与地面平行，呈一条直线。然后以肩部为圆心，肘部带动手臂做圆周运动，不仅可以减轻肩背疼痛，还可以增强胸部和背部肌肉弹性。

腰背操

孕妇以舒适的姿势趴跪着，膝部着地，手掌撑地，双臂撑直，与地面垂直。摆动背部和腹部，活动腰背部肌肉。

不管选择什么运动作为孕期锻炼项目，刚开始时都不要太勉强自己，要循序渐进地进行。运动适量的感觉是：身体微微发热，略有睡意。孕妇千万不能运动到大汗淋漓，那样心跳加快可能导致胎盘供血不足，汗液中流失大量的盐分和水分，还容易导致脱水。

不要做那种比较扭曲、会使胎儿在腹中逆转的动作，以免发生意外。

准爸爸须知

正确看待妻子的"移情"

女性怀孕之后，就会把大部分感情和精力转移到腹中的胎儿身上，不像之前那样以丈夫为中心了，对丈夫的感情也不如之前细腻了。宝宝取代了丈夫在她心中的位置，这让准爸爸倍感失落。

其实，这种现象是很正常的。俗话说"十月怀胎，一朝分娩"，"孩子是妈妈身上掉下来的肉"，漫长而痛苦的怀孕过程，让女性深知宝宝的来之不易，她们通常会把孩子看得比什么都重要。准爸爸应该正确看待妻子的移情，不要试图与宝宝"争宠"，要对妻子表示充分理解。准爸爸不应埋怨妻子每天只顾着跟肚子里的宝宝讲话，而冷落了自己；也不要妒忌妻子在给宝宝准备的物品上花了好多的钱。准爸爸要把妻子对胎儿的爱看做是对自己的爱，因为爱丈夫，才会更爱他们爱情的结晶。准爸爸一定不要因为妻子的移情闹脾气，因为此时妻子最需要丈夫的帮助和支持。

因此，准爸爸要对妻子的"移情别恋"做好充分的心理准备，即使自己以前是妻子眼中的一切，但现在有了宝宝，准爸爸的地位早晚会下降的。既然这种落差不可避免，所以准爸爸尽快调整心态，适应角色转变才是上策。

科学进行性生活

孕6月，孕妇的肚子更大，行动更加不便。进行性生活时，夫妻双方必须互相体谅，可以通过改变性生活的方式，在保证安全的前提下享受性生活带来的愉悦。

怀孕期间进行性生活时，准爸爸一定要注意不要压到妻子的腹部，避免直接给子宫施加强烈刺激。一定避免采用不正确的性交体位，要特别注意生殖器卫生，性生活前准爸妈最好先洗澡，并认真清洗外生殖器。

准爸爸不要过多刺激妻子的乳房，特别是乳头。因为乳头皮肤十分敏感，抚摸产生的刺激会通过神经传导给大脑，刺激孕妇体内的催产素分泌增多，从而造成子宫收缩。因此，如果怀孕期间子宫敏感性较高，或是曾经有过流产、早产、习惯性流产史，或是曾经发生过胎膜早破、死胎的孕妇，在进行性生活时，都不宜过多地刺激乳房和乳头，以免发生意外。

适当的性生活不仅可以帮助孕妇缓解压力，愉悦心情，还可以增进夫妻感情。但是怀孕后，性生活要以孕妇为主，如果妻子不愿意，或是身体不适，准爸爸一定不要强求，更不要因此埋怨妻子，要给予宽容和理解。

增强责任感

也许上个月准妈妈还和准爸爸一起为宝宝的将来拼命工作，但从这个月开始，孕妇体重飞速增长，行动更加不方便了，因此可能要停止工作，开始休产假。

这时，准爸爸面临的最严峻的挑战，恐怕就是要独自承担生活负担和家庭责任了。准爸爸经常会问自己：是否能够承担起养家的责任，应该如何做才能改善生活质量，当然这也是最基本、最直接的问题。对大多数工薪家庭来说，孩子降生后，奶粉、尿片、就医等一系列问题接踵而来，许多之前不曾考虑过的问题现在都会摆在面前，经济就会突然陷入困境。原来两人的收入两人花，而现在两人的收入（很可能只剩准爸爸一人的收入了）则要负担3个人。

虽然对夫妻双方来说，责任都是同等的，但现如今的社会观念使我们不得不承认这样一个现实：面对困境，男人必须表现得更坚强一些，尤其中国，男性养家户口的责任会更大一些。一旦结婚生子，男人就不仅要在经济方面为家庭提供保障，在感情上也要注入较多心血。怀孕期间，妻子格外需要丈夫的帮助和精神支持。

此时，大多数的准爸爸肯定会责任感倍增，但是也有一些准爸爸会觉得生活压力变大后，心理负担也加重了。其实，准爸爸只要正确看待自己的责任，知道这是每个男人都必须经历和承担的，压力就会减轻一些，动力也更会大。另外，准爸爸在努力工作的同时，可以学着理财，只要开源节流，经济问题还是很容易解决的。

孕6月美食推荐

糖醋佛手

原料：海蜇皮250克，胡萝卜三根，醋、盐、糖、葱、姜、香油适量。

做法：

（1）海蜇皮水发，刮去红皮，洗净，切成长方块，再切成梳子状，放入 70℃左右的水中略焯一下，浸入凉水中浸泡，海蜇皮会逐渐卷起呈佛手状。捞出，沥干水分。

（2）胡萝卜洗净去皮，切片后，再切成梳子状，加盐腌制 10 分钟，沥干菜汁。

（3）葱姜洗净，姜切末，葱切丝。

（4）海蜇皮、胡萝卜、葱丝、姜末放入一只碗中，加入适量糖、盐、醋、香油，拌匀，即可装盘食用。

功效：海蜇皮中含有丰富的矿物质和维生素，有利于孕妇健康和胎儿发育。

红烧肉

原料：带皮猪后腿肉 500 克，花生油、料酒、糖、大料、葱、姜、酱油、盐适量。

做法：

（1）猪肉去毛洗净，切成边长 2 厘米左右的正方体小块，在开水中焯一下，去除血水，加入酱油、料酒、盐腌制 30 分钟。葱切段，姜切片。

（2）炒锅中放入适量花生油，油热后，放入腌制好的肉块，炸至肉皮呈红亮，捞出，沥干油备用。

（3）炒锅烧热，加入少许花生油，油热后，放入葱段、姜片炒香；放入炸好的肉块，翻炒几下，加入适量清水，大料、酱油、盐、料酒、糖，大火烧开后，转小火，炖至肉烂熟即可。

功效：猪肉富含蛋白质、钙、铁等矿物质，是补脑和美容的佳品，孕妇经常食用可以促进胎儿大脑发育，还可防治孕期皮肤问题。

第七章
孕 7 月：感觉像是带球跑

身心上的可能转变

胎动更加频繁了

孕 7 月，虽然孕妇身体依然存在不适，但是痛苦的同时也有很多的快乐，因为这时胎动更频繁了。

研究发现，胎动最频繁的时期是孕 7 月，而且半夜和清晨时最明显。好多孕妇表示，自己午夜经常被胎儿的活动弄醒，有时候还要和他玩一会儿。一般情况下，从午夜到清晨 6 点，胎儿会在妈妈的肚子里尽情玩耍，做体操、打拳、踢腿、翻身等都是他的最爱。

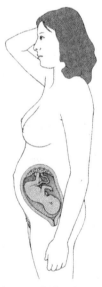

怀孕 28 周的孕妇

这时，胎儿的四肢更长了，而且也更加强壮了，孕妇可以明显感觉到他动作的力度越来越强。在接下来的几个月里，这种撞击会越来越严重，孕妇不用担心胎动对肋骨的撞击会造成肋骨的损伤，因为随着胎儿的成长，子宫内的空间会越来越小，胎儿的活动也受到了很大限制，因此正可以抵消胎儿活动的力量。研究也发现，在之后的 2 个月中，胎动会比这个月少一些。

这时，频繁的胎动可能会导致某些孕妇侧睡时肋骨疼痛。但是现在一定要坚持左侧卧，这样不仅会保证胎儿的氧气供应，还会帮助胎儿形成正确的胎位，有利于顺利生产。

心脏负荷更重

妊娠期间，孕妇体内的血液量会增加，以满足身体不断增加的氧气与营养物质需求，而此时心脏负担就比平常大得多。随着妊娠期推进，子宫逐渐变大，压迫心脏和肺，更使心脏负荷加重。尤其到了怀孕中晚期，孕妇身体内的血液量会是刚怀孕时的 1.5 倍左右，因此需要心脏更快地跳动，这时孕妇的心跳大约每分钟增加 10 次，同时每次心跳挤压出的血液也比之前多 1/3。好多孕妇到了怀孕中晚期都会觉得心脏负荷加重，甚至出现心悸。有时候即使什么事情也没做，只是安静地坐着，也会出现心悸。

从医学上讲，心悸即心律不齐，是心脏病的一种。主要表现为心慌、心跳速度不正常。孕妇偶尔心悸是正常的，但如果经常出现心悸，就应该到医院治疗。因此，孕妇在怀孕期间心脏偶尔心慌，是心脏的正常反应，但是同时也是向你发出警告，提醒你目前心脏负荷很重，有些吃不消了。通常，孕妇的体质越好，心脏对超负荷工作的适应性就越好，出现心悸的可能性也越小。假如孕妇感到心跳加快，就应该将动作慢下来。尤其是当运动或变换姿势时，动作一定要缓慢。

此外，孕妇还应保持乐观稳定的精神状态，避免受到惊吓。生活要有规律，饮食有节，多吃营养丰富且容易消化吸收的食物，戒除烟酒、浓茶。

呼吸急促是正常现象

孕 7 月，孕妇感到呼吸急促是正常现象。因为这时子宫逐渐增大，将横膈膜向胸腔方向压迫，因此胸腔变窄，这就使肺部扩张的空间变小。随着子宫不断增大，占的空间也越来越大，胸腔进一步变窄，甚至会导致呼吸困难。

此外，妊娠期间是"一人呼两人吸"，身体需要氧气增多，迫使孕妇不得不加快呼吸。这时候，孕妇的肺活量会增加，而且呼吸的效率也更高，以吸入更多的空气供给自身及胎儿的氧气需求。但是，还是有很多时候，孕妇甚至觉得吸进来的空气不够用。孕妇觉得上气不接下气，并不是自己或胎儿缺氧，而是因为自己的肺被压迫得没有足够的扩张空间了，身体在提出抗议。

到了妊娠晚期，因为过大的子宫限制了肺部每次呼吸时的扩张能力，为了弥补肺部扩张的缺失，孕激素会刺激孕妇更多地呼吸，而且呼吸得更深。因此，呼吸会变得更加急促。如果孕妇觉得有点儿喘不上气来，可以试试下面的方法。

立刻改变姿势，减少对胸腔的压迫。

行动要缓慢，心跳加快，会带动呼吸更加急促。

找出呼吸顺畅的姿势。一般来说，躯干伸展比窝成一团呼吸更加顺畅一些。比如在停止身体，肩膀打开，会扩大胸腔容积，这样比半躺着要舒服很多。睡觉时左侧卧姿势，可以减少对肺部和心脏的压力，也比其他姿势舒服一些。

通过调节呼吸方法缓解呼吸急促现象。具体方法是，站立，深吸一口气，同时将两臂伸出并举高。然后慢慢呼气，同时将手臂收回身体两侧。为了使吸进肺部的空气更多，可以把手掌分别放在肋骨处，感受呼吸时的扩张程度。当深吸气的时候，尽量让肋骨把手掌向外推，以后当子宫挤压到肺部，可以靠胸部扩张帮助呼吸。

练习分娩呼吸法。呼吸时，保持全身放松，尽量拉长吸气、呼气的过程，保证吸入最多的空气，呼出最多的二氧化碳，不仅可以减轻上气不接下气的状况，还可以为日后分娩做好准备。

此外，如果天气闷热或空气不流通，也会造成呼吸困难。孕妇应避免到拥挤的公共场所，封闭性场所更不要去，要多到户外呼吸新鲜空气。如果只是偶尔地呼吸短促，孕妇也不要紧张，可以试着自己调节呼吸方式，一般很快就会好转。如果现象很严重，同时还伴有胸部疼痛、心跳加快，而且经常发生，就应该及时就医。

四肢肿胀

怀孕期间，不仅脸部会出现肿胀，孕妇的手、脚、腿部也会肿胀。其实，孕妇不必为此感到烦恼，正是这些水分保证了各项生命活动的正常进行。怀孕时，激素会使孕妇感到口渴，补充大量水分。同时，孕妇的身体也会利用这些水分来补充羊水，增加血液里的水分，帮助肾脏更容易地将身体内的废物排出，同时还可以满足胎儿成长需要。

即使是身体健康的孕妇，体内也会有液体滞留的现象，特别是到了怀孕后期。从孕5～6月开始，孕妇就开始出现手、脚、腿部浮肿，而且随着时间的推移，这些肿胀会越来越厉害。这主要是因为地心引力一整天都在发生作用，导致体内液体越积越多。除此之外，日益增大的子宫影响腿部血液循环，也会造成体液滞留。

女性在怀孕期间的肿胀有正常与不正常之分，因此一定要学会区别。

正常的肿胀具有以下几个特点：

1. 肿胀的部位和程度会随着地心引力的改变而改变。如果把脚抬高，腿部和脚踝的肿胀就会有所减轻或消失。

2. 体重稳定增加，没有增重过快或过多的情况。

3. 血压正常，尿检也未查出尿蛋白。

4. 饮食规律，均衡适当。

不正常的肿胀也有以下表现：

1. 过度水肿，手指按压后，留有明显的凹痕，短时间内肌肉不能恢复原状。还有，即使把腿抬高，肿胀也不会缓解。

2. 体重在短时间内增长过多过快，增长没有规律。

3. 血压过高，尿检查出尿蛋白过多。

4. 饮食无规律。

无论水肿是否正常，孕妇都会感到不适，下面的方法可以帮助缓解腿部和脚部肿胀：

1. 要避免长时间坐着或站着不动，要经常活动四肢。坐着时不要跷二郎腿。

2. 坐下时，要放松身体，同时再垫高双脚，促进下肢血液回流。

3. 保持适当的运动，骑自行车、游泳、散步是不错的选择，它们都可以帮助促进四肢血液循环。

4. 养成好的生活习惯。饮食合理、作息规律是身体健康的必备条件。每天至少摄入 2000 毫升水，不要因为受水肿困扰就减少水分摄入，尤其在天气干燥的季节，更要补充大量的水分。

背痛和腰痛

随着肚子日益隆起，孕妇站立时，身体重心一定要往后移才能保持平衡。这种长期利用脊椎后弯来保持平衡的姿势，会使平时不常用到的背部和腰部肌肉负担加重，而疲累酸疼。除此之外，孕妇释放出的激素使骨盆、脊柱的关节和韧带松弛，便于产生更大的形变，但也造成了背部负担。怀孕晚期，背部疼痛症状还会更严重。

当然，治疗疾病的最佳方法是预防，孕妇可以从以下几个方面预防背痛发生：

1. 注意保持正确的姿势。站立或坐下时要保持背部挺直，不要弯腰驼背。坐下时，可垫高双腿或在腰部放一个靠垫，减轻背部压力。

2. 如果要提重物，首先确保东西的重量在安全范围内，然后调整好重心，下肢用力，而不要像以前那样腰部用力，发力时保持背部挺直。

3. 不要睡过软的床，休息时不要躺在软的沙发上，避免脊柱形变更大。可以选择能提供良好支撑的硬床，可以铺较厚的褥子增加舒适度。

4. 穿舒服的鞋子。一些孕妇会觉得穿平底鞋舒服，而另一些孕妇则觉得要想减轻背部压力，还是穿带点儿跟的鞋子好。通常情况下，如果孕妇的腰已经向前挺出，那么高跟鞋会使重心前移，使你的腰向前挺得更厉害。要预防孕妇背痛，最好还是穿鞋底宽厚的平底鞋。

5. 孕妇要保持良好的运动习惯，适当的运动可以促进血液循环，增强腹背及骨盆肌肉弹性，缓解腰酸背痛，又可刺激肠蠕动、预防便秘，保持身体健康。当然，运动前要咨询医生，制订运动计划和运动量。

6. 注意控制体重。准妈妈体重增加后，背部需要更加努力保持身体平衡，容易使背部疲劳酸痛。

7. 避免扭转脊柱。无论是站立还是躺着，保持肩部和臀部在一条直线上，避免转换姿势时幅度过大，扭伤脊柱。

8. 尽量不要长时间坐着或站着不动。坐的时候把腿部垫高，使膝盖稍微高过臀部，从而减轻下背部的压力，也可加速下肢血液回流。如果必须长时间保持一种姿势，可以一只脚在前，一只脚在后，把身体重心放在后面那只脚上。一段时间后，再换另外一只脚在前。

9. 按摩与热敷。按摩与热敷都可以起到缓解肌肉紧张，加快血液循环的作用，可以很好地缓解背部疼痛。

10. 药物治疗。选择止痛药、药膏或膏药前，一定要咨询医生的意见，谨慎使用，以免对胎儿造成不良影响。

髋部和耻骨疼痛

在怀孕的最后几个月，孕妇可能会觉得走路时，髋部和耻骨附近很不舒服，有时候还会感到强烈的疼痛感。

有时候，骨盆区疼痛也会引起髋部疼痛。骨盆区疼痛往往发生在一侧，可能主要集中在臀部。孕妇有时候会觉得疼痛会从一侧很快转移到另一侧，并伴有背痛或骨盆前部疼痛。骨盆区疼痛还可能沿着孕妇向腿部后侧转移，孕妇就可能会感到髋部疼痛，腿部乏力，不受控制。

如果孕妇觉得髋部或耻骨疼痛，也不要过于担心，这是身体为宝宝顺利娩出所做的准备，孕妇髋部和骨盆的韧带受到拉扯，变得松弛，软骨也会变软。如果可能的话，最好咨询一下骨科专家，对你骨盆的稳定性做个评估，并通过检查确定造成疼痛的原因是否是骨盆和臀部的关节病变。同时，医生还要仔细检查腹背和臀部肌肉功能如何，是否能承担支撑庞大身躯的重任。

为了缓解髋部疼痛，可以做增强骨盆底肌肉力量的运动。或是轻轻按摩臀、背或骨盆部位，让僵硬的肌肉放松下来。按摩腹股沟和肾上腺反射区部位，也可缓解髋部疼痛。尽量避免负重劳动，动作幅度也不宜过大。

其他常见不适

孕妇在妊娠初期曾经经历过的身体不适，在孕7月时会再度困扰你，同时还会新增一些不适的感觉。

尿频

随着子宫的不断增大，直接导致对膀胱的压力增大，膀胱的尿液容量变小，因此孕妇很容易产生尿意。孕妇要记住，有尿意时，要及时排尿，而且每次尽量要将尿排净。憋尿是一定要避免的，因为这样很可能会引发宫缩，或是尿道感染。

乳房变化更大

这个月孕妇的乳房会继续增大，乳晕颜色更深，而且乳房开始分泌一种有点儿浓稠的金黄色液体，这就是胎儿最好的第一餐——初乳。当然，有的孕妇在孕6月时就会分泌初乳。

阴部不适增加

阴道分泌物继续增加，孕妇可能每天需要换好几条内裤或卫生护垫才可以保持阴部干爽清洁。而且，此时阴道附近偶尔还会出现一阵剧痛，这可能会让孕妇有些担心，不过这都是正常现象，是胎儿压迫子宫颈，进而压迫阴道组织的缘故。

骨盆疼痛

这时，孕妇还会觉得骨盆附近剧烈疼痛，特别是抬腿或走路时尤其明显。这些疼痛是圆韧带拉伸，便于将来让胎儿顺利娩出而产生的。而且，子宫的增大也会让骨盆产生不同程度的扩张这也会导致骨盆疼痛。随着怀孕次数的增多，骨盆疼痛会愈加明显。

大腿根疼痛

在大笑、咳嗽、打喷嚏、转身或变换姿势时，会觉得大腿根部的腹股沟有一阵剧烈疼痛，这是由于联结子宫和盆骨的圆韧带受到过度拉扯，发生形变引起的。孕妇只要动作缓慢，这种疼痛就会得到缓解。

更易口渴

这个月，孕妇会觉得比之前更加容易口渴，这是身体需要补充水分的信号，所以孕妇应该多喝些水，满足身体对水分的需求。不要担心多喝水会加重水肿，身体会把水分吸收掉的。

依然头晕

活动时或是久站久坐之后，或是由坐姿变成站姿，由卧姿变成坐姿时，孕妇往往会感到一阵眩晕，这种类似的感觉在之前也出现过。此时，孕妇应该立刻躺下来或是坐下。此外，血糖过低也会引起头晕，孕妇应该经常准备一些有营养的小零食。

胃灼热

孕妇妊娠早期出现的胃灼热现象在妊娠中期会有所减轻，但是到了这个时候，胃灼热会再次困扰孕妇。但这时的胃灼热主要是由于子宫底升高，增大的子宫向上压迫胃部引起，不是受孕激素导致的。孕妇睡觉时可以把上身抬高，饭后保持上半身直立，不要立刻平躺，这样会有效减轻胃酸逆流的不适感。

便秘

由于子宫不断增大，会挤压肠子，而且怀孕早期引起便秘的因素也在起作用，这一时期的便秘会更加严重。孕妇要多喝水，多吃富含纤维素的蔬菜和水果，预防便秘。

幸福感油然而生

当两手扶腰一摇一摆走在大街上的时候，虽然可能会觉得有点儿累，但是依然不会影响孕妇的喜悦。因为孕妇在展现自己怀孕体态的同时，心中会很自然地升起一种前所未有自信与骄傲的情绪，巴不得全世界的人都知道自己正在孕育新生命，这是一件多么神圣而神秘的事情啊！想到这里，好多孕妇内心会不由自主地涌起一种幸福感。

这时，丈夫对妻子也更加体贴，好多孕妇会觉得好像又回到了恋爱的时候，时刻享受着幸福，对生活充满了信心，甚至希望这种时刻被幸福包围的感觉永远延续下去。

怀孕带给孕妇的幸福感甚至会让她们忘记过去几个月的折磨和烦恼，以及即将来临的分娩痛苦。这种幸福的来临让许多爱美的女性、爱玩的女性心甘情愿地放弃自己喜欢的生活，安静下来，悉心等待宝宝的到来。

尽管每个孕妇都清楚这种幸福只是一时的，但还是应该将为人母的日子看得美好一些。同时，孕妇也应该好好享受这种幸福感，好好享受无忧无虑的美好时光，因为孕妇本来就应该有一个属于自己的情绪上的假期，不能让怀孕带来的不适影响这种幸福。因为各种不适反应时刻会打断你的幸福时光的，因此，孕妇还是在能享受生活的时候尽情享受属于自己的那份幸福吧！

产生逃避心理

到了孕7月，孕妇除了健忘，还会产生逃避的心理。确实，怀孕带来的各种各样、大大小小的不适感，会使孕妇感到烦恼和焦虑，有时候会特别地想逃避这些折磨，摆脱这一切，让生活重新变得简单有序。

7个月来，孕妇确实很辛苦，尤其是随着妊娠月份的增加，肚子越来越大，行动越来越不便。而且，后面还有很长的一段路要走，分娩、养育宝宝，生活中还会有更多的困难和烦恼，这时的小小灰心只是人生中的一段小插曲。产生这种想要逃避的想法，并不代表孕妇不是一个好妈妈，因为这几乎是每个孕妇都会产生的情绪，大家不妨把这些感觉当作是人生低潮期的预演吧。试想一下，等自己真正做了妈妈，即使遇到再大的困难，不管多么渴望逃避，一看到自己辛苦怀胎生下来的宝宝那么可爱，就一切困难都不怕了。

因此，当孕妇想要逃避时，应该想办法来压制这种念头，而不要让这种想法继续蔓延。这时，应该想一些开心的事儿，比如宝宝的每次胎动给家人带来的快乐，想象一下宝宝的模样，是遗传爸爸高鼻梁，还是妈妈的大眼睛呢。或是想想自己那么长时间都熬过来了，再过2个月就可以真切地握到宝宝可爱的小手，还有那胖胖的小脚丫了，那是多么令人兴奋的事情啊！想到这些，准妈妈也许就会忘掉烦恼，不仅不想逃避，还会产生想早日见到宝宝的迫切愿望呢。

孕7月的胎儿什么样

第25周

第25周，胎儿身长约为27厘米，体重也在稳定增加，差不多已有850克了。他的皮肤很薄而且上面还是有不少褶皱，全身覆盖着一层细细的绒毛，看上去就像个小老头，但身体比例已经比较匀称。胎儿在子宫中占据的空间越来越大，开始慢慢充满整个子宫。这一周，胎儿舌头上的味蕾已经形成，他已经可以品尝出羊水的味道了，也有自己偏爱的口味了。

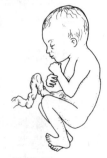

第25周

随着胎儿继续发育，他在子宫里的活动空间减小了，因此他的身体现在保持一种蜷曲的姿势。

胎儿大脑继续发育，沟回更加明显，大脑皮层实际面积也在不断增加。这时胎儿大脑细胞迅速增殖分化增大，是胎儿大脑发育的又一个高峰期。这时孕妇应该多吃一些核桃、芝麻、花生之类的健脑食品，为胎儿大脑发育提供充足的营养。这一时期，胎儿的运动能力也不断增强，对外界刺激更加敏感。胎儿骨骼继续钙化，骨关节发育也更加完善。

孕妇可不要因为胎儿喜甜就大量吃糖，这时还是要注意预防妊娠期糖尿病。对于已经出现尿糖阳性的孕妇，也不要过分紧张，在医生的指导下，适当控制饮食或者用药，并加强对胎儿的定期检查和保护，也可以生一个健康的宝宝。

这一时期，孕妇可能会感到有些疲惫，腰酸背痛的状况也会更加明显。另外，随着腹部的不断隆起，腹部、乳房妊娠纹和脸上的妊娠斑也明显多了起来。有的孕妇还会觉得眼睛发干、发涩、怕光，这些都是正常现象，不要过于担心，分娩后这些症状都会慢慢消失。

第 26 周

第 26 周，胎儿的身长约 28 厘米。体重将近 1000 克。皮下脂肪开始出现，但并不多，胎儿看起来还是皱巴巴的，细细的胎毛依然覆盖着他的全身。胎儿身体各部分比例更加匀称。动作更加频繁有力，孕妇还可以根据胎动来判断胎儿在子宫内的活动情况。胎儿还有空间在子宫里翻来滚去，还会经常变换姿势。

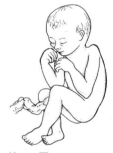

第 26 周

随着胎儿脂肪一点点儿沉积，胎儿逐渐变结实。

这一周，胎儿的神经对触摸、声音与光照更加敏感，反应也更加准确。胎儿继续练习呼吸的动作，只是进出口鼻的依然是羊水，因为它的肺部功能还未发育健全。

这时孕妇可能会感到心神不宁，睡眠不好，甚至经常做一些噩梦。这是孕妇在怀孕阶段对即将承担的母亲的重任感到忧虑不安的反应，这是正常的。孕妇应该为肚子里胎儿的健康发育而保持良好的心情，心情焦虑或烦躁时可以向丈夫或好友倾诉，他们的安慰也许能够帮助孕妇放松心情，稳定情绪。

这时孕妇还应该再做一次血液检查，因为一些孕妇可能会出现妊娠期糖尿病或贫血症状，应该在医生指导下及早防治。在饮食上，除了注意多吃一些富含铁的食物外，还要多吃一些含维生素 C 较多的食品，以促进铁的吸收，保持健康的体魄，为分娩做好充分的准备。

第 27 周

第 27 周，胎儿身长已达到 30 厘米左右，体重大约 1100 克了，并继续快速发育。除了依然消瘦之外，从外观上看，与足月的胎儿已经没有太大区别。胎儿皮肤比较红，胎毛明显；皮下脂肪虽然长了一些，仍然比较薄，皮肤还有很多皱褶。

这一时期，胎儿的大脑也在继续发育，已经具有了和成人一样的脑沟和脑回，但神经系统的发育还远远不够。与听觉器官相连接的神经网已经形成，对外界声音的刺激也更为敏感。孕妇可以继续进行胎教课程，为他讲故事或者给他听音乐。胎儿虽然已经可以感光，但是视网膜还没有完全形成，如果此时出生，会患早产儿视网膜症，所以，此时孕妇要更加注意安全，防止胎儿早产。

这时很多胎儿已经长出了浓密的头发了，眼睛也已经睁开了。体现性别特征的外生殖器官通过超声波影像也都清晰可见了。这时胎儿的肺部和气管还未发育成熟，但是他还在不停地呼吸羊水，练习呼吸的动作。

从现在开始一直到分娩，孕妇应该多吃谷物类食品和粗粮，因为这时胎儿需要更多的营养满足生长发育。而粗粮中富含纤维，维生素 B 的含量也很高，可以预防便秘，如全麦面包、豆类食品和粗粮食品等。这时孕妇也应该开始学习有关分娩和育儿的知识，以便更全面地了解分娩过程和育儿知识。如果有条件，最好参加一些分娩课程，

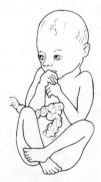

第 27 周

在第 27 周左右，胎儿睁开眼睛，并且可以分辨外部光线的明与暗了。

帮助孕妇了解更多的分娩知识，消除对分娩的恐惧。

第28周

第28周，胎儿身长将近33厘米，体重1200克左右，已经快挤满整个子宫了。脸和身体都呈现出新生儿出生时的外貌，皮下脂肪进一步增多，但还是很薄，皮肤皱褶仍然比较多，依旧看起来"丑丑的"。这一周有些胎儿的头发更加浓密，但是全身依然有胎毛覆盖。

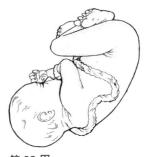

第28周

由于子宫的空间变得狭窄，胎儿不得不蜷曲身体。

这时，胎儿的眼睛已经可以自由睁开、闭合，睡眠和清醒的时间都很有规律，这就是他的作息规律表呢，出生后很长时间，婴儿还会保持自己的生物钟。有意思的是，此时胎儿已经有了吸吮能力，并经常把自己的手指放到嘴里吮吸，这是为出生后吸食母乳做练习呢。这时胎儿的肺部发育还不健全，但是如果这时胎儿娩出，借助一些医疗设备，胎儿已经可以进行呼吸，能够存活下来了。

更不可思议的事情是，有研究认为这时胎儿开始会做梦了。那么究竟他会梦见什么呢？恐怕我们还无法得知。但是可以肯定的是，这时胎儿的大脑活动非常活跃，大脑皮层表面的沟回也更加明显，脑细胞也在快速增加。

孕妇此时应该有意识地数胎动。（具体方法在下面章节有具体介绍，可以参考。）通过数胎动，计算出平均胎动数，准妈妈会发现宝宝比较活泼，或者是比较安静。此时，根据胎儿的运动情况，已经基本可以判断他将来的性格了。

孕晚期即将来临，由于腹部增大，孕妇会特别容易产生疲劳感，而且脚、腿部的肿胀、便秘、痔疮、静脉曲张等都使孕妇感到不舒服。预产期临近，如果准妈妈还对分娩一无所知的话，那么是时候认真了解一下相关知识了，除了参加分娩课程，翻阅书籍、向有经验的亲友请教都是不错的选择。

孕 7 月如何胎教

光照胎教效果更好

早在孕 4 月的时候，胎儿就对光线有感觉了。孕 7 月，胎儿初步形成的视神经就能传导感光信号，能够区分明暗，并间接体验准妈妈的视觉感受了。此时，可以采用光照胎教刺激胎儿的视觉器官，可以促进胎儿视觉神经和大脑中枢神经细胞发育得更好。

通过产前检查，准爸妈已经知道了胎头所在的位置，每天选择固定时间，用冷光手电筒通过腹壁照射胎儿头部所在位置。每次照射时间不要超过 5 分钟。胎儿看到光线，就会转头避光。结束胎教时，可以反复关闭、开启手电筒数次。

准妈妈应把自身感受详细地记录下来，如进行胎教时胎动是增加还是减少，是大动还是小动及如何活动。通过一段时间的训练和记录，准妈妈就可以总结出宝宝对光线刺激的特定反应了。

一般来说，胎儿在孕 8 月时才会睁开眼睛，这时看到的是母体内的一片红光。光照胎教孕 4 月时就可以开始进行，但是效果最好的时间是从妊娠第 24 周开始，怀孕早期的光照胎教一定要注意光线强度和光照时间，避免过度过量，损伤胎儿刚开始发育的视觉神经。到了孕 8 月，准爸妈在光照胎教时，也尽量选择光线柔和的手电筒，以免强光吓到胎儿，要慢慢地逐渐引导他向有光的地方看，促进胎儿视觉器官和大脑发育，还可以帮助胎儿形成昼夜的时间观念。

光照运动可以与语言胎教结合进行。准爸妈早晨起床前，可以用手电筒照射腹部，并告诉胎儿现在是早上，要起床了。晚上临睡前，准爸妈可以不停开启、关闭手电筒，用一亮一灭的光照告诉宝宝现在是晚上，要睡觉了。时间长了，会影响胎儿形成规律的生物钟。我们知道生物钟一旦形成，很难改变，而生物钟也决定了一个人的作息规律。那么为了宝宝将来养成合理的作息习惯，准爸妈要好好利用光照胎教。

音乐胎教：古筝曲《渔舟唱晚》

到了本周，胎宝宝的听觉系统差不多已经发育完全，而且对外界的声音也变得更为敏感了，准妈妈可以抓住这个时机，在此时多挑选一些胎宝宝可能会喜欢的音乐，提高音乐胎教的效果。我国的古典名曲《渔舟唱晚》就是准妈妈不错的选择。

《渔舟唱晚》是一首旋律悦耳动听、令人心旷神怡的古曲，关于它的由来，人们一般认为是在 20 世纪 30 年代中期时，古琴演奏家娄树华根据山东古曲《归去来》的素材改编而成。同时，还有人认为这首曲子是古琴家金灼南根据流传于山东聊城的民间传统筝曲《双板》及其演变的两首乐曲《三环套日》和《流水激石》改编而成，是金灼南先将此曲传给娄树华，之后娄树华又对曲子进行了进一步的整理和加工，运用了更为多样化的演奏技巧，曲子由此受到了越来越多人的欢迎，并广泛流传。

这首乐曲的演奏形式多种多样，其中最为出名的就是以古筝形式演奏。除了这一形式，《渔舟唱晚》还曾被改编为二胡、高胡、小提琴曲等形式。曲子的曲名来自唐代著名诗人王勃《滕王阁序》中"渔舟唱晚，响穷彭蠡之滨"的诗句。整首曲子描写了夕阳映照万顷碧波，渔民悠然自得，渔船随波渐远的优美景象，表现了作者对祖国美丽山河的赞美和热爱。

全曲大致可以分为三段，第一段悠扬如歌、平稳流畅，以抒情性的乐段展示了优美的湖光山色，如渐渐西沉的夕阳，缓缓移动的帆影，轻轻歌唱的渔民等，表现了作者对优美景色的赞美和自己的愉悦心情；第二段音乐节奏逐渐加快，旋律也有了新的变化，与前段形成了强烈的对比，总体上表现了渔夫荡桨归舟、乘风破浪前进的欢乐情绪；在第三乐段中，运用了一些变奏手法，形象地刻画了荡桨声、摇橹声和浪花飞溅声，展现出渔舟近岸、渔歌飞扬的热烈景象。整首曲子的旋律非常优美，音乐活泼而富于情趣，非常适合，仔细聆听的话，常常能使人的身心得到放松和休憩，使人的心情变得舒畅惬意，因此非常适合准妈妈和胎宝宝共同欣赏。

准妈妈可以在闲暇的时间，静下心来细细聆听，如果准妈妈想要达到更好的音乐胎教效果，更好地激发自己心中的情感，最好能选择在黄昏时候、在临湖的窗边来听听这首曲子，这样就能更好地感受到曲子的意境和情感了。在听曲子之前，准妈妈还可以带着胎宝宝一起先了解一下曲子的相关知识和背景，这样才能更好地理解曲中所表达的内容和情感。在听的时候，准妈妈应该保持专注的态度，让自己全身心地沉浸于曲子中，以便产生身临其境的感觉：乐曲开始时，跟随着曲子，眼前仿佛展现了一幅夕阳映照万顷碧波的画面；在音乐的活泼变化中，能感受到划桨归来，唱着渔歌的乐趣；之后，准妈妈还能感受到片片白帆随波逐流、渔舟满载而归的热闹情景。如果准妈妈能细心地聆听，并在聆听的同时展开丰富的联想和想象，胎宝宝也会不自觉地跟随着妈妈一起进行脑部运动，这对于胎宝宝的大脑发育大有好处。

这阶段还须关注的事

胎动反映胎儿健康状况

进入孕 7 月，胎动变得更加频繁，更加明显，孕妇在高兴的同时，也要通过胎动了解胎儿的健康状况。最直接的办法是数胎动。

早、中、晚各抽 1 个小时，在比较安静的环境中，采取舒适的姿势左侧卧，最好是在宝宝醒着的时候进行。然后把这 3 次得到的数字相加并乘以 4，就得到胎儿 12 小时的胎动数。正常情况下，每小时胎动 3 ~ 5 次，如果 12 小时胎动少于 20 次，或者每小时胎动数少于 3 次，再或者是胎动过于频繁或频率突然变化，都要及时到医院就诊。

另外，很多孕妇在数胎动时有一个误区，就是胎儿每动一下就算做一次胎动，如果胎儿在肚子里翻跟头，可能要无数次碰到子宫壁，这样一一数下来，一个小时的胎动次数可能要上百呢。还有的孕妇在散步、听歌，或是逛街环境比较吵闹或运动时数胎动，这时胎动可能也比较多，这样得到的胎动也是不准确的，因为胎儿受到了外界影响。数胎动的正确方法是：从胎儿开始动到动作结束算一次胎动，3分钟之内的连续动作也只能算一次胎动。这样计算，一个小时3～5次胎动就是正常的。

另外，胎动的强弱和次数，个体差异很大。有的胎儿12小时胎动多达100次以上，而有的只有30～40次。但只要胎动有规律，有节奏，没有剧烈变化，就说明胎儿发育正常。

需要警惕的异常胎动：

1.胎动次数突然减少或急促胎动后突然停止。胎动突然减少可能是孕妇有发烧的情况，造成身体周边血流量增加，使胎盘、子宫内血流量减少，造成宝宝轻微缺氧。此外，胎儿在翻身打滚时如果被脐带缠住或是脐带打结，血液流通受阻，胎儿缺氧也可能会导致胎动减少。

2.胎动出现较晚，动作较弱或胎动突然加剧，随后慢慢减少。这可能是胎盘功能不佳，造成胎盘氧不足，胎儿长期的缺氧使胎动减缓。

3.胎动过于频繁。如果孕妇觉得这是胎儿调皮的表现，或是认为好动的胎儿就健康，那就错了。这很可能是胎儿受到外界刺激，感到极度不适的本能抵抗。

因此，孕妇一旦发现胎动异常，就应该及时到医院就诊，避免发生意外。

务必注意安全

这时孕妇已进入怀孕晚期，无论情绪稳定，还是依然紧张，这一时期一定要保障孕妇安全，下面这些事项必须多加注意。

此时孕妇肚子更大，重心前移，增大的腹部和乳房遮挡视线，使眼睛无法看到脚部和路面。因此孕妇在不熟悉的地方行走，或上下楼梯时都要特别小心，最好有家人陪同。走路时注意前方，尽量避免与他人发生碰撞。

这段时间，如果孕妇受到外界刺激，很可能会发生早产。因此，要避免剧烈运动，避免腹部受到压迫或碰撞。提重物、捡东西或变化姿势时，动作要缓慢，尤其要注意保持平衡，以免跌倒。

如果孕妇经常小腿抽筋，或下肢产生静脉曲张，要尽量避免长时间站立，衣着要宽松，经常抬高脚部，缓解抽筋或血管肿胀的症状。

孕妇从这个月开始更应该禁止熬夜，保持充足的休息。如果还在继续工作，可以向单位申请，说明情况，适当减少工作量或是安排比较轻松的任务。如果没有特殊情况，就应该考虑休产假了。

定期产检。产前检查依然要按时进行，丝毫不能疏忽。检查血糖和血压、测量胎儿心跳、测量子宫大小和子宫底高度、观察胎儿的大小和位置等，避免意外发生。

为胎儿提供更充足营养

孕7月，是胎儿迅速成长发育的时期，因此准妈妈更应该注意饮食，为胎儿提供更充足的营养。

饮食上依然要注意营养均衡。注意多吃富含钙质、铁质的食物，促进胎儿骨骼发育和血液生成。这个月胎儿大脑迅速发育，对脂肪中的必需脂肪酸需求量增加，为了保证全面而丰富的营养，可以增加植物油如豆油、花生油、菜籽油等的摄入量，孕妇还可吃些花生、核桃、瓜子等含脂肪较多的坚果类食物。

坚持少盐、低糖、低脂的饮食习惯。为了防止便秘，应在每天早上喝蜂蜜水，并多吃富含纤维素的蔬菜和水果。盐分摄取过量，会引起严重水肿。

尽量少吃或不吃油炸、不易消化的食物，以免消化不良，引起胀气，孕妇本来挺着大肚子就不舒服，如果腹胀，会更加难受。腹胀还会影响血液回流，加重水肿。饮食要有规律，而且要清淡些。

食用动物肝脏要适量。动物肝脏中富含孕妇所需要的维生素A，摄入适量的维生素A，可以为身体补充营养，供给自身和胎儿所需。但是，如果孕妇每天维生素的摄入量超过15000国际单位，就会增加胎儿畸形的危险。因此为了保证胎儿的正常发育，孕妇食用动物肝脏要适量。可以多吃一些富含胡萝卜素的新鲜水果和蔬菜类，因为胡萝卜素在人体内可以转化为维生素A，同样可以达到补充维生素的作用，而且还可以提供孕妇所需的叶酸，又便于消化吸收。

尽量少吃刺激性食品。具有刺激性的食物，会使孕妇气血旺盛、口干舌燥，产生上火、胃灼热等症状。同时，这些刺激性物质会随着血液循环进入胎儿体内，导致胎儿焦躁不安，影响胎儿发育。

正确补钙。维生素D可以促进人体对钙质的吸收。但是，如果孕妇过多摄入维生素D，会导致胎儿血管钙化，影响智力发育，或是造成肾损伤及骨骼发育异常。准妈妈可以通过多吃肉类、蛋类，多喝骨头汤来补充钙质，让宝宝骨骼健壮。准妈妈也可以经常带胎宝宝出去晒晒太阳，阳光也可以促进钙质吸收，保证胎儿的正常发育，孕妇和胎儿也可以呼吸更多的新鲜空气。此外，豆浆和牛奶也是补钙的最佳选择。因此不要盲目地增加摄取维生素D达到补钙的目的，有时候还会弄巧成拙，给孕妇和胎儿带来危险。

尽量少吃保健品。合理膳食就可以保证孕妇和胎儿获得足够的营养物质，怀孕期间除体质特别虚弱的孕妇外，一般不需要额外食用保健品。而且人参之类的营养品性热，会导致孕妇肝火旺盛，血流速度加快，甚至引起宫缩，导致早产。

母婴血型不合

母婴血型不合是指孕妇与胎儿的血型不合。出现这种情况时，有可能会导致胎儿或新生儿溶血，医学上称为新生儿溶血症。其中以Rh和ABO血型不合引起的溶血症较为常见。

Rh 血型不合：当孕妇血型为 Rh 阴性，而胎儿是 Rh 阳性时，在血液循环过程中，就可能会有少量胎儿红细胞带着 Rh 因子抗原进入母体，刺激母体过敏并产生抗体，这些抗体进入血液，又通过胎盘进入胎儿体内，抗体与胎儿血液中的抗原发生溶血反应。我国汉族人口中 Rh 溶血症比较少见，但少数民族地区 Rh 阴性者较多，发生 Rh 因子血型不合的可能性也比较大。凡女性为 Rh 阴性，男性为 Rh 阳性，结合后其子女约有 65% 可能与母亲血型不合，表现为 Rh 阳性，这就是 Rh 溶血症。如过胎儿和母亲一样为 Rh 阴性，则不会发生 Rh 溶血症。这种女性为 Rh 阴性，男性为 Rh 阳性，结合后新生儿溶血症的发生概率还会随着妊娠次数增多而增加。因为每次怀孕，母体内 Rh 因子的抗体也会逐渐增多，和胎儿体内的抗原更容易发生溶血反应。

ABO 血型不合：ABO 血型中有两种抗原，A 抗原和 B 抗原。如过孕妇的血型为 "O" 型，而胎儿血型为 "A" 或 "B" 型，胎儿血液中的抗原恰好是母体所没有的，通过胎儿和母体之间的血液循环，胎儿血液中的抗原进入母体血液，并刺激其产生抗体，携带抗体的血液又通过胎盘进入胎儿体内，就会和胎儿血液中的抗原发生反应，发生溶血。我们提到的 A 抗原和 B 抗原不但存在于人体血

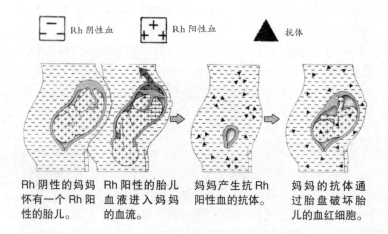

□ Rh 阴性血   ⊞ Rh 阳性血   ▲ 抗体

Rh 阴性的妈妈怀有一个 Rh 阳性的胎儿。

Rh 阳性的胎儿血液进入妈妈的血流。

妈妈产生抗 Rh 阳性血的抗体。

妈妈的抗体通过胎盘破坏胎儿的血红细胞。

液中，还存在于其他体液中，而且自然界也广泛存在着与它们性质相似的物质，这些物质一旦进入孕妇体内，也会引发新生儿溶血。因此，和 Rh 血型不合相比，ABO 血型不合更容易发生，也相对常见的一种溶血症。

可能会出现母婴血型不合的准妈妈可以采取下面几个防治措施：

1. 之前有过死胎、死产或新生儿溶血症史的孕妇，再次怀孕出现母婴血型不合的可能性会加大。有以上情况的孕妇应该尽早进行血液检查，并如实告诉医生既往病史，以便医生诊断。

2. 按照医生建议，服用黄疸茵陈冲剂或一些活血化瘀理气的药物，以抑制血液中对不合血型的抗体的产生。

3. 为了提高胎儿对溶血反应的免疫力，孕妇可以在孕 6、7、8 月各进行大约 10 天的综合治疗。每天用 40 毫升的 25% 葡萄糖，加入 1000 毫克维生素 C，静脉注射。同时每日 90 毫升维生素 E，分 3 次口服。此外，还要人工吸氧。

4. 如果确定胎儿患有溶血症，越是快要足月时，母体产生的抗体就越多，对胎儿的影响也越大。所以，医生建议在胎儿溶血症可在妊娠 36 周左右视情况终止妊娠。

新生儿溶血症

新生儿溶血症，是指因母婴血型不合而引起的血液疾病，使胎儿在子宫内或出生后因大量红细胞被破坏，而出现溶血性贫血、黄疸以及其他多种并发症。在我国以 ABO 溶血症为常见。

新生儿溶血症的症状轻重有个体差异，这取决于母体抗体数量、抗原的强弱、胎儿的免疫力和产前的干预措施等因素。通常说来，Rh 溶血症比较严重，对胎儿危害也比较大，一般不发生在第一胎；ABO 溶血症的病情轻，对胎儿危害较小，可能发生在第一胎，但是多次妊娠会增加溶血症的发生概率。溶血症的临床表现如下：

贫血

患有溶血症的新生儿，或轻或重都会出现贫血症状，Rh溶血症贫血比较明显。如母体产生的抗体在新生儿血液中持续存在，溶血反应也会继续发生，这样会导致新生儿出生后3~5周内发生严重贫血，1升血液中的血红蛋白数量少于80克。

水肿

水肿是Rh溶血症的新生儿经常会出现的症状，在母体中，胎儿血液中的红细胞被大量破坏，胎儿出生后会出现全身水肿、肤色苍白、体表有瘀斑、腹部积水、胸腔积液、肝脾肿大、心跳快而无力、呼吸困难等现象，娩出的胎盘也有明显肿大。情况严重时，可能会导致胎死腹中。产生这种情况的原因是严重贫血导致的心力衰竭、肝功能不全、低蛋白血症、组织缺氧等。

黄疸

患有溶血症的胎儿一般出现在生后24小时内，就会出现黄疸，与新生儿生理性黄疸相比，恶化很快。ABO溶血症的新生儿黄疸症状较轻。

肝、脾肿大

患有溶血症的新生儿会因为骨髓外造血而出现肝、脾肿大。

胆红素脑病

患有溶血症的新生儿胆汁中以未结合胆红素的血清胆红素为主。但也有少数患病新生儿在病情恢复期结合胆红素会明显升高，出现胆汁黏稠的症状。如果足月患病新生儿的胆红素含量超过18mg/dl，早产患病新生儿的胆红素含量超过12~15mg/dl，就有可能发生胆红素脑病。

如果孕妇的血型为O型，丈夫为A型或B型，或者孕妇有过生育溶血症新生儿的孕育史，应该在分娩前及早测定血液中抗体的浓度。如果浓度过高，要及时采取必要手段加以抑制，尽快减少或中和血液中的抗体，预防新生儿发生溶血症的可能。如果各种方法都不奏效，就需要在医生建议下及早终止妊娠。

孕 7 月的运动

运动要缓慢

令人期待的预产期越来越近了。随着妊娠月份的增加，孕妇肚子越来越大，越来越重，从而导致身体重心前移。孕妇背部及腰部的肌肉时常处在紧张的状态下。如果这时候孕妇还想借助大量的运动来缓解身体上的不适，不仅难以办到，还可能会对身体和腹中的胎儿造成损伤。进妊娠晚期，即孕 7 月之后，孕妇已经不适合太大的运动量了，因为此时胎儿已经长得很大了，过多的运动有可能导致早产。

但是，孕妇也不能因此就一动不动，整天处于休眠状态，还是应该根据身体情况适量进行一些运动，这对于顺利分娩很有帮助。

孕晚期运动的目的是舒展和活动筋骨，以动作舒缓的体操为主。比如简单的伸展运动，孕妇可以坐在垫子上，屈伸双腿；也可以平躺下来，轻轻扭动骨盆。这些简单的动作能加强骨盆关节的灵活性和腰部肌肉的弹性，还可以增加产道和下腹部肌肉弹性。每次做操的时间为 5 ~ 10 分钟。

此外，还可以做做简单的孕妇瑜伽，不仅能缓解由于体重增加引起的腰腿疼，还能帮助放松腰部、骨盆肌肉，为胎儿出生时顺利分娩做好准备，也可增强孕妇的信心，使胎儿平安降生。如果是适宜运动的大多数孕妇中的一员，还可以和其他准妈妈一起练练小哑铃、做做伸展操，在愉悦的音乐中轻轻松松就达到了锻炼身体的目的。散步也是既简单又有效的运动方式，而一些棋类活动则能够起到安定心神的作用。这时的锻炼不仅有助于放松心情，增加分娩时的信心，还有助于产后身体恢复。

水中运动

到了这个月，大腹便便的孕妇已经不能做那些有难度的运动了，但是适当的水中运动还是可以进行的，而且水中健身对孕妇和胎儿都有不少好处。

促进顺产

孕妇在水中运动时，水对胸廓的压力可以让孕妇深深吸入空气，再缓缓吐出，从而增加肺活量，也是对分娩时特殊呼吸方式的一种练习。这种呼吸方式有利于孕妇在分娩时通过憋气积攒力量，可以缩短分娩时间。此外，孕妇在水中体位的变化，可以帮助纠正胎位，使生产更顺利。同时，孕妇通过有针对性的水中运动，可以增强腹直肌、下腹部肌肉和腰肌的力量，帮助孕妇为分娩做准备。

帮助减除妊娠反应

水的浮力可以减轻下肢、腰背肌肉的负担，从而缓解或消除孕妇常见的腰酸背痛或下身水肿的症状。同时，孕妇在水中运动，还可以减轻胎儿对直肠和膀胱的压迫，促进骨盆血液循环和下肢血液回流，有利于缓解便秘、减轻尿频、减少下肢浮肿和静脉曲张等问题。

有利于孕妇和胎儿的健康

在水中，孕妇通过两臂划水或蹬水，让全身都"动"起来，再加上水对皮肤的按摩作用，这些不仅有利于增强孕妇的体质，还有利于胎儿的健康发育。

有利于帮助孕妇保持健美的体形

怀孕期间，经常进行水中运动不仅可以帮助孕妇控制体重，避免体重增加过大或过快影响胎儿健康，还可以为产后身材快速恢复打下坚实的基础。

游泳是一项不错的水中运动，不仅可以增强孕妇下腹部韧带的力量，还可以锻炼骨盆关节，调整胎位，使分娩更加顺利。游泳还能预防怀孕中晚期心脑血管方面的疾病。孕妇游泳时要注意水温，一般要求在 29 ~ 31℃之间，一定不能低于 28℃，否则水温过低会刺激子宫收缩，引起早产；水温过高容易产生疲劳。游泳时间最好在 10 ~ 14 点之间，胎儿最为活跃的时候。

孕妇的水中有氧健身操也备受推崇。在水中运动，受到浮力的影响，身体各关节受到的冲击和震荡几乎为零，不会出现运动损伤，可以保证运动中的安全。同时水的阻力也使每一个动作的运动量比在陆地上消耗的能量多，在水中锻炼可以增强肌肉力量和呼吸功能。此外，进入水中后，体温降低，毛细血管收缩，从而加快了新陈代谢。同时，由于体温下降，会燃烧多余的脂肪提供热量，神经也会因体温下降而变得兴奋起来。经常做水中运动的孕妇，不但不会体重异常，皮肤也会格外光滑，头脑也更灵活。

孕7月，孕妇可以在水中做行走、划水、抬腿、摆臂的动作。动作一定要轻柔，这样通过水流的按摩作用，孕妇全身的肌肉都可以得到充分放松。但是，在水中千万不要做压迫腹部的动作。

准爸爸责任重大

虽然一直建议准爸爸要跟随妻子一起"怀孕"，但是好多孕妇都怕给丈夫带来麻烦，不怎么愿意"使唤"丈夫。但是这个月一过，就要进入怀孕晚期了。而且孕妇的肚子已经更大了，行动更加不便。因此，这时准爸爸的责任更大了，不仅要照顾好怀孕的妻子，也要开始为分娩做准备了。

无条件接受妻子的"发疯"行为

由于临近预产期，好多孕妇脾气也越来越大了，发脾气吼几声是小事儿，有时甚至会摔东西，做出一些令人无法理解的举动。尽管这样，准爸爸还是要默默接受，不要在这时候火上浇油，否则后果不堪设想。也许孕妇还会向准爸爸提出一些"过分"的要求，如因为担心辐射会伤害到宝宝，家里禁止看电视，禁止开电脑，这时准爸爸也要无条件地服从，只要想到妻子所做的一切出发点都是为了宝宝，这样就容易接受得多了。因为此时即将进入孕晚期，孕妇始终处于高度紧张的状态，无处发泄内心的恐惧和身体上的挫败感，只有向准爸爸"开炮"了。

准爸爸一定要对妻子的"发疯"行为表示充分理解，及时给予抚慰和支持，在条件允许的条件下，尽量满足妻子的要求，帮助孕妇缓解紧绷的情绪，千万不可火上浇油。如果妻子的要求实在过分，可以采取拖延战术，先息事宁人，谁知道准妈妈下一秒钟又有什么新想法了呢？

心甘情愿做"家庭妇男"

孕妇的身体更加笨重了，好多事情都做不了，准爸爸这时应该负责更多的家务。比如下班之后早早回家，做一桌美味又营养的饭菜，让孕妇身体健康，胎儿茁壮成长。家务事很琐碎，准爸爸不要嫌麻烦，经过好几个月的实践，这时的准爸爸应该在妻子提醒之前，认真完成该完成的家务。这样既减轻孕妇的后顾之忧，也可以减少夫妻间的摩擦，促进家庭和谐。准爸爸做家务一定要坚持，不能"三天打鱼，两天晒网"，更要做得心甘情愿，不能边做边抱怨，否则更会激怒怀孕的妻子。准爸爸做家务还要认真，不能马虎，比如碗要洗干净，东西要摆放整齐，不能让妻子觉得你在敷衍，否则她还是会发怒的。

陪准妈妈一起上课

从孕6月开始，孕妇就要参加分娩课程了，这时准爸爸应该积极主动地和妻子一起参加，因为我们说过准爸爸是最佳的分娩教练。如果准爸爸掌握了分娩的相关知识，清楚了解分娩过程中可能出现的状况，不至于在妻子临产前遇到突发事件时比妻子还要慌乱。此外，与准妈妈一起上课，还会让妻子感到关心和体贴，充满了幸福感，从而减轻孕妇心理压力，减少她对分娩的恐惧。因此，准爸爸要和准妈妈一起上课，帮助妻子克服对分娩疼痛的恐惧，建立正确的分娩观，共同制订分娩计划，为即将到来的分娩做好充分的准备。

做家里的"顶梁柱"

此时，孕妇将所有的精力都倾注到肚子里的胎儿身上，已经无暇顾及家庭琐事，所以准爸爸应该勇挑大梁，让妻子放心养胎。如准爸爸应该事先预算家庭收入，为即将产生的大量支出做好经济准备，不要让妻子为这些事忧心忡忡。同时，准爸爸也对分娩医院和分娩医生的选择用点心思，要积极地咨询、实地考察，并做好联络工作，专心等待分娩时刻的到来。当然，说准爸爸是家里的"顶梁柱"，并不是说什么都由准爸爸说了算，遇到一些重大问题时，尤其是牵涉到分娩的事情，准爸爸还是要和准妈妈商量，一起做决定。

孕7月美食推荐

鱼吐司

原料：鲤鱼1条（500克左右），全麦面包片4片，鸡蛋2枚，花生油、葱、姜、料酒、糖、盐适量。

做法：

（1）面包揭去硬边，葱姜洗净切末，鸡蛋打成蛋液。

（2）鲤鱼宰杀后，去鳞、腮、内脏，冲洗干净，剔除鱼骨和大刺，斩成茸（斩至看不到细碎的小刺为止），鱼茸中加入蛋液、葱姜末、料酒、盐，搅拌均匀。将拌好的鱼茸分别抹在4片面包上，用小勺将面包边缘的鱼茸抹平。

（3）炒锅中加入适量花生油，油热后，放入铺了鱼茸的面包片，炸至金黄色出锅，沥干油，装盘。食用时，可蘸取甜面酱或番茄酱，也可不蘸。

功效：鱼肉最易消化，又含有丰富的蛋白质，全麦面包中含有大量碳水化合物和纤维素，能提供充足的热量，还有利于消化吸收，是孕妇补充营养的佳品。

凉拌笋丝

原料：鲜竹笋500克，青笋250克，糖、盐、香油、葱、姜适量。

做法：

（1）竹笋剥去外壳，洗净切丝，在开水中焯一下，捞出沥干水分。

（2）青笋削皮，洗净切丝。葱姜洗净切末。

（3）加入盐、糖、葱姜末调味，拌匀后即可食用。

功效：竹笋和青笋中含有丰富的钾、磷等矿物质和多种维生素，有利于孕妇的健康和胎儿的成长。

砂仁蒸鲫鱼

原料：鲫鱼1条（500克左右），砂仁、葱、姜、盐、料酒、花生油、香油适量。

做法：

（1）砂仁洗净捣碎。姜葱洗净切末。

（2）鲫鱼宰杀后，去鳞、腮、内脏，洗净，用盐、料酒、葱姜末涂抹鱼身及鱼腹中，腌制20分钟。将砂仁放在鱼腹内及鱼身上。

（3）蒸锅中加适量水，水开后，把鱼放入蒸笼，大火蒸15分钟，取出后，淋入少许香油即可趁热食用。

功效：鲫鱼营养丰富，含有大量优质蛋白，可改善怀孕导致的食欲不振、脾胃虚弱、反胃等症状。砂仁能缓解消化不良、胎动不安的症状。这道菜可以帮助孕妇改善食欲，更有安胎作用。

香酥鸡

原料：白条肉鸡1只，生菜3棵，花生油、盐、料酒、椒盐、葱、姜、花椒。大料适量。

做法：

（1）生菜洗净，分成一叶一叶的。葱姜洗净切末。

（2）肉鸡洗净，沥干水分，用盐、料酒葱姜末在鸡肉揉搓，内外都要搓到。

（3）蒸锅中加适量的水，水开后，把鸡放入蒸笼，加入花椒、大料，大火蒸烂。取出，沥干汤汁，抖净作料，斩成小块备用。

（4）炒锅中加适量花生油，油热后，放入鸡块，炸至表面酥脆捞出，沥干油装盘，铺上生菜叶，使用时蘸取椒盐。

功效：鸡肉中含有大量蛋白质，有健胃活血的功效。生菜清热，可以帮助消除肠道垃圾，缓解便秘。

第八章
孕 8 月：进入孕晚期

身心上的可能转变

呼吸不畅，更加困难

进入孕晚期，不管孕妇愿不愿意，大腹便便、走路一摇一摆就成为她们不可选择的风韵，身体的不适时不时地干扰着她们愉悦的心情。到了孕 8 月，子宫底高度可达到 24 ~ 27 厘米，此时，孕妇胸腔都会受到挤压，呼吸会比上个月更加困难，大都会有喘不过来气或是稍微活动就上气不接下气的情况。孕晚期的呼吸困难不仅带来生理上的痛苦，也让她们为和她们"同呼吸共患难"的胎儿担心不已。出现这种症状孕妇不必过于担心，通过一定的方法是可以改变和缓解这种状况的。

如果出现突发严重呼吸不畅、并伴随胸部疼痛、脉搏加快等症状，可能是出现了肺部栓塞的症状，应迅速就医。

消化功能减弱，食欲降低

妊娠最后 3 个月是胎儿生长最快的阶段，充足的营养供给对孕妇和胎儿来说显得尤为重要。安全、健康、合理的饮食，是胎儿健康的必要前提。胎儿日益胀大，使子宫进一步膨胀，压迫母体胸腔，使很多孕妇感到胃部不适，胃容量减少，消化功能减弱，食欲降低。但是孕妇也不必担心，食欲不振会影响营养的摄入，对胎儿发育不利。因为，在接下来的2个月，胎儿入盆，子宫底下降，对胃部的压迫减轻，食欲下降的状况会有所缓解。下面有几种方法可以在某种程度上缓解食欲不振：

1. 心情要好。保持愉快、舒畅的心情，避免考虑复杂、忧心的问题。

2. 进餐环境要优美。改善一下家中餐厅的环境，摆设一些孕妇喜欢的小物品。

3. 食物要清淡爽口、富有营养。如新鲜的番茄、黄瓜、辣椒、香菇、平菇、山楂果、苹果等，它们不仅色彩鲜艳，营养丰富，而且易诱发人的食欲。

4. 改变饮食习惯，少食多餐，把每日3餐改为多餐，每餐少吃一点儿。

5. 增加零食和夜餐，夜餐要选择易消化的食物。

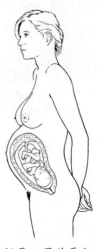

怀孕32周的孕妇，此时子宫底已经隆起很高。但是，当胎儿的头下沉到子宫颈的时候，母体的肚子看起来明显下坠。

另外，如果实在难以进食，可以选择汤类补充营养，俗话说七分营养三分汤，汤中的营养物质不仅容易消化吸收，还可以帮助养胃。

胃部不适，有灼痛感

孕晚期，有些孕妇吃完饭后，总觉得胃部不适，有烧灼感，有时还感觉到烧灼痛。尤其在晚上，胃部更加难受，甚至影响了睡眠。这种胃部不适到分娩后通常会消失，对胎儿不会造成伤害，但是却给孕妇身心带来很大痛苦。

导致这种不适的主要原因是，怀孕后，体内激素分泌发生变化，食管下端括约肌松弛，胃酸容易逆流，刺激食管下段的痛觉感受器引起灼热疼痛感。此外，怀孕时巨大的子宫、胎儿对胃产生压迫，胃排空速度减慢，酸性的胃液在胃内滞留时间过长，也容易使胃酸逆流到食管中。

缓解和预防胃灼热的方法：日常饮食中应避免吃得过饱，少食用高脂肪、口味重或油炸食品，这些食品不宜消化，都会加重肠胃负担；少食多餐，充分咀嚼，让食物在口腔中就开始消化；饭前不要喝太多的水；饭后至少1小时才能躺下休息；睡觉时将上半身垫高，防止胃酸逆流；在医生指导下用药，抑制胃酸过多分泌。

其他不适

孕8月，随着胎儿的成长，子宫隆起更高，以前困扰着孕妇的妊娠期生理不适，不但没有随着妊娠接近尾声而消退，反而变本加厉地扰乱孕妇的正常生活，给孕妇的身体造成了极大痛苦。

下肢浮肿

有很大一部分孕妇在怀孕中期就会出现小腿浮肿的现象，一般下午比较明显，经过一夜休息可能会有所消退。大多数孕妇的下肢浮肿是一种生理性水肿，妊娠结束后这种状况也会慢慢消失。怀孕期间孕妇的内分泌发生了改变，体内出现了水分和盐分滞留。增大的子宫压迫骨盆和腔静脉，阻碍血液回流，导致静脉压增高，致使孕妇下身浮肿。

轻度的下身浮肿，经过适当的休息可以逐渐消退；如果浮肿比较明显，经过休息后没有消退，并且伴有体重增加过快过大，血压升高等症状，就可能是妊娠高血压综合征的反应，一定要及时治疗，不可大意。

怀孕晚期，孕妇应尽量避免长时间站立，注意休息；坐下或躺下时，垫高脚部，促进血液回流；按摩也可以有效消除水肿；在饮食上要适当控制盐分的摄入；适当运动增加下肢肌肉力量，加快血液循环。

静脉曲张

怀孕晚期，子宫变得更大更重，对盆腔大静脉的压迫也更大，下肢静脉血液回流受到的影响也更大，因而下肢静脉曲张的程度也有所加重。

如果孕妇先天性静脉瓣膜发育不良，比如静脉瓣关闭不严，就会导致静脉血逆流或静脉血液增多，使血管内压力增高，血管壁扩张，其外部表现就是血管像蚯蚓一样突出于皮肤表面。怀孕后，尤其是到怀孕晚期，增大的子宫和孕激素的增加，都会使孕妇原有的病情加重。

为了预防或缓解静脉曲张，孕妇要避免长时间保持一个姿势不动，要多走动，多休息；坐着躺着时，抬高腿和脚，促进血液循环；衣着宽松，避免阻碍血液循环；袜子不要太紧。

痔疮

孕8月时，便秘与痔疮依然让大多数孕妇苦不堪言。据统计，大约有76%的孕妇在怀孕晚期，都受到程度不同的便秘与痔疮问题的困扰。在怀孕期间，为了保证胎儿的营养供应，孕妇体内血液量会增多。随着胎儿发育，子宫日益增大，压迫到盆腔，使直肠血液回流受到阻碍，再加上孕妇经常大便干硬，用力排便可能会划伤直肠壁，诱发痔疮或使其加重。痔疮尤其是内痔，经常大量出血，时间久了会导致贫血，不但会影响孕妇健康，也会影响胎儿的正常发育。

孕晚期可以通过以下一些方法预防痔疮，如果孕妇已经得了痔疮，这些方法还有助于缓解痔疮带来的痛苦，并有效控制病情不再恶化：

1.多喝水、多吃新鲜水果和蔬菜，尤其是富含纤维素的水果和蔬菜。

2.少吃辛辣或刺激性食物，比如辣椒、胡椒、生姜、大蒜、大葱等。

3.孕妇不宜久坐不动，应该适当运动，促进血液循环，加快肛门、直肠部位的血液回流。坚持做提肛动作等增强骨盆底肌肉的运动，改善局部血液循环，减少痔疮发病率。

4.养成按时排便的习惯，避免久蹲厕所，否则容易引起肛管静脉扩张或曲张。

5. 常用温水清洗肛门，也可用 1 ： 5000 的高锰酸钾溶液进行坐浴。温水能够促进血液循环，减轻静脉血液郁积，从而减轻痔疮引起的痛苦。但是不能用过热的水，以免刺激肛门，血管因扩张而破裂，导致出血。

情绪变得相当糟糕

随着分娩日期的临近，孕妇的情绪变得相当糟糕，充满了紧张、焦虑、恐惧和无助，担心的事情非常多，致使心情日益紧张不安。自己能否顺利生下宝宝，分娩时的疼痛是否能忍受，宝宝是否健康等一系列问题都会让孕妇精神紧张。准爸爸这段时间一定要注意孕妇的心情，帮助妻子缓解这种紧张情绪。可以给孕妇买朵玫瑰花、买点儿她爱吃的小零食、送上一个好看的发卡，不需要很贵重，但是能给她们制造一些惊喜。除此之外还要经常鼓励她们，讲一些身边顺利分娩的产妇的好消息；还可以带妻子出去看电影，重温一下恋爱时的美好时光。丈夫的温柔体贴，是帮助孕妇消除紧张情绪的灵丹妙药。

很沮丧，很自卑

怀孕以后，以前很多漂亮的衣服不能穿了，也不能化妆打扮了，而且身材变得很臃肿，脸上还出现了很多难看的色斑。尤其到孕晚期，大多数孕妇由于体内激素的变化，会出现皮肤变黑、体毛变粗等状况。许多孕妇因此很沮丧，甚至很自卑，认为她们变丑了，失去了魅力。这时候准爸爸就要积极地帮助妻子找回自信，除了要经常赞美她"怀孕的女人是最美的"，还要时常告诉她，一切都是暂时的，这是她为孕育宝宝做出的巨大牺牲，不管她的模样怎样改变，自己都会一直爱她。除此之外，还要经常陪妻子去逛逛商场，挑选一些漂亮的孕妇装。不要因为衣服穿的时间短，利用价值小就不舍得买。这些衣物既可以让孕妇漂亮起来，又可以让她真切感受到你的爱，对增进夫妻之间的感情是大有益处的。

孕8月的胎儿什么样

第29周

第29周，胎儿身长大约37厘米，体重将近1300克。这时，胎儿的皮下脂肪已经初步形成，比原来显得胖了一些。眼睛能睁开，并可以灵活地转动。这时，胎儿还可以在子宫里变换体位，随着胎儿越长越大，他的活动空间也就变得越来越小了，这就限制了胎儿的活动，因而，越到怀孕晚期胎动会越少。但是，孕8月时，胎动还是比较多的。（趾）甲也很清晰了。

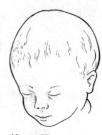

第29周
现在，胎儿可能已经长了很多的头发。

第30周

第30周，胎儿身长接近40厘米，重约1500克。如果是个男孩，此时胎儿的睾丸已经沿腹股沟下降到阴囊中；如果是个女孩，阴蒂也已突现出来，但还未被小阴唇覆盖。胎儿头部继续增大，这说明这一时期大脑发育非常迅速，脑细胞每天都在增长。对孕妇来说，这一时期，摄入富含脂肪酸的食物，对促进胎儿大脑发育非常有效。胎儿的皮下脂肪继续增长，皮肤褶皱进一步被填充。

第31周

第31周，胎儿身长接近43厘米，体重1700克左右。身体和四肢继续长长，身体比例越来越匀称。这一时期，胎儿的皮下脂肪更厚一些了，褶皱减少，看起来也不再皱巴巴的，而是更像个婴儿了。胎儿的脖子很灵活，可以转

第30周
由于活动的空间变小，胎儿现在不能自由活动了，因此开始保持一种身体蜷曲的姿势。

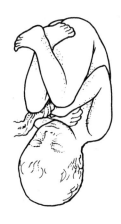

第 31 周

到了孕期第 31 周，胎儿的体重
仍然不足新生儿的一半。

第 32 周

胎儿现在在温暖舒适的
子宫里发育良好，羊水
开始减少。

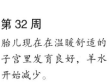

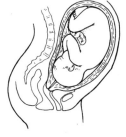

动，眼睛也能自由地一张一合，他还可以转动脖子跟踪光源呢。这时进行光照胎教可以刺激胎儿的眼部发育，胎教效果也比较好。这周胎儿在子宫里活动的空间更小了，胎动也会有所减少。

第 32 周

第 32 周，胎儿体重约 2000 克，身长约为 42 厘米。现在的胎儿与出生时的婴儿很相似，但身体仍然很瘦弱，皮下脂肪的填充还未完成。手指甲和脚趾甲已经完全长出来了，头发更加浓密，皮肤表面还覆盖着一层淡淡的胎毛。如果是男孩，他的睾丸可能已经进入阴囊了，不过有些男婴的睾丸在出生后才进入阴囊；如果是女孩，她的大阴唇已经明显隆起了，左右紧贴。这说明胎儿生殖器的发育已经接近成熟。

这一周，胎儿各个器官继续发育，肺已具备呼吸能力，如果此时胎儿娩出，成活率已经比上个月有很大提高。肠胃功能也已经接近成熟，能分泌消化液了。排泄系统运作良好，膀胱可以将胎儿产生的尿液排泄在羊水中。这时，子宫内可供胎儿活动的空间进一步减少，细心的孕妇会发现，胎动次数比原来少了，动作也不想原来那么强烈了。准妈妈们不用担心，这时宝宝个头儿长大了，子宫限制他，让他不能再像以前一样施展拳脚了。

孕8月如何胎教

训练宝宝的记忆

胎宝宝对外界有意识的行为、感知和体验，会长期保留在记忆中，甚至到出生后很长时间，并且会对其以后的智力、能力、个性发展具有很大影响。出生不久的宝宝哭闹不止的时候，很多有经验的妈妈，都会将宝宝的耳朵贴在自己的胸口，让他倾听妈妈的心跳声，很快宝宝就会停止哭闹，安静下来。这是因为胎宝宝在子宫中最常听到的声音就是母亲的心跳，他对这种声音产生了记忆，一旦听到这种熟悉的心跳声，就会产生一种安全感，因而会停止哭闹，安静下来。

有关研究表明，胎宝宝在子宫内通过胎盘接受孕妇供给的营养，他的脑细胞在分化、成熟过程中还会不断接收到来自母体的神经信息。因此，孕妇的情绪调节对胎宝宝智力的发展有很大影响。既然胎宝宝有记忆，准爸妈不妨与胎宝宝多多交流，不但可以增进亲子感情，还可以锻炼孩子的记忆力。以前进行过的几种胎教都可以帮助胎宝宝锻炼记忆力，比如：

给胎宝宝唱歌。可以选择一些短小、节奏明快的曲子，轻轻地、充满爱心地哼唱给胎宝宝听。最好经常反复哼唱相同的几首歌曲，对训练胎宝宝记忆力更加有效。

与胎宝宝对话。准爸妈可以给胎宝宝起个朗朗上口的乳名，胎宝宝活动时，就可以边抚摸腹部，边叫宝宝的名字。开始时，胎宝宝可能会不习惯，但对话的次数多了，他就会将声音和抚摸联系起来，以后一听到准爸妈的声音就会活动起来加以回应。有报道说，怀孕期间，经常呼唤胎宝宝乳名，宝宝出生后，再呼喊他的名字，他还会下意识地做出回应。这也说明胎宝宝在子宫中是有记忆力的。对话不但能增进亲子感情，对提高胎宝宝的听力、记忆力和语言表达能力都有好处。

音乐胎教。播放器最好距离孕妇腹壁2~5厘米，声音不要超过

65分贝，以免伤害胎宝宝的听觉神经。每次胎教的时间不要超过10分钟，最好反复播放几首不同的曲子，帮助胎宝宝形成对声音的条件反射。实验证明，宝宝出生后哭闹时，听到这些熟悉的乐曲也会很快安静下来。

音乐胎教：海顿《云雀》

到环境优美、空气清新的公园去散散步，感受一下美妙的自然风光是准妈妈在孕期应该多做的事情，这样，不仅能使自己得到锻炼和放松，对于胎宝宝的生长发育也是非常有利的。其实，不仅是身处自然、欣赏美景能使人领略到大自然的魅力，聆听美妙的胎教音乐有时也能达到这样的效果，海顿的《云雀》就是一曲能唤起人的美好情感、帮心灵回归自然的曲子。在本周的音乐时光，准妈妈可以和胎宝宝共同分享这首曲子。

《云雀》是一首流畅欢快、婉转动听的曲子，能让人从中体会曲作者对生活和自然的热爱，听起来是非常愉快的，所以准妈妈在孕期可以多听听这首曲子。为了更好地理解曲子，在听音乐之前，准妈妈可以先了解一些相关的知识，然后就可以在有胎动的时候和胎宝宝一起来分享这美妙的音乐了。在听音乐的时候，准妈妈最好是临窗而听，如果窗外有美丽的自然风光就更好了，这样在听音乐的同时，准妈妈和胎宝宝还可以看看窗外，打开窗户呼吸新鲜的空气，感受一下自然的气息，这样就更容易进入音乐的世界。随着悦耳动听的音乐，准妈妈还可以想象自己和胎宝宝置身于有云雀鸣叫的森林中，在其中欢快地畅游和欣赏着，这样，愉悦的心情就更容易激发和保持。

而且，在听音乐的同时，准妈妈还应该多注意一下胎宝宝的反应，以此判断和猜测胎宝宝对曲子的感受，如果胎宝宝喜欢的话，可以在以后的时间重播播放这一曲子，让胎宝宝在音乐的熏陶中培养音乐敏感性、促进脑部发育。

音乐胎教：布拉加《天使小夜曲》

前面我们已经介绍了一些有名的小夜曲及相关知识。小夜曲是中世纪一种抒情风格的声乐体裁形式，流行于欧洲等国，其旋律悠扬悦耳，乐音缠绵婉转，很有感染力，也比较适用于胎教。其实，在听了舒伯特、莫扎特等人的小夜曲之后，准妈妈在本周的音乐时光中，还可以听听布拉加的《天使小夜曲》。

《天使小夜曲》又名《瓦拉契亚的传说小夜曲》，原本是由钢琴伴奏、大提琴助奏的独唱曲，后来，美国的小提琴家津巴里斯特、克莱斯勒等人将其改编为小提琴曲，之后，这首曲子还被改改编为其他的艺术形式，如钢琴曲、竖琴曲、管弦乐曲等。但在这众多形式中，流传最广最为人们所接受的还是小提琴曲版的。

这首曲子的旋律优美，节奏富于变化，有着很强的艺术感染力。全曲主要采用三部曲的形式，总体的曲调较为明畅舒缓，就像是宁静的月夜下的缓缓流水，让人觉得十分惬意。

在小提琴和伴奏音响的和谐配合下，曲子以逐渐向上移动的旋律线展开，由平淡舒缓而渐渐趋于欢快，接着，乐曲又慢慢地呈现出中间部主题，预示着困扰和烦恼的情绪，随后，曲调又恢复明快晓畅，在渐变的节奏中，人的情感也会跟着起伏，而在简短的尾声中，音量由弱至强，力度变化激烈，最终，在富于戏剧性效果的和弦最强奏中曲子结束，给人以很强的震撼力，余味无穷。

准妈妈可以选择一个宁静的月夜，对窗而坐，一边欣赏这首优美的曲子，一边还能欣赏窗外皎洁的月光，这样可能会更有感觉。在听曲子之前，准妈妈最好能做好准备工作，先了解一些与曲子相关的知识，以便更好地理解曲子的主题，尽快进入其中的意境。之后，准妈妈就可以聆听音乐了，在听的时候，准妈妈需要保持注意力集中，全身心地沉浸其中，并随着曲调和旋律去自由想象。

这阶段还须关注的事

腹式呼吸法

呼吸是让横膈膜上下移动。由于吸气时横膈膜会下降，把脏器挤到下方，因此肚子会膨胀，而非胸部膨胀。为此，吐气时横膈膜将会比平常上升，因而可以进行深度呼吸，吐出较多易停滞在肺底部的二氧化碳。

很多孕妇在怀孕晚期，都会出现呼吸困难和胸闷的感觉。这个时候要学会腹式呼吸法。腹式呼吸就是呼吸时让横膈膜上下移动的呼吸方法。吸气时，横膈膜下降，使肺部有足够的空间扩张；呼气时，横膈膜上升，胸腔缩小，能帮助肺部排出更多的二氧化碳。

怀孕晚期，胎儿生长发育最快，需要的氧气更多，因此孕妇对氧气的消耗量也明显增加，此时使用腹式呼吸，不仅能镇静神经，消除自己胸闷和呼吸困难等不适，还能给体内的胎儿输送更多的氧气。使用腹式呼吸法还可以刺激分泌少量激素，使心情愉悦。在分娩和阵痛时，使用这种呼吸方法，能缓解紧张和疼痛。

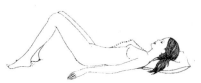

胸式呼吸，呼吸较浅，只有胸部起伏，腹部几乎不动。

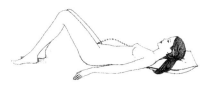

腹式呼吸，深深吸气后，腹部外凸。

腹式呼吸法的具体做法是：放松身体，平静心情。然后背部紧靠椅背或墙壁，保持身体挺直。双手轻轻放在腹部，用鼻子深深吸入一口气，保持胸部不动，腹部鼓起；吐气时稍微将嘴噘起，胸部不动，慢慢地将腹中气体全部吐出，尽可能延

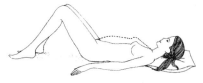

胸式呼吸兼腹式呼吸。

长突起的时间。也可以躺着进行，好好感受腹式呼吸时腹部的变化。

腹式呼吸法每天早、中、晚练习 3 次以上，要持之以恒，练习时尽量放松全身。孕妇练习腹式呼吸法时，最好有专业人士指导，以免方法不当对腹中胎儿造成危害。

腹痛

孕妇在怀孕晚期可能会出现腹痛的情况：一种是生理性腹痛。随着胎儿的长大，孕妇的子宫也在逐渐增大，增大的子宫会刺激肋骨下缘，使她们感到下腹两侧有抽痛；假性宫缩也会引起下腹阵痛，但是持续时间不长，也没有规律可循。这种生理性腹痛不会对孕妇及胎儿造成危害，不用太担心。

另一种情况病理性疼痛。这种疼痛要引起孕妇高度注意。如果孕妇患有妊娠高血压综合征、慢性高血压等疾病，可能会引起胎盘早剥，下腹撕裂样的疼痛是这种情况的典型症状。腹痛的程度受剥离面积的大小、出血量多少以及子宫内压力高低和子宫肌肉是否受损等综合因素的影响。情况严重者腹痛难忍、腹部变硬、胎动消失甚至出现休克。孕妇出现这种症状最好马上就医，以免母婴出现危险。

如果孕妇下腹是有规则的阵痛，并伴有子宫收缩，就要怀疑是否有早产的可能。如果确定是早产前兆，尽量在子宫颈口尚未打开之前到医院就诊，只要找到引发早产的原因，顺利安胎的可能也很大。如果宫颈口开到 3 厘米以上，再想安胎就比较困难了。

左侧卧睡姿

整个孕期，尤其是孕晚期的最佳睡姿是左侧卧。由于胎儿在子宫内不断生长发育，子宫逐渐增大，到怀孕晚期，孕妇腹腔的大部分被子宫占据，如果仍然采取仰卧姿势睡觉，增大的子宫会向后压迫主动脉，使胎盘供血量明显减少，影响胎儿生长发育；肾脏血流量也会因此减少，降低肾小球滤过率，对孕妇健康也很不利。另外，仰卧时，增大的子宫还会压迫下腔静脉，使下肢血液回

流受阻，引起下肢及
会阴部水肿、静脉曲
张。动脉静脉受压，
血液输送和回流同时
受阻，会造成全身器
官的血液量减少而缺
氧，从而引起胸闷、

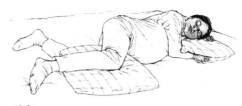

睡姿
侧睡，同时在腿下垫一个枕头。

头晕、恶心、呕吐等不适，医学上称为"仰卧低血压综合征"。仰卧睡姿还使子宫压迫输尿管，影响排尿，长期下去易患肾盂肾炎。

怀孕后，子宫往往会在不同程度上向右旋转，如果经常右侧卧睡，地心引力会使子宫进一步向右旋转，从而使为子宫输送血液的血管受到牵拉，影响胎盘血液供应，造成胎儿缺氧，不利于生长发育。

呵护乳房

乳房保健

怀孕以后，乳房变得更加敏感，更加易受伤害，但是它的作用也变得至关重要，因为它担负着日后哺育宝宝的重任。做好乳房保健不仅能减少乳房过于敏感带来的疼痛，保持乳房外形美观，还能促进产后乳汁的分泌。乳房护理要采用正确的方法，避免造成不必要的损伤。下面是一些孕期乳房保健的方法：

睡觉时采用侧卧姿势，要调整睡姿，避免乳房受到挤压。

怀孕后乳房发育很快，迅速变大变重，过小过紧的胸罩会影响乳腺发育，甚至造成腺体堵塞，引发炎症，不利于分娩后的哺乳。过大过松的乳罩会造成乳房的下垂，不利于产后恢复，影响美观。因此要及时更换合适的胸罩。

经常按摩乳房。按摩时从乳房周围的组织向中心轻轻打圈按摩，每日1次，每次5分钟左右。经常按摩可以增加乳房血液循环，促进乳腺发育，对分娩后哺乳很有好处。

防止出现乳房大小不一。怀孕期间，由于雌激素分泌增多导致乳腺增生，引起脂肪沉积，致使乳房体积和重量都增大。如果睡觉时经常偏向一个方向，就有可能造成乳房一边大一边小。如果发现两边乳房大小不一，要适当按摩较小的乳房，促进其增大。

怀孕期间，乳房变得非常敏感，轻微的刺激都会引起兴奋或疼痛。尤其是在孕晚期，刺激乳房可能会引发子宫收缩，导致早产。

让乳房变得更结实。怀孕期间脂肪沉积、乳房增大，极易造成产后乳房松垂，影响美观。为减少这种情况，怀孕期间可每星期把面膜膏涂在乳房和胸肌上，令乳房和胸肌增强收缩力。

怀孕期间禁止使用丰乳霜，丰乳霜中含有大量的激素和药物成分，可能会影响到体内的胎儿。

乳头护理

保持乳房及乳头清洁，即使不经常洗澡，也要经常用热毛巾擦拭乳头，保持乳头干爽清洁。毛巾不宜过热，否则会对脆弱的乳头皮肤造成刺激。

清洁乳房后，在乳头及乳晕周围涂抹按摩膏，用拇指和食指轻轻按摩，增加乳头的弹性，适应宝宝吮吸。经常按摩还可以使乳房皮肤光滑。按摩后擦掉按摩膏，及时涂上润肤霜。

如果发现乳头上有硬痂样的东西，那是腺体分泌物和油脂变硬形成的，不要生硬取下，可以在睡觉前用热毛巾敷乳房，待硬痂软化，与乳头脱离后，再轻轻擦掉。

乳头扁平或凹陷的孕妇，应该在医生指导下，经常将乳头向外提拉。也可以佩戴乳头罩等矫正工具，矫正乳头内陷。

准爸妈最好都不要留长指甲，以免不小心划伤乳头。

从怀孕中晚期开始，用手指轻轻挤压乳晕周围，帮助分泌物流出，预防分泌物阻塞乳腺，引发炎症，还有可能造成产后乳液淤积。

为母乳喂养做好准备

母乳是婴儿的最佳食物，有着其他乳制品无可比拟的好处。如果没有特殊情况，母乳喂养是最佳的抚育方式。如果决定母乳喂养，那么从现在就要开始做准备了。

注意营养。孕妇营养不良不仅会影响胎儿的发育，还会影响产后乳汁的分泌。孕妇在整个妊娠期和分娩后的哺乳期都需要足够的营养，多吃含丰富蛋白质、维生素和矿物质的食物，为乳汁分泌做好营养准备。

注意乳头、乳房的保养。怀孕期间要做好乳房、乳头的保养工作，为分娩后顺利哺乳做好准备。

定期进行产前检查。发现问题及时纠正，保证健康的身体及顺利分娩，是孕妇产后顺利分泌充足乳汁的重要前提。

学习有关母乳喂养的知识。如果孕妇决定进行母乳喂养，就应该提前学习关于母乳喂养的知识，可以参加新妈妈培训班，或者通过阅读、视频教学学习，或者向有经验的妈妈们"取经"。丈夫和家人也要让孕妇树立母乳喂养的信心。

围产期

围产期是指怀孕第八个月最后一周到胎儿分娩后一周这段时期。这段时期对孕妇和胎儿来说是最危险的，很多孕妇可能出现某些并发症，威胁自身及胎儿的安全，影响胎儿的健康发育。

围产期胎儿死亡率高的原因很多，主要有胎盘供血不足、子宫内缺氧、胎儿发育受阻、肺部感染、胎盘病变等。这些情况并不只是在分娩前后的围产期才会出现，很多都是早期没有发现的隐患，以致预产期临近，这些症状才加剧并显现出来。因此，做好产前检查，加强孕期保健是保证围产期母婴安全的重要手段。

适当卧床休息

传统观点认为，孕妇多吃多睡会引起难产，应当多活动，这样分娩时可以生得快些、顺当些。这个看法由于缺乏科学根据，现在已经被科学家否定。胎儿在母体子宫内，维持生命活动的营养和氧气都是由母体通过胎盘提供的血液供给的。如果孕妇卧床休息，身体消耗的能量就会减少，母体对血液的需求也会相应减少，孕妇的血液就可以集中供应胎盘和胎儿；如果孕妇体力活动过多，能量消耗也会随之增加，母体本身就需要大量血液供应维持正常的生命活动，提供给胎盘的血液量必然会减少，可能会造成胎儿营养不良或胎盘供血不足。

但是，长期卧床休息对孕妇和分娩也有不利，会影响血液循环，造成肌肉僵硬麻木，甚至肌肉萎缩，怀孕过程中的妊娠反应如胃灼热、便秘、腰背疼痛、浮肿、静脉曲张也会更加严重，影响孕妇身心健康。长时间卧床休养还会造成肌肉无力，缺钙甚至骨质疏松的状况，导致分娩过程中宫缩无力，分娩不顺利，增加分娩痛苦；还会让孕妇感到与世隔绝，容易产生抑郁、焦虑的情绪。

有下列情况的孕妇，应该听从医生建议，及早卧床静养：

体态过度臃肿、灵活性不强；有早产或流产史；阴道出血或出现破水；轻微活动也有可能诱发子宫收缩；正常活动时经常会呼吸急促（每分钟超过 30 次）、心跳加快（每分钟超过 100 次）。

孕妇由于特殊的身体状况，确实应该比一般女性的休息时间要相对多一些，适当增加卧床休息的时间，减少体力消耗，可以大大降低流产和早产的发生率。即使身体非常健康的孕妇，在怀孕 32 周以后，也要适当减轻工作量，保证充足的睡眠。怀孕 38 周后，必须放下手头的一切工作，卧床休息，专心待产。

有选择地做家务

孕妇在怀孕期间做一些适宜的家务劳动，能增强孕妇体质，提高免疫力，有效防止多种疾病发生，还可以舒展筋骨、打发无聊的时光，这不仅有利孕妇的健康，对体内宝宝的发育也有很大好处，还可以促进顺利分娩。孕妇做家务应选择一般的家务劳动，以不感到疲倦、劳累为宜。尤其是到了怀孕晚期，身体行动不便，做家务时一定要注意以下问题：

孕妇做家务劳动要本着安全第一的原则，不要登高，也不搬抬重物。这些动作本身都很危险，有可能跌倒或压迫到腹部。

不要大幅度弯腰擦地板或桌椅，这样也会压迫腹部。

不要长时间接触凉水，以防感冒，或血管受凉收缩，影响血液循环。

不要长时间站立，防止过度劳累。最好在15～20分钟家务劳动后，能休息10分钟左右。

降低清洁标准。如果你平时对家务的要求很严格，那么这时卫生标准要稍微降低，不要吹毛求疵，那样会让自己过于劳累。当然，如果你实在容不下一点儿灰尘，最好让丈夫代劳。

孕晚期性生活

在孕8月之后，孕妇的肚子突然膨胀起来，腰痛，身体懒得动弹，这都会导致性欲减退。另外，这一阶段胎儿生长迅速，子宫明显增大，对任何外来刺激都非常敏感。夫妻间性生活应有节制，以免发生意外。要控制好性生活的频率和时间，动作轻柔，注意体位，最好采用不会压迫腹部的体位。

分娩前1个月，必须停止性生活。因为这一时期胎儿已经成熟。为了便于胎儿娩出，子宫已经下降，宫颈口也逐渐张开。如果这时进行性生活，很可能导致胎膜早破，羊水感染。这不但对即将分娩的孕妇造成影响，还会影响胎儿的安全。比如可能引发胎儿早产，而早产儿的抵抗力差，容易感染疾病。即使没有早产，羊水感染也可能导致胎儿感染疾病。

对于丈夫来说，目前是应该忍耐的时期，夫妻间的恩爱只限于温柔地拥抱和亲吻，避免具有强烈刺激的性行为。为了避免影响孕妇和胎儿的健康，夫妻间要学会克制情感，最好分睡，避免不必要的性刺激。

有习惯性流产或早产史的孕妇，整个怀孕期间都要避免性生活，千万不要因为一时的冲动造成永久的悔恨。

孕 8 月的运动

适度运动有利于分娩

进入孕晚期，孕妇身体更加笨重，胎儿也已经长得很大了，有些孕妇开始担心运动会伤及体内的胎儿，从此行动小心翼翼，连适当的运动也不敢再参加了。还有一些孕妇，可能是由于身体笨重，行动不便，而不愿意再进行运动，这些想法都是不可取的。适当的运动能使全身肌肉得到锻炼，增加肌肉弹性，促进体内血液的循环，为胎儿输送更多的营养和氧气；还能增加食欲，使小宝宝得到更充足的营养；增强腹肌、腰背肌、骨盆底肌功能，改善下肢水肿状况；促进胃肠蠕动，减少便秘；还有助于分娩时放松肌肉，减轻产道的阻力，有利于顺利分娩等。适当的运动对于孕妇和胎儿来说，都是有益无害的。

适合孕 8 月的运动

进入孕 8 月，孕妇的身体会变得越来越重，还会出现浮肿、静脉曲张、呼吸困难、心悸等不适。而且，这时子宫会因为过度膨胀，致使宫内压力增高，子宫颈口变软变薄。这时的运动一定要注意安全，本着对分娩有利的原则，但是千万不能过于疲劳。运动时，根据心跳控制运动强度很重要，运动时的心跳不要超过每分钟 140 次。此时运动不宜大量出汗，以免造成脱水，避免让体温在短时间内急剧上升，最好将体温控制在 38℃以下。运动时间以 30 ~ 40 分钟为宜，不要久站、久坐或长时间走路。

这时，适合孕妇的运动项目有：

棋类活动，能够起到安定心神的作用。

孕妇瑜伽和孕妇体操，可以帮助孕妇练习如何在分娩时调整呼吸。活动和舒展筋骨，帮助增强骨盆关节的灵活性和腰部肌肉的弹性，使下腹部和产道出口处的肌肉柔软有力，可以在分娩时更好地将胎儿挤出产道。

散步，既可以增加孕妇的肺活量，也可以刺激宝宝在子宫内的运动。散步可以早晚各进行一次，每次 30 分钟左右。散步地点最好选择环境清幽、植被覆盖率高的地方，不要在公路边散步，汽车尾气和噪声会带来很多危害。尽量在晴朗的天气散步，阳光中的紫外线具有杀菌功效，还可以促进人体钙质吸收。

孕 8 月美食推荐

怀孕最后 3 个月，是胎儿生长发育较快的时期，各种营养的需要量也相应增大，胎儿体内的铁、钙等营养物质也都是在这一时期储存起来的。因此，孕妇的膳食应该更加多样化，才能保证胎儿的正常生长发育。

孕晚期，孕妇的饮食原则以滋阴、补气、养血为主。禽类、肉类和动物肝脏能够补充优质蛋白质和铁，预防妊娠缺铁性贫血；芝麻、花生、核桃等能补充必要的脂肪酸，促进胎儿大脑发育；豆制品能补充钙质。这一时期要限制米、面等富含碳水化合物的食物的摄入量，控制盐分摄入。孕晚期营养不均衡或不足，容易导致孕妇贫血、水肿、高血压。

麻酱白菜丝

原料：大白菜 500 克，新鲜山楂果、葱、姜、盐、糖、芝麻酱适量。

做法：

（1）大白菜只取菜帮，洗净切丝，加盐腌制 15 分钟，沥干腌出的菜汁。

（2）山楂果洗净去核，切片；葱姜洗净切丝。芝麻酱用温水调开。

（3）将白菜丝、山楂、葱姜丝放在一只碗里，加入适量盐、糖、芝麻酱，拌匀即可。

功效：白菜中含有丰富的钙、磷、铁等矿物质，还含有植物纤维、胡萝卜素。山楂含有丰富的有机酸和维生素 C，有助于增进食欲，促进消化。

莲子粥

原料：糯米、糖莲子、新鲜荷叶、糖、桂花酱适量。

做法：

（1）糯米淘洗干净；荷叶洗净切成小片。

（2）锅中添适量水，放入荷叶，多煮一会儿，让水里充满荷叶的清香。

（3）捞出荷叶，只取荷叶水，水开后，放入糯米、糖莲子，大火烧开，转小火，煮至粥成。食用前，以个人口味加入糖和桂花酱调味。

功效：糯米含有丰富的蛋白质、脂肪、糖类、维生素，以及钙、磷、铁等矿物质，具有补中益气、健脾养胃的作用。桂花和莲子具有镇静安神、通气健胃，补肾健脑的作用。

荷包鲫鱼

原料：鲫鱼1条，五花肉250克，料酒、酱油、糖、盐、花生油、葱、姜适量。

做法：

（1）葱姜洗净切末。鲫鱼宰杀后，去鳃、鳞、内脏，洗净，用盐、料酒、酱油、葱姜末涂抹鱼身及鱼腹，腌制30分钟。

（2）五花肉剁成肉馅，加盐、葱姜末、料酒调匀，填入鱼腹。在鱼身上划几刀，以见骨为度。

（3）炒锅烧热，加入少许花生油，油热后，放入鲫鱼，煎至两面发黄。倒入适量清水，加料酒、酱油、糖、盐，大火烧开，转小火炖至汤汁变少，肉熟，出锅装盘即可。

功效：鲫鱼含有丰富的不饱和脂肪酸和蛋白质，易被人体吸收，是身体虚弱的孕妇补充营养的最佳选择。

红烧海参

原料：水发海参500克，猪瘦肉、冬笋、鲜香菇、葱、酱油、料酒、糖、水淀粉、香油、花生油适量。

做法：

（1）海参洗净切条；猪肉洗净切片；香菇去根洗净切片；冬笋洗净切片；葱洗净切段。

（2）炒锅烧热，加入少许花生油，油热后，放入葱段炒香，放入肉片炒散，肉片五成熟后，倒入海参、冬笋、香菇翻炒。

（3）待所有材料都烧熟后，加入适量酱油、料酒、糖、盐和清水。煮开后，倒入适量水淀粉勾芡收汁，出锅前淋上少许香油即可。

功效：海参中含有丰富的蛋白质、脂肪、碳水化合物、钙、磷、铁等，是一种高蛋白、低脂肪、低胆固醇的食物，具有补血安胎的作用，孕妇经常食用有利分娩。

黑枣猪心汤

原料：猪心1只，黑枣10枚，料酒、盐、葱、姜、油菜心适量。

做法：

（1）猪心洗净切片；莲子剖开；小青菜洗净，分成一叶一叶的；葱姜洗净切丝。

（2）锅中添适量清水，水开后放入莲子、猪心、料酒，大火烧开后，加入黑枣、葱姜丝，转小火，猪心煮熟后，放入小青菜略煮，最后加盐调味。

功效：益气安神，镇静补心。猪心中含有蛋白质、脂肪和多种不饱和脂肪酸，具有滋阴养血、安神强心的作用；黑枣中含有丰富的铁，经常食用对孕妇贫血有奇效。

第九章
孕9月：迎接分娩到来

身心上的可能转变

肚子更大，胎动更有力

在整个怀孕过程中，身体所经历的变化比一生中任何一段时间经历的变化都大。你现在觉得自己像一个笨拙企鹅，走起路来一摇一摆的；庞大的肚子压得腹部肌肉很疼痛，胯部和大腿的韧带走路时也很疼。总之，你觉得拖着这个庞大的身躯做什么都很费力。

孕9月，是你腹部形状变化最频繁的时段，前两周你可能还觉得自己的肚子隆起又高又大，不久宝宝就下降到骨盆里，肚子的形状也会发生微妙的变化。你可以经常观察，并用照相机记下这些变化，以后会成为你回忆孕期时光的珍贵资料。

孕9月，胎儿发育已经基本完成，这时，宝宝的个头儿已经足够大，子宫里已经没有足够的空间让他活动了，所以这一时期胎动频率会减少，但是力度会增强。你有时会感觉到肋骨或骨盆受到有力的撞击，有些孕妇甚至会感

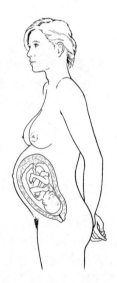

36周时孕妇的子宫已经隆起很高，但是当胎儿的头下沉到子宫颈的时候，孕妇的肚子看起来明显向下坠。

怀孕大百科：备孕·怀孕·胎教·分娩·婴儿护理一本全

觉到胎儿的手脚伸进了阴道，这一切都预示着，很快你和孩子就要见面了！

人也觉得更累了

这个月，很多孕妇比以前更容易感到疲倦。她们觉得，拖着这个庞大的身躯，就算只是从床上坐起来，也会让她们感到喘不过气。少数孕妇可以一直工作到直到分娩前夕，但是大多数孕妇都会在临产前一个月休假待产。大部分孕妇表示，笨重的身体让她们不堪重负，总是感觉疲倦，睡再久也无法缓解疲劳。还有一些准妈妈则表示，虽然很累，很想睡觉，睡眠质量却总是不高，因而起床后依然昏昏沉沉。这主要是因为孕晚期沉重的身心负担影响了睡眠质量。而且，此时孕妇还会形成一种新的睡眠状态，那就是浅睡，这种睡眠稍有动静就会被打断，势必会影响睡眠质量。但是，逐渐习惯这种睡眠，可以使准妈妈分娩后，更好地照顾小宝宝，而且这种睡眠状态有时可能会持续好几年。

在怀孕的最后一个月，准妈妈可能会发现，自己站也不是，坐也不是，就算以某种舒适的姿势躺在床上，片刻之后这种姿势也会变得不再舒服。不管怎么样，都觉得不舒服。工作的时候，没有哪种站姿或坐姿让准妈妈觉得舒服，回到家里又找不到舒服的睡姿，这使很多孕妇都感觉很疲倦，浑身的肌肉都得不到充分的休息，甚至觉得自己无法再坚持一个月了。这时，准妈妈一定要坚持练习放松肌肉的运动，并充分利用时间休息，尽量让自己在分娩前积攒足够的力量。

体重减轻

孕9月，孕妇体内的宝宝依然在成长，体重也依然在增加，但是准妈妈的体重并没有像以往一样持续增加，只是稍微增加或者维持不变，甚至还有可能减轻。如果准妈妈的体重减轻了，不要担心，这时因为临近分娩，体内的激素开始排出你的体液，并使羊水减少，再加上尿频，就使机体含水量整体下降，体重就会随之减轻。

呼吸和胃部舒服点儿了

在怀孕中期，孕妇经常会感觉到呼吸困难和胃灼热，这些症状在孕9月时通常会缓和下来。因为这时子宫位置开始下降，胎儿将进入孕妇骨盆，横膈膜上下活动的空间相对来说就会变大，因而呼吸也会变得顺畅。同样因为子宫下降，胃部受到的压迫也变小了，胃酸逆流的情况也会变少。不过，这时又会产生新的问题，下降的子宫会压迫到膀胱和肠道，使孕妇尿频的状况更加明显，便秘与腹胀也更加严重。如果遇到这种情况，可以采取前文介绍的方法进行缓解。不要因为这些身体的不适产生烦恼，要知道一切都是暂时的。

尾骨或骨盆有刺痛感

这个月，孕妇在走路时或改变姿势时，可能会感觉到尾骨或骨盆中部有剧烈的刺痛，甚至这种疼痛还会扩散到背部或者大腿。产生这种刺痛的主要原因是胎儿下降，进入骨盆，压迫到骨盆及周围的韧带。有时，有些孕妇还会伴随着一阵阵宫颈刺痛。这些孕9月里新增加的疼痛，可能都是由胎儿入盆造成骨盆附近韧带受到牵拉变得松弛引起的，它们都在为即将到来的分娩做准备。如果出现这种不适，可以通过适当改变姿势来缓解疼痛，还可以做一些慢走等温和运动。如果这些运动也会让你感到疼痛的话，那你可以通过按摩让骨盆重回平衡状态，不过一定要找一位有经验的脊椎按摩师。怀孕期间的脊椎按摩不但有助于预防和减轻背部疼痛，还可以让脊柱和骨盆结构更适应分娩时产生的压力。

孕9月，有些孕妇会觉得自己全身骨骼都变得很僵硬，就像老年人得了关节炎一样。胎儿下降，压迫骨盆周围的神经和血管，还可能会造成大腿抽筋。这也是孕激素使关节韧带松弛引起的。四肢乏力一般认为是由韧带松弛引起的，这让孕妇连一些很轻的东西都无法举起，而且走路时也会觉得很不舒服。但是，不要因为行动不便，就从此卧床不起，活动可以让身体更加健康，如果每天坚持适当的运动，这些疼痛就会逐渐缓解。否则，僵硬的关节和肌肉、全身的血管、呼吸和消化系统都会生病。

比以往任何时候都敏感

孕妇要做好心理准备，这个月你会比以往任何时候都要敏感，会被许多善意的话语和意见搅得心烦意乱。这时孕妇可能变得易怒，一些小事也可能让你火冒三丈，与丈夫和家人吵得不可开交，对待他人也不如以前耐心了。这时候做丈夫一定要宽容，想一想妻子为了孕育宝宝，已经承受了9个月的痛苦与不便，脾气暴躁也是可以理解的。孕妇也要适当安抚自己的情绪，比如泡个热水澡、看看喜剧片或者向自己的密友倾诉一下等，尽量使自己烦躁的情绪缓和下来，不要因为自己的坏情绪影响家里的气氛，而且这还会消耗自己的体力。

临近预产期，很多有经验的妈妈们，会不遗余力地把她们宝贵的分娩和育儿经验介绍给你，这些建议铺天盖地，可能让你呼吸不过来了，甚至会引发你的反感，因为你更希望用自己的方式来照料宝宝，不希望别人来干预。这种情绪对于孕妇来说是很正常的，这也是孕妇们为什么喜欢独处的原因。孕妇们千万不要为这些小事心烦，如果你觉得这些建议确实有用，不妨高高兴兴地接受；如果你不接受这些意见或者压根儿就不想被打扰的话，那就尽量避开这些人，千万不要因为某些话不中听而耿耿于怀，耗费精神和体力，因为在接下来的时间里，你还有很重要、很辛苦的工作要做，而这些工作是别人无法代劳的，你必须为了宝宝积蓄体力。

也是这个原因，孕9月，大多数孕妇可能更希望独处，并渐渐喜欢一个人待在一个安静的房间里，慢慢整理宝宝的小衣服，还会不时露出会心的微笑，似乎正在想象着和宝宝在一起的情形；有时会呆呆地望着窗外，什么也不想。此时，孕妇几乎足不出户，也不再参加什么社会活动了，外界的一切事情对孕妇来说都不重要，什么事都没有肚子里的宝宝重要。也许此时她们应该感到庆幸，因为怀孕是与外界琐事隔离开来的一个很好的理由。在这段时间她们不用去想，也不用去做那些花费时间和精力的事情，可以让自己充分地休息，储存体力，为迎接新生儿的到来做好充分准备。

孕 9 月的胎儿什么样

第 33 周

第 33 周，胎儿身长接近 45 厘米，体重约 2200 克。呼吸系统和消化系统发育已经接近成熟。这时胎儿的头骨很软，每块头骨之间还有空隙，以便分娩时胎头能够顺利通过产道，分开的头骨会在胎儿出生后逐渐衔接起来。胎儿身体其他部位的骨骼已经很结实了，皮肤下面充满了脂肪，看上去也不再又红又皱了。

第 33 周

胎儿的眼睑很肿，也许是为了防护眼睛一直泡在羊水里。

第 34 周

第 34 周，胎儿的身长大约 46 厘米，体重大约 2500 克。这时胎儿已经入盆，并将身体倒转，变成头朝下的姿势，头部已经进入骨盆，紧压着子宫颈口。这周，原本覆盖全身的胎毛逐渐消退，皮下脂肪也在变厚，胎儿看上去更丰满了。这些皮下脂肪在胎儿出生后会帮助他保持体温。胎儿的中枢神经系统仍然在发育，肺部发育更加成熟。这时起医生会格外关注胎儿在子宫内的位置，胎位是影响孕妇分娩的直接因素。如果胎儿是臀位（即分娩时臀部先出）或是其他姿势，医生都会采取措施及时纠正，在分娩前将胎位调整为头位。这时，准妈妈要加强和宝宝的语言交流，事实证明这种胎教对刺激胎儿出生后语言能力的发展非常有效。

第 35 周

第 35 周，胎儿身长大约 50 厘米，体重已经达到 2700 克了。听力已经发育完善，肺部和肾脏发育也已基本完成，如果这时出生，胎儿存活的可能性为 99%。这时，肝脏也能够代谢一些废物了。这时，子宫壁和腹壁已经变得很薄了，孕妇可以在胎儿活动时看到他的手脚、肘部在腹部突显的样子。胎儿的指甲也长长了，有的可能会超过指尖，这就是为什么有的宝宝出生后不久就要剪指甲的原因。此时，宝宝的身体发育已经基本完成了。

第 36 周

第 36 周，本周不堪重负的准妈妈可以松一口气了，因为这周末你的宝宝就可以称为足月儿了（37 ~ 42 周），此时分娩胎儿的存活率基本上为 100%。这周，胎儿身长将近 53 厘米，体重继续增加到接近 2700 克。子宫束缚了长大的胎儿，因此胎动明显减少。覆盖胎儿全身的绒毛和羊水中保护皮肤的胎脂正在脱落，胎儿的皮肤将变得光滑细腻。胎儿这时会不停吞咽这些物质和其他分泌物，它们将积聚在胎儿的肠道里，直到他出生。这种黑色的混合物，将成为宝宝出生后的第一团粪便，即胎粪。

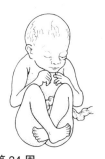 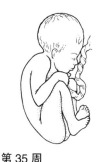 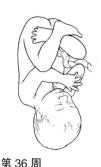

第 34 周
胎儿皮肤表面的胎脂开始消失。

第 35 周
现在离预产期还有 5 周，胎儿的手和脚仍然比足月的新生儿的要瘦。

第 36 周
孕期第 36 周时，大部分胎儿已经保持着头朝下的姿势。

孕 9 月如何胎教

训练宝宝的听力

怀孕第 8 周，胎儿的神经系统开始初步形成，听觉神经开始发育。进入孕 5~7 月时，胎儿的听力完全形成，不仅能分辨出各种声音，还可以做出相应的反应。有研究者做过实验：在怀孕最后 5~6 周，反复给胎儿讲同一个故事，出生后对胎儿进行吸吮试验。发现婴儿听到在子宫内听过的故事时，吸吮频率会升高；如果听到没有听过的故事，吸吮频率则没有太大的变化。当孕妇给胎儿说话或者唱歌时，如果这种声音他比较喜欢，他就会很安静，胎头也会逐渐靠近孕妇的腹壁；如果他不喜欢，胎头就会转开，并且踢打腹壁表示抗拒。因此，孕晚期准爸妈一定要多和宝宝说说话，这不仅可以训练宝宝的听力，还可以让宝宝更好地"记住"你们。

胎儿期的记忆

胎儿是否有记忆，这一问题曾引起国内外学者、专家的争议，并对此进行了长期的深入研究。西班牙学者曾做过一个专题研究，结果表明胎儿对外界有意识的刺激具有记忆，并且这种记忆还会长时间保存在他的大脑中，对他的智力和个性发育均有影响。有关研究表明，胎儿在子宫内接受到母体神经反射传递的信息，听到妈妈的声音，感觉母亲羊水特有的气味。因此，实际上，出生后的婴儿是通过听觉和嗅觉的记忆分辨出母亲的。

在出生前几个月里，大脑迅速发育，记忆储存也在增加，并开始引导胎儿的发展。不管这种记忆是有意识的还是无意识的，在某种程度上都会影响胎儿今后的发展。一位著名的催眠专家曾经治疗过一名患者。这位患者在受到严重刺激时，体温会突然升高。催眠师引导其进入催眠状态后，这位患者回想起胎儿期的情况，回忆一直很平静，但是回忆到他在母体 7 个月之后的情景时，他的体温突然升高了，而且面露恐惧。后来患者的母亲指出，自己在怀孕 7 个月时，曾洗过热水澡，并动过堕胎的念头。由此可见，胎儿期的记忆在很长时间之后，还在支配着患者的潜意识。

胎儿期的记忆会对人的一生产生巨大影响，因此，准爸妈一定要利用这点，用爱心给胎儿营造一个好的初始记忆。

母婴情感交流

母亲和胎儿之间不但血脉相连，而且还心灵相通。母亲的各种情感，都可能传递给胎儿，并对他形成一定的影响。如果母亲受到惊吓，胎儿也会出现恐惧的反应；如果孕妇发怒，会使体内去甲肾上腺素增加，血压上升，胎盘血管收缩，造成胎儿缺氧；而如果母亲心情愉快，胎儿则表现出安静的状态。

我们可以通过下面两个例子，形象地看出孕妇情绪对胎儿的影响。一个例子是，一个孕妇在怀孕 17 周时，进行产检时，被告知羊水异常，这位母亲精神极度紧张，后来排除了异常情况，并花费了很长时间对她进行安抚。胎儿监测仪显示，在孕妇情绪产生巨大波动期间，胎儿动作由缓慢突然变成吃惊地扭动，甚至出现了轻微的痉挛。另一个例子，一位高龄的孕妇，婚后 10 年才怀上孩子。她第一次通过胎儿监测仪看到胎儿活动的情景时，不禁喜极而泣。胎儿监测仪显示，胎儿保持着缓慢的动作，脉搏也逐渐加速，可是没有出现痉挛或其他动作。

国外曾有一个医学报道称，一个新生儿拒绝母乳喂养，但是却并不拒绝其他产妇的奶水或牛奶，这种举动让人匪夷所思。后来经调查发现，这位母亲怀孕期间曾经不想要这个孩子，后来勉强把他生了下来。这种情绪很可能传达给了子宫中的胎儿，所以他出生后仍对母亲心存芥蒂，拒绝吃她的奶水。

从上面的例子我们可以看出，孕妇怀孕期间一定要保持积极向上的乐观情绪，这样宝宝出生后才会聪明伶俐。如果孕妇在怀孕期间心理过度紧张或者是过度焦虑，总被一种悲观失望的情绪所笼罩，孩子出生后往往会有多动症，而且容易激动，喜欢哭闹。

爱意促进宝宝发育

胎儿需要妈妈的爱，不仅在营养上、语言上，而且还需要有肢体接触。经常抚摸胎儿可以激发胎儿运动的积极性，开始时你也许感觉不到胎儿明显的回应，时间长了，这种回应才变得清晰起来。准爸爸也可以用手轻抚妻子的腹部，和宝宝说说话，告诉宝宝这是爸爸在抚摸，并同妻子交换感受，这样能使父亲更早地与未见面的小宝宝建立联系。需要注意的是，这种抚摸比较理想的时间是在傍晚胎动频繁时，一般在21~22点。也不可太晚，以免胎儿兴奋起来，胎动频繁，使母亲难以入睡。每次抚摸时间也不可过长，5~10分钟为宜。

准妈妈不要以为腹中的小生命毫无意识，其实胎儿对爱的感受是非常敏锐的。胎儿也需要母爱，就如同植物需要阳光一样，如果对胎儿没有丝毫爱意，即便拥有充分的营养和完善的护理，胎儿的生长发育也会变得非常缓慢。父母和亲友的呵护是宝宝健康发育的关键，如果缺少爱的滋润，宝宝未出世就满怀着不安和焦虑，这对胎儿将来的发育也会产生不良影响。所以，母亲一定要努力为宝宝营造一个充满爱的环境。

音乐胎教：施特劳斯《维也纳森林的故事》

在这个时期，胎宝宝差不多已经完成了大部分的身体发育，最可喜的变化就是不仅能很好地感知外界事物，而且还有了较为明显的判断力，能对自己喜欢和不喜欢的事物做出好恶的判断，此时做好各方面的胎教工作，效果自然能增强不少，尤其是在音乐胎教方面。在这个星期，准妈妈可以带着胎宝宝来欣赏著名音乐家施特劳斯的《维也纳森林的故事》，一起领略世界名曲的魅力。

《维也纳森林的故事》这一圆舞曲大约创作于1868年，是约翰·施特劳斯继圆舞曲《蓝色的多瑙河》之后的又一部杰作。在这部作品创作完成之后不久，施特劳斯就带领乐队在维也纳进行了首演，并亲自担任指挥。这首曲子可以说是他献给故乡的赞歌，因为曲子描绘的维也纳森林就位于他的故乡。在离奥地利首都维也纳不远的地方，有一片美丽的森林，这里环境优美，树木茂盛，生长着各种各样的动物和植物，每年都有众多游人来此观光旅游，不少的大画家、大作曲家也时常会光顾这个美丽的地方，施特劳斯也特别喜欢这一充满着乡土气息的好地方。在创作曲子的时候，为了使曲子具有浓厚的乡土气息，同时也为了更好地表达自己的情感，施特劳斯在管弦乐队里破例地加上了齐特尔琴这一民间乐器。

这首乐曲在结构上属于典型的维也纳圆舞曲式，基本上是由序奏、五个圆舞曲和尾声构成。在乐曲的开端有一个很长的序奏，接着是流畅的曲调，美妙的景致由此而展开，双簧管、单簧管、大提琴、圆号、长笛奏出的美妙声音交织在一起，共同演绎着悦耳动听的美妙音乐，钟声的响起，也使音乐增加了很多光彩，一幅极美妙的且富于变化的音画，让人不禁想跟着音乐的节奏，立即进入那美丽的维也纳森林，去感受自然的美景、聆听树林中鸟儿的鸣叫。

序奏之后，便是五个圆舞曲。第一圆舞曲为 F 大调，描绘出了森林清晨的美景，及人们轻歌曼舞的场面；第二圆舞曲为降 B 大调，同样表现这对自然的喜爱之情，但节奏更为明快了，画面感也更强了；第三圆舞曲为降 E 大调，仍然描绘这森林的美景，歌颂着大自然的美好；第四圆舞曲在降 B 大调上，节奏富于变化，在欢快流畅而充满着跳跃性的节奏中，听众会渐入佳境；第五圆舞曲为降 E 大调，曲子非常活泼，节奏性非常强，使得整个乐曲达了最高潮。

乐曲的结尾部分很长，基本表达着与前面类似的主题，之后，在齐特尔琴奏出的充满着民间气息的乐器声和乐队的合奏中，曲子终结，余味无穷。

《维也纳森林的故事》主要描写的就是维也纳森林的美景，表达了热爱自然、热爱生命的情感，节奏欢快明朗、曲调活泼，很能唤起人们美好的感情。准妈妈在听这首曲子之前，可以先了解相关的背景知识，以便更好地理解曲子的情境。在听音乐的时候，准妈妈可以选择靠窗的桌子，打开窗户来细细聆听，也可以选择坐在自己的庭院来享受曲子的动听旋律，或者可以带着播放工具，来到小区和户外，一边欣赏自然美景、感受着鸟语花香，一边聆听。在听音乐的时候，准妈妈最好能保持精神专注，这样才有利于细细品味，跟着美妙的乐曲去感受阳光照射森林、鸟儿鸣转的情境。

这阶段还须关注的事

胎位

胎位是否正常也是决定能否顺利分娩的关键因素。胎儿的胎位是否正常可以通过胎头位置来确定。胎儿的头呈圆球形，比起身体的其他部位来说相对较硬。如果孕妇在产前检查时向医务人员学习过摸胎头的方法，就很容易准确地摸到胎头所在的部位。进入怀孕晚期之前，由于胎儿体积较小，浮在羊水中，并经常活动，所以胎位会经常发生变化。但进入孕9月，胎位的变化就不那么大了。

孕9月时，胎头已经入盆。因此，这时如果孕妇抚摸腹部时，在下腹部中央，靠近耻骨的地方摸到一个圆圆的、较硬球状物，那就是胎头，这说明胎位是正常的；如果抚摸到胎头在上腹部靠近肋骨的地方，下腹部则比较柔软，可能胎儿是臀位；如果在腹部侧面摸到胎头，并且摸上去感觉胎儿像是横躺在腹中，可能胎儿是横位。后两种情况是体位异常，如果出现类似情况要马上到医院确认，如果属实，要按照医务人员的指导，采取膝胸位纠正胎位。

进入孕9月，胎位变化不大，但并不是说胎位不会变，要经常检测胎位，以防胎位再出现不正的情况。

羊水

羊水是怀孕过程中充斥在羊膜腔内的液体，是维持胎儿生命不可缺少的重要物质。胎儿生活在羊水中，羊水的异常变化会给胎儿带来危险，有时甚至是致命的威胁。常见的异常情况有羊水过多和羊水过少。

羊水过多

妊娠期任何一个阶段，只要羊水超过 2000 毫升，都是羊水过多。导致羊水过多的原因还不清楚。孕妇一旦发现腹部明显增大时，应检查是否羊水过多。

羊水过多的危害

羊水过多，使子宫比正常情况下要大一些，这样胎儿的活动范围也较大，容易导致胎位不正；子宫过度膨胀，会使宫腔内压力增大，容易导致胎膜早破，引起早产。临床统计表明，羊水过多的孕妇早产率比普通孕妇高一倍左右；破膜后，大量羊水一涌而出，宫腔内压力突然降低，可引起脐带随羊水滑出，危及胎儿生命；羊水流出后，子宫体积突然缩小，可能与胎盘发生错位，引起胎盘早剥，引发产后出血；如果再加上血型不合、妊娠期糖尿病糖尿等并发症，则羊水过多的孕妇胎儿死亡率高达 50%。

如果是轻度羊水过多，胎儿和孕妇都很正常，可以进行保守治疗，减少盐分的摄入，适当使用镇静剂和利尿剂，等到胎儿足月时分娩；如果是重度羊水过多，但胎儿正常，应根据病情具体处理；如果是急性羊水过多，经治疗无效，最好终止妊娠。

羊水过少

妊娠期任何一个阶段，只要羊水少于 300 毫升，都是羊水过少，孕晚期比较常见。一般认为，导致羊水过少的原因是胎盘功能异常或胎儿肾脏先天畸形。孕妇一旦发现自己腹部隆起过于缓慢或胎动异常，应及早检查是否羊水过少。

羊水过少的危害

如果怀孕初期羊水过少，胎膜很可能会与胚胎粘连在一起，造成胎儿畸形。如果妊娠中晚期羊水过少，羊水保护胎儿免受外力作用的缓冲作用就会减弱，宫腔内的压力可以直接作用于胎儿，引起斜颈、曲背等发育畸形；胎儿的胸腔还会受到压迫，影响肺部发育，导致新生儿呼吸窘迫症发病率增加。如果分娩期羊水过少，宫缩时产生的力直接作用于胎儿及脐带，造成胎儿宫内窘迫，甚至室息；若新生儿吸入混浊的羊水，可能引发肺部炎症或呼吸道受阻，造成新生儿死亡。孕妇如果确诊为羊水过少，应及时在医生指导下治疗。如果胎儿已经足月，应尽快破膜引产，或实施剖腹产，以免拖延时间，威胁胎儿生命。

羊水正常指标

孕周	羊水量
8 周	5 ~ 10 毫升
20 周	400 毫升
34 ~ 38 周	1000 毫升
足月	800 毫升

羊水异常指标

羊水过多	> 2000 毫升
羊水过少	< 300 毫升
过期妊娠	羊水量明显减少

B 超下羊水异常的指标

羊水过多	最大羊水深度＞7 厘米	羊水指数＞18 厘米
羊水过少	最大羊水深度≤2 厘米	羊水指数≤8 厘米

过期妊娠

正常的怀孕周期为 38 ~ 40 周。统计数据证明只有 5% 左右的孕妇中，正巧在预产期分娩，85% 左右在预产期前后两周内分娩，这都是正常的。还有约 10% 的孕妇怀孕超过 42 周才有分娩迹象，这就是过期妊娠，就不是正常分娩了，它会给胎儿带来很多不良影响。有些孕妇及其家人认为怀孕时间越长，胎儿就会更健壮、发育得也更成熟，这是很不科学的观念。

过期妊娠，胎盘由于工作时间延长，会出现老化的现象，主要表现为胎盘血管梗塞，闭锁不通或不通畅，造成胎盘血流量减少，从而使胎儿生长发育必需的营养物质和氧气供应减少，导致胎儿营养不良或宫内缺氧。如果胎盘功能进一步衰退，临产时的宫缩较强，会引起胎儿明显缺氧，发生宫内窘迫，甚至胎死腹中。过期妊娠的胎儿，由于在母体中生长时间长，颅骨钙化程度大，变得很硬，导致分娩时发生胎儿窘迫，颅骨受压出血，还会增加难产概率，导致产妇产道撕裂，严重威胁母婴生命。如果过期妊娠者，胎盘没有老化，功能正常，会使胎儿出生体重偏重，甚至成为巨大儿，分娩时容易引起难产。如果孕妇超过预产期2周以上，就要及时看医生，由医生决定，及时采取措施终止妊娠。

孕9月美食推荐

小豆粥

原料：红小豆、红糖、桂花酱、水淀粉适量。

做法：

（1）红小豆淘洗干净，浸泡3个小时。

（2）锅中添适量清水，水开后，放入红小豆，大火烧开，转小火，煮至红小豆软烂。

（3）粥中加适量水淀粉勾芡，使粥更加黏稠。最后依据个人口味，加入桂花酱和红糖，即可食用。

功效：红小豆中含有丰富的优质蛋白、碳水化合物、多种维生素和矿物质，营养丰富，加入红糖食用，还可为孕妇补血。

冬瓜海鲜卷

原料：冬瓜500克，虾仁150克，火腿、新鲜香菇、芹菜、胡萝卜、水淀粉、盐、糖、葱、姜、香油适量。

做法：

（1）冬瓜去皮，洗净切成又长又薄的片，在开水中焯一下，捞出沥干水分；虾仁洗净切末；火腿切末；香菇洗净，去腿切末；芹菜去叶，洗净切末；胡萝卜洗净切末；葱姜洗净切末。

（2）将虾仁末、火腿末、香菇末、胡萝卜末、芹菜末、葱姜末放在一起，加适量盐、糖调味，搅拌均匀，用做馅料。

（3）冬瓜片内包入适量调好的馅料，卷成卷。

（4）蒸锅添适量水，水开后，将冬瓜卷上笼蒸熟，取出装盘。蒸制过程中流出的菜汁用水淀粉勾芡，浇在冬瓜卷上，淋上少许香油即可。

功效：冬瓜中含有丰富的蛋白质、碳水化合物、钙、铁、磷及多种维生素，具有清热利尿的作用；虾仁中富含优质蛋白和钙、磷、铁等矿物质，以及多种维生素，营养极易被人体消化吸收。虾仁和冬瓜搭配食用，可以帮助孕妇补充营养，缓解水肿症状。

盐水虾

原料：新鲜河虾500克，盐、葱、姜、料酒、花椒适量。

做法：

（1）虾剪去须、脚，淘洗干净，加入适量盐和料酒腌制20分钟；葱姜洗净，葱切段，姜切末。

（2）锅中添适量清水，加入葱段、姜片、料酒、花椒、盐煮开，水开后将腌制好的虾下入开水锅内，再次烧开后，煮3～5分钟即可。

功效：虾肉中含有丰富的优质蛋白、维生素、尼克酸和多种矿物质，虾皮中还含有大量的钙，最易消化吸收。

第十章

孕 10 月：怀孕就要结束啦

身心上的可能转变

胎动更有力了

　　在怀孕的最后一个月，准妈妈会感到胎动次数明显变少了，但是动作更有力了。这个月之前，宝宝的每一次胎动，对你来说都是一种享受，动作也很轻柔，你需要集中精力才能感受到。但是在这个月，宝宝的每一次活动都会伴随着疼痛。你有时可以感觉到宝宝的身体在伸展，还可以感觉到宝宝正在用脚踢你的肋骨。有时甚至觉得宝宝的踢动是故意的，因为他觉得妈妈的子宫太挤了，他想要拓展空间呢。有些准妈妈发现在和宝宝说话时，宝宝就会动起来，这可能是胎儿对声音所做出的反应。有些准妈妈觉得每次吃过饭，宝宝就会动得厉害，好像也吃得心满意足，正伸懒腰呢。

　　这时，准妈妈不要把胎动的疼痛看作一种痛苦，可以利用胎动和宝宝做些有趣小游戏，比如可以在肚皮上放一张纸，看着宝宝把它踢掉；或者猜猜胎动时撞击肚皮的是宝宝的小手还是小脚丫，这些有趣

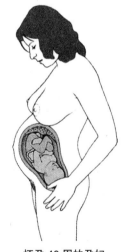

怀孕 40 周的孕妇

的小游戏可以帮助你打发孕期的最后时光。

夜间频频醒来

怀孕晚期，准妈妈夜间会比往常更加频繁地醒来，这是因为经常做梦，以及怀孕期间养成的睡眠习惯，让你更加适应这种浅睡状态，一有动静就会醒来；同时子宫变大，压迫膀胱，让你夜间频繁上厕所；再有就是腹中的小宝宝，他可不管你是不是在睡觉，随时都会"练拳脚"，很容易就把你吵醒了。

以下是争取睡眠的好办法，准妈妈们不妨试一试：

白天或任何可以睡着的时候，尽量找机会小睡一会儿，以保证充足的睡眠。

尽量早睡，早点躺在床上，可能就会早一些睡着，睡眠时间可能也会相对长一些。

看看是什么原因导致你经常惊醒，如果是腿部抽筋，可以睡前按摩一下腿部；如果是消化不良或是呼吸困难，可以用枕头抬高上半身。

有了更多的担心

到目前为止，你大脑中一定充斥着那些有经验的妈妈告诉你的一些可能发生的状况。每次产检，医生也会告诉你一些可能发生的意外。她们在告知你这些问题的时候，完全是出于一种善意，一种科学严谨的态度，但是却在无形中增加了你的忧虑和担心。了解那些可能出现的最坏的情况，可以更好地预防这些状况的发生，对孕妇和胎儿都有好处。孕妇不应该对这些可能发生的意外产生恐惧，而应以一种平和的心态来对待，要知道怀孕过程中的意外发生率是很低的，不一定就会发生在你和宝宝身上。如果朋友或医生对你及胎儿的这些负面估计，增加了你的心理负担，你一定要告诉他们，你不愿听到类似的信息，希望能专心待产。

有些孕妇体质比较弱，怀孕后经常担心自己会早产，担心宝宝的健康。其实大可放心，这个月的胎儿已经是足月儿了，即使现在出生，目前的医学技术，再加上经验丰富的医生，良好的护理，宝宝的存活率基本上可以达到100%。大部分胎儿在孕8月末，肺部等器官发育已经基本成熟，在医疗设施的协助下，存活率也是非常高的。因此，准妈妈应该放松心情，不要因为这些不必要的担心影响了心情。

担心宝宝的健康是在所难免的，你的担心也是所有准妈妈都会担心的。但是大多数情况下，宝宝都是很正常的，而且愉快的心情还是保证宝宝健康的前提。

如果你是一位爱美的女性，而且一直比较注意自己的体形，那么相信怀孕后每次产检的体重测量都会让你感到很沮丧，最好的办法就是不要太关注体重了。另外，你还可以告诉医生或者护士，如果体重没有异常，可以不用告诉你那个具体数字。只要体重增加在正常范围内，你就无须担心，你所要关注的应该是吃什么才能保证体内有足够的营养供应给宝宝。

另外，每次测量体重的结果都是有误差的，因为准妈妈体液变化非常快，如果体重值偏大，可能是产检时体液含量恰好比较高罢了。如果医生提醒你体重异常，应该尽量控制体重，他的意思并不是让你减肥，而是要你调整饮食结构，使饮食更加合理。

很多准妈妈对于即将成为母亲变得情绪多变，有时前一刻还为即将到来的分娩兴奋异常，后一刻可能会因为宝宝的诞生产生的琐事忧心忡忡。对准妈妈来说，产生这些感觉都是很正常的。每一位准妈妈在怀孕期间，都会担心自己不能胜任好妈妈的角色，尤其是临近分娩的时候，这种感觉更加强烈。母亲照顾宝宝是一种本能，这对于已经顺利分娩的女性来说，很容易理解，但是还没有生过孩子的孕妇，在待产过程中，对"母亲的本能"往往感到很迷茫，觉得这就像一种会随宝宝一起娩出的物质一样。每个准妈妈都要对自己有信心，你慢慢就会发现自己身上的母亲本能了。

怀孕会让女性不断地反省自己、提高自己。在怀孕过程中，你会发现自己变得更有耐心了、更有爱心了。你心甘情愿地为宝宝付出，可以不施粉黛，可以身材走样，这都是因为你想成为一个好母亲。

梦到分娩

日有所思，夜有所梦。分娩日期临近，孕妇的梦境通常和分娩有关。这时，准妈妈可能会梦到阵痛或者分娩时的情景，也有可能梦到和宝宝在一起的情景。还有些梦境比较诡异，比如有的孕妇会梦到生下宝宝像个外星人或者根本就是其他的一种动物；还有的孕妇梦到自己根本没有怀孕，隆起的肚子里没有小宝宝的踪影了。对于妈妈来说，即将到来的分娩充满了未知数，她们既心怀期待，又带着满心的恐慌，这种压力造成了这种特殊的梦境。

不管你的梦境是什么样的，能不能得到合理的解释，只要产检时一切正常，什么都不用太放在心上，只要知道这些梦可能是来源于你内心的恐惧与不安。准妈妈只要放松心情、多出去走走或者多和朋友们聊聊天，让自己的心情放松下来，一切都会好起来的。

孕 10 月的胎儿什么样

第 37 周

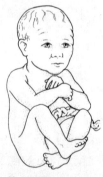

第 37 周

在这个阶段，虽然胎儿的身体仍然需要继续储存脂肪，但是在孕期第 37 周就产出的胎儿已经几乎不需要特别护理了。

过了第 36 周，胎儿就是足月儿了，这意味着胎儿随时都可能出生。第 37 周，胎儿身长约为 53 厘米，体重约 3000 克。胎儿的头部现在已经完全进入骨盆，这样胎儿就有更多的空间伸展四肢。如果此时检测到胎位不正，那么通过胎儿活动调整胎位的可能性就很小了。这时，医生可能会建议你采取剖腹产。此时，大多数胎儿的头发已经长得又长又密了，但是那些胎儿头发稀疏的准妈妈也不要担心，因为胎儿出生后，随着营养的补充，胎儿的头发会变得浓密光亮。胎儿的身体发育基本完成，随时

　　怀孕大百科：备孕·怀孕·胎教·分娩·婴儿护理一本全

准备与辛苦的妈妈见面了。

第 38 周

第 38 周，胎儿身长增加不多，体重大约 3200 克。胎儿的各个器官已经发育成熟，并已经开始运作，这些器官在出生后还会继续发育，功能更加完善。你还会发现，胎儿身上覆盖的那层细细的绒毛和白色的胎脂已经脱落得差不多了，这时的胎儿看起来更像我们看到的小婴儿了。

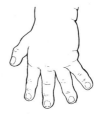

第 38 周

现在胎儿的指甲已经长长了，到了指尖的位置，而且相当坚硬了。

第 39 周

第 39 周，胎儿体重大概 3400 克。现在，孕妇孕期营养充足，胎儿出生时的体重也越来越重，有的胎儿体重可以达到 3800 克以上。厚厚的皮下脂肪会在出生后帮助宝宝调节体温。通常情况下，男孩出生时体重会比女孩重一些。本周胎儿活动减少，似乎也安静了很多，这难免会让准妈妈担忧。其实这是因为胎儿头部已经下降并被固定在骨盆中，胎儿的体积也已经非常大了，因而活动变得非常困难。这时随着胎儿头部的下降，胎儿随时都会来到这个世界上。

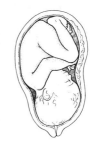

第 39 周

现在，宝宝占据了子宫所有的空间，因此胎儿已经不能自由活动了，但是手和脚仍然可以戳一戳你的肚子。

第 40 周

第 40 周，大多数胎儿都会在本周出生，但是如果提前或延迟两周，也都是正常的。如果超过预产期两周孕妇还没有分娩的迹象，就要及时就医。否则过期妊娠也会对胎儿和孕妇造成危险。

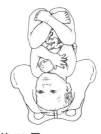

第 40 周

到 40 周时，胎儿的头部已进入骨盆。

孕 10 月如何胎教

音乐胎教：贝多芬《欢乐颂》

　　十月怀胎渐渐进入了孕十月的阶段，过不了多久准妈妈就可以和自己的宝宝见面了，此时准妈妈的心里一定是充满着欢乐和喜悦的吧。在本周的音乐时光，准妈妈可以和胎宝宝共同来欣赏一首明朗欢快的歌曲——贝多芬的《欢乐颂》，将心中的快乐和幸福表达出来吧。

　　这部作品创作于 1819~1824 年年间，算得上是贝多芬音乐创作生涯中非常辉煌的作品。曲子为 D 大调，4/4 拍，表现出了对人类充满关爱，对上帝充满着敬畏的主题，用贝多芬自己的话来说，就是表述"光明与黑暗的搏斗"，歌颂着仁爱、自由的主题。这首变奏曲是人声与交响乐队合作的典范之作，同时更发挥了高超的音乐技巧，显示出了恢宏的气势和庄重的品质。

　　这是一首节奏欢畅紧凑、旋律优美的曲子，表现的主题也是昂扬向上的欢乐主题，因此准妈妈可以在精神不怎么好，或是被沮丧、灰心等情绪搅扰的时候来听听这首曲子。在听音乐之前，准妈妈可以先看看相关的知识，这样能更好地理解曲中所表达的感情。在听音乐的时候，准妈妈可以选择一个舒适的姿势坐下或躺下，然后细细地倾听，用心去感受那悠扬的旋律和万众欢腾的场面，欣赏多种乐器合奏的动人声音。

　　需要注意的是，因为这首曲子的节奏是比较快、比较激昂的，准妈妈最好不要在非常兴奋的时候或是晚上睡觉之前听这首曲子，因为这可能会引起情绪过于兴奋、神经紧张、影响睡眠等问题，从而不利于身体健康。同时，准妈妈在听音乐的时候，最好能选择合适的音量，不要太大声，这样才能更好地欣赏音乐，体味其中积极进取的精神。

音乐胎教：肖邦《雨滴》

　　为了孕育更健康的胎宝宝，准妈妈在孕期应该进行适量户外活动，比如，在空气清新的时候外出走走，到环境优美的公园散散步，在身体条件允许的时候到郊外游玩一番……除了外出欣赏自然美景、感受自然的声音，准妈妈还可以和胎宝宝分享一些描绘自然音响的音乐。在本周的音乐时光，准妈妈就可以与胎宝宝共同分享肖邦的钢琴前奏曲《雨滴》，感受颇具自然韵味的旋律。

《雨滴》这首曲子创作于1838年，是一首篇幅短小，但形象鲜明、含意深刻的钢琴前奏曲。关于这首曲子的创作，还流传着这样一个故事：

相传在当时，肖邦的肺病恶化，在女友乔治·桑的安排下，不远千里来到了四季如春的地中海马尔岛。刚到这个地方的时候，两人在租房问题上发生了困难，于是女友乔治·桑四处奔走，终于帮两人在一座山殿之中的古老寺院中找到了住所。这座寺庙内的住所非常简陋，下雨天还经常会滴雨，而且因为寺庙地处偏僻，外出买东西十分不便。有一天，乔治·桑上街买东西，恰巧下了大雨，她被困在商店而迟迟不能回来，等在家中的肖邦觉得又寂寞又担心，这时候，他又听到了房间漏雨的声音，滴滴答答，触发了肖邦更深的感慨。于是，肖邦索性从床上爬起来，一气呵成了这首著名的前奏曲。

这首前奏曲表现的主题就是雨滴，形象比较单一，但在表现时却运用了许多细腻的变化，因而有着很强的感染力。准妈妈可以选择在一个下雨天或是雨后的天气，静坐在窗前，边欣赏窗外的雨景，边聆听这首曲子，这样可能会更有感觉。在听的时候，准妈妈可以细细体会曲中的意境：乐曲的开端非常抒情，吟唱般的旋律伴随着"雨滴"声，随着这样的旋律，准妈妈就不禁会沉醉于这自然之音中，感受那朦胧雨中传来的田园牧歌，慢慢地，曲子的旋律开始出现起伏变化，人也会随之而变得有些激动，在这样的变化中，准妈妈仿佛能感受到曲作者对大自然发出的感慨；中间部分中，高低起伏的旋律会将准妈妈带入一个神秘的境界，就像是跟着一群人在庄严的赞歌中缓缓前行；随之，一段抒情性的音乐响起，那隐约可听见的"雨滴"声，显得静谧而美好，准妈妈也可以随着音乐旋律的变化去想象和思考。

音乐胎教：给胎宝宝唱首儿歌《春天在哪里》

经过这么长时间的孕育，胎宝宝一天天地成长着，不久之后即将出生，准妈妈的幸福时刻也快要来临了。随着胎宝宝的出生，新的篇章即将开启，这就像是万物苏醒的美丽春天，充满着希望和朝气。想想这样的美好情境，准妈妈是不是觉得特别幸福呢？在今天，准妈妈不妨给胎宝宝唱一首充满希望和乐趣的儿歌《春天在哪里》。

《春天在哪里》是一首深受孩子们喜爱的经典儿歌，多年来一直传唱不衰。这首歌曲的词作者为望安，曲作者为潘振声。这首歌曲从小朋友的视角和品味出发，以天真活泼的语气歌唱着春天的美好，表达着心中无比欢快和喜悦的心情，抒发了对自然美景的喜爱和寻找春天的乐趣。

整首歌曲为大调式，在编排组织上，歌曲采用了再现的两段体结构，每个乐段都是由四个4小节乐句构成，结构整齐。

歌曲第一乐段的开端"春天在哪里"既引出了有趣的主题，同时也给人以明朗、亲切的感觉；第二乐句在前句音调的基础上，稍微做了一些变化处理，显得紧凑而又富于变化；而在第四乐句中，节奏又有了明显的变化，乐句不再像前面三乐句那样划分两个乐节，而是全句一气呵成。

歌曲第二乐段的编排基本与第一乐段相似，在同音重复的旋律和活泼的节奏中，乐曲慢慢开始和发展，并以再现的手法既进一步渲染了春天的美好景象，这样的编排加强了歌曲的统一感，同时也朗朗上口，便于儿童记忆。

其实，胎宝宝非常喜欢听准妈妈唱儿歌，这不仅能让宝宝熟悉并记住准妈妈的声音，而且还能充分调动胎宝宝的情绪，有利于脑部发育。在唱歌之前，准妈妈可以稍作准备，可以适当地了解并给胎宝宝讲讲歌曲的一些相关知识，同时，准妈妈最好先保持一个舒适的坐姿，清清嗓子，然后就可以开始歌唱了。在唱的时候，准妈妈最好能富有感情地放声高歌，如果准妈妈的情绪饱满，歌唱富于感染力，这样的刺激作用于胎宝宝，胎宝宝就会受到良好的影响，有利于脑部发育。

音乐胎教：《F小调音乐瞬间》

在这个时期，很多胎宝宝可能已经出生了，看到新生的宝宝，妈妈是否觉得非常高兴呢？你不妨即兴为宝宝编一首歌并唱出来，以此表达自己的喜悦之情。其实在古今中外的音乐史上，一些优秀的作品就是音乐家即兴编写的。为了激发自己的灵感，准妈妈可以在今天来听听舒伯特即兴创作的音乐作品《F小调音乐瞬间》，品味音乐创作的快乐。

《F小调音乐瞬间》是舒伯特创作的6首《音乐瞬间》中的一首，也是流传最广、最受欢迎的一首曲子。这首曲子是1827年舒伯特在格拉茨之旅归来后所创作的，关于这首作品，还流传这一则有趣的故事：

有一天，舒伯特到一位朋友家做客，看见桌上有份乐谱手稿，便随手放在钢琴上视奏。一首曲子弹完，他惊讶地赞叹道："多么优美的乐曲！这是谁写的？"朋友不由得哈哈大笑回答："是你啊！上次你弹奏时，我在一旁记录，作者是你自己，我只是记一下而已。"其实，这首曲子就是舒伯特与朋友欢聚时即兴创作的，到最后他自己忘记，幸好有朋友的帮助，这首曲子才保存并得以流传开来。

《F小调音乐瞬间》是一支活泼风趣的微型舞曲，曲风自然纯朴，旋律优美，曲子主要采用三段式的结构，在两小节简洁的踏步音型过后，明快的旋律轻轻展开，使我们好像看到一群淳朴的年轻人在跳着幽默而风趣的民间舞蹈；在曲子的中段，明快而流畅的曲子继续着，一段力度较强的对比性音乐声中，几位精神抖擞的男子舞者形象仿佛也一一呈现于听众的眼前；最后乐曲又回到起始时那风趣而轻巧的音乐风格，在渐渐变弱的音乐声中，那欢快舞蹈着的人们也渐渐散去。

准妈妈可以选择一个舒适的姿势，在窗前坐下，然后细细地品味这首旋律优美而自然的曲子，想象曲中所描绘和表现的情境，感受曲中美妙的意境和快乐气氛。

这阶段还须关注的事

孕 10 月注意事项

临近分娩，孕妇的心情既紧张又喜悦。为了使分娩更加顺利，孕妇仍然要坚持每周的产前检查；由于胎儿随时都会降生，一切准备都要提前做好，并经常查漏补缺，以便分娩来临时更加从容；准妈妈要在分娩前尽可能多地了解分娩征兆，以免分娩来临措手不及；咨询医生何时住院待产及分娩及产后的相关知识。

孕 10 月时，孕妇随时都有可能分娩，所以应该尽量避免独自外出，最好能在家专心待产，适当的运动仍不可缺少，但运动时最好能有人陪同，也要注意控制运动量，以免消耗太多体力妨碍分娩。注意营养，保证充足的睡眠，勤换内衣裤，保持个人卫生。但是如果发生破水或者阴道出血等分娩征兆，就不要再沐浴了。

另外，需要注意预产期前后两周内分娩都是正常的，即使稍过预产期仍没有分娩的迹象，准妈妈也不用过于紧张，但是要及时住院观察，遵从医嘱。

孕 10 月美食推荐

海带粥

原料：糯米 100 克，海带 50 克，陈皮 1 片，糖适量。

做法：

（1）糯米淘洗干净；海带泡发，洗去泥沙杂质，切成细丝；陈皮泡软切丝。

（2）锅内添适量清水，水开后加入糯米、陈皮丝、海带丝，大火烧开后，转小火，煮至糯米、海带软烂，即成。食用时根据个人口味加糖调味。

功效：糯米具有补气养胃的功效，海带中含有大量的矿物质，孕妇经常食用有助于增进食欲，缓解腹胀。临产食用，有助于积蓄体力。

羊肉红枣汤

原料：新鲜羊肉250克，红枣10枚，葱，姜，盐适量。

做法：

（1）羊肉洗净切块，在开水中焯一下，去除血水。捞出沥干水分，加盐、料酒腌制20分钟。

（2）红枣洗净去核，葱姜洗净，葱切段，姜切片。

（3）锅内添适量清水，水开后，放入腌制好的羊肉、红枣、葱段、姜片，大火烧开后，转小火，炖至肉烂汤白，加盐调味，即可。

功效：镇静安神、补铁益血。羊肉性温和，红枣可以补血，临产前经常食用，可以增强孕妇体力，防止产后贫血。

蒸鳗鱼

原料：鳗鱼500克，葱、姜、盐、淀粉、料酒、酱油、香油适量。

做法：

（1）鳗鱼宰杀后，去内脏、鱼头，鱼尾，洗净，斩段；葱姜洗净切末。

（2）鳗鱼段中加入盐、料酒、酱油、葱姜末腌制20分钟，均匀地裹上淀粉。

（3）蒸锅中添适量清水，水开后将鳗鱼段，上笼蒸熟取出，淋入少许香油即可食用。

功效：鳗鱼中富含蛋白质、脂肪及钙、磷等矿物质，是临产妇补充营养，积蓄体力的最佳选择。

清汤鳗鱼丸

原料：鳗鱼500克，鸡蛋1个，豆苗、葱、姜、料酒、盐、香油适量。

做法：

（1）鳗鱼宰杀后，去内脏、鱼头、鱼尾，洗净，剔去鱼骨，斩成鱼茸；葱姜洗净切末；豆苗洗净备用。

（2）鱼茸放入碗中，加入鸡蛋、料酒、葱姜末、盐，搅拌均匀。

（3）锅中添适量清水，水开后，将拌好的鱼茸挤成拇指肚大小的丸子，放入锅中，大火烧开，加入豆苗，丸子漂起后，加盐调味，淋入香油，即可食用。

功效：鳗鱼肉含有丰富的蛋白质、脂肪和钙、磷、铁等矿物质，此款菜肴营养流失少，是孕妇临产期补充营养的佳肴。

豆苗牛肉丸

原料：豆苗 500 克，牛肉 250 克，花生油、大蒜、盐、料酒、糖、香油、淀粉适量。

做法：

（1）牛肉洗净剁馅，加盐、糖、料酒调味，加入淀粉和少许水，搅拌均匀，搓成大小均匀的丸子。豆苗洗净备用；蒜剥皮切末。

（2）炒锅烧热，加入少许花生油，放入蒜末炒香，接着下豆苗，快速翻炒，加盐调味，豆苗快熟时，加入适量清水，水开后，放入牛肉丸煮熟，即可食用。

功效：豆苗中含有多种维生素和钙、磷、铁等矿物质；牛肉中蛋白质含量高，脂肪含量少，临产前，孕妇经常食用可以补充营养、增强体力。

分娩和产后篇

第一章
做好分娩前的准备

即将分娩

制订分娩计划

　　分娩计划不仅能清楚反映产妇对分娩的期望，还能提醒医务人员注意孕妇的需求，以便双方交流。分娩计划不需要太详细，因为分娩过程不一定按孕妇所期望的进行。制订分娩计划是要与丈夫和分娩医生充分沟通，并考虑多种情况下的后备计划，在情况有变时也能从容地拿出第二套分娩方案。

　　分娩计划应该包括以下内容：

　　1. 分娩陪伴者：希望谁整个分娩过程中陪伴你。

　　2. 分娩姿势：希望采取哪种姿势完成分娩。

　　3. 分娩方式：希望采取哪种方式，是自然分娩，还是无痛分娩或者水中分娩。

　　4. 麻醉方式：希望采用哪种麻醉方式。

　　5. 检测：希望胎儿在分娩时接受哪种检测。

　　6. 分娩辅助工具：是否需要辅助分娩，更多地取决于孕妇的分娩进程和胎儿的位置。

　　7. 胎盘娩出：胎儿娩出后，通过何种方式娩出胎盘，是自然娩出，还是借助药物加速娩出。

熟悉产房环境

在分娩前，应该到产房熟悉一下分娩的环境，这样在分娩时就不会那么紧张了。而且，现在很多医院都有提前参观产房的服务，参观产房时，除了熟悉产房环境外，还要了解产房中的医疗设备和它们在分娩过程中将会起到的作用。这些分娩设备是顺利分娩和母婴生命安全的重要保障。

产房的必要设施：

1. 产床：分娩过程中帮助孕妇支撑身体，上面的支架可以帮孕妇摆出最利于分娩的姿势，产床可以根据需要调节高度，床尾可以去掉。

2. 胎儿监测仪：随时记下宫缩频率和胎儿心跳次数，了解胎儿情况。

3. 吸氧设备：吸氧会增加产妇体内的氧气储备，保证宫缩时胎儿有足够的氧气供应，增加胎儿对宫缩的承受能力，对产妇和胎儿均有好处。

4. 吸引器：少数胎儿在分娩过程中，产道的加压没有帮他们完全排出口、鼻及肺部的羊水或黏液，因而，他们出生后口鼻中还留存有少量的羊水，甚至还有胎粪，这时就需要用吸引器将这些物质吸出，以免影响胎儿的正常呼吸。

5. 保温箱：新生儿尤其是早产儿，皮下脂肪缓解体温的功能不成熟，体温随室温变化很大。为了防止体温降低过多，胎儿出生后，有时需要暂时放置在保温箱内，等胎儿适应外界环境再抱离保温箱。

6. 血压计：随时测量产妇血压，避免血压过高或过低，危及产妇生命。

7. 秤盘：为新生儿测量身长、体重。

分娩前的物质准备

准爸妈要充分利用分娩前的几个月，将分娩时以及产后准妈妈和宝宝需要的物品尽可能准备充分，宁多毋缺，因为分娩时的慌乱和宝宝降生后的忙碌，让你分身乏术，没有机会去采购这些必备品。

因此至少要提前一个月，甚至几个月就开始准备分娩和产后物品，并随时查漏补缺，努力做到万无一失。准备好的东西要集中放在一起，并告诉家人放置的位置，以便出现紧急情况时能够迅速拿取。

孕妇必需品

孕妇的各种证件和检查结果单，包括孕妇的病例、医保卡、各次产检结果、准生证、结婚证、户口本、身份证等。

吸汗透气棉质内衣裤，建议多准备几套，以便勤换洗；

内衣尽量选择前开口的，最好是哺乳专用胸罩；

毛巾多准备几条，用来洗脸、洗脚、擦身等；

卫生纸、卫生巾（最好买超长夜用的）、护垫、牙具、饭盒、拖鞋；

带吸管的水杯，产后身体虚弱，产妇躺着就可喝水；

孕妇帽、防风的衣裤、舒适的鞋子，分娩后出院时穿；

多准备些孕妇喜欢的点心和饮料，待产时补充营养，增加体力，巧克力可以帮助孕妇迅速恢复体力；

吸奶器：有些孕妇产后不能马上分泌乳汁，需要用吸奶器吸出，不用买太好的，普通的品牌就可以，因为随着宝宝的吮吸，产妇的乳汁会越来越丰富，用到吸奶器的机会就越来越少了。

宝宝必需品

新生儿大部分时间在家度过，不需要准备过多衣物，但是一定要舒适。婴儿自身的温度调节功能还不完善，为防止婴儿受凉，一定要注意保暖，但是也不能穿得过暖或盖得太厚。

1. 帽子：婴儿一般很少外出，一旦外出，为避免头部受到风吹日晒，一顶合适的小帽子还是很必需的。夏天可以准备遮阳帽，冬天准备棉制小帽。

2. 贴身衣裤：选择吸汗有弹性的棉质衣裤，但是棉制品容易缩水，最好买稍微大一号的。视季节准备一两套外衣裤。

3. 鞋袜：新生儿一般不需要穿鞋袜，连脚裤是最好的选择，方便穿脱，给婴儿擦洗身子也很方便。如果选择鞋袜的话要注意，袜子最好是棉质的，鞋底要柔软。

4. 婴儿床：有条件的家庭可以单独准备婴儿床，这样既可以减少和母亲同床造成感染，又可以较早养成独立生活的习惯。选择便于移动的床，尺寸要尽量大一些，适应孩子快速成长的需要；床的质量要好，经得起孩子的折腾。

5. 被褥床单：被褥要用棉布做成，褥子要有一定硬度，避免婴儿扭动形成褶皱；被子要轻柔、保暖。床单也要选择吸汗的棉布。

6. 枕头：婴儿原则上是不需要枕头的，太软或太硬的枕头可能会使尚且柔软的颅骨变形，而且太软的枕头还可能在婴儿翻身时，堵塞口鼻，导致窒息，引发危险。一般将毛巾叠几层来充当枕头。

7. 澡盆、脸盆、浴巾、毛巾：使用前要消毒，并且给婴儿专用。

8. 婴儿皂、爽身粉、润肤露：要选择质量有保证的产品，以免刺激婴儿柔嫩的皮肤。

9. 奶瓶、奶嘴：奶瓶选广口的便于洗刷；奶嘴选既结实又不硬的，最好多准备几个，方便更换。奶瓶、奶嘴都要勤消毒。

10. 尿布：选择质地柔软、吸湿性强的。最好用颜色较浅的旧棉布床单或者旧的棉布衬衣制作。纸尿裤也要准备，外出时使用方便。

11. 围嘴儿：可以防止口水、奶汁污染衣物上，可以多准备几个。

12. 婴儿车：方便带婴儿外出，减轻新爸妈负担。

分娩的征兆

临近分娩的征兆

1. 胎动减少。此时胎头已经入盆，位置固定，胎儿撑满子宫，子宫中没有多余的活动空间，再加上宫缩使胎儿活动不便，因此胎动减少。

2. 子宫底下降。孕妇会感到上腹部轻松，呼吸顺畅，一些不适症状减轻。

3. 大小便增多。胎儿下降到骨盆，压迫膀胱，使膀胱容量减小，排尿次数增多。分娩激素作用于肠道，可能会增加排便次数，这时排空肠道，便于胎儿通过狭窄的产道。

4.假性宫缩。间隔时间有时几小时，有时十几分钟，没有什么规律，和真正的产前宫缩有很大的区别，是临近分娩的重要症状之一。

5.腰腿酸痛。胎儿头部压迫到骨盆内的神经，造成腰腿酸痛，行动不便。

6.阴道分泌物增多。怀孕期间黏稠的分泌物会累积在子宫颈口，由于子宫颈闭合，再加上这些分泌物比较黏稠，因此流出的分泌物并不多。而临产时，子宫颈口张开，分泌物就会大量流出来。这些分泌物呈白色黏稠状，为防止细菌滋生，要勤换内裤，清洗外阴。

即将分娩的征兆

1.有规律的宫缩，是临产的标志。子宫收缩后，子宫肌纤维都不会恢复到原来的长度，这样就使子宫体积越来越小，迫使胎儿娩出。最初可能10～15分钟一次，每次持续几十分钟。随着产程推进，宫缩间隔和持续时间会变短，而且收缩的强度会变大。两次宫缩之间的间隔为5～6分钟，持续时间为30秒左右。分娩过程中，宫缩间隔和持续的时间还会越来越短。这个时候，如果你还没有住院，最好带着准备好的东西赶紧去医院，以保证安全。

2.阵痛。子宫收缩伴随着阵痛，和宫缩一样，开始时间隔时间长，随后会越来越频繁。出现每10分钟1次规则的疼痛时，分娩就要开始了。

3.见红。阴道流出带有血色的黏液，一般情况下，大多数孕妇会在见红后24小时之内分娩。

4.破水。随着子宫有力的收缩，胎儿下降，引起胎膜破裂，羊水流出，这表示胎儿很快就要出生了。羊水和小便是有区别的，羊水外流无法控制，味道微甜，呈透明或乳白色，其中还有少量的红血或絮状物。

每个孕妇在分娩前并不一定会出现上述全部征兆，而且出现的程度也存在一定的差异。如果出现上述一两种征兆，不要惊慌失措，要保持冷静，只要实现做好了充分的准备，一切都会非常顺利的。

预产期误差

统计数据表明，恰好在预产期当天分娩的孕妇只占 5%，很多准妈妈在预产期没到就已经分娩或预产期已过还没有分娩。其实只要分娩时间与预产期前后差距不超过 2 周，都是正常的。预产期是由通过综合身体各项指标推算而出的，产生误差不可避免。

理论上认为，从精卵成功结合到胎儿发育成熟需要 39 周的时间，考虑到个体差异的存在，一般在怀孕 37 ~ 41 周之间出生的宝宝都是正常的，都不会对宝宝产生什么不利影响。通常情况下，体质好、平时不爱活动的准妈妈多会在预产期后分娩；而那些体质弱或经常从事体力活动的准妈妈则常在预产期之前分娩。

应该引起我们高度重视的是过期妊娠，宝宝在体内过度发育，如果还没有临产迹象，对宝宝非常不利。出现这种情况的时候，不能再盲目等待自然分娩，要在医生帮助下，果断采取措施终止妊娠，确保母婴平安。

选择分娩方式

决定分娩的因素

决定分娩的因素有三个，分别是产力、产道和胎儿。这三个因素既相互联系，相互作用，又都具有自己的特性，只有三者巧妙配合，再加上产妇良好的精神状态，分娩才能顺利进行。

产力

产力是指分娩时的力量，即将胎儿及其附属物，如羊水、胎盘等，从子宫中排出的力量。包括子宫收缩力、腹压和肛提肌收缩力。

子宫收缩力

子宫收缩力，是促进分娩的主要力量。宫缩能使子宫容积变小，宫颈口张开，胎先露部位下降，帮助胎儿、胎盘娩出。宫缩从临产阶段一直持续到胎盘娩出。

分娩时的宫缩具有规律性，这是它与怀孕晚期经常发生的假性

子宫收缩的影响

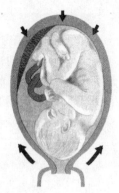

收缩会缩短子宫的长度。当肌肉收缩时，子宫会缩成一团，如箭头所示。子宫底会从高往低拉伸，子宫颈会一点点儿从低往高推进。如此，子宫颈被带动张开，胎儿从子宫颈出来。

宫缩最大的区别之处。每次宫缩都是由弱渐强，并持续一段时间，然后再由强转弱，直到消失。间歇一段时间，重复发生。宫缩时，子宫、胎盘中血管受到压迫，胎儿供血会受到一定干扰，宫缩间歇，子宫肌肉放松，血管受到的压迫解除，胎儿供血恢复正常。随着产程推进，宫缩频率越来越大，持续时间越来越长，宫缩强度越来越强，伴随的阵痛也会加强。

分娩时的宫缩具有对称性和极性，也就是宫缩产生的力是左右对称的，在向下传送的过程中，均匀协调施加在整个子宫上，使子宫呈现对称性收缩。宫缩时，子宫底部受力最强最持久，宫颈口处受力最弱，这也便于底部以强大的力量将胎儿推出子宫，而宫颈口受力较弱，可以张开便于胎儿出来，这就是子宫收缩的极性。

分娩时的宫缩具有缩复作用，子宫收缩时，子宫平滑肌的纤维随之缩短，宫缩间歇，肌肉放松，但肌纤维并不能完全恢复到原来的长度。经过多次宫缩，子宫肌纤维就越来越短，这就是宫缩的缩复作用。缩复作用使子宫越收越小，宫腔容积逐渐缩小，被迫将胎儿挤出子宫。

腹压

产妇向下用力，使腹壁肌肉和横膈膜收缩，增加腹腔压力，把胎儿推向骨盆出口，配合子宫收缩，促进分娩。一般情况下，孕妇都要靠宫缩和腹压共同作用才能顺利完成分娩，尤其是在分娩后期，灵活运用腹压，会使胎盘的娩出更加顺利。

肛提肌收缩力

胎头娩出后，通过提肛，使肛提肌收缩，可以协助胎头在骨盆内旋转，帮助胎儿调节姿势，找出更容易的方式娩出肩膀；胎儿娩出后，也有助于胎盘娩出。

产道

产道是分娩时胎儿经过的通道，包括骨产道与软产道两部分。

骨产道

通常指骨盆，它是产道的重要组成部分。骨产道的大小、形状与胎儿能否顺利娩出关系密切。骨盆由数块骨头组成，入口和出口的形状、大小都不一样。如果分娩前骨盆大小、形态与胎儿不称，都会造成胎儿下降受阻，影响分娩的进展。因此，在

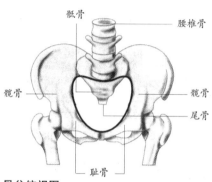

骶骨　腰椎骨

髂骨　髋骨

尾骨

耻骨

骨盆俯视图

怀孕期间要进行适当的骨盆训练，产前检查也要测量胎儿—骨盆指数，以保证分娩顺利进行。

软产道

软产道包括子宫下段、宫颈、阴道及骨盆底软组织，是一个圆筒形弯曲通道。子宫下段是由子宫峡部形成，怀孕后子宫峡部被拉长，并逐渐成为子宫的一部分；怀孕晚期，拉长的子宫峡部继续伸长，分娩前，它已经拉长为产道的一部分了。分娩前，孕妇宫颈闭合，分娩时，宫颈口逐渐扩张，直至完全打开，可达10厘米左右，保证胎儿头能够顺利通过。临近分娩，激素促使阴道及骨盆底软组织变得柔软有弹性，可以保证胎儿顺利通过。

胎儿

胎儿能否顺利分娩，还取决于胎儿的大小、胎位及胎儿有无畸形。

胎儿的大小

一般情况下，如果胎头能够顺利通过产道，胎儿的其他部位也

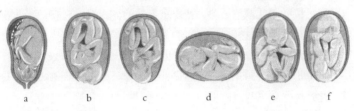

a　　　b　　　c　　　d　　　e　　　f

胎儿的不同"先露"

头先露（图a）

这是最常见的情况。但是有时候孩子不是头顶先露的。

面部先露（图b）

这种情况下，头部完全偏斜、被移到后面。自然分娩是可能的，但是通常很困难，尤其是对于生头胎的女性而言。我们通常会借助于剖宫产。

额头先露（图c）

额头先露时，自然分娩是不可能的（额头进入骨盆腔时占了太大的空间）。有必要进行剖宫产。

横向先露（图d）

横向先露也称为肩部先露。胎儿的位置是水平方向的，背部朝上或朝下。必须进行剖宫产。

臀先露（图e，f）

这时胎儿的位置是臀部朝下，头部位于子宫的最深处。最先出现的是臀部（占70%）或是脚（占30%）。

能顺利娩出。分娩时，胎儿头骨之间的间隙会受压和闭合，使头部相应缩小，得以顺利娩出。如果胎儿过大，胎头周径可能也会比一般胎儿大，而且颅骨也会相对较硬，不易发生变形，这些因素都会影响分娩。

胎位

头位是最佳分娩胎位，因为胎头是胎儿身体的最大的部分，头部娩出之后，身体的其他部位再娩出时就比较顺利了；臀位时，臀部和肢体先娩出，阴道没有机会充分扩张，胎头娩出就会出现困难；横位时，胎儿身体与母体垂直，如果不扭转胎位，不可能通过阴道娩出，对产妇和胎儿威胁都很大。

胎儿畸形

如果胎儿在发育过程中出现脑积水、胎体过大、畸胎等，都有可能影响胎儿通过产道，对产妇和胎儿造成危险。因此，孕妇在分娩前一定要做好产前检查，避免危险情况的出现。

另外，产妇的心理状态对分娩也起着至关重要的作用。如果孕妇分娩前过于紧张、焦虑、恐惧，会出现心率加快、呼吸急促、宫缩乏力等症状，可能会导致产程延长，危及胎儿的生命。产妇应该以乐观、平和的心情迎接分娩，同时在分娩过程中合理运用各种分娩技巧，不仅会缩短分娩的时间，对产妇和胎儿来说也更加安全。

自然分娩

自然分娩的优缺点

自然分娩的优点

自然分娩时，胎儿受到产力和产道的挤压，身体发生了一系列变化，尤其是适应功能方面更是有了很大提高。胎头经过挤压会出现轻微的变形、充血，血液中二氧化碳含量上升，使胎儿暂时处于缺氧状态，因此呼吸中枢兴奋性增高；胎儿胸腔受到宫缩及产道挤压，可以帮助排出吸入呼吸道中的羊水、胎粪等异物；同时，通过产道时胎儿血液中的肾上腺皮质素、促肾上腺激素和生长激素水平都会提高，这可以使胎儿更好地适应外界环境。以上因素可以促进新生儿迅速开始独立呼吸。此外，自然分娩对母体伤害小，母体恢复比较快。一般产后可以立即进食，观察24小时后就可出院，产后并发症少。

自然分娩的缺点

自然分娩的产程不受控制，因此可能比其他分娩方式需要的时间长。

自然分娩过程中，可能会损伤阴道，尤其是会阴肌肉，甚至会引发感染。

自然分娩有可能会因子宫收缩不好引发大出血。如果无法止血，可能需要剖腹处理，严重者甚至可能要切除子宫。

自然分娩的产妇，产后易感染产褥热，尤其是胎膜早破或产程较长的孕妇。

自然分娩过程中可能会出现难产或产妇产力不足的情况，需要用

阴道分娩

以下为阴道分娩的通常步骤：

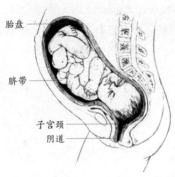

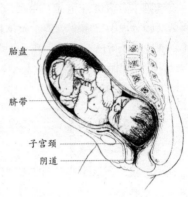

1. 胎儿头抵着已张开并变薄的子宫颈。

2. 随着宫颈口的开放，胎儿头开始被挤压进阴道。

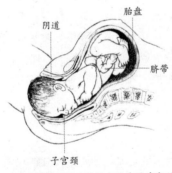

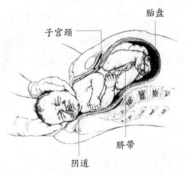

3. 胎头旋转45°以便于分娩出狭窄部位，此时胎头已露出。

4. 一旦胎头娩出体外，医生将一边嘱产妇继续用力，一边帮助胎儿的肩及其他部位娩出。

产钳或真空吸引器助产，这样可能会造成胎头受伤及产道出口损伤。

巨大儿仍采用自然分娩，容易造成难产，或导致新生儿损伤。

如果发生难产，产程延长，胎儿会在羊水中排出胎便，导致新生儿吸入性肺炎。

自然分娩时，无法避免脐带绕颈或打结的意外发生。

会阴侧切

会阴指阴道口与肛门之间的软组织，一般为 2 ~ 3 厘米长。在自然分娩过程中，如果孕妇具备下列情况中的任何一种，医生一般都会建议孕妇实施会阴侧切术，扩大婴儿出生的通道：

由各种原因所致的头盆不称，并以引发胎儿宫内窘迫；

会阴弹性过差，如果不切开，会影响胎儿娩出，并造成会阴严重撕裂；

经产妇曾作会阴侧切手术，术后缝合或修补后瘢痕大，影响了会阴扩展；

产妇患有严重的心肺疾病，长时间腹压过大容易带来危险，需要快速结束分娩；

需要使用产钳和吸引器助产；

胎位不正；

早产、胎儿宫内发育迟缓或胎儿宫内窘迫需要缩短产程。

会阴侧切让很多产妇心怀恐惧，其实会阴侧切手术是一种常见的产科手术。随着人们生活水平的提高，孕妇怀孕期间营养充足，运动不足，致使胎儿个头大、体重重，给自然分娩带来一定的困难。这时，会阴侧切可以防止产妇会阴严重撕裂、保护盆底肌肉。而且会阴侧切对胎儿也有好处，胎儿在娩出时，会阴是产道的最后一关。但是会阴扩张到胎头可以顺利通过需要一定的时间，侧切则

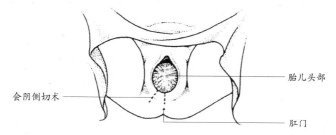

会阴侧切术 ——————| |———————— 胎儿头部

|———————— 肛门

会阴侧切术

如果小孩很大或产钳被用来辅助分娩的话，就需要实施会阴侧切术，以免撕裂会阴。

可以达到快速扩张会阴，加快胎儿出生，避免胎儿在产道内时间过长造成缺氧。

会阴侧切时会使用少量的麻醉，产妇不会产生疼痛的感觉。待胎儿娩出后缝合，5天后即可愈合。

无痛分娩

通常所说的"无痛分娩"，是使用各种方法使自然分娩时的疼痛减轻甚至消失，在医学上叫作"分娩镇痛"。目前通常使用的分娩镇痛方法不外乎两种：一种是药物镇痛，即通过麻醉药或止痛药来达到镇痛的目的，这也是一般人所理解的无痛分娩；另一种是非药物镇痛，这种方法没有药物干预，主要是通过产前训练增强肌肉弹性、练习宫缩时正确的呼吸方法，或使用穴位按摩或针灸来减轻疼痛。下面介绍几种常用的无痛分娩方法：

精神无痛分娩法

通过分娩课程的学习，提高对分娩的认识。孕8月左右，准妈妈可以选择分娩课程，听专业医生讲解分娩过程及如何正确对待分娩疼痛，认真学习有关分娩的知识，理解分娩过程中的阵痛是一种正常的生理现象，并不像想象中那么恐怖，这种疼痛可以通过各种方法控制和缓解。只有充分掌握分娩知识，孕妇才会增强自然分娩的信心，消除对疼痛的恐惧。孕妇的大脑皮质功能稳定，宫缩也会变得强而有力，可以促进产程进展。这样孕妇在分娩过程中对子宫收缩带来的阵痛、胎儿对产道压迫产生的疼痛就不那么敏感了。另外，亲人尤其是丈夫的陪伴和精神支持，会帮助孕妇减轻分娩时的心理压力，心情放松对缓解分娩疼痛和促进产程进展都是很有帮助的。

消除焦虑和恐惧心理。焦虑或恐惧会使产妇的疼痛敏感度增加。产妇要克服恐惧心理，增强顺利分娩的信心，可以增强对分娩疼痛的忍耐力。

分散注意力。产妇看电视或听音乐，分散自己的注意力，来缓解疼痛；在宫缩过强过频时，准爸爸可以让产妇想象宝宝的模样，想象一家三口在一起的美好生活以分散其注意力。

按摩与针灸

孕妇可以通过按摩缓解分娩过程中出现的阵痛，阵痛出现时，可以用手以顺时针方向按摩腹部，也可以用手掌从腹中线向两侧平推，以缓和子宫收缩的感觉。或是用手掌和拇指按压腰骶部酸胀处。当宫口打开5~6厘米之后，子宫收缩逐渐增强，这时可以用拇指或其余四指，按压腰内侧。还可将拳头放在腰下，按摩并缓和腰部沉重感，但时间不可过长。

必要时还可以考虑中医针灸麻醉的方法缓解疼痛。针灸不会伤害孕妇和胎儿，取穴也非常简单，通常取合谷、内关两处穴位针灸镇痛。如果连接针麻仪，镇痛效果更明显。

孕妇在阵痛间隙，可以从仰卧位转为侧卧位，并在两腿间垫上一两个枕头，有利于放松肌肉。

呼吸镇痛

在分娩的不同阶段，采用正确的呼吸方法可以有效减轻疼痛。分娩刚开始时，孕妇可以采用胸式呼吸，深吸气，慢吐气，以减轻宫缩时的疼痛；宫缩开始和结束时，用鼻子深吸气，用嘴吐气，宫缩间歇时恢复正常的呼吸方法。在子宫颈口全开后，遵从医务人员的指示，深吸气后憋气，这种呼吸方法有助于积攒力量，有效减少分娩时的疲劳和疼痛；胎头娩出后，呼气、吸气都要变得短促，不要憋气用力，通过呼吸放松肌肉，减轻痛苦。

腹式深呼吸具有稳定情绪的作用，分娩时采取这种呼吸方式可以减轻宫缩引发的强烈阵痛，为胎儿提供充足的氧气，帮助放松产道周围的肌肉，促进宫颈口扩张。一般来说，分娩刚开始时产妇容易焦躁不安，这时采取腹式深呼吸是很必要的。

腹式深呼吸的方法。如果产妇是仰卧姿势，两腿张开，膝盖稍微弯曲；十指伸开，拇指张开，其余四指并拢，轻放在下腹部上，拇指尖和食指尖围成三角形。两手拇指位于肚脐正下方。深吸气时，下腹部鼓起；吐气时，恢复原状。如果孕妇是侧卧姿势，两膝弯曲，靠近床的手肘弯曲，手掌放在头侧。另一只手臂，轻轻揽住下腹部。深呼吸的方法与仰卧时情形相同。

我们平时的呼吸方式是胸式呼吸，刚开始进行腹式呼吸容易感到疲劳，因此要反复练习，才可以逐渐适应。因此分娩时的腹式呼吸法要在怀孕中期就开始练习，练习的最佳结果是腹式呼吸持续 30 分钟感觉不到疲倦。练习腹式呼吸时，胎动可能会比较活跃，这是正常现象，不必担心。刚开始使用腹式深呼吸时不要要求过高，只要吸气时能使腹部膨胀就行。当腹部膨胀到最大限度，慢慢吐气。反复吸气—吐气，多练习几次，慢慢适应后，只要一吸气，腹部就会自然鼓起。

笑气镇痛

笑气即一氧化二氮，具有轻微的麻醉效用，是一种吸入式麻醉剂。孕妇分娩时，将笑气与氧气按一定比例混合，吸入后可以帮助减轻疼痛。这种气体对呼吸、循环没有明显的抑制作用，对子宫和胎儿也没有不良影响。而且产妇吸入的笑气中混合有一定比例的氧气，可以提高产妇血液中血红蛋白的携氧量，还可以缩短产程。

在吸入后几十秒钟，笑气就会产生镇痛作用，停止吸入后数分钟麻醉作用消失。这种镇痛方式易于掌握，可以在疼痛来临时，有医护人员协助吸入笑气，达到立即镇痛的效果。笑气发挥镇痛作用时，不会让吸入者神志不清，可以使产妇在分娩时保持清醒的状态，配合医生完成分娩。如果希望在水中分娩，笑气也同样适用。但是在临床上，笑气的止痛效果并不是很好，可能会出现镇痛不全的情况，而且还可能会使产妇产生不适感。

麻醉止痛药

麻醉药虽然能帮助产妇减轻疼痛，但是可能会损害人的心智，并对胎儿造成一定的危害。使用麻醉药可以实现全身麻醉、局部麻醉和区域麻醉。全身麻醉，产妇的意识会完全丧失。它可以在急产时快速生效，但是会导致产妇呕吐，或将呕吐物或胃酸吸入肺中，而且由于剂量过大，胎儿娩出时，也往往处于被麻醉状态。局部麻醉只涉及很小的范围，而且产妇的意识是清醒的，有利于其参与分娩，而且对胎儿的影响也很小，也比较有利于会阴侧切术后的缝合。区域麻醉比局部麻醉的范围大一些。麻醉药的作用因人而异，有些产妇注射麻醉药20分钟以后就感觉疼痛减轻了不少，有些却认为没有什么效果。

麻醉药对胎儿的影响

怀孕期间，孕妇服用任何药物都会直接或间接影响胎儿。几乎所有的麻醉药和止痛药都是通过抑制中枢神经系统兴奋性起止痛作用的。产妇注射麻醉药30秒内，母亲血液中的麻醉药会以70%的浓度进入胎儿的循环系统，直接作用于胎儿的呼吸循环中枢，或作用于母体呼吸循环中枢而间接影响胎儿。过量的麻醉药抑制产妇呼吸，会影响胎儿的氧气供应和代谢废物的排出，直接威胁胎儿生命安全。另外，麻醉药的药效在胎儿出生后很长一段时间还会继续在胎儿体内发挥作用。

合理使用麻醉药

如果分娩时必须要使用麻醉药，孕妇最好在分娩前熟悉各种麻醉药药效及药理，参考医生意见，选择对你和胎儿伤害最小、止痛效果又好的麻醉药。使用麻醉药时还要注意以下两个问题：

1. 把握好用药时间。如果麻醉药使用过早，比如宫缩开始前使用，会影响宫缩的强度，减缓产程进展；如果使用过晚，比如在宫口大开、胎头露出时使用，又会导致胎儿呼吸困难。正确的用药时间是，分娩活跃期或你实在无法忍受疼痛的时候。

2. 注射麻醉药的正确方式。注射分为静脉注射和肌肉注射。静脉注射起效快，麻醉药注入5～10分钟后，产妇就会觉得疼痛减轻了，药效可以持续1个小时左右；肌肉注射起效慢，注射后1个小时以后才会起作用，但是药效长，可以持续3～4个小时。医生一般都会使用静脉注射，因为它见效快，药效持续短，相对而言对产妇和胎儿的伤害就小一些。

硬脊膜外麻醉

如何实施硬脊膜外麻醉

硬脊膜外麻醉是把止痛药注射到硬脊膜外腔的一种麻醉方法。产妇在接受硬脊膜外麻醉前，一般要先注射1升静脉注射液，增加血液量，防止麻醉时血压降低。接受硬脊膜外麻醉的产妇要坐起来或者侧躺着，将膝盖弯曲尽量接近胸部，使下背部拱起，这样伸展脊柱，增加脊柱关节间的空间，便于找到正确的注射位置。硬脊膜外麻醉前，需要先做局部麻醉，麻醉药生效后，医生会将一支较大的针筒插入硬脊膜外腔，然后通过针筒将一根塑料管伸入硬脊膜外腔，接着一走针筒，留下塑料管。随后医生会把止痛药通过这根塑料管注入你的体内，5分钟之内，药效就开始发挥作用，你会觉得下半身麻木；10～20分钟后下半身会变得疲倦、沉重，宫缩带来的阵痛会变得渐渐感觉不到了。但是有些产妇表示身体的某些区域还是有感觉的。

硬脊膜外麻醉需要导尿管帮助排尿；身体很沉重，需要护士帮忙才能改变姿势；还有可能导致血压降低，因而护士会定时帮你量

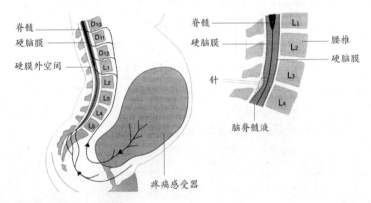

脊髓 硬脑膜 硬膜外空间 D10 D11 D12 L1 L2 L3 L4 L5 疼痛感受器

脊髓 硬脑膜 针 脑脊髓液 L1 L2 L3 L4 腰椎 硬脑膜

硬膜外麻醉的注射位置

硬膜外空间是我们做硬膜外麻醉时注入麻醉药的地方。注射的位置是在两个腰椎之间，确切地说是在没有脊髓的地方。箭头部分代表了麻醉液体正在硬脑膜后扩散。硬膜外麻醉会在分娩后保持1～2个小时，避免突然出现并发症。

怀孕大百科：备孕·怀孕·胎教·分娩·婴儿护理一本全

血压，以确定血压是否正常；需要接上电子胎儿监测仪，观察体内胎儿的反应；每隔一段时间护士还会触摸一下腹部的皮肤，以检查药量是否能够起到减轻疼痛的效果。

硬脊膜外麻醉的种类

持续性硬脊膜外麻醉。在分娩的过程中，通过注射泵持续向产妇硬脊膜外腔注入止痛药，以消除疼痛感，是最常用的硬脊膜外麻醉法。这种方法可能导致产妇血压升高，要随时检测血压变化情况；持续用药，用药量相对大一些，伤害性也会相应大一些。

间歇性硬脊膜外麻醉。在分娩过程中，每隔一段时间向产妇硬脊膜外腔注射一次止痛药，可以根据产妇对疼痛的敏感性和肢体活动程度，在必要的时候注射。采用这种麻醉，产妇的血压会比较稳定，注射的药量相对比较低。

产妇自控硬脊膜外麻醉。这种方法是将每次需要的药量预先设置好，由电脑管理，产妇在需要时，只需要按下按钮，止痛药就会自动注入产妇的硬脊膜外腔。采取这种方法，孕妇具有一定的自主权，可以根据自身情况自行控制药量，达到令她们满意的镇痛效果。

脊髓麻醉联合硬脊膜外麻醉。这种方法是将少量的麻醉药直接注入脊髓腔，注入剂量要可以缓解阵痛，但不影响活动。实施这种麻醉后，产妇可以站、蹲、跪，在他人协助下还可以走动。这种麻醉方式在分娩初期，产妇难以忍受宫缩带来的阵痛，或者疼痛导致孕妇产力不足，产程无法继续进展时特别管用。

理论上来说，在分娩的任何一个阶段都可以使用硬脊膜外麻醉，但是麻醉师一般会建议产妇在分娩活动期，即宫缩强度增大，宫颈口张开 5 ~ 6 厘米时使用。

硬脊膜外麻醉的优点

产妇在分娩过程中可以保持头脑清醒，能主动配合分娩全过程。

镇痛效果好，起效快，疼痛的减轻可以增加产妇顺利分娩的信心。

"有感觉但无痛感"的特点，帮助很多孕妇解决了希望体验分娩，又怕自己无法忍受疼痛的问题。

可以帮助缓解外阴侧切术及产后缝合的疼痛。

硬脊膜外麻醉的缺点

用药时间不好把握，用药过早会阻碍产程进展，用药过晚又会导致产妇产力不足。

实施麻醉后，产妇常会产生血压下降的状况，需要密切监视。

实施麻醉后，产妇体温可能会升高。

通常情况下，实行硬脊膜外麻醉后（脊髓麻醉联合硬脊膜外麻醉除外），产妇行动会产生障碍，下身沉重麻木，无法改变姿势，需要医务人员辅助才能完成分娩。

适用人群有局限性。并不是所有的产妇都适合硬脊膜外麻醉。出现血压过低、异常出血、血液感染等情况的产妇，或者下背部皮肤感染或对麻醉药过敏的产妇，可能都不能进行硬脊膜外麻醉。

剖腹产

剖腹产的手术指征

剖腹产是指产妇在分娩过程中，由于自身或胎儿的原因，无法通过自然分娩娩出胎儿，而是由医生采取手术取出胎儿的一种分娩方法。我们已经可以清楚地看出，剖腹产手术的前提是：产妇或胎儿不能通过自然分娩结束妊娠。应该指出的是，剖腹产作为一种应急措施，在解决难产、保证胎儿和产妇生命安全上是有积极作用的。但是如果可以通过自然分娩娩出胎儿，剖腹产的安全性也就值得商榷了，而且剖腹产会给产妇产后身体恢复带来一定影响。因此，无论是医生还是产妇本人及其亲属，选择剖腹产手术时，都必须慎重。

剖腹产胎儿方面的手术指征

1. 胎儿体重超过 4000 克，自然分娩会造成难产。

2. 妊娠不足 36 周，出于某种原因需要引产；或宫内发育迟缓，体重低于 2300 克的足月儿，由于发育不成熟，可能不能承受自然分娩的压力。

3. 胎儿宫内缺氧，或在分娩过程中缺氧，心跳每分钟少于 120

次，需要快速结束分娩。

4.胎位异常，如横位、臀位，尤其是胎足先入盆，持续性枕后位等。

5.多胞胎或者胎儿畸形。

6.胎膜早破，并发生脐带脱垂。

剖腹产产妇方面的手术指征

1.骨盆狭窄或先天发育异常。

2.软产道异常，如梗阻、瘢痕、子宫体部修补缝合及矫形等。

3.患有严重的妊娠期合并症，如妊娠高血压、心脏病、糖尿病、慢性肾炎等，无法承受自然分娩。

4.胎盘异常，如前置胎盘或胎盘早剥等，处理不当引发出血，会危及母婴生命安全。

5.高龄初产妇。

6.产力不足，产程进展缓慢，甚至停滞，长时间下去，会造成胎儿宫内缺氧。

7.有多次流产史或不良产史。

减少不必要的剖腹产

导致剖腹产的5大原因是产程无法进展、前一胎剖腹产、胎

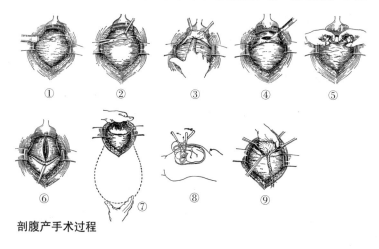

剖腹产手术过程

儿窘迫、胎头骨盆不称、产妇患有活跃性生殖器疱疹，但是研究发现，这 5 大原因都可以通过一定的方法扭转，并不一定非要采取剖腹产才能保证母婴安全。

产程无法进展

在分娩过程中，产妇的宫缩乏力，可能会导致产程无法顺利进展，胎儿迟迟无法娩出。由于这种原因而必须实施剖腹产的产妇，约占剖腹产的 30%。出现这种情况的原因主要是分娩过程中产妇配合不当，或是违背了分娩时产妇生殖器官的正常运作规律所造成。因此，如果产妇在分娩时能够放松心情，阵痛时配合宫缩调整呼吸，宫缩间歇平静心情，积攒力量，能进食时就吃些好消化的东西增强体力，一般情况下，产程无法进展的状况是可以改变的。而且医生还会根据造成宫缩乏力的具体原因，采取具体措施，必要时会使用催产剂加强宫缩，促进产程进行。这些都可以避免剖腹产。但是像脐带太短导致的产程无法进展是没有办法纠正的，只能实行剖腹产。

前一胎剖腹

如果产妇前一胎是剖腹产，那么这一胎想自然分娩的可能性还是很大的。以前，剖腹产手术是在子宫上方切开，这里是子宫最薄弱的地方。因此，如果曾经有过剖腹产经历的女性，再次怀孕也只能采取剖腹产的分娩方式，否则子宫很可能会在上次手术切口处破裂。但是，近年来剖腹产手术一般是在子宫下方横向切开，这种切口在日后怀孕顺产分娩中，导致子宫破裂的概率大约只有 0.2%。因此剖腹产后自然分娩不仅是可行的，对大多数孕妇来说还非常安全。

如果前一胎剖腹产的原因是胎位不正、妊娠期并发症、生殖性疱疹、胎儿窘迫、胎头过大等，那这一胎完全可以自然分娩，因为上一胎的情况不一定会在这一胎再次发生；如果是产妇身体有不适合自然分娩的症状，那就最好不要冒险自然分娩了，这时候多听听医务人员的建议还是很有好处的。

医院和医生的分娩观念非常重要。如果有些医院和医生把剖腹产后自然分娩的产妇当作一般的产妇来对待，而且认为她们在分娩时不需要特别的技术支持，甚至不需要特别监护，分娩就能进行得很顺利。如果有些医院和医生认为剖腹产后自然分娩是很危险的，甚至把她们作为高危孕妇来对待，那么她们可能就没有机会选择自然分娩了。

胎儿窘迫

胎儿窘迫是由于胎儿在子宫内缺氧，而危及胎儿健康和生命的状况，是当前剖腹产的主要原因之一。胎儿窘迫的早期症状是胎儿心跳出现异常。胎儿的正常心率为每分钟 120～160 次，过快或过慢都是不正常的现象。胎儿窘迫时，一般先是心跳加快，之后心跳开始变慢、变弱，变得不规则。胎动异常也是胎儿窘迫的一个征兆。正常情况下，胎动每小时不少于 3 次，12 小时应不低于 20 次。如果胎动突然急剧增加，并变得非常强烈，可能就是胎儿急性窘迫的征兆，大多是由脐带受压、胎盘早剥等造成胎儿缺氧所致。如果胎动突然减少、减弱并消失，胎儿随时都可能发生死亡。产妇一定要加强自我检测，避免胎儿出现宫内窘迫。

胎头骨盆不称

胎头骨盆不称，是指胎头过大无法通过骨盆出口，这也是造成剖腹产的一大原因。通过骨盆测量法及"胎儿—骨盆指数"可以检查出胎头和骨盆是否相称。具体操作办法在前文"胎儿—骨盆指数"和"骨盆测量法"两节内容中有详细介绍，可参考阅读。但是单凭这些检查不足以反映胎头和骨盆是否相称，因为胎头在压力作用下会发生形变，变得小一点儿；而如果产妇采用蹲位分娩的话，骨盆出口会增大 20%。这些情况也可以避免剖腹产。

活跃性生殖器疱疹

如果孕妇在怀孕之前感染过生殖性疱疹，但是怀孕期间没有出现过任何发炎症状，这种情况下产妇是可以采取自然分娩的；如果怀孕之前感染的生殖性疱疹，并在怀孕期间复发了，或者是在怀孕期间感染上新的生殖器疱疹，医生就会监控这些病毒，不得已时会使用抗病毒药物进行治疗；如果在怀孕期间感染了活跃性生殖器疱疹，医务人员一般会建议剖腹产分娩，避免胎儿在经过产道时受到感染。

剖腹产的优缺点

剖腹产的优点

有效缩短产程，尤其是在胎儿发生宫内缺氧、胎儿巨大或产妇骨盆狭窄时，剖腹产更能显示出它的优越性。

由于某种原因，不能实现自然分娩，实施剖腹产可以挽救母婴生命。

若产妇腹腔内有其他疾病，在施行剖腹产的同时可一并解除。

如果产妇出现子宫严重感染、子宫破裂、子宫肌瘤等症状，需要摘除子宫，剖腹产可以在娩出胎儿后直接摘除。

剖腹产手术可以免除产妇受阵痛之苦。

产妇产后做结扎手术很方便。

剖腹产的缺点

剖腹产手术对产妇的精神和肉体都会造成严重的创伤。

手术过程中必需的麻醉，有可能发生意外，影响孕妇及胎儿中枢神经系统。

手术时可能出现大出血，损伤腹内其他器官；手术后泌尿、心血管、呼吸等系统可能会产生并发症。

剖腹产产妇身体恢复比自然分娩的产妇慢。

剖腹产手术后，伤口容易感染发炎，出现发烧、腹胀、伤口疼痛、切口愈合不良的现象，甚至可能发生伤口开裂、血栓性静脉炎、产后子宫弛缓性出血等症状。

剖腹产女性两年内再次怀孕有子宫破裂的危险，如果原切口愈合状况不好，再次分娩时还要采取剖腹产，使子宫旧伤未愈，又添新伤。

剖腹产女性如意外怀孕，人工流产时易发生子宫穿孔。

剖腹产胎儿出生时未经产道挤压，对外界环境适应性不强，新生儿容易出现呼吸困难、吸入性肺炎、紫绀、呕吐、肺透明膜病等剖腹产儿综合征。

剖腹产与宝宝智力的关系

近年来，剖腹产率呈现逐年上升的趋势。造成这种社会现象的原因是多方面的，除了孕妇自身的原因外，也不乏社会因素。有些孕妇对自然分娩的痛苦过于恐惧，害怕自己不能忍受那种痛苦；还有一些孕妇认为剖腹产胎儿颅骨不受挤压，不会出现脑部出血或损伤。所以宁愿自己挨上一刀，多吃些苦，也要实行剖腹产，让宝宝更聪明。

实际上自然分娩，胎儿头部虽然会受到挤压而发生变形，但是胎儿的颅骨构造也是为了分娩时通过狭窄的产道而形成的，这种变形在产后一两天即可恢复正常。胎儿在受压的同时，会刺激脑部血液循环，为控制呼吸中枢的神经提供刺激，促进胎儿啼哭与呼吸。此外，胎儿经过子宫收缩与狭窄产道的挤压，可将胎儿肺部，及鼻、口中的羊水和黏液排出，有利于胎儿顺利呼吸，防止吸入性肺炎发生。这些都是剖腹产做不到的。近年来不断发表的统计资料显示，剖腹产与自然分娩对胎儿的智力发育无显著差异。剖腹产胎儿颅内出血、窒息的情况也并不少见，而自然分娩的胎儿在通过产道时，显示出生命的活力，更能适应外界环境而健康成长。所以认为剖腹产小孩聪明的说法是不科学的。而且，选择哪种分娩方式，应该以孕妇和胎儿的情况为基础，本着母婴健康的准则决定。

剖腹产产妇的产后护理

不宜平卧。剖腹产手术后麻醉药作用消失，腹部和子宫壁的切口会有强烈的疼痛感。平躺时，子宫收缩时牵拉伤口产生的疼痛更加剧烈。这时最好侧卧位，身体移动要缓慢，防止震动和牵拉使伤口裂开或疼痛。

不宜静卧。剖腹产手术后，在知觉恢复后，应视个人身体情况进行适当的肢体活动，练习翻身、坐起，并下床活动，但是动作一定要轻缓，防止伤口开裂。尽早活动可以促进胃肠蠕动，尽快排气，预防肠粘连及形成血栓。

术后三天，为防止脱水，应输生理盐水。术后6小时后可进食流质食物，术后24小时后可进食半流质食物。

不宜过饱。剖腹产手术时，肠道受到一定的刺激，胃肠道正常功能被抑制，蠕动相对减慢。术后6小时内应禁食，之后视情况进食流食。

少食鱼类。鱼类中含一种有机酸，具有抑制血液凝集的作用，不利术后止血及伤口愈合。

及时排便。剖腹产手术后，由于疼痛不敢用力排便，易造成尿潴留和大便干燥，术后产妇应按照平时习惯及时大小便。

剖腹产时，子宫出血较多。术后应注意阴道出血量，如果发现出血过多，超过月经量，应及时就医。

如果剖腹产手术后体温过高，应继续住院观察。出院后一周内，最好每天下午测量体温，以便出现低热情况时，能够及早发现，及时处理。

严防感冒。感冒咳嗽、打喷嚏可增大腹压，影响伤口愈合，剧烈咳嗽甚至可能造成切口撕裂。已患感冒的产妇应及时服药治疗。

确保切口处和会阴部清洁，以免引发伤口炎症；伤口发痒时不要搔抓，以免细菌粘在伤口处，导致伤口感染，更不要用不干净的纸巾或布擦拭，因该用棉球蘸取医用酒精轻轻擦拭。

剖腹产切口处的子宫内膜可能会发生移位，主要表现为经期伤口及周围持续胀痛，如果不加医治，会越来越严重。

三种分娩方式的安全系数

自然分娩的安全系数

自然分娩是一种纯生理过程，对产妇和胎儿的伤害是最小的。自然分娩过程中，产妇每次宫缩产生的压力都是对胎儿的按摩，对宝宝的皮肤感觉系统的形成有很大帮助；胎儿经过产道时，产道产生的压力可以将胎儿吸入口、鼻、喉及肺部的羊水和胎粪等污染物挤出，大大减少了新生儿湿肺、肺透明膜病、吸入性肺炎等的发病率，减少新生儿呼吸困难的危险；经过产道挤压，新生儿对外界环境的适应能力较强。自然分娩的产妇身体恢复快，产后出血少，免受麻醉和手术发生意外的风险，也不会有术后并发症和后遗症。一般当产妇入院后，医生在经过全面检查，胎儿、母体条件均理想时，都会建议她们自然分娩。

剖腹产的安全系数

剖腹产是解决各种高危妊娠和难产的非常有效的分娩手段，但是现在很多产妇即使能自然分娩，也要求实行剖腹产，她们认为自然分娩太痛苦，而且还会使阴道松弛，影响产后夫妻生活。但是，剖腹产毕竟是手术，有手术就会有风险，对于母婴来说，都会有不利的影响。与自然分娩相比，剖腹产出现产后并发症的可能性比较大。而且，研究成果表明，剖腹产儿童更容易出现注意力障碍、脾气暴躁、动作笨拙等状况。因此没有医学指征的剖腹产弊大于利，准爸妈要听从专业医生的建议，不要图一时的痛快，而不顾及孩子的未来。

无痛分娩的安全系数

无痛分娩是自然分娩的一种方式，是在自然分娩过程中，采取各种方法消除疼痛，婴儿从产道自然娩出。只要止痛药物选择合适，用量合适，使用方法正确，无痛分娩相对来说也比较安全，对母亲及胎儿几乎不会产生什么不良影响，因而正在被广大产妇所接受。

辅助分娩

自然分娩过程中，可能会出现产妇阵痛减弱、宫缩无力，或者胎头过大、胎儿心跳减弱，或者胎头迟迟没有下降到骨盆底部，这时都要采用辅助分娩，也就是我们通常所说的儿体牵引术，帮助胎儿快速娩出，以免发生胎儿宫内窘迫。辅助分娩的工具可以是产钳、真空吸引器，也可以是医务人员的手。

产钳助产：医生首先要将导尿管插入膀胱，帮助排空尿液，然

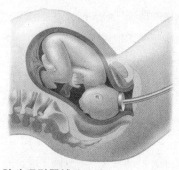

胎头吸引器辅助分娩

这是放在胎宝宝头部的一种吸力装置。产妇在宫缩用力时，医生会进行牵拉。胎头吸引器会造成胎头变形，不过这种变形通常在几天内就能恢复。

后将产妇双腿固定，并实施会阴切开术以扩大阴道口，防止撕裂。然后将产钳伸入产妇产道，夹住胎头，小心地将其拉出孕妇体外。

胎头吸引：将真空吸引器的吸盘经产妇阴道置于胎头上，再用真空发生器形成的抽吸力，形成负压，吸住胎头，然后配合宫缩，牵拉与吸引器相连接的把手，帮助胎儿娩出。如果胎儿过大或者胎位不正，吸引器有可能从胎头滑落，这时还需要重新固定。

此外，医务人员还可以用自己的手牵引胎儿，有经验的医生在做好手部消毒后，将手从产妇阴道伸入，轻轻抓住胎儿，慢慢将其牵引出来。

辅助分娩存在一定的危险性，除非在产妇和胎儿生命受到威胁，需要迅速结束分娩的情况下，才会采用。

辅助分娩基本上是安全的，但仍然会对产妇造成一定的影响。多数产妇的阴道会出现擦伤，可能出现排尿困难、尿失禁或者便秘。偶尔还会出现肛门或直肠撕裂，需要手术修补，为了促进伤口愈合，还需要使用通便剂防止便秘。这种损伤多数是可以自行愈合，但是有些损伤是不可能恢复的。

辅助分娩对胎儿的影响。胎儿头部或面部可能会出现瘀青或形变，但经过一段时间就会消失。使用产钳有时会引起胎儿颅内出血，导致胎儿死亡，还有可能引起大脑受损，导致大脑功能障碍，或发生手足麻痹等，现在一般不再使用。辅助分娩时一般都会有儿科专家在场。

第二章

分娩过程

宝宝是如何分娩出的

分娩的第一阶段：初期

准妈妈会有这样的经历

分娩的第一阶段看起来好像还没有明显的动静，我们称之为初期或潜伏期。有些孕妇甚至不知道分娩已经开始了，还以为这还只是比较强烈的假宫缩。对大多数孕妇来说潜伏期虽然持续时间比较长，但还是比较轻松的阶段。这时，宫缩还不是那么频繁，5~30分钟一次，每次持续30~45秒。多数孕妇可以比较冷静地度过这一阶段，还可以像平常一样做些想做的事情，比如聊天、看书，甚至还能出去散步；有的孕妇感觉到自己就要生了，会变得很兴奋；还有些孕妇可能会对即将到来的分娩很担心。这时大多数孕妇出现了腹痛、见红、尿频等分娩前的征兆。而少数孕妇可能会发生羊膜破裂、羊水流出的状况，但是大多数孕妇在分娩活跃期才会出现破水。如果你是初产妇，这一阶段可能会持续8小时左右。有些孕妇还可能会在睡眠中度过这一阶段，对身体发生的变化毫无察觉。

身体变化

宫缩越来越强烈，频率越来越高，由开始时的20~30分钟一次，慢慢变为3~10分钟一次，最后可能会缩短到1分钟一次。

子宫颈口会变软、变薄并扩张，之后会消失50%~90%，这阶段结束时宫颈口可扩张到3～4厘米。

随着子宫逐渐收缩加强，少数孕妇可能会发生胎膜破裂，羊水和带血的黏稠分泌物流出。

准妈妈该怎么做

这个时候，孕妇心里通常会涌现出一种幸福感，变得兴奋异常，而且体力充沛，可能很难平静下来休息，但是这时孕妇一定要休息，否则会在这一阶段浪费了过多的精力和体力，到分娩真正开始，真正需要精力和体力的时候，已经变得疲惫不堪了。如果孕妇感到兴奋或身体不适，无法好好休息，这时可以让准爸爸做一下背部按摩，帮助肌肉放松。或者看会儿书、看会儿电视，洗个热水澡。不管怎样，想方设法让自己休息一会儿，迎接即将来临的分娩。

如果孕妇还是不能平静下来，可以去散散步。站立和适当的活动有助于宝宝下降到骨盆底部，并保持宫缩继续进行。如果孕妇有过不好的分娩经历或是身体虚弱，对分娩没有信心，这时可能会产生一种恐惧感，并在身体和心理两方面对分娩产生抗拒。如果孕妇觉得自己过于紧张，可以找自己的妈妈或者信任的朋友聊会儿天。

随着宫缩加强，伴随而来的阵痛也越来越强烈，孕妇可以采用以下放松技巧来缓解疼痛。比如尝试不同的姿势，找到最能缓解宫缩疼痛的姿势；如果背部越来越疼痛，可以试着把四肢摊开的平躺姿势。分娩初期将要结束的时候，阵痛会越来越强烈、越来越频繁，这时孕妇可能需要靠在某种支撑物上才能有效缓解疼痛。这时孕妇一定要留意自己的情绪和身体变化，并根据这些变化决定下一步行动。

准爸爸应该做的

准爸爸在这一阶段要尽量说服妻子好好休息，同时还要帮她按摩、搓揉背部，给予身体和精神上的支持。

这一阶段，准爸爸脑海里可能会浮现出在电影中或书本上看到的分娩场景。比如孕妇痛苦的惨叫、丈夫焦躁的踱步，还可能会想到遍地鲜血。这些都可能会给准爸爸带来恐惧，担心妻子无法承受这种痛苦，甚至担心妻子会不会在分娩时出现意外。当看到妻子饱受阵痛折磨，而自己又束手无策时，准爸爸往往会产生一种无力感和负罪感。这时，准爸爸还会担心胎儿出世后生活会变得与以前大不相同，妻子可能会一心想着宝宝而冷落自己，自己挣的钱可能不够支付宝宝昂贵的奶粉和医疗费，而自己或许成不了一个好爸爸等。

从现在直到分娩结束，准爸爸的日子可能比较难熬。因为很多男人对医院有一种排斥感，不喜欢面对疼痛和鲜血，但是妻子即将分娩，理所当然需要准爸爸的陪同，因此准爸爸在妻子分娩前一定要做好这方面的心理准备。这时，你的勇敢和坚强会感染妻子，而你对妻子的关爱也会让她充满信心地度过这段艰难的时间。当你怀抱宝宝时，你就会感到骄傲与自豪，先前的恐惧和忧虑都会烟消云散。

分娩的第一阶段：活跃期

准妈妈会有这样的经历

如果孕妇感到宫缩的强度与频率已经让自己呼吸急促，甚至连一句完整的话都说不出了，这就表示此时已经进入活跃期了。这个时期宫缩变得更快、更强、更持久，孕妇需要调动所有精力才能应付这种几乎无法忍受的疼痛。一般情况下，活跃期宫缩是 3 ~ 5 分钟 1 次，每次持续 1 分钟左右。这时的宫缩与阵痛来得很突然，可能孕妇正在散步，就会突然出现宫缩，这时候疼痛的强度仅仅依靠转移注意力已经不可能缓解了，以前学习过的放松和缓解疼痛的技巧就派上用场了。

这一阶段，宫缩就像波浪一样从子宫上方蔓延到子宫下方，或者从后向前扩散。宫缩最剧烈的时刻也是阵痛最强烈的时候，接着阵痛和宫缩都会慢慢地缓和下来。孕妇的身体中所有跟分娩有关的肌肉和组织在活跃期都会参与到宫缩中来，孕妇可能会觉得耻骨上方的腹部肌肉被强烈拉伸，同时背部和骨盆也受到很大压力，疼痛起来。这时羊膜很容易破裂，造成羊水外流。

处在分娩活跃期的孕妇，都很想躲到一个安静的地方分娩。因此，参与分娩的人员，要及时分辨出这种情绪变化，调整计划来配合孕妇，加快产程进展。

活跃期大概会持续 3 ~ 4 个小时，持续时长对每个孕妇来说可能存在个体差异。很多孕妇活跃期的宫缩是间歇性的，强烈的宫缩与阵痛，然后平静，再接着更加强烈的宫缩阵痛。

身体变化

在活跃期，孕妇的子宫颈会完全消失，宫口张开 4 ~ 8 厘米。胎儿头部下降到骨盆地步，压破羊膜，导致羊水流出。这时，大脑会释放出更多的内啡肽，以缓解这种不断增强的疼痛感。

准妈妈该怎么做

这一阶段，孕妇要充分利用以前所学的放松技巧和缓解疼痛的方法。以下建议，可能有助于孕妇缓解不适感，促进产程进行。

宫缩间歇，要注意休息、补充能量以恢复体力。

宫缩开始时，从鼻子深吸一口气，然后慢慢地由嘴巴吐出；宫缩结束时，再次深呼吸，把肺部的二氧化碳全部呼出，并且把全身的紧张也都释放出来。

调整姿势，缓解疼痛。

注意及时排空膀胱，为胎儿腾出更多的空间通过产道。

这个阶段，有些孕妇可能还会觉得自己灵魂出窍了一样，不要担心，这是你的大脑使你的意识模糊，帮你缓解身体的疼痛。

准爸爸应该做的

参与分娩的人员，这时一定要尊重孕妇渴望安静环境的愿望，尽量保持安静，停止制造一些不必要的噪声，给孕妇创造一个安静的分娩环境。

这一阶段，准爸爸一定要沉着、冷静，密切关注孕妇可能发生的情绪变化，尽可能营造出一种轻松的氛围。言谈举止都要保持镇定，不要露出任何恐惧和紧张，要不时鼓励妻子做得很好，一切都很顺利。进入活跃期，由于强烈的阵痛，孕妇可能会忘记曾经学过的放松技巧，这时准爸爸就要及时引导孕妇使用放松技巧，帮助她减轻这一阶段的疼痛。

分娩的第一阶段：过渡期

准妈妈会有这样的经历

经过分娩初期和活跃期，产妇的骨盆通道已经打开了4～8厘米，这时就到了过渡期，宫口完全张开的阶段，是进入第二阶段娩出胎儿的最后准备阶段，也是整个分娩过程中阵痛最强的阶段，不过持续时间也最短，通常只有15～90分钟。过渡期宫缩1～3分钟一次，每次持续1～1.5分钟。这些宫缩来势又快又猛，通常阵痛也会不止一次地达到高峰，致使孕妇们根本没有机会休息和补充体力。

过渡期时，胎儿经过弯曲的产道，孕妇会感觉到强烈的背痛，骨盆和直肠也受到很大压力。强烈的宫缩还可能会导致孕妇恶心、呕吐、大汗淋淋、忽冷忽热、全身颤抖。

很多孕妇在过渡期会觉得阵痛太强烈了，甚至超过了忍耐的极限，因而这时很多孕妇会哭叫出"我不行了""我受不了了"之类的话。宫缩引发的阵痛像波浪一样，一次次袭击你，让你不由自主地发出喊叫。如果孕妇觉得实在忍受不了，只要能迅速摆脱这种疼痛，怎样做都可以，这时就预示着最艰难的阶段马上就要结束了。一旦过渡期结束，接下来发生的疼痛就比较容易忍受了。虽然胎儿娩出也很痛苦，但是大部分孕妇都觉得比过渡期轻松多了，而且宝宝的出生让疼痛变得很有价值。

身体变化

这一时期，孕妇的子宫颈口会张开最后几厘米，子宫肌肉正在超负荷工作，将子宫颈口向两边拉扯，使其充分扩张，便于胎儿头部通过，并开始把胎儿的头向外推。胎头经过宫颈口时会对产妇的直肠和骨盆产生巨大的压力，因而产生了强烈的不适感。这一阶段，孕妇的大脑会持续释放内啡肽，最大限度地减轻产妇的疼痛。

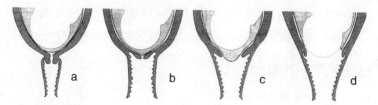

子宫颈的作用

（a）在分娩开始时，子宫颈是关闭的。

（b）逐渐地，在收缩的影响下，子宫颈缩短了，我们说它萎缩了。但是它仍然是关闭着的。

（c）子宫颈正在张开，羊膜囊被羊水推着凸了出来。

（d）子宫颈张开，羊膜囊破裂，孩子的头部开始从子宫里出来，然后它会穿过已扩大到最大程度的产道。

准妈妈该怎么做

对于孕妇来说，过渡期是分娩过程中最难熬的阶段，孕妇可以试着用以下方法放松和缓解疼痛：

积极调整姿势，找出对放松和缓解疼痛有帮助的姿势。

利用宫缩间歇充分休息，放松身体。

用力时配合宫缩。

过渡期的疼痛确实是难以忍受的，很多事先不想采用无痛分娩的产妇，这时往往会后悔她们当初的选择，想立刻实施麻醉，摆脱疼痛，但是这时不管采取何种手段实施麻醉都来不及了，因为等麻醉药开始发挥药效时，过渡期可能已经结束了。

准爸爸应该做的

有一点准爸爸一定要提前做好心理准备，那就是分娩过程中被疼痛所折磨的孕妇，其行为都很不理性，甚至会对你产生敌意。这个时候准爸爸一定要有耐心，不要因为此时孕妇说出的一些过激的言辞就觉得自己受到了伤害，要不断鼓励、称赞、安慰妻子，让她知道她不是在"孤身奋战"。如果孕妇分娩很不顺利，丈夫更应该保持冷静，时刻陪伴妻子，帮妻子稳定情绪并为她加油助威。

什么时候才会生

阵痛开始后，孕妇们最想知道自己什么时候可以生。医务人员通常会用 3 种方法来衡量孕妇的产程进展情况，它们是消失程度、扩张程度和下降程度。

1. 消失程度。主要是指子宫颈消失的程度。消失程度为"0"时，表示孕妇的子宫颈还没有开始变薄；消失程度为"50%"时，表示子宫颈已经有一半变薄了；消失程度为"100%"时，表示子宫颈已经完全变薄了，可以张开迎接胎儿的降生。

初产妇的子宫颈，有可能必须完全消失后才会开始扩张；如果不是初产妇，子宫颈的消失和扩张可能会同时进行。如果医务人员告诉你，你的子宫颈已经准备好了，那就是子宫颈正在消失和扩张。

2. 扩张程度。主要是指子宫颈口张开的程度。医务人员一般会用手指估计宫颈口张开的程度。通常情况下，分娩前和分娩初期，子宫颈口一般会张开 1 ~ 2 厘米；活跃期会张开到 5 ~ 8 厘米；过渡期结束会张开到 10 厘米。这时分娩就可以开始了。

3. 下降程度。主要是指胎儿的先露部位有多少降入骨盆。产位零表示胎先露部位在骨盆中央，每向上或向下 1 厘米就是另一个产位；最高产位是浮动，表示胎儿的头还没有进入骨盆。如果"胎儿在负 X 产位"，表示胎先露部位在零产位上方 X 厘米处；如果"胎儿在正 X 产位"，则表示胎先露部位零产位下方 X 厘米处。

在消失、扩张和下降之外，还有一个元素对产程进展有重要影响，那就是胎儿姿势的改变。胎儿在下降过程中，身体会发生旋转，找到最容易出来的方式通过产道。有时候在分娩中，产程迟迟没有进展，很大程度上是产妇的身体和胎儿都在努力，帮助胎儿改变姿势，方便他娩出。

医务人员一般认为，在分娩活跃期，宫颈口扩张每小时 1 厘米，胎先露部位每小时下降 1 厘米。如果孕妇没有达到这个数值，也不要担心，产程进展快慢和胎儿健康与否没有直接关系，进展慢可能是因为你的子宫和产道和一般的产妇有所不同。

分娩的第二阶段：生出宝宝

准妈妈会有这样的经历

这一阶段有两件事会让产妇感到高兴：一是这一阶段的疼痛要比过渡期有所减轻；二是这个阶段结束后，宝宝就问世了，自己也由准妈妈变成妈妈了。这时宫缩间隔时间比较长，3～5分钟才会有一次，而且疼痛也比过渡期减轻了很多。

很多产妇在过渡期之后，会有10～20分钟的间歇，才会有再次用力娩出胎儿的冲动，这段时期被称之为"宁静时期"或"休息与感恩阶段"。这段时间的休息会让产妇重新变得精力倍增。

一旦子宫颈口完全打开，胎儿头部就会下降到产道中，这时你可能产生一股无法控制的力量想把胎儿推出产道。这时候阴道会有一种很吓人的被撕裂的感觉，不过这种感觉很短暂，很快就会被胎头压迫阴道壁的麻木感所取代。有些产妇可能不怎么费力就可以把胎儿生出来，但有些孕妇则需要几个小时才能完成分娩。一般来说，初产妇娩出胎儿的平均时间为1.5小时。如果已经有过分娩经历，再次分娩可能就会快一些。

对于产妇来说，娩出胎儿的时间也具有个人差异。如果使用采用药物麻醉的无痛分娩，在胎儿娩出的过程中想要用力的欲望会受到限制，因此产程可能会延长，分娩所需要的时间也会长一些。因此，分娩时效果最好的麻醉是在过渡期充分发挥作用，而到了分娩的第二阶段，药效应该减弱，使产妇可以直接参与分娩过程。

身体变化

子宫颈口在过渡期结束时就会完全张开，使胎头安全地下降到产道。随着胎头拉扯阴道和骨盆底部肌肉，这些部位中的神经末梢接收器刺激大脑发出全身用力的信号，并刺激产妇身体释放出更多催产素，刺激子宫收缩。用力与宫缩促使胎儿娩出。第一阶段，子宫收缩完成了全部任务，而这一阶段产妇腹部和骨盆的肌肉一起对子宫施压，配合子宫自身的收缩力量，把胎儿推出来。

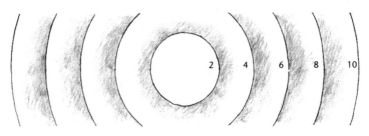

子宫颈开放程度（按实际尺寸大小）

准妈妈该怎么做

1. 尽量用自己的方式用力。在分娩过程中如果产妇有用力的欲望就用力，不要等医务人员喊用力时才用力，这样比较符合生理法则。只有子宫和腹部、骨盆底部等需要用力的肌肉合作时，才能最快地娩出胎儿。产妇有时在分娩开始时就会感觉想要用力的冲动，有时这种冲动还可能持续很久，还有可能在一次宫缩中产生好几次想要用力的冲动。

2. 以平和的方式支持产妇。参与分娩的人员喜欢用一些鼓励的话来激励产妇，但是这可能会增大产妇的压力，扰乱她们自身的用力节奏。如果出现这种情况一定要告诉医生。但多数情况下，医生的激励都是有用的，比如疼痛让意识不清的时候，或者是用力的冲动被药物掩盖的时候，护士会通过电子胎儿监护仪来提醒产妇什么时候需要用力。

3. 正确地用力。产妇双脚蹬在产床上，膝盖弯曲，后脚跟尽量靠近臀部。两手握紧产床把手，宫缩来临时深吸一口气，然后屏气，同时向下用力，力气用尽后再慢慢吐气。用力时要保持手、身体和脚原位不动，否则达不到预想的效果。宫缩结束时，放松肌肉，做几次深呼吸，为下次用力做准备。用力时不要在意姿势是否好看，一定要按照医生的指示，配合宫缩用力，否则不但会浪费体力，还有可能影响产程。很多研究显示产妇受本能驱使地用力，不但可以节省体力，输送充足的血液到子宫，促进宫缩，还可以给胎儿输送更多氧气。其实，大多数产妇都不需要别人的帮助，就能恰到好处地用力。

4.采用最佳的用力方式。事实证明，保持上半身直立的蹲姿是最省力的用力方式，而平躺时，等于要推胎儿上坡。如果产妇下背部靠在某处，背抬高了，胎儿通过时，就会受到阻碍，使产程减慢，疼痛增加。如果采取蹲姿，不仅可以扩大骨盆，还可以利用地心引力，促使下降。另外，产妇半躺着，也可以扩大骨盆，但和蹲姿相比，地心引力没能发挥最大的作用。如果宫缩使胎儿下降的速度过快，也可以采用侧躺的姿势，但需要医护人员用热敷布支撑会阴组织，并帮你抬高上面的一条腿。

5.不要心急，慢慢来。通常产妇会尽力用力，希望这一阶段早一点儿结束。但是，研究显示，用力过猛、过久，会导致胎儿缺氧。第二阶段持续时间的长短不会影响胎儿。如果胎儿心跳在宫缩时变慢，不要太担心，等到宫缩结束，胎儿的心跳就会恢复正常了。下次宫缩时，胎儿的心跳又会减慢。

6.宫缩间歇注意休息。很多第一次分娩的产妇都不会利用宫缩间歇休息，补充体力。宫缩结束时，应该调整到一个自己感受最舒服的睡姿，吃点儿容易消化、高能量的食物，喝点儿水，放松下紧张的肌肉，使体力得到恢复，迎接下一次宫缩。

7.保护会阴。当胎头将要娩出时，产妇一定要配合医务人员，不要再屏气用力，避免造成会阴严重撕裂。

准爸爸应该做的

准爸爸要随时提醒产妇放松，同时想尽一切办法帮助她放轻松。可以帮她擦汗，递上她想吃的东西，按摩她紧绷的肌肉，提醒她深呼吸，即使产程进展很缓慢也要不时激励她。

宝宝的头出现了

经过一段时间的用力，产妇的阴唇会突出来。再经过几次宫缩，每次用力时，医护人员都可以看到胎儿起皱的头皮，宫缩停止时又会缩回去，再次宫缩时又会出现，几经反复，产妇就会感觉到会阴被胎头慢慢撑开，直到箍在胎头上。胎头的这种下降方式使阴道组织逐渐适应胎头的大小，保护会阴不被撕裂。胎头一旦进入骨盆下方就不会再缩回去了，这时产妇会感觉到会阴和阴唇被使劲拉扯，会有一种灼烧、刺痛感，这时就不要再用力了，而是要让胎头自己慢慢地出来，以免撕裂产妇会阴。这样僵持几分钟之后，胎头的压力会使会阴部的皮肤组织麻痹，这时产妇就感觉不到疼痛了。

再经过几次收缩，胎头就会随着肩膀向下转动；再有几次宫缩，胎儿就会被推出产道，娩出母体。

这时，医务人员会把胎儿口、鼻里的黏液与羊水吸出来。摩擦胎儿后背，刺激呼吸，之后就会听到宝宝的第一次啼哭。接着医务人员会帮胎儿剪断脐带，将宝宝放到妈妈怀中。当然也有些胎儿出生后需要一些特殊护理，以便更好地适应外界环境。

分娩的第三阶段：娩出胎盘

准妈妈会有这样的经历

胎儿娩出后，产妇会有一种虚脱的感觉，但是宝宝的出生让你很有成就感，所以还是非常兴奋。这时分娩还没有结束，医务人员会帮助娩出胎盘，结束分娩。子宫继续收缩，不过强度已经很小了，娩出胎盘，这时产妇会有一种类似抽筋的感觉，或是阴道有轻微的排出东西的感觉。如果分娩过程中，会阴部有撕裂或是做了会阴切开术，这时医生还要进行缝合工作。缝合时会实施局部麻醉，减轻疼痛，更有利于缝合。这时，产妇已经感觉不到不适感了，因为这种轻微的不适已经完全被怀抱宝

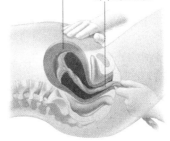

胎盘已经从子宫剥离　助产士轻轻牵拉脐带娩出胎盘

脐带变长意味着胎盘已经从子宫剥离。助产士会轻轻牵拉脐带促使胎盘娩出，通常这个过程很快也很顺利。

宝的幸福感淹没了。

身体变化

胎儿娩出后，由于肾上腺素的作用产妇会有些发抖，而且机体功能已经开始进行分娩后的调节，这时产妇可能会有饥饿感。

这一阶段，子宫会继续收缩，排出胎盘，压迫血管止血。如果发生大量出血，医务人员还会注射催产素帮助子宫收缩，尽快止血；还会帮助产妇按摩下腹部，促进子宫收缩，尽快止血。这个过程有些轻微不适，但是只会持续 5 ~ 30 分钟的时间。

准妈妈该怎么做

胎盘娩出后，在医务人员做最后处理时，新妈妈就可以充分享受宝宝诞生带来的幸福感了。让宝宝趴在你的肚皮上，这样就可以和宝宝肌肤相亲，又可以用你的体温给他保暖。让宝宝吮吸你的乳房，这样不仅可以刺激乳汁分泌，还会刺激分泌催产素，帮助子宫收缩，有利于排出胎盘和止血。

产后 1 周，新妈妈哺乳时，都会感觉到程度不同的子宫收缩，并伴随着疼痛感，我们称之为产后疼痛。这种情况通常都很短暂，它表示子宫正在恢复正常大小。新妈妈不要因为疼痛就停止哺乳，或是延后哺乳。如果说疼痛难忍，可以咨询医生是否可以服用止痛药。

准爸爸应该做的

这时候新爸爸一定要抱抱小宝宝，最好是父子肌肤直接接触。如果宝宝需要例行检查，爸爸最好也一起去。如果宝宝一直哭闹，护士又没有时间照看，爸爸可以把宝宝抱起来轻轻摇晃，等到护士有时间处理为止。千万不要把宝宝一个人留在婴儿室，对宝宝来说待在一个温暖、熟悉的地方，可以让他有安全感。

分娩过程注意事项

多休息，养精蓄锐

对产妇来说生孩子是一件辛苦而有成就感的事情。辛苦需要休息来弥补。在分娩过程中，有两种休息方式可供产妇选择：一是分娩初期，假性宫缩还没有引发不可忍受的疼痛时，产妇要抛除杂念充分休息；二是在分娩过程中，宫缩间歇可以用来做短暂的休息。即使是阵痛最频繁的时候，两次宫缩之间都会有一定的时间间隔。有些初产妇在分娩初期，阵痛还没有来临时，不知道利用时间好好休息，反而忙着收拾房间、整理衣物，认为自己还可以撑得住。其实这种做法是得不偿失的，如果不趁现在好好休息，等阵痛来临后，你就会被疼痛折磨得无法静下心来休息。如果分娩初期你在家，最好让家人创造一个安静的环境，想办法让自己休息一下，不要想那些无关紧要的琐事；如果在医院，尽量营造出一个适合休息的环境。

另外，宫缩间歇要注意抓紧时间休息。分娩初期，宫缩间隔大约为5分钟或者更长；分娩活跃期，宫缩间隔也有2～3分钟。与其考虑如何应付下次宫缩的疼痛，不如充分利用这些宝贵的时间休息一会儿。一些有经验的产妇，都会在宫缩间歇闭目养神，积蓄力量。

多活动，别过早卧床

怀孕期间，孕妇要保持适当的运动，比如散步、游泳、骑脚踏车等，以保持身体健康。现在这些运动带来的好处就开始显现出来了，运动使肌肉更有弹性、关节更加灵活，还可以增强体力，使分娩更加顺利。

很多产妇在分娩初期就开始卧床，这样做有可能会减慢产程进展，延长分娩时间。分娩初期最好适当地走动走动，可以缓解身体的不适感，还可以促进产程。分娩过程中，也可以采取各种各样的姿势，不是非要平躺在床上。如果需要检查或者使用监护设备，最好使用不限制活动的那种，这样在接受监护的同时，还可以自由活动。

分娩姿势

蹲姿分娩

蹲姿有助于扩大骨盆出口、缓解背部疼痛、加快宫颈扩张、加快胎儿下降、放松会阴肌肉，从而加速产程推进。另外还可以给胎儿提供更多的氧气，加速胎盘的娩出。

使用蹲姿分娩应注意的一些问题：

蹲姿最好在分娩进行到第二个阶段再用，那时子宫颈口完全扩张，每一次宫缩都会使胎儿娩出一点儿。如果产妇的宫缩不太强烈，宫颈还没有完全扩张，通常不需要使用蹲姿，以免双腿过度疲劳。

如果产妇有想用力的冲动，就可以使用蹲姿了。宫缩开始时产妇可以利用丈夫的脖子作为支撑，也可以利用产床上的蹲姿杆进行蹲姿分娩。在宫缩间歇采取比较舒适的姿势休息，避免劳累。

蹲姿分娩时，地心引力会促使胎头压迫子宫颈，加速产程进展。如果产妇感觉蹲姿造成的剧痛不能忍受，可以适当调整一下姿势。

采用蹲姿时，产妇的双脚打开的宽度至少要与肩同宽，要慢慢蹲下和站起，避免滑倒和肌肉拉伤。

产妇下蹲时要注意放松腹部肌肉，否则可能会造成疼痛加剧。

蹲姿也有一些不利的方面，那就是可能会使产妇觉得很累，有时还很难监听到胎心。

跪姿分娩

跪姿分娩，是指产妇跪着，上身向前倾斜，扶着一个支撑物。跪姿有助于缓解剧烈宫缩引发的阵痛，减轻背部疼痛。跪姿可以使产妇借助地心引力的作用，很快地娩出胎儿。可以帮助长期臀位的胎儿顺利分娩。缺点是分娩时，膝盖受力很大，时间长了产妇可能会受不了。应该在宫缩开始时，采用蹲姿，宫缩间歇，以舒适的姿势休息，积蓄体力，并缓解膝盖疼痛。

坐姿分娩

坐姿也有助于扩大骨盆，但是扩大程度没有蹲姿大。采用坐姿分娩时，产妇可以跨坐在马桶上、椅子上、分娩球上。如果产妇实施了局部麻醉，还可以跨坐在产床上。最好是和蹲姿结合起来，采取蹲坐的姿势，可以获得蹲姿扩大骨盆的最佳效果，还可以避免蹲姿容易疲劳的缺点。坐姿可以使用电子胎儿监护仪，对胎儿的情况进行实时监控，产妇也可以得到充分的休息，还可以借助地心引力的作用，帮助胎儿娩出。缺点是血压高的产妇不宜使用这种方法。

站姿和靠姿分娩

产妇多走动，可以加快产程进展。如果产妇在走动时突然感到一阵强烈的宫缩和阵痛，这时候可以靠在墙上或是搀扶者的身上休息片刻。站姿可以帮助产妇增强产力，使宫缩更有力，还可以使胎儿在地心引力的作用下，快速下降，缩短分娩的时间。站姿还可以缓解分娩疼痛，给胎儿供给充足的氧气。缺点是分娩过程主要靠产妇个人控制，医务人员很难观察到产程进展的程度。

侧躺姿分娩

上面介绍的姿势确实有利于分娩进行，但是如果整个分娩过程都保持蹲、跪、坐、站的姿势，很容易使产妇感到疲惫。因此，产妇可以在宫缩时，采取上述姿势中适合自己的姿势，而在宫缩间歇，则可以采用侧躺的方式，休息并积蓄力量，迎接下一次宫缩。

侧躺的次数和时间可以根据产妇的分娩状况灵活掌握。如果产程进展快、宫缩强，就可以采用侧躺姿势分娩，要注意把腿抬高，以扩张骨盆；如果产程进展缓慢，宫缩也不是很强，就可以在宫缩中采用上述姿势，而在宫缩间歇再回到侧躺的姿势。

侧躺便于产妇休息，对于患有高血压等妊娠并发症的产妇很有帮助，也便于保护产妇会阴。缺点是如果产妇躺的方向和胎儿背朝的方向一致，无法进行胎心检测，也无法借助地心引力的作用。

分娩时要放松肌肉

为什么要放松肌肉

分娩过程中，除子宫肌肉收缩外，放松其他肌肉有助于缓解不适感，并且能够促进产程进展。在宫缩时，身体其他部位的肌肉紧张，这种紧张会扩散到骨盆肌肉，使原本应该放松的骨盆肌肉紧张起来。紧张的肌肉会增加分娩时的疼痛，也会使产妇感到疲劳，削弱承受疼痛的能力。产妇在宫缩间歇应该尽量放松，这样才能得到充分的休息。如果宫缩间歇没有放松，就无法补充体力迎接下次宫缩的到来。随着产程进展，阵痛会越来越强烈，体力消耗也会越来越大，肌肉放松可以帮助产妇节省体力，更好地应对分娩。

分娩时，产妇体内会分泌两种对分娩有帮助的激素。一种是肾上腺素，它可以增强身体自然产生的麻醉剂缓解疼痛的效果。肾上腺素在分娩过程中，还可以给产妇提供额外的能量，帮助分娩进行。但是，如果这种激素过多，就会让产妇变得不安、精神不振、还会让血液从需要努力工作的子宫流回大脑、心脏、肾脏，造成宫缩乏力，产程进展缓慢，甚至停滞不前。另一种是内啡肽，它是人体分泌的一种自然的麻醉剂，可以减轻压力，缓解疼痛。和人造麻醉剂相比效果更好，而且对孕妇和胎儿没有副作用。内啡肽还可以刺激乳汁的分泌，帮助妈妈顺利哺乳。但是，如果分娩时，肌肉过于紧张，产妇体内激素分泌就会失衡，这两种激素的分泌就会受到影响，从而影响分娩过程。

总之，肌肉放松可以有效地调节这两种激素的分泌，让这些天然的镇痛剂发挥最大功效；肌肉紧张则会增加肾上腺素的分泌，降低内啡肽的分泌，让分娩更痛，产程延长。

如何放松肌肉

如果学会在分娩时放松肌肉，就会增加产妇体内内啡肽的分泌量，从而缓解疼痛，促进产程进展。

运动放松

手腕：丈夫用右手轻轻握住产妇左手腕，左手捏着她的左手关节，上下活动。

肘关节：丈夫用左手托住产妇肘关节，右手握住她的手腕，使其肘部做弯曲、伸直的动作。

颈部：丈夫双手托住产妇的脖子，然后慢慢放下，如此反复。

脚踝：产妇右腿伸直，丈夫用右手握住妻子的脚踝，左手握住脚掌，上下活动。左腿做同样的动作。

膝盖：产妇仰卧，丈夫用右手握住她的膝盖，左手握住脚踝，使膝盖关节做弯曲、伸直的动作。

音乐放松

音乐可以缓解紧张的心理，同时让全身肌肉得到放松，减少肾上腺素的释放，有助于加速分娩进程。产妇在分娩过程中利用音乐作为放松手段会起到非常好的效果。如果听到的音乐是自己平时进行放松训练所使用的曲子，那么分娩时产妇身心都会获得充分的放松。

按摩放松

按摩可以帮助紧张的肌肉放松下来，减轻分娩疼痛，促进产程进展。

正确地抚摸

丈夫充满爱意的抚摸和按摩，会给孕妇的大脑带来愉快的刺激，从而减少对疼痛的感知。临近分娩，产妇才知道让丈夫按摩什么地方，以及怎样按摩才会减轻疼痛，缓解不适。因此，怀孕最后几个月里，准爸爸可以经常帮妻子按摩，以缓解其背部疼痛和宫缩时的阵痛，这时的练习对日后的分娩大有好处。等到分娩到来的时候，准爸爸已经熟练掌握了正确的按摩手法，手部力量也更加持久，可以更好地为分娩中的妻子服务。

练习时，丈夫可以在妻子全身不同部位使用不同的按摩方式。在面部和头皮，可以用指尖轻轻按压；而肩膀、大腿、小腿、臀部、足部等大片肌肉，可以用手掌按压和手指揉捏的方式按摩；还可以用手掌打圈按摩背部，缓解下背部疼痛。

孕妇可以利用这段时间找出自己喜欢的或是最能缓解不适的按摩方式，比如有些孕妇喜欢顺着身体毛发生长方向的抚摸，有些则喜欢反着抚摸；有些孕妇还会特别喜欢脚部按摩或腹部按摩。

分娩时，产妇会因为疼痛而变得非常暴躁、非常敏感，丈夫一定不要介意妻子对你按摩的评价。这时，她平时喜欢的按摩方式，可能会让她感觉更加疼痛或不适，不但不能让她放松，反而还会惹怒她。这时，丈夫一定要耐心，不要在意妻子过激的言辞，在不同的分娩阶段采用不同的按摩方式，一旦其感觉不适，要马上改变按摩位置或者方式，尽量让她满意。对于你做出的努力，妻子肯定心怀感激，只是她现在被分娩纠缠，没法表达而已。

正确用力

分娩时正确用力的方法

当宫颈大开后，宫缩会使胎儿逐渐下降到骨盆底部。此时如果产妇配合宫缩用力，可以加快分娩，并缓和宫缩带来的强烈刺激，缓解产妇疼痛。所谓的"用力"不是我们平常所说的单纯的"使劲"。如果用力时产生的腹压不是顺着产道的方向，对促进分娩毫无意义。正确的用力方法其实和我们平常大便时是一样的。但是，由于分娩时大多数产妇还是采取仰躺着分娩，所以用力就不像直立式分娩时那么容易了。下面介绍一下产妇采取仰卧和侧卧这两种不好用力的分娩方式时的用力技巧，希望对产妇们有帮助。

仰卧时的用力方法

产妇双脚充分打开，弯曲膝盖，使脚后跟尽量靠近臀部，双手抓住床头的栏杆；然后深深吸一口气，屏住呼吸，像是要排便似的慢慢用力。此时一定要屏住呼吸，口鼻都不能漏气。直到使不出力来为止，缓缓吐气。如果方法正确，在肛门附近会产生一种向外推的力，用手掌贴在肛门上可以感觉到。方法不正确时手掌感受不到任何推力。如果吸气时只有腹部或腮帮鼓起、身体向上耸，用力时身体向下滑、臀部抬起、无法长久屏气或用力不持久，就表示用力方法不正确。

侧卧时的用力方法

侧卧时，并拢双腿，膝盖尽量弯曲，靠近胸部，双手抱住大腿根处。头部和脊背要尽量挺起来，不要太弯曲。然后深吸一口气，屏住呼吸，像是要排便似的慢慢用力。用力时，要挺直背脊，臀部尽量向后撅起帮助用力。如果用力时，头部和脊背过于弯曲，以致可以看到自己的肚脐，或用力时双手抱着膝盖，都是错误的。

仰卧时抱住双腿的用力方法

抬高双腿，双手分别搂住双膝，并将双腿尽量拉向身体两侧，使其充分张开。然后深吸一口气，屏住呼吸，像是要排便似的慢慢用力。用力时，尽量弓起脊背和头部，使下巴贴近胸口，尽量张开双腿。如果双腿没有充分张开，或是用力时臀部下滑，都不是正确的用力方法。

辅助手段

第一阶段应充分利用腹式呼吸，必要时结合按摩缓解产妇疼痛。

第二阶段，开始时主要采用侧卧式用力法，待胎儿头部露出时，变换为仰卧式或仰卧抱腿的用力法，可以增强产力，帮助胎儿娩出。胎头娩出后，再依照医务人员的指示，快速呼气吸气。

第三阶段娩出胎盘时，不要盲目用力，要根据医务人员的指示，在宫缩时轻轻用力，防止用力过度造成大出血。

这些用力方法与辅助手段一定要经常练习，会对分娩有很大的帮助，临时抱佛脚就来不及了。

正确呼吸

呼吸是人类与生俱来的本领，但是人类每种活动都有最合适的呼吸方式，比如长跑和短跑的呼吸方式肯定是不一样的。掌握了正确的呼吸方式，可以减轻身体负担，起到事半功倍的作用。对分娩这件消耗体力的事情来说，掌握正确的呼吸方法尤其重要，它能帮你放松身体，缓解疼痛，以最节省体力的方式给身体输送最多的氧气。

必须做的事

在宫缩间歇采用平时使用的最自然的呼吸方式呼吸。

宫缩开始时，用鼻子深深吸一口气，然后采用正确的方法用力，之后再用嘴慢慢吐气。吐气时要放松全身肌肉。

宫缩最强烈的时候，不要让自己的呼吸也跟着急促起来，要时刻提醒自己深呼吸，吸入足够多的氧气，这样会缓解身体的不适感。

家人如果发现产妇呼吸急促，要及时加以引导，让她跟着节奏恢复正确的呼吸。

不该做的事

不要快速地吸气、吐气，这样不但会使产妇容易感到疲倦，还会减少氧气的吸入量。但是强烈的宫缩会使呼吸急促，造成头晕，手脚麻木。因此在宫缩来临，产妇呼吸急促时，参与分娩的人员，要及时引导其改变呼吸方式。不要长时间憋气，憋气有利于用力，但是长时间憋气会是产妇感到疲倦，还会减少氧气吸入量。

虽然正确呼吸很重要，但是产妇在分娩时，不要被这些条条框框限制得无所适从。只要产妇保持轻松的心情，身体会自然而然地指导你采用对分娩最有利的呼吸方式。

短促呼吸

分娩的第二阶段，胎头若隐若现后不久，胎头就会撑开会阴组织，这时产妇最好不要再用力，宫缩产生的力量就足够娩出胎头了。这时，产妇一旦使劲用力，就可能在会阴组织没有准备好的情况下，将胎头挤出阴道，使会阴撕裂。为了避免出现这种情况，这时产妇最好在医务人员的指导下短促呼吸，不要用力。

短促呼吸的方法：

产妇仰卧，弯曲膝盖，使双腿尽量靠近胸部，并充分张开，双手在胸前交叉握拳。按照平常的呼吸方式深吸一口气，快速吐出，再吸气、吐气……如此反复地又短又快地呼吸。短促呼吸时，能听到很重很急的呼吸声。如果感到呼吸困难，有可能是吸入的氧气少于呼出的二氧化碳，因此，做短促呼吸时，一定要深深吸气，至少保证吸气量和吐气量相等。

短促呼吸的方法最好从孕10月就开始练习，而且要持之以恒，每晚都要坚持练习一次，等熟练掌握呼吸技巧后，再配合正确的用力方法一起做，试着练习如何在用力时将呼吸转变为短促呼吸，直到呼吸和用力可以很好地配合时为止。进行短促呼吸的秘诀是，呼入与吐出的量与一般呼吸相同，只是呼吸比较快。如果在分娩过程中还不能很好地运用这种呼吸方法，就张大嘴巴，用嘴代替鼻子呼吸，并稍微加快呼吸速度，就是短促呼吸了。

第三章
产后护理

新妈妈产后护理

产后两小时新妈妈要留在产房内观察

每个产妇在刚生完孩子之后，都不要急着出院，至少要待在医院里观察两个小时，预防出血及其他分娩并发症，检查一下宝宝的情况。

产后出血是产妇最容易出现的状况，也是导致产妇死亡的第一原因，所以每个医院在产妇产子两小时之后都要严密观察出血状况，且产妇自己无论多么疲劳，也都要看看自己的出血量，在上厕所的时候将用过的卫生护垫收集起来，一旦发现异常，立刻告知医生。

除了出血状况，医生一般还要观察产妇的血压、心率、子宫收缩等情况，防止给孕妇的生活造成更大的麻烦。

如果产妇身体无恙，一般还在宝宝出生后半个小时后，她就可以与自己的宝宝见面了。医生通常会将新生宝宝抱到妈妈胸前，让妈妈和宝宝的肌肤充分接触，并尝试着让宝宝吸吮。这个过程的意义不仅仅在于哺乳，更重要的是可以防止新生儿体温下降，让宝宝产生更多的安全感，这有助于安抚宝宝的情绪。

这两个小时之内，如果产妇和宝宝均无明显的不适，那么产妇可以尝试着下床喝点儿水，这样一方面可以补充分娩过程中流失的津液，另一方面可以促进膀胱肌肉的收缩，为产后第一次排尿做准备。如果饿了的话，可以吃些易消化的食物，再美美地睡一觉，尽快恢复体力，为哺乳做好准备。

新妈妈产后要在医院住多久

分娩之后产妇需要住院多久，这是每个家庭都关心的问题，住院时间的长短可以从侧面反映产妇的健康状况。

如果产妇是顺产的话，且分娩之后产妇和宝宝都没有什么异常，那么医院通常会再观察2天，然后就可以出院。之所以需要做进一步的观察，是因为产妇分娩后子宫胎盘循环结束，很多血液和组织进入产妇的血液循环系统，导致产妇血循环量在72小时之内急剧增加，给产妇心脏造成很大的负担，留院观察的目的，就是为了预防产妇心脏衰竭，确保产妇平安无事。

如果产妇的分娩过程不太顺利，造成会阴破裂或进行了会阴切开手术，分娩之后若产妇身体无碍，则要等伤口愈合良好后才能出院。若产妇是以剖腹产的方式生产，则要等到腹部切口愈合之后方能出院，这个过程至少要5～7天。

如果产妇分娩之后出现异常，如出现合并症或并发症，出院的时间就难以确定了，要根据各个产妇的具体病情及体质综合而定。

需要说明的是，所有的产妇并非出院之后就万事大吉了，产褥期间一旦发现任何身体异常，都要立即住院观察。

产后第一天的生活安排

产后的第一周是产妇最虚弱的时候，为了做好产后保养工作，产妇每天的起居都应该有一个明确具体的安排，尤其是产后第一天的生活安排。

根据事情的轻重缓急，产妇要特别注意以下几个方面：

观察恶露

羊水过多、巨大儿、前置胎盘、产程过长、产妇合并有血液系统的疾病等因素都可能会引起产后出血，所以产妇第一天要做的

怀孕大百科：备孕·怀孕·胎教·分娩·婴儿护理一本全

事，就是通过观察卫生垫情况来了解恶露的量、色，谨防产后出血。同时，为了防止细菌感染，产妇还要注意保持自己外阴的清洁，可请护士或家人为自己清洗、消毒，避免各种产后疾病。

注意休息

分娩是一个很耗体力的过程，产妇在分娩之后一定要加强休息，除了给宝宝哺乳之外，其余时间应尽可能地休息，不要看书报、看电视，不要做任何需要费神费力的事。如果孩子有哭闹情况，家人或护士要及时将宝宝暂时抱走，以免影响产妇体力的恢复。

保证足够的营养

生产之后的第一天，尽管产妇可能没胃口或没力气吃饭，至少也要喝点儿比较营养的粥。如果胃口很好的话，吃一些脂肪含量高的食物也没关系。因为她现在的身体很虚弱，极度需要补充能量，况且还要为哺乳做准备，所以产妇第一天的营养是必不可少的，必要的情况下可以注射营养点滴。

适当活动

传统认为，产妇在产后的一个月都要卧床休息，不能参加任何活动。这种做法是不健康的，不利于孕妇的血液循环和新陈代谢，恢复得比较慢。只要产妇身体没有异常，分娩后8个小时，就可以下床稍稍走动走动，也可以做一些骨盆肌肉锻炼，不要一直躺在床上。

当然，如果是剖腹产或者其他分娩不顺利的产妇，术后24小时之内一定要卧床休息，不要乱动，即使自己翻身也要请家人或护士帮忙。

其他活动

产妇第一天需要"处理"的事有很多，如要多喝水尽快排第一次小便，给宝宝喂初乳，学习哺乳，等等，这些都是新妈妈在休息充分的前提下必须要做的事，家人要注意协助。

产后第二天的生活安排

产后第二天，产妇的精神通常会好很多，这一天的注意事项，除了营养充足、休息充分之外，就是做好通乳、哺乳的工作，开始着手产后塑身锻炼。

除了母婴身体健康异常的妈妈和宝宝，一般产妇从第二天开始就要准备哺乳了。有的产妇在分娩之后半个小时就有奶水分泌，也有很多产妇的乳房只有憋、胀感，尚无奶水分泌，这就要学习通乳，为哺乳做好一切准备。

通乳要从两方面入手：

一要多吃催乳的食物，如牛奶、鸡蛋、鱼肉、猪蹄、花生等，同时还要补充一些黄绿色蔬菜，多吃维生素含量丰富又热量低的食物。

二要多做促进母乳分泌的按摩。产后第二天到一周，是新手妈妈的乳房最容易产生胀痛的时候，所以从产后第二天开始，新手妈妈要对自己的乳房进行按摩，其基本动作如下：

1. 用热毛巾在自己的乳房上敷 5 分钟。

2. 先以乳头为中心逐渐向外按摩，再由外而内向乳头按摩，如此反复，持续 5 分钟。

3. 用两个手指像剪刀那样轻轻地钳住自己的乳头，其余手指则按压住乳晕，尝试着做哺乳的动作。

这样的按摩动作，新手妈妈只要有机会，就可以按摩一会儿。注意在按摩的时候心情要自然放松，不要焦虑、紧张或有其他消极的想法，否则不利于奶水的分泌。

一般生产过程正常的话，第二天就可以下床活动活动了，这对产妇身体的恢复有好处。这时候产妇能做的运动很简单，如可以做一些深呼吸的动作，慢慢伸展一下手臂，活动活动腿部，转转头，轻轻地转转腰，或者握拳然后把手尽量地张开以锻炼自己的手指，等等。这些锻炼的运动量虽然很小，但却可有效增强产妇全身肌肉的力量，对于产后腹部肌肤的松弛有较好的矫正作用，为重新塑身打下良好的基础。

除了以上基本护理，产妇还要注意观察自己的大小便情况，注意做好尿失禁和便秘的预防工作。

产后第三天的生活安排

产后第三天对产妇来说是比较关键的一天，要做好预防发热、感染、便秘等工作，防止产后各种不适症。同时，仍然要注意营养丰盛，休息充足，适当做些运动。

身体发热是一般产妇的正常现象，但却不能出现持续高温或高温异常，否则有可能产生产褥感染。新手妈妈有空就要量自己的体温，若一日之内有两次测量在38℃以上，要及时通知医生。有时候产妇乳汁不通时也会引起发热，如果不是病理性的发热，产妇要经常按摩乳房，多给宝宝喂奶甚至用吸奶器人工哺乳，这样有助于使产妇的体温有所下降。

到了第三天，除了会发现是否有感染迹象，如果产妇生产至今都没有排便，这就发生了产后便秘了，一般医院会建议立即灌肠。为了避免这一点，产妇除了记得要多吃青菜多喝水之外，还要做一些提肛运动。

提肛运动就是有规律地往上提收肛门，然后再放松，它可以改善局部血液循环，预防痔疮，产妇在起床前或者临睡前做几分钟提肛运动可有效防治便秘。在具体操作时，可在吸气的时候用力紧缩肛门，在呼气的时候自然放松肛门。从第三天开始做，不但可有效缓解产后便秘，还能改善盆腔血液循环，增强肛门括约肌的收缩能力，避免和减少肛门疾病的复发。

除了提肛运动，从第三天开始，产妇还可以做一些动作轻微的收腹运动。如每天早上醒来，先举起双臂，同时努力吸气，收腹，然后再慢慢放平两臂，自然放松小腹。如此反复几次，每天练习数次，就能起到增加腹肌力量、改善产后小腹隆起、产后肌肉松弛的作用。

到了第三天，多数产妇已经逐渐领悟到哺乳的窍门，容易忽视乳房的保健问题。除了注意各种乳腺炎，这时候的产妇还要关心一下乳房的变形问题。由于乳腺的发达，这时候产妇乳房内已经没有肌肉组织了，无法再支托起庞大的乳房，所以产妇还要准备一些预防乳房下垂的工作，如涂抹紧致丰胸精油、用水龙头冲击乳房等，增强乳房的紧致度。

产后第四天的生活安排

产后第四天，产妇要解决两大问题。

预防乳房疼痛、乳腺炎

很多产妇在生完孩子之后有乳房疼痛或者乳腺炎的问题，这些问题通常会在第四天被首次发现。之所以会出现这种情况，是因为产妇的身体已经正常地分泌乳汁了，只是乳汁排泄有些不畅而已。如果只是轻微的疼痛，产妇可以经常按摩按摩，也可以用热毛巾和冷毛巾交替湿敷，这样可对乳房起到刺激作用，打通不畅的排泄通道。

不过对于哺乳期的产妇来说，乳房胀痛是很正常的现象，除了上述两种方法来做人工疏通，最常见的应对措施是给多宝宝喂奶，将乳房内充溢的乳汁让宝宝吃掉。由于最初哺乳时妈妈的乳房太大太硬，宝宝通常难以含住乳头，妈妈在给宝宝喂奶的时候，可以适当地将乳房往前推，致使乳头突出出来，让宝宝含住乳晕，待宝宝自动吸奶的时候，妈妈乳房的胀痛感就会慢慢消失。

乳腺炎的起因比较复杂，产妇只要处理好乳房疼痛的问题，平常注意清洁，喂奶之后记得排空乳房，一般不会有乳腺炎的隐患。

伤口的愈合及恶露的处理

如果产妇在分娩过程中做了会阴侧切手术，第四天伤口一般就愈合完全了。产妇要观察自己的恶露，并通过恶露的量、色来推断自己的身体状况，一旦发现恶露突然增多或者出现红色血迹，要立刻求助医生。

伤口愈合后，产妇就可以自如活动了，所以第四天的产妇除了可以坚持锻炼前三天的活动，还可增添一些更有助于恢复健康的运动，如倾斜骨盆的运动、绷紧骨盆肌肉的运动，等等。这些运动动作舒缓，在床上就可以完成，产妇可以轻轻松松地就达到锻炼肌肉的作用。

另外，妈妈在第四天的时候该学会给宝宝换尿布了。随着宝宝一天天长大，宝宝的吃喝拉撒睡也慢慢进入正轨，妈妈除了学会负责好宝宝"吃"的问题，妈妈还要注意宝宝"拉"的问题，后者的重要程度丝毫不亚于前者。给宝宝换尿布关键是要注意技巧，产妇既要能完成这个任务，还要尽量增强亲子沟通，防止宝宝哭闹，另外还要做好宝宝皮肤的护理工作，谨防宝宝出现尿布疹。

产后第五天的生活安排

随着产妇对自己的新角色越来越熟悉，营养均衡、休息充分、催乳哺乳、运动锻炼等已逐渐纳入产妇的日常行为规范，产妇在适应这些生活的同时，还应注意提防健康隐患，谨防产后抑郁。

研究表明，产后第五天是产妇情绪最低落的一天，若不及时调整，很可能会导致产后抑郁。

德国科学家研究发现，造成产妇产生抑郁的元凶，在于产妇大脑中单胺氧化酶 A 含量的急剧增高。单胺氧化酶 A 能分解血清素、多巴胺和去甲肾上腺素等神经传递物质，而这些物质的作用在于维持人正常的情绪，单胺氧化酶 A 会导致这些物质大量减少，间接对人的情绪产生负面影响。

产妇的身体会在生产前后发生很大的变化，在生产之后 3 ~ 4 天之内，雌性激素会突然降低很多，与此相应的是，脑中的单胺氧化酶 A 含量会急剧增加，并且在第五天增加到高峰，这一天就是产妇情绪最低落的一天。

如果产妇及其家人没意识到第五天对产妇的重要性，那么产妇会一如既往地为新生宝宝忙碌，此后会逐渐出现休息不足的情况，加之宝宝的哭闹、初为人母时护理上的麻烦及产后身体的不适等不良刺激，产妇的情绪可能会日复一日地低落，稍微遇到什么不如意的事就会沮丧、食欲不振，甚至会有伤心落泪的不理智举动，严重时甚至会讨厌自己的宝宝，后悔生下他，个别性格古怪的产妇甚至有杀死自己孩子的冲动。

为了避免这种情况的发生，产后第五天，家人要多帮着产妇照顾孩子，不要让她过度操劳。凡事包容一点儿，不要让产妇有任何心理上的不快。但家人要注意，不能仅仅在这一天比较关照产妇，而是在整个产褥期都要对产妇多多体谅，让她心情愉悦地度过这段生理、心理都比较特殊的时期。这不仅仅是家庭和谐的需要，更是确保宝宝身心健康的需要，因为妈妈的情绪和健康状况直接影响着宝宝的健康发育。

除了情绪的问题，在第五天，产妇同样要注意下身的出血及胸部疼痛情况，剖腹产产妇还要注意伤口的愈合情况，注意饮食和休息，一旦发现自己和宝宝身体出现异常，立刻咨询医生。

产后第六天的生活安排

若产妇身体没有任何异常的话，一般到第六天，产妇和宝宝就要出院回家了，家人要在不妨碍产妇和宝宝正常活动的前提下做好出院安排。

出院之前，无论自己和宝宝目前多么健康，产妇都有必要详细咨询医生一些出院后的注意事项，了解自己和宝宝目前的身体状况，以后可能会出现什么问题，以及怎样应对的问题。每个产妇和宝宝的情况都是不同的，为了便于医生做出准确的判断，产妇还要如实禀告医生之前产前的身体情况。总之出院之前，产妇和丈夫应该把所有能想到的问题都记下来，然后一一向医生问清楚，若有必要的话最好将医生的嘱托记录下来，以备将来不时之需。或者将医生和护士的联系方式记下来，便于以后有问题及时咨询。

除了身体上的不适，到了第六天，产妇的身体已经基本恢复正常了，除了继续增强营养和注意休息之外，还可参加一些更有意义的锻炼，如练习一下专为产妇量身定做的产褥操。

以下两种产褥操比较适合产后第六天开始练习：

盆底肛提肌运动

盆底肛提肌运动与单纯的骨盆肌肉锻炼不同，它的重大意义在于可以预防产妇子宫后倾，增强产妇子宫、膀胱、阴道壁肌肉和韧带的弹性。产妇从第六天开始，每天锻炼 3 ～ 4 次，可有效预防各种肠道疾病。

其动作要领如下：

1. 产妇仰卧在床上，双腿自然弯曲。

2. 分开双膝，然后再用力合起，接着做缩肛和憋尿的动作。

3. 丈夫将双手放在产妇双膝内侧，根据产妇的肌肉运动方向，提醒产妇做节律的收缩和放松肛门。

此锻炼产妇可以坚持到宝宝两个月。待产妇自己感觉到大腿根部的肌肉在运动时，可放弃丈夫的帮忙，自己坐在椅子上反复做以上运动。如果自身感觉良好的话，可以逐渐加大运动量。

收缩阴道壁肌肉的运动

收缩阴道壁肌肉的运动即收腹运动，产妇无论是坐还是卧，随时随地都可以进行。其动作要领非常简单，产妇只要努力收自己腹部的肌肉并努力保持数秒再放松即可，无其他肢体动作要求。从第六天开始，产妇若能每天坚持做100次收缩阴道壁肌肉的练习，那么不但可以快速排出体内恶露，而且还会使小腹结实紧致，早日恢复孕前的体型。

产后第七天的生活安排

产后第七天，如果没有任何不顺的话，产妇和新生儿的配合得已经十分默契了。产妇乳房胀痛感将会大大减轻，宝宝的吸吮能力也会越来越强，产妇的身体进入平稳恢复期，宝宝的体重开始稳步增长。

从这一天开始，家人更要替产妇做好协助工作，丈夫要学会做除了哺乳之外一切产妇能做的事情，如换尿布、给宝宝增减衣物、哄宝宝睡觉、懂得宝宝想要干什么等，一个降生了新生宝宝的家庭将慢慢步入正轨。

为了宝宝的发育，也为了产妇身体的恢复，从今天开始，在饮食方面，家人需要下一番苦功了。家庭主妇（或煮夫）除了经常储备鱼肉蛋等不可缺少的营养食物，更要掌握一定的烹饪技巧，知道怎样搭配食物更营养，知道哪些食物对产妇和宝宝是忌讳的，对母婴的饮食需求有一个基本的了解。另外，由于产妇和宝宝所需的能量比较多，可能需要加餐，家中还要有一个人专门负责产妇和宝宝的吃饭问题，不要让任何一个人挨饿。如果公婆和丈夫对完成这些有难度的话，最好请一个月嫂照顾一段时间，不必太担心经济方面的原因，因为这一个月的营养无论对产妇还是宝宝都是至关重要的。

至于产妇自己，除了照顾孩子，就是多吃多休息，不要想其他的事，为更好地照顾宝宝保存体力。对于自己和宝宝的身体状况，产妇仍然要注意观察恶露的量、色，伤口的愈合，宝宝是否有其他异常等。关键是要注意宝宝脐带的脱落情况，一般宝宝的脐带会在这两天脱落，妈妈为宝宝洗澡时要注意。

一周后的生活安排

分娩一周后，无论对于宝宝还是对于产妇，生活都已经步入正轨，家人除了依旧注意加强产妇营养外，更应该做的事就是帮助产妇带孩子，避免产妇劳累。

很多产妇生完孩子之后之所以会瘦，不仅仅是因为孩子带走了产妇一部分能量，还因为产妇为了照顾孩子操心太多，累瘦了。家人若不注意及时帮产妇分担一些劳动，就容易使产妇疲劳过度，这样不但会损害产妇的身体健康，而且也不利于宝宝的发育。因此，在保证母婴营养充足的前提条件之下，家庭中的每一个家庭成员，都要积极帮产妇照顾宝宝，保证产妇休息充分，健康不受到影响。

从第二周开始，丈夫要全身心地投入育儿中去，不要将哄孩子、洗尿布之类的活儿看作妻子的分内工作，而要将为妻子和宝宝创造一个更好的哺乳环境为己任，因为宝宝不能没有爸爸的爱。虽然最初几个月宝宝对妈妈的依赖感更强，但在宝宝的生长发育中，父亲若能认识到自己的使命并努力完成，不但产妇的情绪会好很多，宝宝也会觉得幸福快乐。

在具体实践上，丈夫要做的工作，就是力所能及地做所有家务活，负责除哺乳之外宝宝吃喝拉撒睡所需的所有大小事宜，不要让妻子分心，而让她毫无牵挂地将所有精力都放在宝宝身上。

产后多长时间为产褥期

民间常将产褥期界定为一个月，因此产褥期又称坐月子，这个时间界定其实是不科学的。

对于产褥期的时间，现代医学教科书明确规定：产褥期是指胎儿、胎盘娩出后的产妇身体、生殖器官和心理方面调适复原的一段时间，需 6 ~ 8 周，即 42 ~ 56 天。

产褥期对女人来说是一个非常时期，它跟妊娠期一样，都属于女性生理异常时的状况。产妇只有除乳房以外全身的身体器官都恢复正常之后，才算产褥期结束。在此期间的所有时间，都属于身体器官的恢复期，都属于产褥期。

女人身体器官的恢复不是一蹴而就的。在过去的 9 个多月时间里，为了供给胎儿生长发育所需的一切养分，女人全身的器官发生了重大的变化：心脏负担增大，心脏发生移位，血流速度加快，膈肌抬高，肺通气量大大增加，肾脏增大，输尿管增粗，肌张力减低，骨、关节、皮肤、韧带、内分泌等所有脏腑器官都发生了一系列的变化，长达 9 个多月积累起来的变化若想恢复到正常的状态肯定需要一个相当长的时间，一个月通常来说不够的，家人不能急着让产妇挑起承担家务的责任，否则容易损害产妇的身体健康，使产妇得所谓的"月子病"。

产褥期的注意事项

俗话说，女人在月子里得了病最难治。产褥期是女人身体恢复的阶段，如果女人的身体器官在这段时间没有恢复好，她下半生的健康都可能会受到影响。为了避免各种各样的月子病，产褥期产妇要注意以下几方面的问题：

注意保暖，避免寒凉

女人在生孩子的时候体力损耗极大，产后容易虚弱，体质明显下降，稍微受到寒凉袭击，就容易感冒，更容易致使关节受到风、寒、湿的入侵，容易形成难以治愈的生育性风湿、关节痛。所以在产褥期，产妇最好不要接触凉水，不能吃寒凉性食物，如果需要洗头和洗澡的话，要及时擦干，避免着凉。产妇所居住的环境，室温以 25 ~ 26℃为宜，家人要做好调整。

此外，由于气血虚弱的缘故，产妇在产褥期最好也不要吃生冷食物，否则易产生腹泻，既影响产妇身体的恢复，也会通过母乳影响到宝宝的肠胃功能。

注意休息，劳逸结合

在产褥期，产妇最基本的活动就是休息，避免疲劳。妊娠和分娩过程已经造成了产妇体质的极度虚弱，如果再过于疲劳的话，产妇的体质会更虚弱，容易落下病根。如产妇站立时间过长，很可能会导致腰酸、背痛、腿酸、膝踝关节的疼痛；参与其他活动过多的话，产妇可能还会有虚弱、头晕、乏力等症。因此，在整个产褥期，产妇必须多卧床休息，不要长达一两个小时保持同一个姿势或者劳动，尽量避免看书、看电视等伤害视力的活动，也不要有大悲大喜等情绪激烈的时候，这些都会让身体得不到足够的休息。

劳逸结合是指产妇可以适当做一些活动，如扭一扭腰部，伸伸胳膊，活动活动双腿，收缩一下腹部肌肉等动作比较舒缓的运动，这对于体内恶露的排出、筋骨的强壮、肌肉力量的加强及体型的恢复都有很大的帮助。

饮食营养全面

由于孩子持续生长的原因，产妇在分娩之后所需的能量不但没有降低，反而会随着哺乳而不断增加，身为哺乳期的女人更应该加强营养。而且，由于生产过程中的能量和体力损耗，女人需要更多的能量来恢复体力，增强体质。鉴于这两个重要原因，家人一定不能忽略产褥期女人对营养的需求，应当像照顾妊娠期女人的饮食一样照顾产褥期的女人。

除了以上注意事项，家人还要注意不要做对产妇情绪不利的事，给母婴提供一个安静的居住场所，督促产妇做健康检查等。

产褥期的五大保养要点

注意饮食调养

产后，产妇身体虚弱，需要补充更多营养物质来补充体力。但此时她的消化系统还未恢复正常，脾胃虚弱，平常的食物难以消化吸收，家人要适当给产妇做一些可口的药膳以助其体质的恢复。

注意身体健康

产褥期的意义在于使产妇的身体器官能恢复到正常状态。在这段时间内，如果产妇的某个器官没有得到较好的调养而不能恢复，则很可能女人的下半生都不会再有机会恢复，落下难缠的病根，非常影响健康。所以女人在产褥期的主要使命之一就是多加休息，让以前的损耗得到及时补充，让体力、体质得到恢复。

注意精神调养

人们一般容易注意到产妇身体调养的重要性，但却往往容易忽略产妇精神的调养，这可能是因为没认识到产妇精神调养的重要性。

产妇在产褥期精神不愉悦的话，不但容易得产后抑郁症影响健康，而且她的情绪还会影响到奶水的质量，影响到宝宝的健康。更严重的是产妇的情绪也会影响到宝宝的情绪，增加宝宝的不安全感，不利于宝宝性格的培养。

注意清洁卫生

产妇在坐月子期间，下身会产生很多分泌物，如果不能确保干燥清洁的话，很容易引起感染。同理，产妇的头发也会滋生很多有害菌，不利于自己和宝宝的健康。所以月子里的女人有必要勤洗澡、洗头发，以保持清洁，避免受到感染。

注意环境的舒适度

无论宝宝，还是产妇，在产褥期内都需要一个安静、温暖、舒适的环境，这样不但有助于安抚母婴的情绪，而且可以为母婴的休息提供一个好的氛围，利于产妇身体的恢复。

产褥期四大护理误区

误区一：产妇不能洗澡、洗头发

民间通常认为，女人在坐月子期间，不能洗澡、不能洗头，否则会致使寒邪入侵而留下病根，形成月子病。

这种说法有一定的道理，但却也有不科学之处。由于体内恶露的不断排出，产妇生殖器官里容易生成致病菌，如果产妇不注意产后卫生，一个月不洗澡、不洗头，就容易引起感染。

误区二：不能给宝宝吃初乳

初乳的颜色比较深，奶汁比较很浓，有的人就认为初乳比较脏，不能给孩子吃。其实初乳含有非常高的营养价值，宝宝吃后能增强身体免疫力，而且产妇还可借此机会排空乳房，避免乳房疾病。

误区三：坐月子期间吃鸡蛋越多越好

鸡蛋营养价值比较高，也容易消化，因此比较适合产妇食用，但这并不是说产妇要吃很多鸡蛋。产妇每天吃 2 ~ 3 个就足够了，吃多了不但容易发胖，而且会造成心脏负担。

误区四：产妇越晚下床对身体越好

产妇在生孩子的过程中损耗了大量体力，产后多休息是应该的，但却不能在整个坐月子期间都赖在床上，这样不利于身体恶露的排出，也不利于身体的及早恢复。其实只要身体允许的话，产妇应该每天都下床走走，偶尔还可以做些简单的运动。

剖腹产术后九大护理要点

剖腹产产妇在产褥期除了要注意一般产妇要注意的问题，还要尤其注意以下九个方面的问题：

产后少用止痛药

剖腹产手术后几小时，麻醉药的作用逐渐消失，产妇的疼痛感会逐渐加剧，不少产妇为了止痛总是忍不住使用止痛药。在手术当天，医生给产妇用止痛药是可以的，但从此之后，产妇最好不要再用麻醉药物了，否则胃肠功能会长期处于"麻醉"状态，容易加重产后便秘。

术后采取半卧姿势

做了剖腹产的产妇，恶露排出得要慢一些，而且她不能像顺产产妇一样第二天就可以下床了，恶露因此排出得更慢。采取半卧的姿势则有助于产后恶露的排出，对腹部切口的愈合也有一定的帮助。

产后要多翻身

麻醉药几乎对人体所有器官都有麻醉作用，肠胃受到麻醉之后活力将大大降低，容易导致产妇腹胀、便秘。产妇在产后常翻翻身，可以有效促进肠胃功能的恢复。

产后注意排尿

在产后一两天之内，因为麻醉药的作用，产妇膀胱肌肉的功能得不到恢复，影响排尿。因此产妇只要一有尿意，就立刻努力排尿，不要总想借助导尿管的作用，否则容易引起尿道感染。

注意保持阴部、腹部的清洁

剖腹产产妇的阴部、腹部在生产时都会受到损伤，所以产妇平常在洗澡的时候最好采取擦浴的方式，避免洗澡水进入阴道和腹部切口，否则容易出现感染。

不要吃胀气的食物

剖腹产产妇在术后不要吃豆浆、牛奶等胀气食物，因为肠胃功能在麻醉药的刺激下恢复得很慢，容易腹胀，吃胀气食物会加重腹胀。家人可为产妇准备一些稀饭、馄饨等易消化的流质食物。

尽可能早下床活动

在伤口愈合得差不多时，产妇要偶尔下床走动走动，这样可以促进大肠的蠕动，有利于子宫及早复位，对于预防肠粘连、血栓性静脉炎也有一定的帮助。

坚决不能过夫妻生活

剖腹产的产妇在产褥期绝对不能过性生活，否则会对子宫造成极大的伤害，如穿孔、破裂等。应当在术后100天后，且医生检查伤口愈合良好、产妇阴道不再出血的情况下，产妇才能恢复性生活。

适当运动

与顺产的产妇相比，剖腹产产妇的身体恢复得更慢一些，适当运动不但可以促进产妇身体的恢复，也有助于及早恢复产妇体型，让健康美好的生活来得更早一些。

产后性生活

在产妇子宫恢复正常大小、子宫内膜恢复正常之前，产妇最好不要过性生活，否则会将男性生殖器和产妇会阴部的细菌带入阴道，引起各种炎症，严重时甚至会令产妇得败血症，危及产妇身体健康。所以夫妻双方在过性生活之前，产妇应检查一些恶露是否完全排出；阴部是否还有疼痛或不适感，只有恶露完全排出、阴部无任何不适的情况下，才可以进行性生活。

即使产妇已经能够过性生活了，丈夫也要注意小心，动作尽可能轻柔一些，因为产妇的卵巢功能还没有完全恢复，阴道黏膜的柔润度和弹性都比怀孕前差一些，丈夫若还像从前那样，很容易伤害产妇的阴道，容易造成裂伤甚至出血。尤其是产后第一次性生活后，如果丈夫的动作太过粗鲁，阴部的不适感很容易令妻子产生反感，影响此后性生活的质量。所以在产褥期结束的时候，夫妻双方最好就此事坦诚沟通一次，彼此了解对方的感受，重新建立起和谐的性关系，找到往日的浪漫。

需要说明的是，很多产妇在可以恢复性生活的时候，仍然没有月经，但这并不说明卵巢没有排卵。通常哺乳的产妇3个月内会排卵，人工喂养的产妇1个月就可恢复排卵，所以夫妻双方在过性生活之前还要采取一定的避孕措施，避免产妇在产褥期再次怀孕。

分娩后的健康饮食

生完孩子当天吃什么

分娩是一项严重损耗体力的活动，因此产妇急需能量来补充营养。但产妇却又不能马上吃蛋、鱼、肉等营养价值高的食物，因为她的肠胃功能还很弱，尤其是剖腹产产妇，只能吃一些易消化的食物。这时候家人可为她准备一些流质或半流质食物，如糖水煮荷包蛋、蛋花汤、藕粉、羊肉枸杞粥、花生粥、红小豆粥、桂圆粥等。

产妇在分娩的过程中还会流失大量血液和津液，所以生完孩子还可以多喝一些红糖水，有助于可以补血补津。但要注意产后一周之后，产妇就不要喝红糖水了，红糖水有活血作用会使恶露的血量增多，造成产妇不知不觉中失血。

产妇若想吃点儿口感比较好的食物，可以在粥汤中加入少量麻油。麻油中有大量不饱和脂肪酸，一方面可以预防血管硬化，另一方面可以促使子宫的收缩，有助于产妇身体的及早康复。

经历了剖腹产的产妇，在术后还可以适当喝点儿萝卜汤，因为萝卜有排气的作用，产妇因麻醉作用没消除而导致的胀气可以得到改善，而且肠道越早开始排气，产妇就能越早开始进食，间接促进产妇身体器官的恢复。

总之，分娩当天，由于肠胃功能没有得到恢复，产妇要以清淡的流质食物为主，不能急着补充营养。

产褥期的饮食原则

鉴于产褥期女人身体的特殊性，产妇的饮食必须遵循这些原则。

清淡，不要太油腻

女人在产褥期卧床休息的时间比较多，如果吃了太油腻的食物，不但不容易消化，而且会堵塞乳腺管，导致奶汁在乳房中出不来，不利于宝宝的吸吮，新手妈妈乳房的胀痛感会加剧。所以产妇要常吃稀饭，喝一些营养滋补汤，如牛肉汤、排骨汤、猪蹄汤等，这些食物口感好，有助于增强产妇的食欲，而且可以促进乳汁的分泌。注意产妇在喝汤的时候一定将肉也吃了，因为汤的营养远远不及肉的营养价值高。

多吃流质和半流质食物

在产褥期，产妇多吃流质和半流质食物，如各种粥汤，这样不但可以减轻肠胃的负担，而且有助于排便，可有效预防产后便秘。

粗细搭配，营养均衡

与妊娠期一样，女人在产褥期的饮食也要全面，既要多吃肉、蛋、奶、动物肝脏等营养价值高的食物，也要吃蔬菜、水果之类维生素含量丰富的食物，还要适当吃些粗粮杂粮以帮助肠胃的蠕动，营养全面，粗细搭配适宜，这样无论对产妇自己还是对嗷嗷待哺的宝宝都是必需的。

适当吃些催乳的食物

产后头几天，常给产妇吃催乳的食物不但可以增加乳汁的分泌，满足宝宝的需要，而且能减轻产妇乳房的胀痛感，避免乳腺炎。常见具有催乳作用的食物有牛奶、豆浆、小米粥、鸡汤、肉汤、鱼汤、虾肉、猪蹄、花生、黄豆、黄花菜、鲤鱼、鲫鱼、墨鱼等，家人可配合菜谱每天给产妇做一些吃。

忌食温燥、生冷、酸涩类食物

温燥类食物有辣椒、洋葱、韭菜、大蒜、胡椒、茴香等，这些食物有助内热的作用，产妇吃之后容易上火，加重大便燥结的症状，而且还会影响母乳质量。

生冷类食物有梨、西瓜、黄瓜、茄子等，这类食物不易消化，容易损伤产妇脾胃，间接影响乳汁的分泌。生冷类食物还容易影响血液循环，致使瘀血滞留，使产妇产生腹痛，不利于恶露的排出。

酸涩收敛类食物有南瓜、莲子、柿子、芡实、乌梅等，这类食物容易阻滞血行，不利于产妇恶露的排出。

产后营养需要注意的问题

众所皆知，产妇总的饮食原则是"滋补"，但也要注意一些细节问题，避免出现一些不必要的麻烦。

第一，产妇要避免滋补过量，不要天天鸡鸭鱼肉不离口、水果罐头不离手，这样大补特补的做法不仅造成了浪费，而且容易导致肥胖，为高血压、糖尿病等代谢病提供机会。更糟的是，肥胖妈妈的奶水脂肪含量极高，容易使宝宝出现长期慢性腹泻或婴儿肥胖，不利于宝宝的健康发育。

第二，注意食盐的摄入量。众所皆知，食盐摄入不宜过多，否则会加重肾脏负担，产妇摄入过量食盐可能会导致血压升高。但也不至于走入另一个极端，让产妇只吃很少的食盐或者干脆不吃盐，民间就有说法认为产妇吃食盐会让宝宝得尿布疹，因此完全忌盐，这样影响产妇的食欲，影响产妇体内电解质的平衡，长此以往，不但不利于产妇的健康，也会影响宝宝的发育。

第三，家人尽量少给产妇炖母鸡。鸡汤具有滋补作用，但经常喝老母鸡汤的产妇会发现有奶水不足的情况。母鸡的卵巢和蛋衣中含有一定量的雌激素，产妇喝过之后，血液中的雌激素浓度将会大大增加，相对而言，乳激素的含量就会有所下降，促进乳汁分泌的作用也会随之降低，影响奶水的分泌，因而导致产妇乳汁不足，严重时甚至会出现回奶的迹象。家人若想让产妇喝鸡汤，可以炖公鸡汤喝，公鸡的雄激素会对雌激素产生抑制作用，乳激素的含量相对就会增加，有促进乳汁分泌的作用。

第四，把握好红糖的量。红糖具有益气补血的作用，产妇产后适当吃些红糖可以增加排尿、促进子宫收缩，因此分娩之后一周之内，家人可多让产妇吃一些红糖炖鸡蛋以恢复产妇体质。但一周之后，产妇最好就不要再吃红糖了，因为红糖还有另一大作用：活血化瘀，食用过多引起恶露的增多，造成继发性失血。

第五，不要听信老观念，如多吃红枣、桂圆能补血；汤比肉有营养，在炖肉汤时要多喝汤少吃肉；坐月子时不能吃水果，等等。这些都是传统坐月子时的做法，有一定的道理，但更多的是不符合科学。如说红枣、桂圆能补血是不错的，但刚刚分娩之后的产妇却不宜食用，因为这两种食物同时又具有活血化瘀作用，分娩之后立刻食用还会增加出血量，所以产妇至少要等两周之后才能食用。其他说法，也都各有利弊，不要照单全收。

剖腹产的饮食注意事项

与顺产的产妇相比，剖腹产产妇经历了深度麻醉、开腹等治疗手段，身体受到的损伤更大，因此对食物的营养需求也更高，要注意的事项也更多。所以产妇在保证营养丰富、营养均衡的前提下，还要注意以下细节问题：

剖腹产之后 6 个小时之内，产妇应当平卧，不吃任何东西。因为此时麻醉药仍然抑制着胃肠的蠕动，勉强进食只会导致腹胀。产妇若感到饿，可以注射营养点滴，也可以先喝点儿有助于促进肠胃蠕动的萝卜汤。6 个小时之后，产妇可以喝少量的流质食物，如粥、汤等，但不能喝牛奶和豆浆等胀气类食物。

剖腹产第二天，产妇通常已经排过气了，可以进食了，但由于肠胃功能仍然没有完全恢复，仍然不能吃鱼、肉、蛋等营养丰富的食物，只能吃一些稀粥，下一些薄面条，或者吃一些肝泥、肉末，喝点儿蛋羹，主食仍然是流质食物或半流质食物。为了保证充分的营养，产妇可以采取少吃多餐的形式，每天进餐四五次。

剖腹产第三天及以后，麻醉药的作用已经完全消除，产妇可以像正常产妇一样进食了，就可以按照一般产妇的饮食原则开始进食，全面补充，营养均衡。为了促进腹部伤口的愈合，产妇还可多吃一些蛋、肉、鱼汤等高蛋白质的食物。也可吃一些花生、猪蹄、鲤鱼等具有催乳作用的食物。家人在炖汤的时候注意汤水不能太油腻，否则不利于产妇的消化。

产褥期饮食误区

受传统观念的影响，产妇在坐月子期间的饮食方法，有些其实是错误或者不科学的。

误区一：产后要大补

产后滋补是没有错的，因为产妇需要更多的能量来恢复身体和哺乳，但却不宜大补，不能天天将人参、当归、黄芪等补血补气的药材煲入汤中给产妇喝。所谓"虚不受补"，产妇很可能吃了这类活血排瘀的食物之后便秘或者产后出血。只有产妇在恶露排干净之后且身体非常虚弱的情况下，才能借助中药材来补养身体。

误区二：产后立即喝汤，多喝汤少吃肉

大家都知道产妇分娩之后只能吃流质或半流质食物，适当给产妇喂些汤喝是没错的，但却不能不讲究方法。在分娩之后产奶之前，产妇最好不要喝汤，否则会堵塞乳腺管，不利于乳汁的分泌，还容易导致产妇发热，因此只有等到乳腺管畅通之后，才能喝汤。

另外，汤中虽然含有很多营养，但却只占整个肉汤营养的25%，远不及肉中的营养多，所以产妇在喝汤的同时一定也将肉吃掉。

误区三：坐月子时不能吃蔬菜、水果

产妇要多吃温热性食物，少吃或不吃寒凉生冷类食物，但这并不能说明产妇不能吃蔬菜和水果，不能因为两者"水气大"就想当然地认为它们不利于产妇身体的健康。事实证明，不吃新鲜果蔬的产妇得产褥期便秘症的概率更高，况且新鲜果蔬还有补充维生素C和纤维素的作用，这些都是肉蛋奶等食物所无法满足的。实际上蔬菜经过加热烹饪之后未必就属于寒凉类食物，产妇若不敢轻易吃水果的话，至少也可在正餐不久吃半个，以后随着消化系统的增强再逐步增添进食水果的数量。

误区四：产后一定要喝黄酒，或者煲汤时加入料酒

黄酒和料酒有活血化瘀的作用，有助于产后恶露的排出，所以分娩后一周之内，产妇在膳食中可以适当加入一些料酒或黄酒。但却不能食用过量，更不能长时间食用，否则不但会让产妇上火，而且酒精还会通过乳汁影响到宝宝的发育，更会导致产妇恶露不绝，造成继发性失血。

误区五：产妇要忌口

有的地区在坐月子的时候，还要求产妇忌口，这种说法是片面的。产妇忌口主要在于生冷寒凉、油炸食物、燥结等人体难以消化吸收的食物，其他食物则是不忌的。相反，为了实现营养均衡，产妇的饮食还应多样化，尽可能吃所有能吃的食物。

哺乳母亲的营养

有数据显示，除非产妇正在吃营养丰富的食物，否则怀孕及分娩的过程很可能导致产妇处于营养补足的情况。对于哺乳母亲来说，如果产后营养跟不上，很可能会影响宝宝智力的发育。因为母亲的营养不良可直接导致宝宝脑重量及脱氧核糖酸含量减少，还会严重影响宝宝大脑各部位细胞数量的增长，严重影响宝宝智力的发育，由此可见营养不足对婴儿的危害。

所以，宝宝出生之后，妈妈若要准备母乳喂养的话，就必须做好将能量从自己身上转移到宝宝身上的准备，比妊娠期间吃得更多、更营养，不要太担心自己的身材，唯其如此，才能满足宝宝对能量日益增长的需要。

由于照顾婴儿的需要，产后新手妈妈可能无暇做饭或像孕期那样有规律地补充营养，这就需要产妇提前对所需能量及营养元素的多少有一个基本的了解，然后每天参照这些数据，在有时间的时候及时完成能量的补充，保证自己和宝宝最基本的需求，避免营养不良。如乳母每天所需要的蔬菜不能少于 500 克，因此妈妈就可以靠吃水果来补充维生素或矿物质，或者在宝宝睡觉的时候炒一两个蔬菜，能多吃的时候就多吃一些，避免乳汁中缺少维生素、矿物质或纤维素。

能量需求

在哺乳期内，每个新手妈妈体内至少已经储存了 2 ~ 4 千克的能量，但这远远不够。一般来说，哺乳期妇女每天所需的能量，至少要达到 13382 千焦，蛋白质的日摄入含量 90 ~ 100 克，钙的日摄入含量 2 克，铁的日摄入含量 15 ~ 18 克，维生素 A 日摄入 3900 国际单位，维生素 C 日摄入 150 毫克，等等，各类营养素的含量都有一个定性标准。

但在日常生活中，以每种营养物摄入量为单位来进食也不太现实，有些营养元素只需要一点点儿就行了，无法用现有的家庭工具来衡量。具体怎样进食才能满足营养需求，新手妈妈可参照下表。

食物种类	摄入量范围／克	摄入量平均值／克
谷类	350 ~ 450	400
蔬菜	500	500
蛋类	50 ~ 75	62.5
肉、禽	100 ~ 150	125
大豆类及制品	60	60
奶类	300 ~ 550	425
鱼虾	50 ~ 75	62.5
水果	100 ~ 200	150

也就是说，新手妈妈在每日的饮食中，蔬菜类食物不能少于总进食的 2/3，谷类食物不能少于总进食的 1/5，鱼类、禽类、蛋类比例应平衡，各约 50 克。

如果单纯将摄入量范围的数据加起来，每个产妇每天可能需要进食 1510 ~ 2060 克食物。乍一看这似乎产妇的肠胃难以承受，产妇可以采取少吃多餐的形式，每天吃 4 ~ 5 餐，这样可以促进营养物质的充分吸收，也可减轻肠胃负担。

保持液体的摄入

临床实践表明，哺乳期的妇女经常会有口感、口渴或者便秘的症状。这不仅仅是因为液体转化为奶水喂给宝宝了，还因为女性在哺乳时会产生一种令人口干舌燥的激素，所以哺乳期女性要多喝水，补充足够的液体。

奶水是典型的液体，乳母每天至少给宝宝吃 500 ~ 600 毫升奶水，这些水分都来源于产妇。如果产妇摄入液体不足的话，不但自己的新陈代谢会受到影响，还会导致奶水的不足，影响宝宝的发育。所以妈妈平常在喂奶的时候，旁边最好放一杯水，避免体内液体不足。

研究表明，乳母每天至少要喝 1500 毫升（约 6 大杯）液体，否则不足以维持母婴对水分的正常需求。需要说明的是：

1. 妈妈每天喝水最好不要超过 2500 毫升，即不得超过 10 大杯，否则会降低奶水的质量，产妇自己也会因为体内水分太多而不舒服。

2.哺乳宝宝所摄入的液体的来源，以粥、汤、白开水为宜，不能喝酒、咖啡、茶水。酒水进入母乳之后，不但味道会有所改变，宝宝吃了之后脾气还会变得暴躁，容易犯困，影响发育。咖啡和茶水中的咖啡碱进入母乳之后，宝宝会感到很不舒服，容易发怒。因此在哺乳期间，妈妈最好不要喝饮料，如果想喝，也要等到喂奶之后，且每次只能喝一小杯，不宜过量。

减少热量的摄入

大多数产妇都有急于恢复体型的渴望，因此在产后不久就开始雄心勃勃的减肥计划，在饮食中也尽量减少热量的摄入。

产后恢复体型既是出于对美的考虑，也是健康的需要，但产妇却不能操之过急。如果产褥期还没结束，或者宝宝尚不及半岁大，就强制性地让自己减少热量的摄入，不但不利于自己身体器官的康复，还会影响到奶水的分泌和奶水的质量，直接影响宝宝的健康发育。

一般来说，以母乳喂养的产妇若想实现减肥和营养双重目标，日常饮食中可以少吃一些脂肪含量高的食物，如奶酪、肥肉等，少吃甜食甜品，不吃煎炸食物，同时多吃维生素和矿物质含量丰富的食物，如各种新鲜果蔬；多喝牛奶、豆浆、酸奶等营养价值较高的食物，适当吃一些粗粮，如全麦面包，这样才能满足机体对各种营养元素的需求。

其实，恢复体型主要不是靠减少食物的摄入量，这是一种不健康的减肥方式。最健康的减肥方式是运动，产妇可以不用太大的运动量，只需每天推着宝宝的小车多走走，或者适当做一些塑身运动就可起到美体的作用。重塑体型不等于减肥，产妇只需将腰部和大腿的赘肉减掉就行了，比孕前稍微胖一点儿是正常的，这才是一个成熟少妇所应该具有的形象。

新妈妈催乳菜谱

母乳是否充足、奶水质量是否高是每一个新生宝宝能否健康发育的基本保障，每个女人晋升为新妈妈之后都会关心母乳分泌的问题。

有的产妇，生产不久就可以给宝宝正常哺乳，让宝宝在尽可能短的时间内获得自身的抗体。有的产妇，产后3天依旧只是乳房胀满、疼痛，任凭宝宝哇哇大哭也无法将奶水吸吮出来。还有更多的产妇，虽然一时解决了宝宝的吃奶问题，但母乳通常不够宝宝食用，或者奶水很稀宝宝根本就不愿意吸吮，新手妈妈为此焦虑不安，但却苦于无力解决，母乳喂养反而对宝宝的生长发育反而造成了不利影响。

解决母乳不足的方法，除了平息产妇情绪，适当按摩乳房，最常见的做法就是让产妇喝各种各样的催乳汤，尽可能促进乳腺管的及早通畅，及早让宝宝吸吮到妈妈的奶水。

常用催乳通乳的粥汤有以下几种：

清炖猪蹄

原料：猪蹄500克，白萝卜200克，豆腐200克，花生100克。盐、鸡精、酱油、料酒、葱、姜、枸杞等各适量。

做法：

（1）猪蹄洗净剁块，放入水中稍煮以除去血污和异味。

（2）葱洗净切碎，姜洗净切片，枸杞子洗净备用。白萝卜去皮洗净切条，豆腐洗净切块。花生洗净备用。

（3）炖锅置上，放入猪蹄、萝卜、豆腐、花生、姜片、葱、料酒、枸杞子及适量清水，中火炖3小时，加入盐、鸡精焖5分钟即可。

功效：强身健体，营养美味。

主菜特点如下：

①猪蹄

猪蹄含有丰富的胶原蛋白质，不但营养价值高，而且可以防治皮肤干瘪起皱、预防衰老。传统医学还认为，猪蹄壮腰补膝和通乳之效，常用于产妇产后缺少乳汁之症。

②白萝卜

萝卜性凉味辛，有清热生津、凉血止血、开胃健脾、顺气化痰及消食化滞等作用，对于腹胀腹痛、消化不良及咳嗽痰多有较好的疗效，中医常辅助治疗胃口不好、不思饮食、咽喉炎、扁桃体炎、声音嘶哑、失音等症，痰湿体质常喝萝卜汁可有效缓解夏季及午后的沉重感和困倦感。

③豆腐

豆腐是常见的豆制品，性稍凉，除了补中益气，还可清热润燥、生津止渴，热证体质、营养不良、气血双亏，年老羸瘦者可以经常食用。

④花生

花生有健脾胃、通经络、补血生血及通乳的作用，产后常食可增强脾胃功能，改善食欲，增强机体免疫力。

丝瓜豆腐瘦肉汤

原料：丝瓜2根，豆腐300克，猪瘦肉适量。盐、鸡精、白糖、料酒、淀粉、葱等各适量。

做法：

（1）丝瓜去皮洗净切片，豆腐洗净切块，葱洗净切碎。

（2）猪肉洗净切丝，用料酒、盐、鸡精、白糖腌至入味，滚上淀粉上浆。

（3）水锅置上烧热，先下入豆腐煮沸，再放入丝瓜、肉片煮熟。

（4）熄火加入葱花、鸡精调味即可。

功效：丝瓜豆腐瘦肉汤滋补功效是多重的。女人要多吃丝瓜，既可滋阴润燥，又可改善月经不调及产后乳汁不通的症状。

主菜特点如下：

①丝瓜

丝瓜性凉，有通经活络、清热凉血、化痰消毒作用，对于热病引起的口干口渴、咳嗽多痰及经络不畅、血瘀气滞引起的妇女乳汁不下、崩漏、血淋等症有较好的治疗作用。

②豆腐

豆腐性寒，具有补中益气、清热润燥、生津止渴、清洁肠胃等多重功效，尤其适合口臭口渴、肠胃不清、热病后调养者食用，是常用的补益清热养生食品。

③瘦肉

猪肉有滋养脏腑、滑润肌肤、补中益气的作用，病后体弱、产后血虚、营养不良、面黄肌瘦者均可以猪肉来调补。

山药鲫鱼汤

原料：鲫鱼1条，山药100克，大米适量。葱、盐、鸡精、料酒等适量。

做法：

（1）鲫鱼去鳞、去鳃、去内脏，清洗干净，撒少许盐腌一会儿。

（2）山药去皮，洗净，切片。葱择洗干净，切碎。

（3）糯米淘洗干净，多放些水，熬粥，取汤。

（4）油锅置火上，烧至七成热，放入鲫鱼稍稍煎炸。

功效：山药鲫鱼汤运用了山药和鲫鱼的双重滋补作用，可补充人体所需的多种影响成分，常食可改善体质。大米若做成汤粥，其营养成分恰好为人体所吸收，也可起到健脾胃的作用。

主菜特点如下：

①山药

山药可健脾益胃，补肾益精，常食可强身健体。

②鲫鱼

鲫鱼营养丰富，有益气健脾、消润胃阴、利尿消肿、清热解毒等多重功效，滋补效果甚佳，产后妇女炖食鲫鱼汤，可补虚通乳。

③大米

大米粥也是常见的温补强壮品，有暖脾胃、益中气、止汗等作用，对产后食欲不振、气短无力等虚症有较好的补益作用。

豆皮虾仁汤

原料：虾仁100克，豆腐皮200克，青菜适量。盐少许，鸡精、香油等适量。

做法：

（1）虾仁淘洗干净。

（2）豆腐皮洗净切丝，青菜择洗干净切段，红辣椒去子去蒂并洗净切丝。

（3）油锅置上烧热，放入虾仁翻炒数下，加入盐及适量清汤烧开，放入豆丝、红辣椒、青菜熬粥。

（4）粥熟后淋入香油、撒上鸡精调味即可。

功效：豆皮虾仁汤营养丰富，简单易做，若将它作为家常小菜常食，即可起到健脾胃和滋补的作用。

主菜特点如下：

①虾仁

虾的营养价值极高，有助于增强人体的免疫力和性功能，虾肉肉质松软，易于消化，所以也常做滋补品，四肢无力、年老体虚者皆可常食。另外，虾的通乳作用较强，并且富含磷、钙，尤其适合乳母食用。

②豆腐皮

豆腐皮是典型的豆制品，营养丰富，有补中益气、健脾胃的作用。

③青菜

青菜性温味甘，有清热除烦、行气祛瘀的作用，既可滋阴，又可开胃。

莲枣薏仁粥

原料：薏仁一小碗，莲子一把，枣干适量。冰糖适量。

做法：

（1）薏仁入水浸泡3小时；莲子去心。

（2）将薏仁和适量的水倒入锅中，煮至沸腾。

（3）将莲子和红枣倒入锅中同煮，煮至薏仁熟烂，即可将冰糖放入锅中。

（4）待冰糖完全融化，即可关火盛出。

功效：莲枣薏仁粥以凉性食物调理阳虚，虽不能治疗阳虚的各种寒证，但却对风湿关节炎、水肿等病症具有较好的调理作用，阳虚且有诸多痛症者可经常服用。

主菜特点如下：

①薏仁

薏仁有利水消肿、健脾去湿、舒筋除痹等作用，可有效改善产后体寒症，常用做治疗水肿、风湿痹痛、泄泻带下等病。

②莲子

莲子性平，具有补脾止泻、益肾固精等作用，产妇常食可强身健体。

③红枣

红枣有健脾益胃之效，有助于产妇的脾胃虚弱、倦怠无力等症，常食利于身体的恢复。

产后的身材恢复

产后自我按摩

产后第二天，新手妈妈就可以进行自我按摩来刺激子宫肌肉的收缩，促进体内恶露的排出。

按摩的时候，新手妈妈仰卧在床上，找出肚脐下三寸处的腹壁和子宫底部，然后伸出拇指做顺时针画圈按摩1分钟，然后在同样的位置做逆时针画圈按摩1分钟，如此反复交替。

最后是在腹部两侧及中下部做按摩推拿，按摩的方向沿结肠环走向。此处按摩与腹壁和子宫底部的按摩结合起来做，每次做5～10分钟，每天按摩一次。

这套动作有助于刺激子宫肌肉收缩，通过肌肉的收缩来刺激宫内的恶露，并促使它顺利排出。由于这是一种按摩内脏的方式，所以还可增加产妇腹部肌肉的张力，这对于刺激胃肠蠕动、预防内脏下垂及预防静脉血液的滞留都有积极意义。

除了腹部的按摩，多数新手妈妈产后都有腰痛的毛病，还可试试腰部的按摩。按摩的时候，产妇将一只手放到自己的腰部，以手掌反复地推搓，直到皮肤有温热感。然后，以双手的拇指沿着两侧的腰肌，从上到下按压 3 ~ 5 次。接着，双手握拳，沿着腰肌从上向下交替叩击，直到皮肤有温热感。最后，双手伸开，以手掌在腰骶部由上至下地推摩，直到皮肤有温热感。这套动作产妇可以每天做一次，每次做 5 ~ 10 分钟，坚持一个月，不但可以改善腰痛的毛病，而且还可对辅助治疗分娩时产生的气血亏虚。

产后保健操

产妇能下床之后，就可以开始做保健操了。

整套保健操步骤及动作要领如下：

第一步：深呼吸运动。其目的在于运动脏腑器官，同时紧缩腹部肌肉。

动作要领：产妇仰卧在床，双臂伸直放在身体两侧。深深吸气，同时使腹壁下陷，然后再缓缓呼气，如此反复交替做 4 次。

第二步：缩肛运动。其目的是锻炼盆底肌肉，缓解便秘。

动作要领：产妇仰卧在床，双膝再自然分开，然后用力向内合拢，同时用力收缩肛门。再放开双膝，同时放松肛门，如此反复交替做 4 次。

第三步：伸腿动作。其目的是加强腹部肌肉和大腿肌肉的力量。

动作要领：产妇仰卧在床，双臂伸直放在身体两侧。先举起左腿，与身体形成一个直角，然后以同样的方式再举起右腿，双腿在空中停留一会儿，然后放下，如此反复做 4 次。

第四步：腰背运动。其目的是增加臀部肌肉力量，纠正弯曲的脊柱。

动作要领：产妇仰卧在床，髋和腿自然放松，然后努力抬高自己的臀部和背部，努力让身体离开床面，最后再缓缓放下，如此反复做 4 次。

第五步：仰卧起坐。其目的是增加腰部力量，同时锻炼腹部肌肉。

动作要领：产妇仰卧在床，然后两手叉腰坐起，注意在此过程中双腿不要完全保持伸直状态，如此反复做 4 次。

第六步：腰部运动。其目的是加速腰部血液循环，缓解产后腰痛。

动作要领：产妇跪倒在床，双膝自然分开，肩肘保持垂直，双手放在床面上，然后左右旋转自己的腰部，如此反复做 4 次。

第七步：全身运动。其目的是锻炼全身，促进全身血液循环，促使恶露的排出。

动作要领：产妇跪倒在床，双臂支撑在床上，左右腿轮流向背后高举，如此反复做 4 次。

产后保健操是一整套连贯的动作，产妇要每天坚持做一次。

剖腹产妈妈的复原操

由于腹部有伤口的缘故，与顺产的产妇相比，剖腹产产妇在前三个月不能做太剧烈的运动，只能先深呼吸，再稍微伸展一下肢体，做简单的锻炼。其详细动作要领如下：

第一步：深呼吸。

动作要领：产妇仰卧在床上，双手放在大腿两侧，并使手掌仅靠大腿。先缓缓地吐气，然后略略张开双臂用力吸气。接着，一边吸气，一边慢慢抬起手臂，直至手臂与肩膀呈一条直线。双臂继续缓缓向上抬，直至头顶，然后合掌，屏住呼吸数秒。再慢慢吐气，并将手放到脸部上方做膜拜的动作。最后将双手向下滑，在此过程中双掌仍然互相接触，同时缓缓吐气，放松，回到准备动作。如此反复做 5 次，每天至少坚持练习一次。

第二步：锻炼腹部、腰部。

动作要领：产妇仰卧在床，丈夫在旁边准备协助。丈夫先用左后扶住妻子的颈部下方，缓缓抬起她的头部，在此过程中，妻子要暂时闭气一会儿，再缓缓吐气。接着丈夫继续扶住妻子，并用力将她的上半身扶离床，妻子在此过程中始终保持吐气。最后妻子上半身完全坐直之后，缓缓吐气，休息一会儿，然后再一边吸气，一边躺下，恢复到预备动作。如此反复做5次，每天至少坚持练习3次。

第三步：伸展下半身。

动作要领：产妇仰卧在床，两手手掌相扣放在胸上。伸直左腿，尽可能地向上抬，然后换右腿，同样努力上抬，如此双腿轮流交替做5次。

产后锻炼注意事项

产妇体质的特殊性决定了她不能像其他正常人一样锻炼，为了安全起见，产妇在锻炼时要注意下面的事项：

运动量不宜太大

产妇急于恢复体型的心情是可以理解的，但在锻炼的时候一定不能做超出自己能力范围的事，锻炼应让自己感到舒适为宜，不能让自己太过疲劳。一旦发现下身出血量增多，要立刻停止锻炼，并在恢复之后听过医生的建议之后再决定是否运动。

运动要循序渐进

即使身体条件已经允许运动了，产妇也不要急于求成，应从最简单、最舒缓的动作开始，运动量则慢慢由少增加到多，循序渐进，逐渐让身体承受一定的拉力或张力。切不可一开始就急于做高难度的动作，产后前六周应尽量避免趴着、膝盖和胸部着地的姿势，避免发生意外。高难度的动作，如全身大幅度的运动，至少要等产妇恶露排干净之后才能进行。

锻炼时要穿合适的衣服和鞋子

与怀孕前相比，产妇的衣服和鞋子尺码都应该更大一号，衣服应当宽松，以不影响四肢伸展为宜。所穿的胸罩应当更有支撑力，并且在运动的过程中不会使胸罩与乳房相互摩擦。总之只有衣服和鞋子都舒适了，才能保证运动时全身血液循环的畅通无阻，才能真正起到锻炼的作用。

锻炼前做好准备

1. 锻炼前 1 个小时，最好吃点儿高蛋白和碳水化合物类食物，避免运动太过疲劳；

2. 锻炼前先上个厕所，排出膀胱内的水；

3. 正式运动开始之前，先做一下热身运动适应一下，同时检查身体是否有不适感，若觉得不舒服，要立即中止锻炼。

即使产妇在运动时已经注意到上述细节问题了，在运动时也不能掉以轻心，一旦发现自己局部疼痛、隐痛、阴道出血、有排泄物，感到头晕、恶心或者想要呕吐，及有呼吸短促、极端疲劳、无力的任何一种情形，要立刻中止运动并及时到医院检查。

产后开始锻炼的时间

产后多久才能开始锻炼，这要看个人体质和运动锻炼的项目。

就身体状况来说，一般顺产的产妇，在产后 24 个小时就可以做一些简单的运动，如深呼气，坐起，下床走动，收腹等。剖腹产的产妇或者因为做了会阴侧切手术的产妇，除了必要走动，最好不要急于锻炼，应该在伤口愈合之后再做轻微的运动。

就运动项目来说，在产妇身体允许的情况下，一般一周之内只能做一些简单的运动，如盆底肌肉运动、脚踩踏板运动、腹部肌肉运动、胸式呼吸、腹式呼吸等，在第二周及以后的时候，产妇的身体已经有了一定程度的复原，这时候可以做一些运动幅度稍大的锻炼，如向后弯曲运动、向前弯曲运动等。到产后第二个月的时候，产妇的身体已经得到较好的恢复，这时候就可以针对这一个月身体的特点，做一些高难度的动作，如仰卧抬臀运动、弓背挺胸运动、跪坐直起运动等。两个月之后，顺产产妇就可以做一些高强度的健身运动了，如游泳，骑自行车，慢跑，等等；而剖腹产的产妇，至少要等 3 个月之后才能做这些运动。

以上所提供的时间只是一个参考，每个产妇还要根据自己的实际情况看是否适合做某种运动，一旦运动中出现任何不适，都要立刻停止，不可勉强。

循序渐进地锻炼

除了宝宝的健康成长，产妇生完孩子之后最渴望的事情，就是快速恢复体形，确保身材的完美。因此一部分产妇在孩子刚生下来不久就急于运动、健美。但一般产妇产后身体都比较虚弱，运动应该循序渐进，不宜急于求成。

顺产的产妇，一般在产后1周左右才可进行运动锻炼，而且锻炼的方式应该是渐进式，先做舒缓的室内运动，如多多走动，适当扭扭腰，伸伸臂膀，但不能做强度大的剧烈运动，如长距离的步行、跑步等。若是剖腹产的产妇，体质会更差一些，至少要休息1个月，然后还要看体质的恢复情况，然后才确定是否能做一些简单的室内运动。但如果产后恶露比较严重的话，最好不要急着锻炼身体，只有通过了医生的第一次体检，经医生允许才能运动。

如果生产过程不太痛苦的话，产妇在生产后的24个小时之内，就可做一些室内健美操，如深呼吸运动、扩胸运动、抬头运动、屈腿运动、仰卧屈膝运动，等等，这样有助于体内循环，促进体质各脏器功能的恢复。如此每天坚持做2次，每次做10分钟，就能对生殖系统起到明显的恢复作用。在运动的过程中，产妇如果有疲劳的感觉，就要立即停止运动，好好休息，不要太急功近利，否则不利于身体的恢复。

完全恢复后开始常规锻炼

常规锻炼，顾名思义，正常的锻炼，即产妇不必只做简单的产妇操，可以像正常人一样参加一般的体育活动了，如快走，慢跑、游泳、骑自行车、打太极拳、跳健身舞、跳绳、各类球类运动，等等。这些运动形式与产妇操相比，时间长，强度大，对于增强体质和减肥最有效，在产妇恢复体形的计划中占据重要位置。

常规训练的时间，一般在的产后的第二个月。但如果是剖腹产的产妇，由于切口愈合时间较长的缘故，至少要等10周之后，切口处不再有疼痛感，并且医生认为她已经完全恢复的时候，才可以进行常规的体育运动。

与普通人做常规锻炼所不同的是，产妇的体质毕竟特殊，加上还承担哺乳的重任，所以在锻炼的时候还要注意以下几个方面的问题：

1. 要戴具有支持型的优质胸罩，不要戴运动型胸罩。这样既有助于防止乳房下垂，又不至于因为胸部束缚过紧而影响呼吸。

2. 为了防止溢奶，在运动之前，最好对宝宝进行哺乳，排空乳房里的乳汁。

3. 尽量不要做高难度动作，运动量也不宜过大，否则女人的乳房内会产生乳酸，不利于宝宝吸收奶汁中的营养物质。

4. 产妇做常规锻炼不宜太频繁，以每周运动 2 ~ 5 次为宜。运动的形式要尽量和缓，如快走、骑自行车等，强度稍微剧烈的运动，如篮球等，尽量少做。

5. 注意安全，一旦发现身体某个部位有所不适或者有剧烈的疼痛感，应立即停止锻炼。如果不适感迟迟不消除，则要立即就医。

总之，即使是产妇的身体已经能够承担常规训练的强度了，仍旧要尽可能地轻柔，做到不伤害自己，不危及宝宝。

剖腹产后做些简单锻炼

通过剖腹产生产的妈妈与顺产的妈妈相比，在行动的时候虽然很不方便，但仍然可以通过简单的锻炼来加快身体的恢复，这些简单的锻炼，如果身体无碍的话，分娩半个月之后就可以进行了，不必等到一两个月后。

骨盆肌肉练习

经过剖腹生产的妈妈，会阴部位的损伤会小一些，但由于子宫的扩张，她的会阴部位仍然会感到瘀血或肿胀，所以仍然会出现产后尿漏的问题。最好每天做一些强化骨盆肌肉的锻炼。

抬髋练习

髋是腰以下尾骶部和臀部的统称。孕育过程会致使女人重心前移，既容易损伤背部脊骨，又造成形体的不美观，抬髋练习的目的就是锻炼腹肌，促使重心后移。其动作要领如下：

1. 产妇平躺在床，双膝自然弯曲，双脚平放。

2. 深深吸气，以看到腹部鼓起为宜，然后缓慢呼气。

3. 呼气的同时，将尾骨向肚脐的方向抬起，但屁股不要离开床。

4. 尾骨抬到不能再抬的时候，收紧臀部肌肉，保持数秒，然后再放松即可。

整套动作重复 10 次，每天做 10 分钟。

仰卧起坐

动作要领如下：

1. 仰卧在床，双膝自然弯曲，双手抱在头后。

2. 深深吸气，然后缓慢呼气，同时用力收紧腹部肌肉。

3. 抬起头部，逐渐抬起双肩，注意背的下部仍然平躺在床。

4. 慢慢放下头和肩部，恢复仰卧的姿势。如此重复做 10 次。

剖腹产产妇做仰卧起坐的时候，动作仍然也要轻缓，仍然不求每分钟做了多少个，但求能强化腹部肌肉。

总之，剖腹产产妇在锻炼的时候，一定要注意安全，动作要轻柔、缓慢，量力而行，不可操之过急。一旦发现自己排出的恶露量增加，或者颜色又加重了，马上停止锻炼，最好到医院检查一下。

跟宝宝一块进行

比较轻微的锻炼方式，妈妈还可跟自己的宝宝一块儿进行，既有助于身体的恢复，又可增进与宝宝的沟通，一举两得。

锻炼上肢

上肢的锻炼可以在床上进行。妈妈先将宝宝放在床上，再跪在他的前面，将双手放到宝宝身体两侧，无限慈爱地看着宝宝，一般这时候宝宝会睁大眼睛凝视着妈妈，沟通无限。然后，妈妈伸直肘关节，同时收腹并挺直身体，整套动作完成。为了加强上身肌肉的力量，妈妈可以连续做几次上述动作，每次连续做几分钟，一天练习数次。

上肢的锻炼主要在于加强产妇体质，会将来长时间抱婴儿做好准备，由于它同时也锻炼了腹部，所以对于强化腹部肌肉、改善腹部松弛的情况也有帮助。

锻炼臀部

锻炼臀部的时候，婴儿参与的比较少，不过妈妈如果当着他的面进行的话，会增添宝宝对这个世界的好奇，对宝宝智力的开发有一定的好处。动作要领如下：

1. 面对墙壁站立，双手抵住墙。

2. 伸直背部，同时收腹，收臀。

3. 慢慢向后抬起左腿，维持这个姿势数秒钟，然后恢复预备动作。

4. 再慢慢向后抬起右腿，维持数秒。如此双腿轮流练习几次即可。

臀部锻炼的意义，主要在于强化腿部肌肉，增加腿和腰的力量，对身体的恢复及整体气质的提升有较大的帮助。

锻炼腹部

腹部的锻炼需要婴儿的参与，是比较重要的亲子活动，同时也是改善产妇体形的好方法。

妈妈仰卧在床，自然屈腿，然后小心将宝宝放到自己的腹部，使婴儿的头部受到自己双腿的支撑。然后妈妈用手抓住自己大腿的两侧，慢慢地抬头，逐步抬肩。在此过程中，颈部要尽量伸直，下颌不要靠近胸部，否则腹部用力就会减小，起不到锻炼腹部的作用。如此重复数遍，每天坚持，即可起到强化腹部肌肉的作用。

锻炼大腿

侧身躺在婴儿旁边。如果是左侧身，妈妈就要曲起左腿，然后慢慢抬高右腿，连续抬 10 次。然后妈妈可以换边，右侧在宝宝旁边，然后缓缓抬起左腿，连续做 10 次。如此两腿轮流练习即可。

腿部锻炼的目的，在于促进下身血液的循环，预防产后风湿疼痛。妈妈仍旧在婴儿旁边锻炼。妈妈在运动的过程中时时向宝宝投去关爱的目光，宝宝会非常开心的。

总之，妈妈与婴儿一起锻炼，可以收到改善体形、增进与宝宝交流的双重作用，适合在哺乳期经常锻炼。

哺乳期不宜采用一般减肥方法

因怀孕、分娩、哺乳而造成的肥胖，与一般人的肥胖有很大不同，所以产妇在减肥的时候不宜采用一般人的减肥方式，要明确以下几点：

产后第一个月不必马上急着减肥

产后第一个月，产妇的身体还没有完全恢复，加上需要哺乳，所以要尽可能多地吃比较营养的食物，少运动，多休息。这种状况是无法实施减肥计划的，太心急只会伤害自己的身体，反而得不偿失。正确的减肥时间应该是在产后 4 ~ 6 周，在身体复原完好的前提条件下，才可以进行。

需要更大的耐心和更长久的坚持

产后减肥是很不容易的。孕产哺时期，为了满足宝宝的营养需要，女人不得不补充更多的能量，多余的热量就会被转化成脂肪储存起来，造成脂肪累积过多，形成生产型肥胖。这种肥胖是长达 9 个月的时间一点儿一点儿累积出来的，所以产妇的减肥过程至少需要 9 个月，再一点儿一点儿地减掉，只有这样才能确保身体健康。

减肥目标不要定得太高

鉴于哺乳这一特殊情况，哺乳期的女人比一般人每天需要补充更多的能量，所以减肥计划不要订得太高，只要减肥成功后比怀孕之前重 1 ~ 2 千克即可，不必太苛求。否则目标定得太高，不能坚持下去，或者很久都看不到成果，反而会失去减肥的斗志，导致减肥中途停止。

千万不能使用药物减肥

在减肥的过程中，很多女人都会犯急功近利的毛病，忍不住借助减肥药、减肥茶来减肥，这是不可取的。吃减肥药容易拉肚子，因为它的作用原理是让人体减少营养物质的吸收，将营养物质变成垃圾排泄出来，从而达到减肥的目的。哺乳期女人若使用减肥药的话，身体所必需的营养就得不到满足，就难以为宝宝提供优质奶水。而且，减肥药还会影响人体的正常代谢，乳汁中会充满大量药物，这样就等于变相地给宝宝吃减肥药，不但影响其发育，而且减肥药的毒素还会引起宝宝的肝功能异常。

注意细节问题

如皮带不要过紧。虽然皮带的存在会抑制产妇吃零食，但太紧会让体内游离的脏器受到束缚，不利于产妇身体的恢复。

要多吃高营养、低热量的食物，如鸡肉、土豆、芦笋、燕麦等，这样既可补充必要的营养，又不容易进一步发胖。

每天测量体重，这样有助于时时了解自己的身体情况，一旦发现每周减肥超过 0.5 千克，就说明摄入热量太少，体内营养物质不够。当然，测量结果也有助于帮你了解减肥的成功指数，树立减肥信心。

转换成母亲的角色

别让生活失去了规律

宝宝的出生意味着家里又多了一位新成员，而且这个成员的生活方式还比较特殊：除了吃喝拉撒睡和哭泣，他什么都不会，全家人必须学会揣摩他的思想，更要会照顾他。初为父母的，必须要意识到这一点。初为父母的生活，最明显的变化是失去了生活规律。夫妻在享受二人世界的时候，每天按时起居，按时吃饭，正常工作，一般也谈不上多辛苦。可宝宝的生活是完全没有规律的：不管太阳是否升起，他只要醒了就要吃奶、就要哭泣；不管是否已经夜深人静，他不舒服了就要闹腾；更不管父母是否需要吃饭、需要休息，只要他醒着，他就要发出自己独特的声音；即使他睡着了，父母还要在旁边看着他，以防他受到一点儿委屈。这样昼夜不分、起居紊乱的生活方式完全打乱了父母的生物钟，夫妻二人的起居时间不得不根据宝宝的喜好而调整。

新手父母的生活秩序会被打乱，完全是责任心使然。面对一个什么都不会做的小生命，父母有责任照顾他的一切，不让他饿着、渴着、冷着、热着、碰着、委屈着，他饿了，必须立刻马上喂奶；尿了，要马上换尿布，冷了、热了，除了要增减衣物，还要检查是否需要就医……总之夫妻所有的活动都要以宝宝为中心，以宝宝的需求为自己的需求，甘当宝宝的忠实仆役。即使自己筋疲力尽，只要是宝宝需要，仍然要毫无怨言地帮他实现，很多妈妈就是被自己产后身体的不适、宝宝的需求无度而折腾得苦不堪言，甚至患上忧郁症。由此可见，荣升为父母，并不是一件容易的事，这意味着你的负担更重，责任心更强。

在责任心的驱使下，每个家庭的新手父母都要学习很多新的技能。如能读懂宝宝的身体语言，能察觉到宝宝哪里不适，学会换尿布，学会喂奶，学会冲奶粉，学会抱宝宝，学会给宝宝洗澡，等等。这些技能，在你过去的生活中可能完全接触不到，不知道怎样应付，只能摸索着前进，并且快速进入角色，因为宝宝的生活时刻需要这些技能，所以初为父母者还要承担着快速学习的压力。

更大的麻烦在于，有了宝宝之后，新手爸妈就不再有人身自由，因为宝宝时刻需要你的照顾，你不得不放弃自我，做任何事情之前都要看宝宝的时间是否允许。

小生命对于家庭生活是有双重意义的，惊喜之外，更大的是责任和麻烦，初为父母者必须尽快适应这一切。

为人父母的学问

为人父母是一项大学问，每个妈妈和爸爸都要明白自己的责任和义务，唯其如此，才能保证宝宝的正常生长发育，才能培养出一个健康可爱的宝宝。

身为妈妈，最重要的使命就是快速学习一切宝宝所需要的技能。如掌握正确的喂奶方式，能明白宝宝想要表达什么意思，能弄清楚他为什么哭泣，更要学会处理各种突发情况。但这些技能只能满足宝宝最基本的生活需求，妈妈还要做出一些满足宝宝精神需求的事，如每天逗他一会儿，抱他出去认识认识这个崭新的世界，并逐步训练他的视力、听力，让他体会到更多的快乐。这个沟通过程不仅是宝宝生长的需要，也是沟通母子感情的常用法宝。每天都继续这样的沟通，妈妈才能体会到身为人母的喜悦，了解生养孩子的意义，远离产后抑郁。

不过，女人是筑巢性动物，出于母爱的本能，有的女人可能不放心将孩子交给其他人看管，宝宝的一切都亲力亲为。这样不但会把自己累倒，而且不利于家庭的和谐。新手妈妈一定要信赖公婆，信赖自己的丈夫，大家的出发点都是让宝宝受到更好的照顾，新手妈妈不应该在养育孩子方面与其他家庭成员发生争执。

身为爸爸，因为无法进行哺乳，你可能无法时刻照顾婴儿，但宝宝也是你生命的延续，你也得为他的到来承担一半责任。所以在妻子忙碌和需要休息的时候，爸爸要学会给孩子冲泡奶粉，会为他洗澡、穿衣、换尿布，还要学会抱他，为他唱摇篮曲，有时间的时候，还要陪他一起玩儿，让宝宝感受到父爱的深沉。

爸爸最不应该有的想法是：照顾孩子是女人的事。因为妻子在照顾孩子的时候，自己身体也很不舒服，况且孩子生活很无规律，妻子精力有限，难以一个人照顾孩子。为了孩子的健康成长，爸爸必须承担一定的责任。

总之，无论爸爸还是妈妈，一切活动的出发点都应该是疼爱宝宝，让宝宝得到最好的照顾。

第四章
产后保健

产妇常见病症的预防与治疗

关节酸痛

一些女人生完孩子之后还有关节疼痛的显现，如膝关节、手关节等都有酸疼感，尤其是天转凉的时候，疼痛感加剧。

产后关节疼痛，主要是因为产褥期护理不当造成的。女人在分娩的过程中用尽了全身的力气，身体的抵抗力很弱，免疫力很低，机体受到风寒的时候，身体的一些脆弱地带，如关节处就会首先出现病症，发出疼痛的信号。

现代医学还认为，女人在哺乳期，因为身体缺钙或者其他因素，骨质会容易变得疏松，关节处将没有以前那么坚固。当女人受凉或者稍微劳累时，原本已经脆弱的关节也会首先发出信号，表现出酸痛、疼痛等症。

若想缓解关节酸痛的症状，产妇在产褥期，除了避免受凉、受寒，平常还要注意不要太劳累，最重要的是营养要充分。研究表明，当乳母体内的钙不足以给母子两人使用时，妈妈体内的钙就会通过乳汁转移到宝宝身体上，造成了母亲的骨质疏松，关节脆弱。所以在日常饮食中，产妇要营养均衡、充足，多吃具有补钙作用的食物，如豆类食物、牛奶、鸡蛋、海带等。此外，在身体条件允许的情况下，产妇还要勤加锻炼，促进血液循环，增强体质，避免寒凉的侵袭。

产后失眠

与产前总也休息不够相比，女人在产后会进入另一个极端：失眠、精神疲劳。

一般认为，引起产妇失眠的原因，是因为她太在意宝宝，每个妈妈都不得不在宝宝夜间哭闹、拉屎、撒尿等情况下强忍着困意处理宝宝的一系列问题，久而久之导致了生物钟紊乱，夜里形成失眠的习惯。

这种说法有一定的道理，宝宝不规律的生活习惯确实会影响产妇的睡眠规律。除了心理因素之外，引起产妇失眠的原因还有生理方面的。研究表明，女人在分娩前后，体内激素发生了重大的变化，这种剧烈的变化会让母体暂时难以适应，形成精神上的种种不安，引起头痛、焦虑、无法入睡、容易掉发等症，患上轻度的产后抑郁。

鉴于以上两大原因，为了解决产后失眠的问题，产妇在日常生活中要做到以下几点：

尽量让宝宝养成良好的作息习惯

尽管新生宝宝吃饭和睡眠都很不规律，妈妈可以尽可能地让宝宝的吃奶时间与自己的休息时间错开。晚上 10 点多或者更晚的时候，妈妈可以将宝宝唤醒，给他喂一次奶，早上起来再给宝宝喂一次奶，这样夜里最多就起来一次就可以了。一般到宝宝四个月大的时候，就能养成按时吃奶的习惯了，对妈妈的休息影响较小。

保持良好的情绪

失眠多是情绪上的原因，女人在产后要保持良好的心情，凡事往好处想，不要有太大的思想压力，也不必有其他生活方面的顾虑。你的所有心思，应该放在照顾宝宝身上，而不应该想一些其他的问题，更不必在意别人对你的看法，否则会加重心理的焦虑，更难以入眠。

保持足够的休息

人们经常会有这样的感受：累得睡不着。原本劳累之后就会想休息，但产妇如果在照顾宝宝的同时又做了很多家务事，或者胡思乱想产生很多怪念头，身体上和心理上将会产生过度疲累，焦虑感就会更严重，更难以入眠。相反，足够的休息会让身体很放松，精神也容易安宁，睡眠的时候也会特别快。

多吃具有镇宁安神作用的食物

对付失眠通常的做法，就是睡前喝一杯热牛奶。除了牛奶，产妇还可以通过其他方式来促进睡眠，如香蕉、猪心、鹌鹑蛋、小米、核桃、芝麻，等等，这些食物的健脑益神作用不但可以改善产妇的睡眠，还可以通过乳汁促进宝宝大脑的发育，可谓一举两得。

分娩后的并发症

俗话说，女人生孩子就如同去鬼门关上走一遭，走不好就回不来了。这并不是危言耸听，因为分娩本身就是一个高危的活动，不仅分娩过程会造成很多致命的并发症，分娩之后也有并发症。

常见的产后并发症有：

产后出血、贫血

很多女人在分娩之后有皮肤干燥、发痒等症，这多是贫血所致。分娩是一个极耗血气的过程，产妇在生产的时候，由于子宫收缩不及时，或者阴道、宫颈受到严重撕伤，很容易造成大出血，形成血虚、贫血。

产后便秘

由于肠胃功能恢复得不及时及自身体质的原因，女人在分娩之后一般都会有便秘的症状，即使天天喝粥、吃青菜也无济于事，这种生理性的便秘难以通过某种具体的方式治疗，只有靠女人自身的调养。

发热

由于妇科炎症或者乳腺炎的原因，多数产妇在产后前几天往往有发烧发热的现象。

慢性高血压、糖尿病

在怀孕期间患上妊娠高血压的女人，产后如果没有护理好，血压会持续升高，致使妊娠高血压转化成慢性高血压。与此类似的还有妊娠糖尿病，分娩之后血糖仍然没有恢复正常，成为慢性糖尿病。

由于分娩前后女人的身体构造发生了极大的改变，所以引起的并发症也是多种多样的，除了以上几种常见并发症之外，子宫内膜炎、切口合并症、泌尿系统并发症、胃肠道合并症、败血症引起盆腔血栓性静脉炎也属于产后并发症。为了将来的健康，女人在产褥期一定要注意护理，加强营养，避免各种产后病。

产后出血

产后出血是产后最严重的并发症，在我国是导致产妇死亡的第一原因。

产后出血根据时间的不同可分为两种，一种是生产之后24小时之内发生，一种是产后24小时之后至产后6周之内。这两种出血，无论哪一类都可让产妇因为失血过多而休克，甚至死亡，因此不能小觑产后出血。

造成产后出血的原因，通常不外乎以下几种：

1. 产后子宫收缩不良。正常情况下，胎儿出生之后子宫会及时收缩关闭血管，如果子宫收缩不及时或者收缩不好，就会让血管一直保持敞开状态，产妇体内的血会一直往外流，形成大出血。

2. 阴道、宫颈严重受伤。当胎儿从产道里出来的时候，宝宝身体的挤压势必严重损伤阴道和宫颈，致使产道裂伤而流血不止。

3. 胎盘残留。有些产妇，尤其是多次流产的产妇，在分娩的时候，胎盘很容易滞留在子宫腔内，造成流血不止。

4. 凝血功能障碍。当产妇患有凝血功能障碍时，产后也容易大出血。

对于产后24小时之内出血者，家人不必太惊慌，医生通常会建议产妇分娩之后留院观察3天，若有出血现象会立刻处理。令人担忧的是晚期产后出血，这时候产妇通常已经离开医院，平常已经不太重视这个问题，因此问题更严重。

对于产后出血的问题，产妇最好在妊娠期就做好预防准备，产前注意多检查，多孕、多产及曾有多次宫腔手术者及其他非正常产妇要及早做好处理准备。在生产时，精神不要太紧张，生产的过程中谨遵医生指导，不要将过多的精力都用在大喊大叫上，否则很容易造成子宫收缩不好。分娩之后，产妇要时时注意观察恶露的颜色和量，一旦发现异常，立刻咨询医生，万一分娩之后发生了晚期产后出血，也不要太紧张，立刻做好入院准备，避免休克。

子宫脱垂

女人在产后，如果子宫还没有复原就开始干重活，很容易发生子宫脱垂，表现为腰骶部酸痛，下腹、阴道、会阴部有下坠感，且劳累之后这种不适感更明显。

除了劳累的因素，产孕过早、过早结婚生育、过多产育、盆腔肌肉组织松弛等因素也容易造成子宫脱垂。

子宫脱垂也是一种严重的病症，产妇除了会感觉到不适，此后可能会有尿频、排尿困难或失禁的现象，直肠膨出者还会引起便秘，急性子宫脱垂者还会有下腹剧痛、面色苍白、出冷汗、恶心呕吐等腹膜刺激症状，对身体伤害极大。

为了避免产后子宫脱垂，产妇在产褥期必须要注意下面几点：

1.产后注意休息，不要过早干重体力活儿，也不要跑步或走远路。因为劳累时造成产后子宫脱垂的主要原因，充足的休息就是预防和减少子宫脱垂的可靠保证。

2.避免造成子宫脱垂的其他不利因素，如过早生育、过多产育等，这些会导致子宫附近肌肉虚弱，韧带张力较差，容易引起子宫脱垂。

3.注意营养，适当活动，产后坚持做提肛和盆底肌肉的锻炼，避免盆腔肌肉组织松弛。

4.加强产后护理，不要让产妇下床劳动过早、过重，注意避免产妇咳嗽和便秘，这些都会使产妇的腹压增加，引起子宫脱垂。

手术缝线的并发症

做了会阴侧切术的产妇，产后不久会阴部会有红肿、疼痛的感觉，同时伴有奇怪难闻的味道，这可能是手术缝线之后造成了感染，导致细菌入侵伤口部位。

由于产后恶露不断地排出，做了会阴侧切术的产妇会阴部很容易受到细菌侵扰，加之疼痛和不适造就了产妇通常不想动、懒得动的心理，会阴部的清洁工作就容易被疏忽，手术缝线附近就容易受到感染。

若想缓解会阴的疼痛感，及时让感染的状况得到遏制，产妇可以试试下列的方法：

1. 产后不久，如果不觉得身体可以支撑，就坚持做骨盆底肌肉训练。这种锻炼有助于增加阴部肌肉强度，加快伤口的愈合。

2. 会阴部位疼痛的厉害时，可用冰袋冷敷会阴处，并趁此机会用药棉将会阴及缝线处清洁干净，保持这里的干燥。

3. 注意会阴部的清洁，如果身体条件允许的话，产妇要多洗澡，然后仔细用药棉擦洗干净。注意不要使用盆浴，否则脏水流过阴部容易造成感染。

4. 产后，无论是躺着还是坐着，产妇尽量确保自己下身的柔软，不要接触到过硬的东西，否则不利于伤口的愈合。

5. 一旦发现手术缝线裂开，要及时咨询医生，并做进一步的缝合。

子宫复旧不全

产后，如果产妇的恶露超过一个月还没有干净，恶露有异味，并且平常腰腹有重坠或疼痛感，这可能就是子宫复旧不全造成的。子宫复旧，顾名思义，就是指子宫恢复到孕前的状态，这个过程通常需要 5 ~ 6 周，也就是整个产褥期。子宫复旧不全即子宫复旧不良，即子宫经过了产褥期仍然未恢复到正常状态。

子宫复旧不全的原因很复杂，可能是因为胎盘有残留，可能是因为子宫内膜或盆腔受到感染，也可能是羊水过多或者子宫肌瘤，等等，这些因素都可能会影响子宫恢复到非孕状态，对产妇身体造成危害。

为了避免子宫复旧不全，医务人员或家人要加强孕产妇分娩期和产褥期的护理。分娩期医务人员会自行处理，关键是产褥期的护理，产妇尤其要注意下面一些细节问题：

1. 产后产妇要及时排尿，不要让膀胱处于膨胀状态，否则会影响子宫的复位。

2. 产妇在床上活动的时候，常取侧卧位，防止胎盘有残留。如果子宫有后倾后屈的问题，产后产妇要采取胸卧位的姿势来矫正。

3. 在身体条件允许的情况下，产妇可以早下床适当活动活动以促进循环，加快身体生理功能和体力恢复，促进子宫的复旧和恶露的排出。

4. 产后尽量用母乳喂养，宝宝的吸吮会刺激子宫收缩，促进子宫的复原。

5. 在产褥期注意阴道卫生，经常用温水擦洗全身，避免生殖道炎症。

6. 在产褥期结束之前，夫妻之间严禁有房事活动。

产褥中暑

产褥早期，产妇若长时间待在高温的环境中，会使体内的热量不能及时散发出去从而引起产褥中暑。产褥中暑会引起中枢性体温调节功能障碍，它会导致产妇体内电解质紊乱，血液循环衰竭，神经系统功能严重受损害，表现为头晕头痛、口渴多汗、胸闷心悸、脉搏和呼吸加快、体温高达40℃以上，严重时甚至会昏迷、抽搐甚至死亡。

根据传统，产妇在产褥期是不能受风凉的，因此一部分产妇即使是在炎热的夏季分娩，也仍旧将自己裹得严严实实的，在家里还闭门关窗，唯恐受到一点儿凉风，在这样高温、高湿、通风不良的环境中，产妇就很容易造成产褥中暑。

预防产褥中暑，产妇在产褥期要注意这几点：

　怀孕大百科：备孕·怀孕·胎教·分娩·婴儿护理一本全

1. 所居住的房间应该是通风好又清洁的，注意室内空气的流通，不要让室内空气超过30℃。

2. 产妇一旦觉得有头昏脑涨等中枢症状，立刻用酒精或凉水擦浴，尽快让体温降下来。家人还可在旁边帮她按摩以促进血液循环。

3. 天气闷热的时候，产妇适当喝些盐水以补充丢失的盐分，避免体内电解质紊乱。

4. 产妇平常要适当吃一些具有生津解暑作用的食物，如西红柿、黄瓜、西瓜等，同时注意多喝开水和绿豆汤。

5. 保证充足的睡眠，不要让夏季的高温增添心中的焦虑感，否则更容易引起心慌意乱，出现轻微中暑症状。

6. 产妇在产褥期内要常用温水擦身子，让皮肤散热快一些，洗澡之后要穿宽大凉爽又透气的衣服，不要裹得太严。

产褥感染

产褥感染是指，产妇在分娩时或产褥期生殖道受致病细菌感染而引起全身或局部的疾病。根据病情轻重的不同而有不同的表现，轻微的产褥感染表现为阴部肿痛、化脓，拆线之后刀口自行裂开，严重的产褥感染多发生在子宫，产妇有腹痛、体温升高等症状，体温常超过38℃。产褥感染多发生于产后3～7天，发病前，多数产妇有倦怠、无力、食欲不振等表现，在发病初期恶露量多，有臭味。

产褥感染常见的病症有子宫内膜炎、附件炎、盆腔炎等，这些炎症轻者影响健康，重则危害生命，是导致产妇死亡的四大病因之一，不可小觑。

为了最大限度地降低产褥感染的危害，女人在孕产期都要注意一些生活细节，做到以下几点：

1. 注意清洁卫生。产褥感染是致病细菌进入产道而引发的一系列病症，孕产妇在日常生活期间要保持外阴的清洁，勤洗澡，妊娠晚期避免盆浴，为阴部创造一个干净卫生的环境。

2. 女人在孕前或产前，若有生殖道疾病或妇科炎症者，要及时治愈，否则会导致分娩时或产后胎膜早破、滞产、产道损伤与产后出血，容易造成产褥感染。

3. 孕产妇要加强营养，产前产后都要适当锻炼，平常多休息，这样才可保证体质的健康，增强机体的抗病和抗感染能力。

4. 产后，产妇要勤换卫生巾，大便之后及时用温开水洗涤外阴1～2次，并用药棉擦干净。

5. 在妊娠晚期和产褥期，孕产妇的衣物要保持干净，应经常拿到太阳底下暴晒消毒。

6. 妊娠晚期和产褥期，孕产妇绝对要避免夫妻生活，否则会带入细菌进入子宫而引起感染。

7. 若有亲朋好友来探望产妇，最好与产妇保持一定的距离，避免通过谈话、咳嗽、打喷嚏等将上呼吸道细菌或外界细菌带给产妇。

8. 产后，产妇要加强补血，多吃木耳、瘦肉、红枣、黑芝麻等具有补血作用的食物。

产褥期常见问题的保健与用药

常见产后问题及用药注意事项

产后，由于各种并发症及各种产后常见病的困扰，为了减轻产妇的痛苦，产妇虚弱的身体不得不通过医疗手段和药物来治疗。但另一方面，由于哺乳的需要及身体虚不受补的原因，产妇又不能随便吃药，这就需要新手妈妈了解一些简单的医学常识，注意一些用药事项。

恶露异常

若产后子宫收缩不良，产妇下身就容易出血、腹痛、恶露淋漓不尽。针对各种由于子宫收缩不良而引起的恶露异常，产妇可服用益母草流浸膏，每天口服3次，每次服5毫升，即可有效止血、止痛，减少恶露的量。

乳房胀痛

产后两三天，乳腺开始分泌乳汁，一旦产妇的乳腺管出现不畅，就容易引起胀痛、疼痛，引发乳腺炎。在按摩、热敷等方法用了之后都不起作用的情况下，可取皮硝150克研成细粉，然后用纱布包裹号，敷在产妇肿胀的乳房上。因皮硝有清热消肿、软坚散结的作用，可有效促进产妇乳腺管的通畅，促使乳汁顺利流出，避免乳腺炎症。

便秘

由于生活习惯和生理变化的原因，女人产后容易发生便秘。治疗便秘，除了养成良好的生活习惯，产妇还可服用麻仁丸，每天口服两次，每次服用5～10克。也可在每日睡前服用果导片0.1～0.2克。但产妇要注意不要太依赖果导片，长期服用会导致贫血、水电解质失衡，不利于身体的恢复。

至于其他产后病症，如乳腺炎、感染、发热等，由于病症较为严重，不适合一般的保健，产妇也不必了解需要吃什么药，医生自有定夺。

产后发热

产后一两天内，由于体内循环的改变，产妇通常会有轻微的发热，这属于正常的生理现象，不做病论。但若产妇持续发热不退，或者突然高热并伴有恶露异常、小腹疼痛、乳房胀痛等异常，这就属于产褥疾病了，要及时治疗，否则有可能引起败血症、脓毒血症、中毒性休克而危及产妇生命。

一般产褥感染会引起产后发热，产后发热会和产褥感染同时出现，所以在护理产后发热的产妇时，除了一些特别要注意的事项，还可参照产褥发热的护理方式，常用预防产后发热的方法如下：

1.让产妇多喝水，鼓励产妇多排尿，避免出现呼吸道感染或泌尿系统感染。

2.鼓励产妇多按摩乳房，让孩子多吃奶并吸净乳汁，打通淤积的乳汁，避免身体发热。

3.增强产妇体质，确保产妇营养充足，休息充分，情绪良好。

4.产妇要远离一切感染源，少到人多集中的地方，平常注意清洁卫生，保持居住环境的安静和舒适。

5. 产褥期之内避免过夫妻生活，避免引起生殖道感染。

6. 产后尤其注意阴部卫生，大小便之后擦洗干净，勤换卫生垫，适时注意恶露的量和颜色。

7. 如果产妇持续发热的体温超过 38.5℃，最好咨询一下医生看是否要用退烧药。

产后贫血

多数产妇在产后都有贫血的现象，轻微贫血者会面色苍白无华，严重贫血者会有面黄、水肿、全身乏力、头晕、心悸、胃纳减退，呼吸短促等症。不要小看产后贫血，它不但会为产妇身体带来不适，而且容易引起乳汁分泌不足、乳汁中铁含量不足，既会引起宝宝营养不足，也会降低宝宝的抵抗力，也还会影响宝宝体格和治理的发育。严重的贫血产妇，可能还容易得抑郁症，发生子宫脱垂、产后内分泌紊乱、经期延长等疾病，严重影响将来的健康。

与其他产后病相比，产后贫血是一种相对容易根治的疾病，只要产妇平常注意营养和休息就可以了，具体来说，可以从以下几方面做起：

1. 在妊娠期间，产妇要多吃具有补血作用的食物，避免出现妊娠期贫血症，否则产后由于分娩失血的原因，贫血会更严重。

2. 产妇在产后注意休息，尽量避免熬夜，避免肝血虚。

3. 产妇要多吃具有补血作用的食物，如动物肝、红枣、木耳、胡萝卜、桂圆、乌鸡等，另外注意多吃营养丰富的食品，千万不能偏食、挑食。

4. 产后尽快将体内恶露或瘀血排出去，然后适当运动，促进血液循环。

5. 注意保持情绪的良好，避免肝火上旺，家人凡事要多迁就产妇，避免让她心理受到委屈或者过度疲劳。

6. 贫血比较严重者，家人还可给产妇做一些相关的滋补食物，如红枣银耳羹等。在不影响哺乳的前提下，还可以适当给产妇吃一些补血方剂、药膳，如四物汤、当归补血汤、十全大补汤等。

盆腔瘀血综合征

产后不久，有的产妇可能会有腹部疼痛、低位腰痛、极度疲劳、瘀血性痛经和经前期乳房痛等现象，同时可能会伴有白带多、便秘、膀胱痛、性情烦躁等现象，这就是盆腔瘀血综合征的体现。

导致产妇得产后盆腔瘀血综合征的原因是多方面的。在怀孕期间，子宫的增大和激素的变化会影响女人盆腔静脉回流不畅，容易造成盆腔瘀血。在妊娠后期和分娩时期，如果产妇的子宫阔韧带筋膜出现裂伤而导致子宫后倾，也容易引起子宫周围静脉扩张，引起盆腔瘀血。孕产各个时期的便秘、痔疮等症则会直接影响直肠静脉回流，致使痔疮充血而危及子宫阴道。除了这些生理上的改变的原因，产妇如果属于早孕、生产频繁、曾做过输卵管结扎术或有子宫肌瘤、慢性盆腔炎、宫颈糜烂者，产后也很容易得盆腔瘀血综合征。

盆腔瘀血综合征的症状与慢性盆腔炎较为相似，常被误认为慢性盆腔炎而难以治愈，给产妇和婴儿的健康带来极为不利的影响，因而在孕产前后要特别注意预防，尤其要注意以下几方面：

1. 无论是妊娠期还是产褥期，女人都不要长时间地保持同一个姿势，如长时间站立、坐、仰卧等，长时间保持这种体位都会影响全身的血液循环，引起盆腔瘀血。

2. 孕产妇在产前产后要注意饮食结构，少吃辛辣刺激食物，多吃新鲜蔬果及膳食纤维，预防便秘和痔疮，否则会影响直肠的静脉回流，造成盆腔瘀血。

3. 孕产妇要重视体育锻炼，适当的锻炼不但有助于生产和恢复，还有助于增强体质，促进全身血液循环，避免盆腔瘀血。

4. 孕产妇注意不要太劳累，注意休息充分，因为虚弱的体质也会导致盆腔瘀血。另外注意在睡眠的时候不要总是仰卧着，可两侧交替侧卧，这样有助于促进静脉回流。

5. 产妇在产后不要急于束腰，因为束腰会增加腹压，为盆底支持组织和韧带对生殖器官带来压力，当它们支撑力不足的时候，就容易引起子宫下垂、子宫后倾，引起盆腔内器官位置发生改变，易导致静脉流动不畅，发生盆腔瘀血。

6. 在妊娠期和产褥期都要注意会阴部的清洁卫生，同时注意节制房事，防止细菌入侵而引起感染。

产后会阴部的护理

在分娩的过程中，会阴部常会被自然撕裂或需要做会阴侧切手术，不但疼痛异常，而且容易感染，若上面有缝线的话，还会很不方便，小便的时候会有刺痛感。

每个产妇生完孩子之后，会阴部都会不可避免地有上述一种或多种现象，每个产妇事先都应该掌握一套自我护理方法，最大可能地减轻会阴部的伤害，避免感染或血肿。

护理好会阴部，通常要从以下几方面入手：

1. 清洁。由于产后恶露的原因，产妇的阴部很容易滋生细菌，所以产后一定要做好阴部的清洁工作，不但天天要换洗内裤、擦洗会阴部，而且每次大小便之后，最后用温水冲洗干净、擦干，并且擦洗的方向要由前向后，避免将肛门附近的细菌带进阴道。

2. 产后前几天，产妇最好每天都用洁尔阴擦洗外阴，然后再用药棉擦干。会阴伤口拆线之前，一直要用这种药水清洗，清水清洗不利于消毒。

3. 如果会阴出现轻微胀痛，要用95%乙醇（酒精）纱布或50%硫酸镁湿敷外阴。等10天后恶露量明显减少时，可每天用1：5000高锰酸钾溶液，浸泡会阴部十几分钟，这样不但可以帮助消肿，而且能促进会阴部伤口的愈合。

4. 产妇在日常生活中，除了要注意勤换会阴垫和内裤，在坐、卧的时候还要注意姿势。如果侧切伤口在左侧，那就以右侧卧位坐、卧，反之则取左侧卧位，这样可以避免流出来的恶露污染伤口。

5. 产妇在产褥期可经常用温水洗洗澡以加速全身血液循环，促进恶露的尽快排出。洗澡方式可以使淋浴，可以是擦浴，但不能采取坐浴的方式洗澡，否则容易使脏水进入阴道或伤口，引起感染。

即使产妇很小心地采取措施护理自己的会阴部，由于这样那样的原因，依旧可能被感染，产妇一旦发现会阴伤口明显疼痛、血肿或出现异常分泌物时，应立即去医院检查病因。

乳腺管堵塞

在产后的前两天，由乳腺管没有打通的缘故或者其他原因，会导致宝宝不能将乳房内的乳汁完全吸吮出来，这就造成了乳腺管堵塞。乳腺管堵塞最容易引发乳腺炎，由于乳汁没能够通过乳腺管流出来，容易导致乳房肿胀，形成肿块，慢慢形成炎症。

导致乳腺管堵塞的原因，一是生理性的，即刚刚生产完毕，乳房还没做好哺乳的准备；二是人为原因，多是喂养方式不当造成的。宝宝在吃奶的时候如果只含住乳头而没含住部分乳晕，就无法有力地将乳房内的乳汁全部吸吮出来，容易导致乳腺管堵塞。另外，乳房内残留的乳汁会堵塞乳腺管。

生理性的乳腺管堵塞通常在产后两天就可以得到缓解，人为原因造成的乳腺管堵塞就需要靠人为来解决，如：

当宝宝吃奶方式不当的时候，新手妈妈要及时给予纠正，让宝宝养成科学的吸吮方式，避免只含住乳头刺激不足的情况，否则既会给自己增添痛苦，还容易导致乳汁分泌不足，影响宝宝健康。

新手妈妈只要一觉得乳房有憋胀感，就立刻给宝宝喂奶，让宝宝的吸吮力来刺激乳腺管的通畅，通常哺乳之后乳腺管堵塞的状况会有所减轻。

在哺乳期内，新手妈妈要尽量穿宽松透气的衣服和胸罩，而且在喂奶的时候，记得不要让宝宝抓住乳房，否则容易导致乳腺管口收缩，也会引起乳腺管堵塞。

喂奶前或者平常无事的时候，新手妈妈要经常按摩自己的乳房，晚上多用温水洗洗或者热敷一下以刺激乳房循环。

乳头皲裂

乳头皲裂也是一种产后常见病症，表现为乳头表面有溃疡，轻者只是乳头表面出现裂口，重者局部有渗液渗血或流脓水，若不及时处理，容易引起乳痈，产妇在哺乳的时候会有撕心裂肺的疼痛感，极其痛苦。

造成乳头皲裂的原因，一般不外乎以下两个：

1. 哺乳方式不当。宝宝在吃奶的时候，如果只含住乳头不含住乳晕，那么吸吮的时候就非常吃力，宝宝为了吸到奶水会用力吸吮乳头，久而久之就容易弄伤乳头，形成皲裂。

2. 穿衣不适当。如果产妇穿了比较紧的内衣，或者内衣的材料不够柔软，产妇在走动的时候，乳头就会与内衣发生较大的摩擦，脆弱的乳头皮肤就容易被擦伤，造成乳头皲裂。

预防乳头皲裂，要根据造成乳头皲裂的原因采取有针对性的措施，哺乳期的妈妈要养成以下几个好习惯：

1. 让宝宝养成正确的吃奶习惯。一旦发现宝宝只含住乳头，妈妈可将乳房向下压，然后将宝宝的下唇翻出来，使得他的下唇包住一部分乳晕，这样孩子在吃奶的时候就是在吸吮乳晕而非乳头。

2. 养成良好的喂奶习惯。妈妈每次给宝宝喂奶的时间，不宜超过 20 分钟，因为宝宝的口腔中的消化液长时间地浸泡着乳头，容易弄伤乳头皮肤。而且这时候宝宝虽然没长牙，口腔中一样也有细菌，容易通过破损的乳头皮肤感染。

3. 终止喂奶方法要正确。当宝宝不需要吃奶的时候，妈妈不要急着拔出乳房，而是先将手指放到宝宝口中阻止他吸吮，然后再将乳头轻轻拉出来，否则容易导致乳头皮肤破损。

4. 特殊情况特殊对待。如果产妇天生乳头内陷，容易受伤，那么分娩前 3 个月就要练习牵拉乳头。如果此症在哺乳期仍未得到缓解，那么喂奶前要先用吸乳器将乳汁吸出来给宝宝吃，尽量避免宝宝为了吸奶而用力吸吮乳头。

若已经发生了乳头皲裂，每次喂奶完毕，产妇要记得用药膏和消炎喷剂来缓解乳头疼痛。若乳头很疼，产妇可先用热毛巾敷一下，挤出少量乳汁，等乳晕变软之后再给宝宝哺乳。若疼痛感很强，产妇已经无法完成哺乳了，可暂时中止哺乳24小时，先将乳汁挤出来冷藏。

大便失禁

在偶尔的情况下，个别产妇在产后会出现大便失禁或粪漏的现象，既痛苦又尴尬，给产妇的生活带来极大的不便。

大便失禁是一种分娩并发症，因为盆底组织严重裂伤导致了肛提肌和肛门括约肌的断裂，甚至断裂至直肠壁，从而引起大便失禁。这种分娩并发症比较少见，通常多胎多产的产妇容易引起骨盆底肌肉的松弛和撕裂，胎儿过大时也容易出现这种情况。

为了避免这种痛苦的并发症，产妇在分娩前要谨遵医嘱，在医生的指导下用力，不要因为急于结束分娩的痛苦而一"泄"而快，盲目地用力，否则很容易造成会阴Ⅲ度裂伤，引起肛提肌和肛门括约肌的断裂。

如万一造成肛提肌和肛门括约肌的断裂，医生通常会进行修补缝合，产妇在产后要配合医生施行体育疗法，努力改善局部肌肉的张力，促使小骨盆的血液循环好转，避免粪漏情况的发生。

另外注意，产妇在施行体育疗法的时候，尽量避免刺激骨盆底肌肉，不要大笑，少打喷嚏，避免发生持续性的剧烈咳嗽，否则产生的气流很容易冲破即将愈合的伤口，不利于会阴部的恢复。同时家人也要注意配合产妇，不要让她情绪太冲动，也不要将鲜花放到产妇房间，否则很容易刺激她产生不利于伤口愈合的气流。

排尿困难

产后头几天，许多产妇，尤其剖腹产、会阴切开者及初产妇，都会有排尿困难。有的表现为小便难以排出来，有的表现为能排尿但是点点滴滴无法痛痛快快地排干净，有的则是膀胱里已经充满了尿液但产妇却丝毫没有尿液。这些都属于产后暂时性排尿功能障碍。

造成产妇排尿困难的原因有很多。妊娠期间和分娩时，膀胱紧张度降低，对内部张力不敏感，难以产生尿意，即使有尿意了也因尿肌无力难以将尿液排出。在分娩的过程中，胎儿头部长时间挤压产道四周，尿道因此被挤得离开原来的位置，会造成排尿困难。产后膀胱没有了子宫的承托，造成膀胱和尿道之间有了一定的角度，为排尿增添了阻力，只是产妇对胀尿不敏感。做了剖腹产手术的产妇最初只能在床上排尿，情绪紧张，无法正常排尿。做了会阴侧切手术的产妇，因为会阴部伤口的原因，每次排尿的时候都会有刺痛感，产妇因为害怕疼痛而主动抑制了排尿。诸多的原因集中在一起，共同造成了产妇排尿的困难。

尽管排尿困难，产妇分娩之后 8 小时之内一定要排尿一次，否则膀胱会过度充盈，既容易造成泌尿系统的感染，又会影响子宫收缩，进而引发阴道出血或失血性休克。若想避免这种情况，产妇可以试试下面的方法：

不管是否想要小便，产后都主动下床排尿，不要等到有尿意的时候才下床。

产后多喝水，多尝试排尿。如果排尿有困难，在排尿的时候可以用手轻轻地压迫腹部以促进排尿。

当有尿意排不出来的时候，产妇可用一个热水袋热敷自己的腹部，或者用温水熏洗外阴和尿道口周围。

也可借助心理效法，打开水龙头，让产妇倾听滴水的声音，诱导产妇排尿。

产妇没事的时候，还可按摩自己的气海、三阴交、关元等穴位，刺激膀胱肌肉的收缩，从而增强尿意，为尿液的流出增添动力。

若是因为会阴疼痛不敢排尿的产妇，有尿意的时候还可用药水冲洗会阴以稀释尿液，避免尿液流出时产生灼热感。

如果上述每个方式都尝试过了，产妇仍然排不出尿或者点点滴滴排不完，要立即向医生说明情况，医生会用导尿管帮产妇排空膀胱。待膀胱得到充分休息之后，尿肌慢慢就会恢复，产妇慢慢就能恢复排尿功能。

需要说明的是，产妇不能对导尿管产生依赖意识，否则不但不利于泌尿系统的恢复，而且容易造成尿道感染。无论如何，一周之内产妇要恢复自主排尿。

尿失禁

与排尿困难相反的是，一部分产妇在产后会小便失禁，身体稍微有大的动作，如打喷嚏、咳嗽时，小便便会流出来弄湿内裤，非常难为情。

其实，尿失禁不仅仅是一件难为情的事，更是一种病症，产妇产后若有这种情况时，不要不好意思告诉别人，而应及时让医生知道，及早医治和护理，否则对健康不利。

造成产妇尿失禁的原因，仍然跟孕产有关。在妊娠期间，子宫不断地扩张，身体内部的器官受到严重挤压。当膀胱长时间地被挤压时，膀胱颈的肌肉韧带就会变得松弛，张力缩小。产后，子宫突然缩小了，膀胱得到了"喘息"，但已经变得松弛的肌肉韧带依旧没有得到恢复，当膀胱中有尿液的时候，它就不能自主地利用张力来控制，造成尿液外漏，尿失禁。

为了避免尿失禁，产前产后要经常做提肛运动，一有机会就用力收缩肛门和阴道，这样可以增强臀部肌肉的力量，促进肛门附近肌肉的收缩，改善盆底肌肉韧带松弛、膀胱和尿道括约肌功能不良的状态，恢复膀胱的收缩能力，使尿失禁得到有效的抑制。

不过产后尿失禁多是正常的生理现象，一般产后不久产妇的膀胱和骨盆器官就可恢复正常，不再出现尿失禁。如果产妇长时间都尿失禁，这就要查查自己的肾脏系统是否出了问题，及早发现及早解决。

分娩后感染

分娩后感染又叫产后感染，多与分娩过程有关。在长时间的分娩过程中，产妇的产道、会阴很容易受伤，如果医生操作不当，或者产妇产后护理不及时，就很容易引起感染。做了剖腹产和会阴侧切手术的产妇，由于身体上有创面的缘故，也很容易感染。此外，产后产妇如果泌尿道或乳腺发炎，也会导致出现全身性的发烧或感染。由此可见，产后感染是非常容易发生的。

鉴于以上原因，女人在产前产后要注意和做到以下几点：

1. 尽可能地自然分娩，在生产时谨遵医嘱，用力得当，避免生产过程过长，能不做剖腹产就不做剖腹产。这样可以尽可能地较少医疗器械的操作，也有助于减少身体的损伤程度。

2. 产后要注意做好清洁工作，勤换内裤和卫生垫，大小便之后注意清洗会阴附近。同时注意观察自己的恶露，一旦发现恶露的量、色、味发生改变，及时咨询医生。

3. 产后 72 小时之内注意按摩或热敷自己的乳房，或者弯腰将乳房放在温水中浸泡一会儿以促进乳腺管的畅通，为哺乳做好准备。尽快掌握哺乳的技巧，避免婴儿吸吮乳头，避免乳头擦伤，哺乳后记得及时排空乳房，尽量避免乳腺炎。

4. 产后远离嘈杂人多的地方，避免见太多的亲朋好友，以免细菌感染。

5. 为了增强机体的抗感染能力，在产前产后，都要有增强体质的意识，平常注意营养，加强锻炼，休息充分，不要让自己太过操劳，同时记得保持良好的情绪。

总之，避免产后感染要从远离感染源和增强机体的抗病能力入手，只要符合这两点的护理措施，都是可以采用的。

婴儿护理篇

第一章
出生到 28 天新生儿

新生儿特有生理现象

生理性黄疸

宝宝出生 2 ~ 3 天后，皮肤出现轻度发黄，但精神、吃奶都很好，这就是生理性黄疸。这是由于胎儿时期体内的红细胞数量较多，出生后红细胞破坏，产生过量的胆红素。而新生儿肝脏代谢胆红素的能力较低，多余的胆红素在血液内积聚，从而染黄了皮肤和巩膜。这种现象一般会在生后 7 ~ 10 天内自行消退。

生理性脱皮

新生儿出生两周左右，出现脱皮现象。好好的宝宝，一夜之间稚嫩的皮肤开始爆皮，紧接着就开始脱皮，漂亮的宝宝好像涂了一层糨糊，干裂开来。这是新生儿皮肤的新陈代谢，旧的上皮细胞脱落，新的上皮细胞生成。出生时附着在新生儿皮肤上的胎脂，随着上皮细胞的脱落而脱落，这就形成了新生儿生理性脱皮的现象，不需要治疗。

"螳螂嘴""马牙"

有些新生儿口腔的两侧颊部都有一个较厚的脂肪垫隆起，老百姓俗称"螳螂嘴"。有人认为"螳螂嘴"妨碍婴儿吃奶，要将它挑掉。其实这样做是不科学的，脂肪垫属于新生儿正常的生理现象，不仅不会影响宝宝的吸奶，反而有助于宝宝的吸吮。有些宝宝的牙龈上，有时会看到一些淡黄色米粒大小的颗粒，被俗称为"马牙"，有人习惯将它用粗布擦掉。所谓"马牙"是由上皮细胞堆积而形成的，属于正常生理现象，几个星期后会自行消失。

先锋头

经产道分娩的新生儿，头部受到产道的外力挤压，引起头皮水肿、瘀血、充血，颅骨出现部分重叠，头部高而尖，像个"先锋"，医生们称之为"先锋头"，也叫产瘤。剖宫产的新生儿，头部比较圆，没有明显的变形，所以就不存在先锋头了。产瘤是正常的生理现象，出生后数天就会慢慢转变过来。

抖动

新生儿会出现下颌或肢体抖动的现象，新手妈妈常常认为这是"抽风"，小题大做了。新生儿神经发育尚未完善，对外界的刺激容易做出泛化反应。当新生儿听到外来的声响时，往往是全身抖动，四肢伸开，成拥抱状，这就是对刺激的泛化反应。新生儿对刺激还缺乏定向力，不能分辨出刺激的来源。妈妈可以试一下，轻轻碰碰宝宝任何一个部位，宝宝的反应几乎都是一样的——四肢伸开，并很快向躯体屈曲。下颌抖动也是泛化反应的表现，不是抽搐，妈妈大可不必紧张。

皮肤红斑

新生儿出生头几天，可能出现皮肤红斑。红斑的形状不一，大小不等，色为鲜红，分布全身，以头面部和躯干为主。新生儿有不适感，但一般几天后即可消失，很少超过一周。个别新生儿出现红斑时，还伴有脱皮现象。新生儿红斑对健康没有任何威胁，不用处理，自行消退。

挣劲

新手妈妈常常问医生，宝宝总是使劲，尤其是快睡醒时，有时憋得满脸通红，是不是宝宝哪里不舒服呀？宝宝没有不舒服，相反，他很舒服。新生儿憋红脸，那是在伸懒腰，是活动筋骨的一种运动，妈妈不要大惊小怪。把宝宝紧紧抱住，不让宝宝使劲，或带着宝宝到医院，都是没有必要的。

新生儿的能力

运动

新生宝宝的运动多属无意识和不协调的。接近满月的宝宝被抱起时，头部可维持极短时间的直立位，如果将其直立抱起，使其小脚与床面接触时，他的一条小腿会伸直，另一条小腿则会抬起。当把手指或者玩具放入他的小手掌心时，他会抓得很紧，不肯轻易松手。

视觉

通常新生宝宝在觉醒状态时能注视物体，并且能追随物体移动的方向，尤其对颜色鲜艳的物体，更容易表现出兴趣。比如在宝宝的头顶上方挂上一个红色的气球，宝宝就会用眼睛追随气球移动的方向，有时还会专注地注视着某一个物体。新生宝宝对光也比较敏感，遇到强光刺激时就会闭眼。

听觉

新生宝宝出生时，由于耳朵的鼓室没有空气和有羊水潴留等原因，听力稍差，出生 3 ~ 7 天后，听力就已经很好了。如果在宝宝的耳边轻声呼唤，宝宝会把头转向发声的方向，有时还会用眼睛去寻找声源。如果声音过大，宝宝则会用哭叫表示抗议。宝宝的听觉起始于胎儿期。近年来，儿童早期教育研究者认为，胎儿在妈妈腹内已有听觉，早期听觉刺激是胎教的主要方法之一。因此，对于宝宝来说，听觉是各项智能里最基础的因素。

味觉和嗅觉

味觉和嗅觉能力是一种最原始感官能力，相对于视觉和听觉能力来说，味觉和嗅觉能力要更加灵敏些。宝宝出生时，味觉和嗅觉已经基本发育完善。如果喂他糖水，他会欣然接受，要是把小檗碱（黄连素）放入他口中，他就会用咧嘴或者吐出表示抗拒。并且新生宝宝对于浓度不同的糖水吸吮的强度和量都有所不同，对于一些浓度较高的糖水他们吮吸的比那些浓度较低的糖水不但量多而且吸吮力也很强。这说明，新生宝宝不但有味觉能力，而且还相当敏感。新生宝宝对母乳的香味比较敏感，哺乳时闻到奶香味就会把头扎到母亲怀里，去寻找母亲的乳头。有些宝宝甚至还能分辨出自己母亲与其他乳母的不同气味。

心理

对于刚出世的宝宝来说，除了吃奶的需要，再也没有比母爱更珍贵、更重要的精神营养了。母爱是无与伦比的营养素，这不仅是因为从宫内来到这个大千世界感觉到了许多东西，更重要的是在心理上已经懂得母爱，并能用宝宝的语言（哭声）与微笑来传递他的内心世界。宝宝最喜欢的是妈妈温柔的声音和笑脸，当妈妈轻轻地呼唤宝宝的名字时，他就会转过脸来看母亲，好像一见如故，这是因为宝宝在宫内时就听惯了妈妈的声音，尤其是把他抱在怀中，抚摸着他并轻声呼唤着逗引他时，他就会很理解似的对你微笑。宝宝越早学会"逗笑"就越聪明。这一动作，是宝宝的视、听、触觉与运动系统建立了神经网络联系的综合过程，也是条件反射建立的标志。

新生儿喂养方法

新生儿的营养需求

新生儿的营养需要包括维持基础代谢和生长发育的能量消耗。一般在适中环境温度下，基础热量消耗为每千克 209 千焦（50 千卡），加上活动、食物的特殊动力作用，每餐共需摄入热量为每千克 250 ~ 335 千焦（59.7 ~ 80.1 千卡）。

对于出生还不到 1 周的宝宝来说，最理想的食物就是母乳。这个阶段宝宝的消化吸收能力还不强，母乳中的各种营养无论是数量比例，还是结构形式，都最适合小宝宝食用。因此，如果宝宝健康足月的话，就没有必要给他额外补充其他的营养物质；如果宝宝是早产儿或具有先天性某种营养物质缺乏症的话，就应根据具体情况适当予以额外药物补充了。

母乳喂养

母乳按照泌乳阶段可以分为初乳、过渡乳和成熟乳，初乳是指分娩后 5 天内的乳汁，过渡乳是指分娩 5 ~ 10 天后的乳汁，而成熟乳则是指分娩 10 ~ 14 天后的乳汁，不同阶段的乳汁能够适应不同阶段宝宝的成长需要。

当宝宝一出生，初乳就已形成。初乳虽然较少、较黄，但却弥足珍贵，因为它里面蕴含了能满足新生儿出生头几天所需的蛋白质、矿物质、维生素、乳糖及脂肪，是新生宝宝最为宝贵的营养来源，既符合新生儿的消化能力，同时还能有效增强他的抵抗力。

此外，初乳中还含有一种极其珍贵的免疫物质，对新生宝宝的健康尤为重要。在妊娠后期，妈妈乳房内就已经逐渐开始蓄积少量的黄色黏稠状的乳汁，这便是初乳。初乳当中所含的蛋白质里，含有一种叫作分泌型免疫球蛋白 A 的免疫物质，这种物质具有防止新生儿患病、促使其健康发育的重要功能。而这种免疫物质只存在于母乳，其他任何奶制品中都几乎很难发现。

分泌型免疫球蛋白A既不会被消化、也不会被吸收和分解，摄入之后会紧紧覆盖住宝宝呼吸器官和消化器官黏膜的表面上，防止大肠菌、伤寒菌和病毒等的侵入而引起某些疾病。刚刚出生的宝宝自身支气管和消化器官的黏膜无法造出这种分泌型免疫球蛋白A物质，只能依靠从初乳中的摄取来达到保护作用，因此初乳会赋予新生儿很强的抵抗能力。

除了分泌型免疫球蛋白A之外，初乳当中还含有丰富的复合铁质蛋白和溶菌酶，可以起到减弱细菌的活动和消灭细菌的作用。同时初乳还有效刺激肠蠕动，加速胎便的排出，加速肝肠循环，减轻新生儿生理性黄疸的症状。

尽管初乳的量很小，但同样刚刚出生的宝宝胃容量也很小，所以不用担心宝宝吃不饱。宝宝在初生时，常常睡的时间很多，所以妈妈只要遵循"按需哺乳"的原则给宝宝哺喂，那么，少量多次的乳汁就足够宝宝的成长需要了。

正确的哺乳姿势

哺乳时可以选择坐下、向后斜靠着、侧卧或站立等各种姿势。无论哪种姿势，只要能让宝宝含着乳头时感觉舒服，同时自己也觉得舒适而放松即可。不必为了让宝宝嘴巴能靠近乳房而刻意地弯腰或者蜷起身子。若想做到这一点，只需用枕头枕住自己的后背，手臂抱稳宝宝，然后把脚垫高即可。

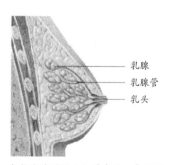

乳腺

乳腺管

乳头

当乳头被深深吸入嘴中时，表明宝宝含乳头的方式很正确。另外，舌头应该在乳头下面，而上下齿龈应从舌头后面夹住乳头。

人工喂养

如果妈妈因疾病及其他原因不能母乳喂养，或者宝宝因乳糖不耐受综合征等疾病，选用配方奶或其他代乳品喂养婴儿，这些统称

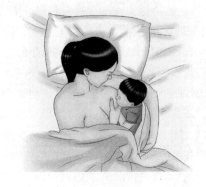

摇篮式抱姿

让宝宝的头靠在妈妈的前臂刚刚低于臂弯的位置上，让他的身体顺着前臂被托起来；并且用手抱住宝宝的臀部，确保妈妈和宝宝的腹部相贴；然后把宝宝的前臂围到自己的腰间。这种姿势可以使妈妈们在哺乳时感觉很舒适。

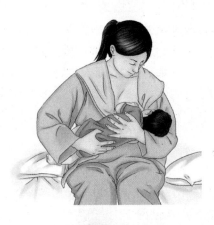

紧握式抱姿

把宝宝面朝妈妈夹到胳膊下方；手捧着宝宝的头和肩；用前臂支好宝宝的后背；并把宝宝的双腿放到妈妈身后的枕头上休息。这种姿势能让妈妈很轻松地把宝宝的头部引导至自己胸部，因而也是很好的入门级姿势。如果妈妈是剖宫产，那么不妨使用这种姿势哺乳。另外，当妈妈有一对双胞胎宝宝时，使用这种姿势还可以给两个宝宝同时哺乳。

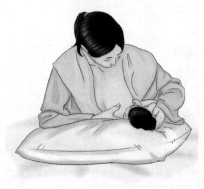

躺卧哺乳的姿势

妈妈和宝宝侧卧着面对面躺下，把枕头垫到头部下方、背后以及双膝间以便提供额外的支持；将前臂举过头顶，或者用前臂挽住宝宝的肩膀和头部。这种姿势非常适合夜间哺乳，但有些妈妈在最开始时会觉得难于掌握。

为人工喂养。

人工喂养虽然不如母乳，但也有其独特的优点：

1. 奶粉的制作取得了巨大的进步，而且品种繁多，能够根据每个宝宝的特殊需要提供合适的奶。

2. 爸爸可以代替妈妈给宝宝喂奶。这可以使父亲在喂奶中享受额外的和宝宝接触的机会。

3. 人工喂养使妈妈与宝宝之间保持一定距离，使亲子关系并不完全属于宝宝和妈妈。

4. 人工喂养是实行母乳喂养时的一种辅助喂养方式，比如当母亲感到疼痛或宝宝不合作的时候。这种辅助喂养方式可能是暂时的，但也可能成为喂养宝宝的主要方式。

5. 人工喂养时的时间和量更容易掌握，而这使很多妈妈更放心。

配方奶是最好的选择

人工喂养时，配方奶喂养是较好的选择，特别是母乳化的配方奶。目前市场上配方奶种类繁多，在选择时应选择质量有保证的配方奶。有些配方奶中强化了钙、铁、维生素 D，因此在调配配方奶时，一定要仔细阅读说明并严格按照说明书的方式配比，不能随意冲调。使用配方奶要注意妥善保存，否则会影响其质量。应贮存在干燥、通风、避光处，温度不宜超过 15℃。

虽然宝宝有一定的消化能力，但如果配方奶调配过浓的话，还是会增加他消化的负担，而若冲调过稀则会影响宝宝的生长发育。正确的冲调比例，若是按重量比应是 1 份奶粉配 8 份水；若按容积比应是 1 份奶粉配 4 份水。另外，还可以根据奶瓶上的刻度来进行配比。奶瓶上的刻度指的是毫升数，如将奶粉加至 50 毫升刻度，加水至 200 毫升刻度，就冲成了 200 毫升的奶。

由于水温过高会使奶粉中的乳清蛋白产生凝块、某些对热不稳定的维生素和免疫活性物质遭到破坏，从而影响宝宝的营养摄取和消化吸收，所以冲泡的水必须调至适当的温度，以 40℃左右为宜，并必须保证水是完全煮沸过的。而且，也不要用纯净水或矿泉水冲奶粉，因为纯净水较普通自来水来说缺少了必需的矿物元素，而矿泉水则是本身矿物质含量比较多且复杂，所以用普通的自来水煮沸后是最合适的。

有些宝宝是从母乳改喂配方奶的，由于配方奶的味道大多比母乳重些，所以宝宝很容易出现拒奶现象。这时妈妈要循序渐进地让宝宝改变，一点点儿减少母乳，增加配方奶，或者将母乳和配方奶调在一起喂宝宝，便于宝宝逐渐习惯接受。如果宝宝不爱喝的话，也可以尝试更换一种配方奶来喂。

由于更换配方奶可能会使宝宝产生不良反应，如腹泻和过敏，所以换奶也需掌握一定的方法。换奶的基本原则是减少一小匙原配方奶粉，改成新配方奶粉一小匙，如果宝宝没有不良反应，即可再更改第二小匙，以此完成更换。

人工喂养的量和方式

新生儿初期每隔 2.5 ~ 3 小时需要喂 1 次；几天后，间隔就可以长一些，只要不超过 4 小时就没问题，每天喂 6 ~ 7 次就可以了。出生 1 ~ 2 天的新生儿每次只能吃 20 ~ 30 毫升，几天后可以达到 60 毫升。有的宝宝胃口大，可以吃 80 毫升。慢慢观察总结，如果这次冲 60 毫升，剩下了，下次就少冲 10 ~ 20 毫升；如果不够，下次就多冲 l0 ~ 20 毫升。

喂奶时应该把宝宝抱起来，让他的身体与水平面成 30°，以便奶水可以顺利进入食管。奶嘴塞入宝宝嘴里后应让奶瓶和宝宝的脸成 90°，以便奶水充满奶嘴，避免宝宝吸大量空气到肚子里。

人工喂养的注意事项

1. 喂奶前先试温。配方奶不宜过热，也不宜过冷，冲调奶的温度应以 50 ~ 60℃为宜。在喂奶前，应将奶瓶的奶水向手腕内侧的敏感皮肤上滴几滴，检查一下奶的温度。

2. 检查奶的流速。喂奶前要提前检查好奶的流速，合适的流速应该是在瓶口向下时，配方奶能呈连续的奶滴流出。如果需要几秒钟的时间才能形成一滴，就说明孔过小，会造成宝宝吮吸困难；如果配方奶呈线状流出不止，说明孔过大，容易呛着宝宝。

3.让奶瓶里进点儿空气。喂奶前应该要把奶瓶的盖子略微松开，让空气能够进入瓶内，以补充吸出奶后的空间。如果不这样做的话，在奶瓶瓶内就会形成负压使瓶子变成扁形，而且宝宝的吸吮也会变得非常费力。这时宝宝可能会发脾气、生气或者不想再接着吃剩下的配方奶。出现这种情况时，可以轻轻地把奶嘴从宝宝的嘴里拉出让空气进入瓶内，然后继续喂奶。

4.刺激宝宝吸吮奶嘴。在喂奶的时候，可以轻轻地触碰宝宝靠近妈妈一侧的脸蛋，诱发出宝宝的吸吮反射。当他把头转向你的时候，顺势把奶嘴送入宝宝的嘴里。注意的是，不要把奶嘴捅得过深，以免呛着宝宝。

5.吃奶后立即拿开奶瓶。当宝宝吃过奶后，妈妈要轻轻而果断地移去奶瓶，以防宝宝吸入空气。通常这时候宝宝也会主动放开奶瓶。如果宝宝不肯放开的话，妈妈可以轻轻地把自己的小手指塞到宝宝的嘴角，诱使其放开奶瓶。

6.保持安静舒适的环境。给宝宝喂奶时，一定要找一个安静、舒适的地方坐下来，必要时可以用垫子或枕头垫好胳膊。把宝宝放在膝上，使他的头部在妈妈的肘窝里，用前臂支撑起宝宝的后背。不要把宝宝水平放置，应该让其呈半坐姿势，这样才能保证宝宝的呼吸和吞咽安全，也不会呛着他。

7.喂奶时也要注重交流。喂奶的时候，妈妈要亲切注释着宝宝的眼睛和他的表情，不要只是静静地坐着，可以对着他说说话、唱唱歌，或是发出一些能令他感到舒服和高兴的声音，同时要保持亲切的微笑。有时宝宝在吃奶的过程中可能停下来，四处看看，玩一玩奶瓶等，这时妈妈应该安静地等着宝宝再去吸食，或是趁机换一下手臂，这样会给宝宝一个新的视角，而且还能休息一下胳膊。另外在这个时候，还可以顺便轻拍宝宝的背部让他打一打嗝。

不宜喂母乳的情况

宝宝患有苯丙酮尿症

苯丙酮尿症是一种氨基酸代谢异常引起的疾病，属于常染色体阴性遗传病。这种病症是由于苯丙氨酸代谢途径中的酶缺陷，使得苯丙氨酸不能转变成为酪氨酸，从而导致苯丙氨酸及其酮酸蓄积并从尿中大量排出。患有此症的患儿，会在出生后表现为一定程度的智能障碍。

宝宝患有母乳性黄疸

宝宝如患有母性黄疸，需要暂停 48 小时母乳喂养，然后即可恢复。如果恢复母乳之后，黄疸再次加重，可以再次停喂 1 ~ 2 天。绝大多数的宝宝经过 2 ~ 3 次这样的过程，母乳性黄疸的症状都能消除，这时就可以继续喂母乳了。

宝宝氨基酸代谢异常

氨基酸代谢异常主要影响神经系统发育，是宝宝智力发育落后的重要原因。氨基酸代谢异常所引起的疾病有 70 多种，其中苯丙酮尿症就是比较常见的一种。

宝宝患有乳糖不耐受综合征

患有乳糖不耐受综合征的宝宝，由于体内乳糖酶的缺乏，导致乳糖不能被消化吸收，因此吃了母乳或牛乳后容易出现腹泻。长期腹泻不仅会影响宝宝正常的生长发育，还会宝宝的免疫力下降，进而容易引发感染和其他疾病。患有此症的宝宝不宜喂母乳，应以不含乳糖的配方奶粉或大豆配方奶代之。

妈妈患慢性病需长期用药

如癫痫需用药物控制者，甲状腺功能亢进尚在用药物治疗者，肿瘤患者正在抗癌治疗期间，这些药物均可进入乳汁中，对宝宝不利。

妈妈处于细菌或病毒急性感染期

妈妈的乳汁里如果含有致病的细菌或病毒，可通过乳汁传给宝宝。而感染期的妈妈常需应用药物，因大多数药物都可从乳汁中排出，如红霉素、链霉素等，均对宝宝儿有不良后果，故应暂时中断哺乳，以配方奶代替，定时用吸乳器吸出母乳以防回奶，等妈妈病愈停药后可继续哺乳。

妈妈正在进行放射性碘治疗

由于碘能进入乳汁，有损宝宝甲状腺的功能，应该暂时停止哺乳，待疗程结束后，检验乳汁中放射性物质的水平，达到正常后可以继续喂奶。

妈妈患严重心脏病和心功能衰竭

哺乳会令妈妈的心功能进一步恶化，严重时可危及生命，故应停止喂哺母乳。

妈妈患有传染病或在恢复期

如妈妈患开放性结核病，各型肝炎的传染期，此时哺乳对宝宝感染的机会将增加。

妈妈患有其他不宜给宝宝喂乳的疾病

如患严重肾脏疾病、肾功能不全，喂乳会增加肾脏的负担；患严重精神病及产后抑郁症，会对宝宝的安全构成威胁；服用过哺乳期禁忌药物、乳头疾病、产后严重并发症、红斑狼疮、恶性肿瘤等以及经常接触有毒化学物质或农药者，都不宜用母乳喂养宝宝。

混合喂养

如果母乳分泌量不足或因工作原因白天不能哺乳，需加用其他乳品或代乳品喂养的称为混合喂养。混合喂养虽然比不上纯母乳喂养，但总体还是优于人工喂养。所以，即使母乳分泌不足也不能放弃母乳喂养。加用其他乳品或代乳品调配同人工喂养，另外，混合喂养还需要特别注意以下几点：

1. 每天母乳喂养应按时，即先喂母乳，再喂其他乳品，这样可以保持母乳不断分泌。因为母乳量少，宝宝吸吮时间长，易疲劳，所以每次哺乳时间不超过 10 分钟，然后再喂其他乳品。补喂的其他乳品量多少，可以通过观察宝宝吃完奶后，能否坚持到下一喂养时问。

2. 如果母亲乳汁分泌不足，又因工作原因白天不能哺乳，可在每日特定时间哺喂，最好不要少于 3 次，这样既保证母乳充分分泌，又可满足宝宝每次的需要量。其余的几次可完全用其他乳品代替，这样每次喂奶量较易掌握。

新生儿护理要点

室内温度、湿度

恒定适宜的温度和湿度，对于刚刚出生一周的宝宝非常重要。刚刚出生的宝宝，对温度的自身调节能力很低，如果室内温度不适当的话，很容易造成寒冷损伤或发热；如果室内相对湿度过低的话，会加快新生儿的水分蒸发从而导致新生儿脱水、呼吸道黏膜干燥，降低呼吸道抵抗病原菌的能力；室内相对湿度过高会利于一些病原菌，特别是霉菌的繁殖，会增加新生儿感染病菌的危险。

对于此时的宝宝，最适合的室内温度为 24～26℃，一般保持在 25℃。相对湿度适宜在 50% 左右，一般维持在 45% 是比较好的。

奶具的消毒

奶具被细菌污染是导致婴儿腹泻的主要原因，因此家长一定要认真对宝宝的奶具进行消毒。奶粉渣滓很容易残留在奶嘴的头部和内侧，清洗不净易滋生细菌，家长一定要认真清洗消毒。

婴儿用的食具，如奶瓶、奶嘴、水瓶、盛果汁的小碗、小勺等，每日都要消毒。最好按婴儿吃奶次数准备奶瓶，如每日吃 5 次奶，即准备 5 个奶瓶。

宝宝食具的消毒方法是：将奶瓶洗干净，放入锅内，锅内放入凉水，水面要盖过奶瓶，加热煮沸 5 分钟，用夹子夹出，盖好待用。

橡皮奶嘴可在沸水中煮 3 分钟；每次用完后，立即取下清洗干净，待下次用时用沸水烧烫即可。

新生儿的大小便

新生宝宝一般在生后 12 小时开始排大便，大便呈棕褐色或者墨绿色黏稠状，医学上称为"胎便"。如果新生宝宝出生36小时后尚无大便排出，应该请医生检查是否患有先天性消化道畸形。正常情况下，出生后3～4天宝宝的胎便可排尽，之后的大便逐渐转成黄色。喝配方奶的宝宝每天1～2次大便，吃母乳的宝宝每天4～5次。

新生宝宝可在分娩中或出生后立即排小便，尿液呈透明黄色，第一天的尿量很少，为10～30毫升。在出生后36小时之内排尿都属正常。随着哺乳摄入水分的增多，宝宝的尿量逐渐增加，每天可达10次以上，日尿量可达100～300毫升，满月前后可达250～450毫升。

宝宝尿的次数多，这是正常现象，不要因为宝宝尿多，就减少喂水量。尤其是夏季，如果喂水少，室温又高，宝宝会出现脱水热。

纸尿裤的选择

纸尿裤用起来方便，但仍有一定的缺陷。

目前很多的纸尿裤并非完全是纸质的，外层有塑料，并且为了增强防漏和吸湿作用，还会在内层加入吸收剂、特种纤维等物质，长期使用对宝宝幼嫩的肌肤会造成一定的伤害。再有，有医学专家表示，长时间使用纸尿裤会造成男宝宝睾丸处温度升高，对今后的生育能力造成影响。尽管目前并不能完全肯定纸尿裤的使用是造成男性不育一个绝对性因素，但若纸尿裤挑选和使用不当的话，的确会对宝宝产生某些隐患。

家长在为宝宝穿着纸尿裤时，一定注意不要包得太紧和长期使用。如果让宝宝的小屁股一直处于纸尿裤的包裹之下，或使用的是劣质的纸尿裤的话，就会影响到宝宝的正常生长发育，甚至会造成尿道感染、肛周炎、肛瘘等疾病。

正确选择纸尿裤，要根据以下的原则：

表层干爽，吸湿能力强，不外漏

纸尿裤的吸湿能力是选择纸尿裤时首先要考虑的问题。倘若宝宝的小屁股总是与潮湿的表层保持接触的话，很容易患尿布疹。很多妈妈担心纸尿裤的吸湿能力不够强，所以晚上会给宝宝换尿裤，从而导致宝宝会因此醒来1～2回，阻碍了宝宝的持续睡眠。所以，选择一款吸湿能力好的纸尿裤尤为重要。

吸湿能力好的纸尿裤不仅能够能吸收大量水分，而且可以迅速牢牢地锁住水分避免外漏。新妈妈们由于缺乏经验很难一次买对，不妨通过测量各牌子纸尿裤的吸收量，来判定哪一种纸尿裤吸收能力强。测量方法是：向不同品牌的纸尿裤里面倒入等量的水，等水吸收后，将一张干的纸巾轻轻地放在上面，看一看差别。如果是具有高分子吸湿材料的纸尿裤，能够快速地吸收大量水分，所以纸巾上不会留有水印。一般来说，最好是选择四层结构的纸尿裤，这种纸尿裤上多加了一层吸水纤维纸，可以充分吸水，有效减少渗漏。

透气性能好，不闷热

如果宝宝使用的纸尿裤透气性能不佳的话，很容导致尿布疹的发生，还可能会使男宝宝阴囊局部环境温度增高，对今后的睾丸发育造成不利的影响。当然，纸尿裤的透气性情况是无法用肉眼分辨的，这就需要妈妈除了在选购时对不同品牌的纸尿裤多做比较外，还特别需要多观察宝宝使用后的情况。一般来说，大品牌的纸尿裤都是经过严格的多方测试的，所以选择这些纸尿裤会较有保障。

触感舒服，具有护肤保护层

触觉在宝宝还是胎儿的时候就已形成，因而异常敏锐，对任何不良刺激都会表现出相应的反应。因此，只要有一点点儿的不适，宝宝就会感到非常的不舒服。纸尿裤与宝宝皮肤接触的面积是很大的，而且几乎长时间不理，所以一定要选择超薄的、合体的、柔软的、材质触感好的纸尿裤，以充分保证宝宝的舒适。另外，尿布疹的成因主要是尿便中的刺激性物质直接接触到肌肤，目前市场上有些纸尿裤中添加了护肤成分，能够直接借助体温在宝宝的小屁股上形成保护层，抵抗外界刺激并有效减少皮肤摩擦，可以让宝宝有更舒服的肤触感。

尺码合适，价格适中

目前市场上的纸尿裤基本上能够满足不同宝宝的多种需要，在选择纸尿裤的时候，可以参照包装上的表示购买。纸尿裤的腰围要紧贴在宝宝的腰部，胶贴贴于腰贴的数字指示在 1 ~ 3 之间比较合适。如胶贴贴于 3 号指示上，就说明纸尿裤的尺寸小了，下次购买时要买大一码的了。还可以检查腿部橡皮筋的松紧程度，如果太紧的话就表示尺码过小，如果未贴在腿部的话就表示尺码过大。

此外，市场上出售的纸尿裤品牌众多，价格也高低不等。好的纸尿裤生产成本较高，因此价格不会过低。为了保证宝宝的健康，建议妈妈们不要一味地贪图便宜，买回质量不过关的纸尿裤给宝宝使用，尽量还是选择有品质保证、评价较高的知名品牌。

如何换纸尿裤

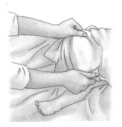

1. 把褶皱展平

将新纸尿裤展开，把褶皱展平，以备使用。

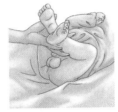

2. 彻底地擦拭屁股

打开脏污的纸尿裤，用浸湿的纱布擦拭小屁股，不能有大便残留。

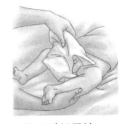

3. 取下脏纸尿裤

慢慢地将脏纸尿裤卷起，小心不要弄脏衣服、被褥或宝宝的身体。

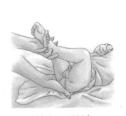

4. 更换新纸尿裤

一只手将宝宝的小屁股抬起，另一只手将新的纸尿裤放到下面。

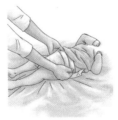

5. 穿好新纸尿裤

将纸尿裤向肚子上方牵拉，注意将左右的间隙黏好。

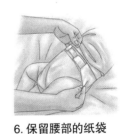

6. 保留腰部的纸袋

在腰部留出妈妈两指的间隙，目测左右的对称性之后，将腰部的纸带粘好即可。

尿布叠法

新生儿尿布叠法

当宝宝很小时，即便你打算使用有固定形状的尿布，也不妨暂时先选用厚绒尿布。而如果你用其他天然材质的尿布，则可能会需要防水衬垫来防止渗漏。

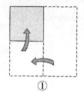 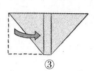

①　　　　　②　　　　　③　　　　　④

1. 将正方形尿布对半叠成矩形，然后再次对折，叠成一个小正方形。

2. 将有尿布四角的一边置于顶部，横向拉动顶部上层的一角，形成一个三角形。

3. 将尿布翻转过来，横向拉动上层另一角，在三角形的中间形成一个放衬垫的位置。

4. 加上一个衬垫，把孩子放到尿布上，将尿布底部向上折，将其中一片叠到另一片之上。然后加以固定。

风筝叠法

在最初的几星期中，新生儿尿布叠法十分适宜，但孩子长得太快，不久便无法再继续使用这种叠法的尿布。这种风筝叠法适合更大的宝宝，而且可以延长厚绒尿布的使用时间。

1. 将正方形尿布的一个角朝着你的方向摆好。

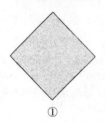 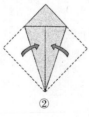 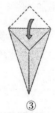 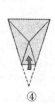

①　　　　　②　　　　　③　　　　　④

2. 将两个边角向内折叠，形成一个风筝的形状。

3. 将突出的顶部向下折，把孩子抱到尿布上躺着，让他的腰部对准尿布的顶角。

4. 将尿布底部向上折，使其中的一片叠在另一片上面，然后用一根尿布别针或塑料纽扣固定。

如何换尿布

白天，你可以把换尿布变成一件乐事。这是同宝宝嬉戏的好时机——和他说话，唱歌给他听，把脸贴到他的肚皮上，吐舌头，做出一些鬼脸逗他笑。换尿布时可在宝宝的头顶悬挂一件不停转动的玩具或者一面小镜子。这些物品能分散宝宝的注意力。在夜间，你只需在尿布非常湿或非常脏时，再给宝宝换尿布。保持房间的安静和幽暗，这样可以使宝宝不会轻易受到打扰。

擦身和换尿布

在开始清洁前应将所需的各种物品放到手边备用。可以拿一条毛巾铺在专门用于换尿布的垫子上，让宝宝感觉更舒适，同时，毛巾还可以吸收宝宝身上所有的便溺污渍。在整个换尿布的过程中，应该一直和宝宝说话，让他安心。

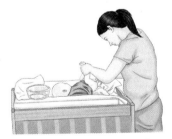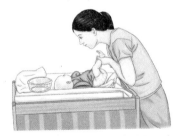

1. 将宝宝的裤子脱去，解开尿布。如果大便很稀，可用少许纸巾擦去其主要部分，然后用湿棉絮（或棉球）仔细擦干净。

2. 提起宝宝的双腿，将尿布对折后拿走。彻底清洁每一处，即使腿上的皱痕也不要忽略。如果宝宝是女孩，应从前面往后面擦。如果是男孩，应仔细清洁睾丸以下的部位，但注意不要向后翻，这样容易拉包皮。

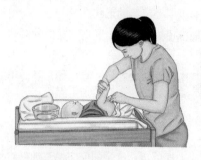

3.当宝宝皮肤发红时，可抹上少许护肤霜。握住宝宝的脚踝，提起双腿，将干净的尿布垫到身体下面，使尿布顶端和宝宝的腰部齐平。等尿布铺好后，放下宝宝，系紧尿布。

尿布疹的防治

刚出生的宝宝皮肤极为娇嫩，如果长期浸泡在尿液中或尿布透气性较差，造成臀部潮湿的话，就会出现红色的小疹子、发痒肿块或是皮肤变得比较粗糙，这就是常说的尿布疹。

尿布疹的外观并不完全相同，有的宝宝只是在很小的一块区域内长一些红点，也有些严重的会出现一碰就疼的肿块，并分散到肚子和大腿上。如果发现宝宝放尿布的地方看上去发红、肿胀和发热的话，那就有可能表示他出尿布疹了。

引起尿布疹的原因有很多，成了尿布透气性能和尿布摩擦的问题，新的辅食、外界环境感染也是造成尿布疹的原因。但是对于不足一个月的宝宝，患上尿布疹多是由于尿布使用不合理，或是护理不得当造成的。要预防尿布疹，最好的措施就是使宝宝的小屁股时刻保持干爽清洁，在护理时要特别注意以下几点：

1.要经常给宝宝更换尿布，保持臀部的洁净和干爽。

2.每次换尿布时，要彻底清洗宝宝的臀部。洗完后要用软毛巾或纸巾揾干水分，不要来回地擦。

3.不要为了怕宝宝尿湿处理麻烦而给宝宝加垫上橡胶布、油布、塑料布等不透气的布料，否则会让他的臀部长期处于湿热的状态。

4.女宝宝的屁股底下尿布要垫得厚一些，男宝宝的生殖器上要垫的厚一些。

5.如果宝宝腹泻的话，除了要治疗腹泻外，还要每天在臀部涂上防止尿布疹的药膏。

6. 发现宝宝有轻微臀部发红时，及时使用护理臀膏。

7. 选择品质好、质量合格、大小合适的纸尿裤或尿布纸，并注意使用方法要正确。

8. 给宝宝的尿布一定要是柔软的、纯棉质地的、无色无味或浅色的布料，不能选择质地粗糙或是深色的尿布。

9. 漂洗宝宝的尿布一定要用热水漂洗干净，还可以在第一次漂洗时加入一点儿醋，以消除碱性刺激物。不能用含有芳香成分的洗涤剂清洗宝宝的棉质尿布，也不要使用柔顺剂，因为这些东西都会使宝宝的皮肤产生过敏反应。

10. 如果宝宝出现尿布疹的话，可以适当让他光着小屁股睡觉，还可以在床单下垫一块塑料布，以保护床垫不被尿湿了，但这时要特别注意给宝宝保暖。

抱起和放下宝宝的姿势

在最初的几个星期中，宝宝需要安全和舒适的怀抱，直到他们的颈部肌肉逐步发育到能够支撑其自己的头部为止。每次都应缓慢、轻柔地抱起宝宝，以免吓到他。

抱起姿势

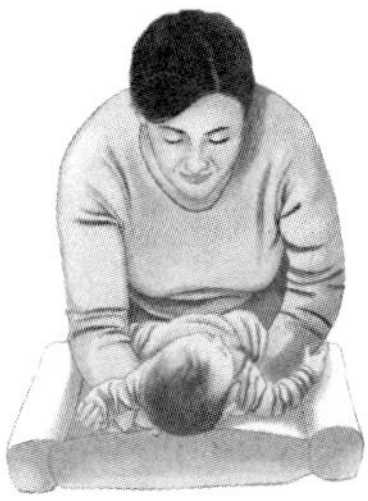

1. 如果宝宝仰卧在床上，你可以把一只手轻轻放在他的下背部及臀部下面。

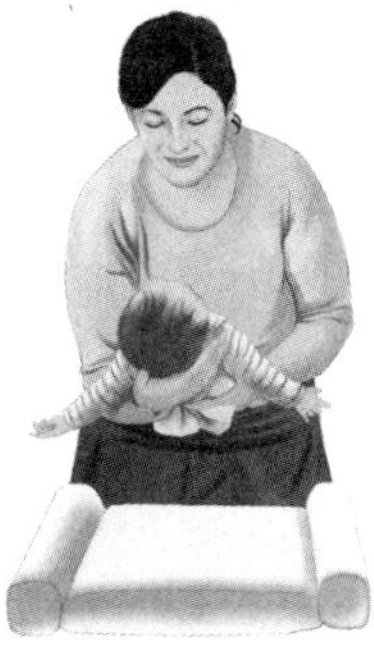

2. 另一只手在另一侧轻轻放在他的头、颈下方。

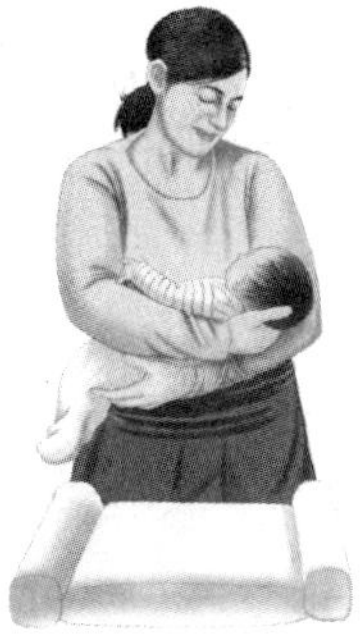

3. 轻轻地、慢慢地抱起他，这样，他的身体有依靠，头不会往后耷拉。

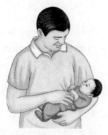 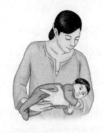 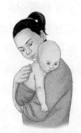

将宝宝抱于手臂中

你也可以将宝宝抱在你的臂弯里，让他的头部及肢体感受到很好的支撑，有安全感。

将宝宝面向下抱着

如果你的宝宝可能喜欢向下被抱在手里，那么要注意他的下巴及脸颊靠近你的前臂。

将婴儿靠着你的肩膀抱着

一只手放在他的小屁股下，支持他的体重，另一只手抚摸他的头，像这样直抱着他，也会让他感到安全。

放下姿势

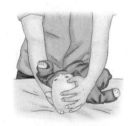

1. 把一只手置于他的头颈部下方，然后用另一只手抓住他的小屁股，慢慢地、轻轻地放下她，手一直扶住他的身体，直到其重量落到床褥上为止。

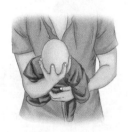

2. 从宝宝的臀部轻轻抽出你的手，用这只手稍稍抬高他的头部，使你能够轻轻抽出另一只手，轻轻地放低他的头，不要让头向后掉到床上，或太快抽出你的手臂。

眼睛护理

宝宝的眼睛多少都会产生一些分泌物，通常情况下这些分泌物应该是透明或白色的，若发现宝宝的眼睛出现了黄绿色分泌物，或者是分泌物的量突然增多时，就应该就医检查。

宝宝眼部的日常清洗

给宝宝清洗眼部的时候，让宝宝仰卧，把消过毒的棉棒用生理食盐水蘸湿，由内眼角向外眼角清洁宝宝的眼睛。

要特别注意的是，使用过的棉棒绝对不能重复使用，应该改换干净的棉棒，再清洁另一只眼睛。

给宝宝滴眼药水

医院一般会在新生宝宝袋中放入眼药水，这是因为即使在分娩过程中宝宝未受感染，出生后，宝宝也很有可能会患上结膜炎、泪囊炎，因此为宝宝滴眼药水是必要的。妈妈可按说明，适当地给宝宝滴眼药水。

在给宝宝滴眼药水时，妈妈要将消毒棉棒与宝宝的眼睛平行，轻轻横放在上眼睑接近眼睫毛处，再平行上推宝宝的眼皮，宝宝的眼睑就可顺利扒开，把眼药水滴在宝宝内侧的眼角。别担心宝宝闭上眼睛眼药水会被挤出来，只要宝宝一眨眼，药水就会回到宝宝的眼睛里。

鼻腔护理

爸爸妈妈可能会发现，宝宝的鼻腔内总是长鼻疖。中医认为这与内热有关，并且与母乳也有关。不管是什么原因造成的，宝宝鼻腔内的分泌物要及时清理，以免结痂。

鼻腔的清理方法

简便有效的方法是：把消毒纱布一角，按顺时针方向捻成布捻，轻轻放入宝宝鼻腔内，再逆时针方向边捻动边向外拉，这样就可把鼻内分泌物带出，重复几次，不会损伤鼻黏膜。

有的妈妈用宝宝专用吸鼻器为宝宝清理鼻腔内的分泌物，这当然可以，但如果宝宝的鼻腔分泌物较少时，没有必要使用吸鼻器。

预防宝宝鼻腔分泌物增多

宝宝鼻腔的分泌物与母乳也有关，妈妈要注意饮食清淡，少吃辛辣刺激性食物和鱼腥食物，还应注意休息，以保证给宝宝提供高质量的母乳。

天气好的时候，要让宝宝接触室外的空气，这样可以使宝宝的鼻腔通畅。

避免室内的空气太干燥，可以用加湿器保持室内适宜的湿度。

口腔护理

及时清洁口腔

新生儿期，宝宝易患鹅口疮，为了预防发病，每次喝完奶后最好让宝宝喝口水，以冲掉口腔中残留的奶液。如宝宝吃奶后就入睡，不易喂水，可以每天早晚用清洁口腔专用湿巾或消毒棉棒沾水，轻轻在宝宝口腔里清理一下。注意此时期宝宝的唾液腺发育不足，唾液分泌少，黏膜细嫩而干燥，易受损伤，护理时动作一定要轻柔。

不擦口腔

新生儿口腔黏膜柔嫩，即使用很软的纱布轻轻擦洗，也会引起肉眼看不见的黏膜损伤。口腔内有多种细菌、霉菌等，一旦黏膜受损，病原菌就会入侵而出现炎症。有的父母越用力把白色斑块擦去，黏膜损伤越严重，以后会长出更多的白色斑片。新生儿的唾液已发育到一定的程度，经常有唾液分泌进入口腔，起到清洁口腔的作用，所以用纱布擦洗口腔是"画蛇添足"。

不挑"马牙"

胚胎在 6 周时，就形成了牙的原始组织叫牙板，而牙胚则是在牙板上形成的，以后牙胚脱离牙板生长牙齿，断离的牙板被吸收而消失，有时这些断离的牙板形成一些上皮细胞团，其中央角化成上皮珠，有些上皮珠长期留在颌骨内，有的被排出而出现在牙床黏膜上，即为"马牙"。马牙一般没有不适感，个别宝宝可出现爱摇头、烦躁、咬奶头，甚至拒食，这是由于局部发痒、发胀等不适感引起的，一般不需做任何处理，随牙齿的生长发育，"马牙"或被吸收或自动脱落。因为新生宝宝口腔黏膜的娇嫩，抵抗力低，擦破、挑破后都容易感染，甚至出现败血症而危及宝宝的生命。

脐带护理

脐带是宝宝在子宫中与母体相连的部分，随着出生，脐带会被医生剪断，并且做简单的结扎处理。正常情况下，脐带在出生后1～2周后就会自行脱落。但在脐带脱落前后，脐部易成为细菌繁殖的温床。细菌及毒素如果进入脐血管的断口处并进入血循环，就会引起菌血症。因此，脐带断端的护理是很重要的。

肚脐消毒

刚出生的小宝宝，脐窝里经常有分泌物，分泌物干燥后，会使脐窝和脐带的根部发生粘连，不容易清洁，脐窝里可能会出现脓液，所以要彻底清洁小脐窝。每天用棉签蘸上75％的酒精，一只手轻轻提起脐带的结扎线，另一只手用酒精棉签仔细在脐窝和脐带根部细细擦拭，使脐带不再与脐窝粘连；再用新的酒精棉签从脐窝中心向外转圈擦拭。清洁后把提过的结扎线用酒精消毒。

保持肚脐干爽

宝宝的脐带脱落前或刚脱落，脐窝还没干燥时，一定要保证脐带和脐窝的干燥，因为即将脱落的脐带是一种坏死组织，很容易感染上细菌。所以，脐带一旦被水或被尿液浸湿，要马上应用干棉球或干净柔软的纱布擦干，然后用酒精棉签消毒。脐带脱落之前，不能让宝宝泡在浴盆里洗澡，可以先洗上半身，擦干后再洗下半身。

防止摩擦

脐带未脱落或刚脱落时，要避免衣服和纸尿裤对宝宝脐部的刺激。可以将尿布前面的上端往下翻一些，以减少纸尿裤对脐带残端的摩擦。

如果脐带不脱落

一般情况下，宝宝的脐带会慢慢变黑、变硬，1～2周脱落。如果宝宝的脐带2周后仍未脱落，要仔细观察脐带的情况，只要没有感染迹象，如没有红肿或化脓，没有大量液体从脐窝中渗出，就不用担心。

另外，可用酒精给宝宝擦拭脐窝，使脐带残端保持干燥，加速脐带残端脱落和肚脐愈合。

如果脐带有分泌物

愈合中的脐带残端经常会渗出清亮的或淡黄色黏稠的液体。这是愈合中的脐带残端渗出的液体，属于正常现象。脐带自然脱落后，脐窝会有些潮湿，并有少许米汤样液体渗出，这是由于脐带脱落的表面还没有完全长好，肉芽组织里的液体渗出所致，用75%的酒精轻轻擦干净即可。一般1天1～2次，2～3天后脐窝就会干燥；用干纱布轻轻擦拭脐带残端，也能加速肚脐的愈合。如果肚脐的渗出液像脓液或有恶臭味，说明脐部可能出现了感染，要带宝宝去医院。

女宝宝特殊护理

女宝宝私处护理的方法是：女宝宝阴道内菌群复杂，但能互相制约形成平衡，在护理的时候尽量不要去打乱这种平衡，所以清洁时只用温开水即可，千万不要添加别的东西。

清洗的时候，要先洗净自己的手，然后用柔软的毛巾从上向下、从前向后擦洗。先清洗阴部后清洗肛门，以免肛门脏污污染阴道。另外要注意，只清洁外阴，不要洗阴道里面。

新生儿期，宝宝与尿布密不可分，为保护私处，尿布一定要干净。用过的尿布可以用滚开水浸泡30分钟再清洗，然后放在阳光下晒干，彻底消毒杀菌。收纳尿布的地方也应该是通风、干燥的。

男宝宝特殊护理

男宝宝的私处也需要天天清洗。清洗前先检查一下尿道口有无红肿、发炎。没有异常时，用温开水轻轻擦洗阴茎根部和尿道口即可。一旦有红肿现象，最好带到医院做检查，预防感染。另外，注意在给宝宝清洁阴部前要先洗净自己的手。

新生儿护理常见问题

吐奶

吐奶分为病理性呕吐和生理性溢奶两种，多数宝宝属于正常的溢奶，是新生儿特有的正常现象。溢奶多发生在喂奶过后，新生儿会吐出一两口奶，特点是吐出的奶量较少，而且宝宝没有任何不适表现。而病理性呕吐则表现为吐奶量较多，而且宝宝表现出痛苦、焦躁的表情，这就表示可能出现了某些胃肠道疾病，以及时就医治疗。

防止宝宝溢奶，每次喂奶适可而止，一次不能喂得过多，可以分开多次喂；在每次喂奶时不要太急、太快，中间应暂停片刻，以便宝宝的呼吸更顺畅；每次喂奶中及喂奶后，让宝宝竖直趴在大人肩上，轻拍宝宝背部，帮助宝宝将吞入胃中的空气排出，以减少胃的压力；如果妈妈奶水太冲的话，在喂奶时要控制好奶量，防止宝宝呛着；使用奶瓶的话奶嘴开口不能过大；喂食过后尽量让宝宝右侧卧，也可以将宝宝的上半身垫高一些，这样胃中的食物不易流出；另外在喂食之后，不要让宝宝有激动的情绪，也不要随意摇动或晃动宝宝。

拒奶

新生儿拒绝吸奶，其中最常见的原因之一就是呼吸困难。如不能够通过他的鼻子呼吸的同时进行吞咽。这时就必须注意乳房是否盖住了他的鼻孔。宝宝不能正常呼吸的另一个原因，是因为他鼻塞或鼻子不通畅。请医生开一些滴鼻药，以便在每次哺乳前给他滴鼻，以畅通鼻道。宝宝拒绝吸吮乳房的原因还可能是烦躁不安。如果他醒来，很想吃奶，但却发现他不理不睬、烦躁不安或动来动去，那么也许宝宝是由于太累而不吸吮乳房。在这种情况下，应把他紧抱怀中，轻轻说话加以安慰，而不要试图授乳，直到他安静下来。

如何给新生儿保暖

新生儿体温调节中枢发育不完善，皮下脂肪比成人薄，保温能力差，新生儿的体表面积相对较大，按体重计算的话，是成人的3倍，因此，新生儿身体散热的速度也快，比成人快4倍。完全靠新生儿自己来保持正常体温非常困难，必须采取一些措施来补救。除了控制新生儿的室温外，还可以借用衣服被褥的保暖作用。也可采取其他一些保暖措施。

在什么情况下需要保暖呢？在家中可以摸一下宝宝的手脚冷暖来粗略估计，如果小手暖而不出汗，说明不需另外再采取保暖措施了。如果热而出汗，说明体温升高，在37.5℃以上。如果手脚发凉，体温可能低于36℃，对新生儿就要采取措施了。新生儿体温过低，严重时可发生硬肿症，威胁新生儿的生命，必须予以处理。

在家庭中对新生儿保暖的方法很多，最简单的是给他们准备好适宜的衣服。因为新生儿身体与衣服之间的间隙的温度在30 ~ 34℃之间最适宜，可防止身体散热，维持新生儿的体温。因此，新生儿的衣服过于宽松或太紧身，都不利于保持体温。有的家长喜欢给新生儿穿上几层衣服，如内衣、棉背心、几件毛线衣、棉袄，感觉是很暖和了，其实保暖效果不一定好。最好在内衣外面穿一件背心，再穿一件棉袄，保证身体与衣服之间有一定间隙，上面再盖上小棉被或毛毯就可以了。

如采取以上措施仍不能保持正常体温，可用热水袋、热水瓶进行保暖比较方便，热水袋中的水温不可太热，而且不可与新生儿的身体直接接触，以免烫伤，最好用布包好，放在距新生儿小脚丫20 ~ 30厘米处，经常更换热水袋中的水，以保持一定的温度。电热毯对成人来说是很好的保温方法，但不适用于新生儿，因电热毯的温度难以控制，往往会过热，而使新生儿体温升高，发生"脱水热"。另外新生儿的小便也多，万一弄湿电热毯，也是非常危险的。因此，最好不用电热毯来取暖。

宝宝衣物的洗涤

宝宝的衣服买回来要洗涤

新购买的宝宝衣物一定要先清洗，因为为了让衣服看来更鲜艳漂亮，衣服制造的过程，可能会加入苯或荧光制剂，却也因此对宝宝的健康产生威胁，尤其正值口腔期的小宝宝，什么东西都想放进嘴巴咬，一旦碰到有添加剂的衣物，可是会出问题的。建议家长不要为了贪小便宜而选购便宜的衣物，尽量挑选有品牌的衣服较有保障，且如果是购买品牌出清的衣服，虽然没问题，但大部分都是压箱货，让宝宝穿上前还是要先洗过。

成人与宝宝的衣服分开洗

要将宝宝的衣物和成人的衣物分开洗，避免交叉感染。因为成人活动范围广，衣物上的细菌也更"百花齐放"，同时洗涤细菌会传染到宝宝衣服上。这些细菌可能对大人无所谓，但婴幼儿皮肤只有成人皮肤厚度的1/10，皮肤表层稚嫩，抵抗力差，稍不注意就会引发宝宝的皮肤问题，宝宝的内衣最好用专门的盆单独手洗。

用洗衣液清洁宝宝衣物

宝宝的贴身衣物直接接触宝宝娇嫩的皮肤，而洗衣粉等对宝宝而言碱性较大，不适于用来洗涤宝宝的衣物。而洗衣粉很容易残留化学物，用洗衣粉洗涤过的婴幼儿衣物会使婴幼儿瘙痒不安，这是由于洗衣粉含有磷、苯、铅等多种对人体有害的物质，长时间穿着留有这些有害物的衣物会使宝宝皮肤粗糙、发痒，甚至是接触性皮炎、宝宝尿布疹等疾病。并且这些残留化学物还会损坏衣物纤维，使宝宝柔软的衣物变硬。因此，宝宝衣物清洗忌用洗衣粉。

目前，国外普遍使用洗衣液代替洗衣粉来清洁宝宝衣物，因为使用洗衣液不仅能彻底清洁污渍而无残留，并且能减少衣物纤维的损害，从而保持宝宝衣物柔软。而妈妈在选购洗衣液时，应选择一些有信誉的品牌。

漂白剂要慎用

借助漂白剂使衣服显得干净的办法并不可取，因为它对宝宝皮肤极易产生刺激；漂白剂进入人体后，能和人体中的蛋白质迅速结合，不易排出体外。清洗宝宝衣物时不适合使用漂白剂，有些清洁剂含有磷化合物，不容易分解，会造成河川污染；有的漂白剂则有荧光剂附着，难以去除，长期接触皮肤会引起不舒服，甚至是起疹子、发痒等现象。

要洗的不仅是表层污垢

洗净污渍，只是完成了洗涤程序的1/3，而接下来的漂洗绝对是重头戏，要用清水反复过水洗两三遍，直到水清为止。否则，残留在衣物上的洗涤剂或肥皂对宝宝的危害，绝不亚于衣物上的污垢。

清理污垢要在第一时间

宝宝的衣服沾上奶渍、果汁、菜汁、巧克力是常有的事。洒上了马上就洗，是保持衣物干净如初的有效方法；如果等一两天，脏物深入纤维，花上几倍的力气也难洗干净。另外，也可以把衣服用苏打水浸一段时间后，再用手搓，效果也不错。

阳光是最好的消毒剂

阳光是天然的杀菌消毒剂、没有副作用，还不用经济投入。因此，享受阳光，衣物也不例外，宝宝衣服清洗后，可以放在阳光下晒一晒。衣物最佳的晾晒时间为早上十点到下午三点，如果连日阴雨，可将衣物晾到快干时，再拿去热烘十分钟。天气不好时，晾过的衣服摸起来会凉凉的，建议在穿之前用吹风机吹一下，让衣服更为干爽，不过这样的效果不比直接用阳光曝晒杀菌的方式好，假若天气许可，仍以自然晾晒为第一考量。所以要将宝宝衣物晾在通风，且要是阳光可照射得到的地方。另外，提醒爸爸妈妈，晾晒宝宝衣物之处，尽量不要有大人走来走去，否则身上的油污、灰尘，很可能在此过程中附着在宝宝的衣物上。

啼哭的原因

哭对于宝宝既是一种生理需要，也是情感和愿望的表达形式。

哭是一种深呼吸运动，可以使新生儿的肺逐渐地全部膨胀开来，增大肺活量，促进新陈代谢。哭又是一种全身的强烈运动，有利于宝宝的生长发育。

哭也是宝宝传递信息的方式，对宝宝的生存十分重要。对一个哭叫的宝宝绝不能置之不理、随他去哭。

宝宝啼哭的原因很多，必须进行分析，有心的父母应仔细观察分辨，迅速熟悉宝宝哭声发出的种种信号。

饥饿

饥饿是普遍的原因。宝宝一哭，首先要检查的就是他是否饿了。如果不是，再找其他原因。

寻求保护

宝宝哭啼只是想要你把他抱起来，这种寻求保护的需要对宝宝来说，几乎跟吃奶一样，都是必不可少的。妈妈应尽量满足宝宝的这种需要，给他一种安全感。

不舒服

太热、太冷或太湿都会使宝宝哭啼。妈妈可用手摸摸宝宝的腹部，如果发凉，说明他觉得冷，应给他加盖一条温暖的毛毯或被子。如果气温很高，宝宝看上去面色发红，烦躁不安，则可能是太热了，可以给宝宝轻扇扇子，或用温水洗个澡。尿布湿了，宝宝会觉得不舒服而哭啼，因此不要忘了勤给宝宝换尿布。

消化不良和腹绞痛

宝宝因腹痛而哭啼，多与饮食有关。例如，奶粉调配不当引起胃肠不适等；发生腹部绞痛时，宝宝通常会提起腿，腹部绷紧、发硬。宝宝因消化不良而哭闹时，可试着喂些热水，或轻轻按摩腹部。人工喂养儿要注意调整一下奶粉的配方。

感情发泄

跟成人一样，宝宝也需要发泄情感，一般是以哭的方式进行。有的宝宝哭的次数比较频繁，而且要很长时间才能平息下来。这种宝宝大多比较活泼好动，很可能是用哭叫来释放多余的能量。宝宝通常在晚上烦躁易哭，在他烦躁之时，可试着给他洗个澡，做做按摩，或者抱他出去散散步。

生病

宝宝生病时，会用哭声来表达他的痛苦。阵发性啼哭往往是胃肠道疾病所致的阵发性腹痛的信号，如腹泻、肠胀气、肠套叠等疾病；持续性啼哭不停多半是发热、头痛或其他病痛引起的；高声尖叫样的啼哭大多与脑部疾病有关；而低声呻吟的啼哭是疾病严重的信号，切记不可忽视。

此外，蚊虫叮咬，宝宝睡床上的异物，甚至母亲紧张、烦躁的情绪，都会引起宝宝啼哭。

安抚哭闹的新生儿

没有哪种安抚方法能适合所有的宝宝。想知道哪些方法可以使宝宝迅速平静下来，需要一个实践的过程，而且也没有哪种方法每次都能灵验。

把宝宝抱紧

身体上的接触具有镇静的作用，特别是在你把赤裸的宝宝放到自己裸露的肌肤上时。试着保持房间昏暗而温暖，把其他刺激因素拒之门外。你会发现，改变抱宝宝的姿势也具有镇静作用——试试直立的抱姿或者"治腹痛"的抱姿。

多摇晃宝宝

许多宝宝都喜欢被来回摇晃——这正是他们在妈妈肚子里时便已经习惯的运动形式。研究发现，家长们会下意识地以接近心脏跳动的频率轻柔地摇晃自己的宝宝。如果轻缓的摇晃不能奏效，可以将摇晃速度稍微提高一些——通常每分钟摇晃约 60 次比较合适。把宝宝放在宝宝车中摇晃也有安慰作用，或者你还可以用抱带抱起宝宝，四处走动。

跳舞

如果宝宝显得激动不安，给他播放一些音乐，或者把宝宝抱到怀里，一边唱歌一边有节奏地跳舞，这些都能起到安慰的作用。当啼哭有所平息时，可以逐渐放慢步子。

让宝宝吮吸某物

有些宝宝非常爱做吮吸的动作，喜欢长时间地吮吸以获得满足感。如果没有进行母乳喂养——或者虽然用母乳喂养但在宝宝不需要喂奶时，你可以用自己干净的小手指来充当橡皮奶嘴。橡皮奶嘴也有抚慰的作用。或者你还可以试着引导宝宝将他自己的手指放到嘴里吮吸。

保持身体温暖

宝宝在感到温暖舒适时，能够更快地平静下来。让房间保持舒适的温度，给宝宝盖上毯子，或者可以把他包在襁褓中。

宝宝不住啼哭时，即使你已经感到无计可施，也万万不可急躁地用力摇动宝宝：一时的冲动可能会造成严重后果，甚至可能会有致命的危险。在你感觉自己有想要摇动宝宝或以其他方式虐待宝宝的冲动时，找一个安全的地方把宝宝放下来，然后走出房间，自己做做深呼吸，冷静下来。如果可以，打电话叫其他人过来帮忙照顾宝宝，让自己休息一会儿。

鼻塞

鼻塞不一定就是感冒了，这一条规则特别针对新生儿。新生儿的鼻腔发育尚未成熟，鼻腔比较短小，鼻黏膜内血管丰富。当接触到忽冷忽热的空气或是遭到病原体侵犯后，都可能会导致鼻腔内分泌物明显增加、鼻黏膜充血肿胀，从而引起鼻塞，这些鼻塞的情况是由于生理结构引起的，不是病。出现鼻塞时，宝宝由于鼻子不通气，常常有流鼻涕、哭闹和烦躁不安的现象，严重时还会张开嘴呼吸，并影响到正常吃奶。

家长平时就要注意做好宝宝的鼻腔护理。如果宝宝是由于是因感冒等情况导致鼻黏膜水肿引起的鼻塞，可以用湿毛巾热敷宝宝的鼻根部，就可以有效缓解鼻塞；如果发现宝宝有鼻涕的话，可以用柔软的毛巾或纱布沾湿捻成布捻后，轻轻放入宝宝的鼻道，再向反方向慢慢边转动边向外抽出，把鼻涕带出鼻道。

注意的是，如果宝宝的鼻涕很多、颜色澄清，或干结后的鼻屎堵住鼻孔，宝宝只能不停地用嘴呼吸，这就可能是伤风感冒了；但如果流出的鼻涕有臭味、带血丝，鼻子肿胀，有可能是鼻子内有异物，家长应注意区别对待：

如果是由于鼻腔分泌物造成的阻塞，可以用小棉棒将分泌物轻轻地卷拨出来。如果分泌物比较干燥的话，要先涂些软膏或眼药膏，使其变得松软和不再粘固在黏膜上时，再用棉棒将其拨出；或是用棉花毛刺激鼻黏膜，让宝宝打喷嚏，这样宝宝鼻腔里的分泌物就会自动排出了。注意动作要轻，不要损伤宝宝的鼻黏膜，以免引起鼻出血。

如果看到宝宝鼻子里有鼻痂时，可以先用手指轻轻揉挤两侧鼻翼，等到鼻痂稍为松脱后再用干净的棉签卷出来。如果鼻痂不容易松脱的话，可以先向鼻腔里滴一滴生理盐水或凉开水，等到鼻痂变得润湿以后，就比较容易松脱了。

如果上述方法均无效，鼻塞又严重影响了宝宝的呼吸，甚至宝宝面部发生青紫时，可用筷子或小勺的把横放在宝宝的口里，使口唇不能闭合，通过经口呼吸解除缺氧症状。经口呼吸不是新生儿的正常状况，只是在新生儿缺氧时的暂时解决办法，遇到此种情况时应该及时到医院就诊，因为宝宝若长时间闭塞，且无法缓解的话，就有可能是患上新生儿腺样体肥大或其他疾病的征兆。

红屁股

新生儿的皮肤娇嫩，有的宝宝小屁股上可能会出现一些红色的小丘疹，变成了"红屁股"。"红屁股"也叫臀红，是新生儿常见的一种问题。红屁股主要是与尿布接触部分的皮肤发生边缘清楚的鲜红色红斑，呈片状分布，加上新生儿皮肤柔嫩，很容易发生臀红，局部皮肤可出现红色小丘疹，严重时皮肤糜烂破溃，脱皮流水。如有细菌感染可产生脓包，更严重的可蔓延到会阴及大腿内外侧。

新生儿臀红主要是由于大小便后不及时更换尿布、尿布未洗净、对一次性纸尿裤过敏或长期使用塑料布致使尿液不能蒸发，宝宝臀部处于湿热状态，尿中尿素氮被大便中的细菌分解而产生氨，刺激皮肤所造成的。

臀红的防治需要注意以下几点：

保持臀部的干燥

如果发现宝宝尿湿了，要及时更换尿布。尿布要用细软、吸水性强的旧棉布或棉织品，外面不能包裹塑料布。如果要防止尿布浸湿被褥，可以再尿布下面垫个小棉垫或小布垫。如果是炎热的夏天的话，可以将臀部完全裸露，使宝宝的臀部经常保持干燥状态。

注意尿布的卫生

要注意尿布的清洁卫生。换下来的尿布一定要清洗干净。如尿布上有污物时，要用碱性小的肥皂或洗衣粉清洗，然后要用清水多洗几遍，要将碱性痕迹完全去掉，否则会刺激臀部皮肤。清洗后的尿布要用开水烫过、拧干后放到阳光下晒干。

大便后清洁臀部

在宝宝每次大便后，都要用清水洗净臀部，保持局部的清洁。

如出现臀红的话，不要用热水和肥皂清洗。如果用热水和肥皂清洗的话会使宝宝臀部的皮肤受到新的刺激而更红。

臀红的治疗

可以在换尿布时，在患处涂上鞣酸软膏或消过毒的植物油。如果出现糜烂的话，应将宝宝伏卧，用普通的40瓦灯泡距离30～50厘米照射30～60分钟，促进局部干燥。另外在照射时需要有专人守护，避免烫伤。

臀红的治疗，局部可涂鞣酸软膏；如皮肤破溃流水，可涂氧化锌油，以帮助吸收并促进上皮生长。只要在治疗的同时注意护理好臀部的皮肤，臀红很快就会好转。新生儿臀部皮肤长期受潮湿刺激所致，因为尿布冲洗不净，留有残皂或因腹泻粪便刺激引起；外力或尿布粗硬，宝宝臀部皮肤受损，在潮湿刺激环境下更容易发生红臀。

脐部出血

肚脐出血是指脐带在 4 ～ 5 天脱落后，本已干燥了的肚脐经过数天后又时而渗出水分，时而在覆盖肚脐的纱布上渗了血迹的现象，即为新生儿脐部出血。

新生儿脐带脱落并不意味着肚脐已经长好，事实上从脐带脱落到完全长好还需要一段时间，时间的长短因人而异，时间较长可能需要 1 个多月。当新生儿的脐带结扎、切断、脱落以后，就会造成脐残端血管闭塞。但这时脐带内的血管仅为功能上的关闭，其实仍然还存在一个潜在的通道。一旦宝宝的腹压升高，就会有出血的可能。如果宝宝在这时用力咳嗽、哭闹的话，升高的腹内压会使本来闭塞的脐残端血管稍微张开，继而出现少许咖啡色或鲜红色的血迹。

新生儿脐部出血是一种正常的现象，家长只要先用 75% 的酒精轻轻地擦去脐部的血迹，然后再用消毒纱布包扎好即可，一般几天后就可痊愈。不必使用止血药，也不能用未消毒的水或布条来擦洗或填塞肚脐眼来止血，要注意保持局部清洁卫生，以免造成脐部感染。

脐肉芽肿也是造成肚脐出血的一个原因。脐肉芽肿是指由于断脐后未愈合的伤口受异物的刺激形成的小肉芽肿，表现为脐部有樱红色似米粒至黄豆大小的肿物，其中有脓血性的分泌物。对于这种脐肉芽肿，可以去医院用 10% 的硝酸盐腐蚀或用消毒剪剪除过多的肉芽组织，同时还必须注意局部的清洁卫生。大部分患儿经处理后会很快地痊愈。

此外，如果脐茸护理不好的话，也会造成出血。脐茸位于肚脐中央，实际上是脐部黏膜的残留物，它的外观看上去很像一块粉红的肉。脐茸的分泌物较多，如果在护理时不注意碰触的话，就会出现少量的血性分泌物。因此，对于新生儿的脐茸应去医院请医生处理，最好不要自己在家处理。

黄疸不消退

新生儿黄疸是指新生儿时期，由于胆红素代谢异常引起血中胆红素水平升高而出现于皮肤、黏膜及巩膜黄疸为特征的病症，有生理性和病理性之分。生理性黄疸多发在脸部和前胸，一般在出生后2～3天出现，4～6天达到高峰，7～10天消退，早产儿持续时间会稍微长些。发生新生儿黄疸的宝宝除了偶尔会有轻微食欲不振之外，没有其他不适症状表现。而且，新生儿黄疸不会对足月健康的宝宝造成健康危害，所以家长们尽可放心。新生儿的黄疸现象可以根据时间长短来采取不同措施：

1. 如果宝宝在出生后不到24小时即出现黄疸，或是2～3周后仍然不退，甚至还有继续加深加重的趋势，再或者是黄疸消退后重复出现以及出生后至数周内才开始出现黄疸，则为病理性黄疸，需要及时请医生治疗。

2. 如果宝宝在出生半个月后仍有黄疸不退的话，家长也不必立即去医院检查看宝宝是否出现胆管堵塞或是肝脏有异，因为很多生理性黄疸也会持续到一个半月左右。当发生这种情况是，家长可以再耐心地等待一段时间，并注意观察自己的宝宝。只要宝宝吃奶很好、大声啼哭、不发热、大便没有变白、体重仍在增加的话，就没有必要担心，照常喂养就好了。

3. 宝宝如果到了满月黄疸仍不消退，大多数都是母乳性黄疸，但要排除是否有溶血、肝炎、胆道闭锁、其他地方的感染引起。可以先试停母乳3天，观察看黄疸能否减轻或是退下来。如果黄疸依旧如常的话，建议最好到检查血胆红素、肝功、母婴血型，以便明确黄疸的种类，并积极对症治疗。

耳后湿疹

刚刚出生的宝宝皮肤很薄，非常敏感，特别是耳后的皮肤。这个时候的宝宝往往都是仰卧位睡眠，这就会造成耳后的透气性较差，加上宝宝所处的室内环境温度稍高，因此宝宝就很可能会出汗，造成耳后潮湿。如果宝宝溢乳的话，流出的奶水也会顺势流到耳后，这些情况都有可能造成新生儿耳后湿疹。

新生儿的耳后湿疹比较顽固，但只要注意睡眠姿势，解决掉室温、溢乳等诱因的话，新生儿的耳后湿疹还是比较容易治好的。

此外，还要特别注意新生儿耳背后面的干燥清洁，同时注意不要给宝宝穿太多的衣服。有的时候，新生儿的耳后会发生皲裂，如果妈妈没有细心检查发现的话，这些皲裂的位置就可能会引发湿疹，所以妈妈一定要做好宝宝的护理工作，注意每天的全面清洁，洗澡只用清水，洗完澡后一定要特别注意擦干耳后的水。当发现宝宝有耳后皲裂情况时，可以涂抹一些食用植物油或紫药水，如果发生了耳后湿疹，可以涂抹宝宝专用的湿疹膏。

判断新生儿是否吃饱

宝宝吃饱没有，自己不会说，需要妈妈学会判断：

计算宝宝吃奶的时间

计算宝宝吃奶的时间就可以大体估计出他吃饱没有。一般宝宝吃奶时，吮吸 2 ~ 3 口就会吞咽 1 次，如果吞咽时间累积超过 10 分钟，一般都可以吃饱。注意：这里指的是吞咽时间，而不是吮吸或含乳时间。

观察宝宝的精神状态

观察宝宝的精神状态也能看出吃饱没有。吃饱后，宝宝的精神状态较好，会表现出满足、愉悦的表情，睡眠时间比较长。

观察宝宝的大便

观察宝宝的大便也可以看出他吃饱没有。正常的大便是金黄色或淡黄色，如果吃不饱大便会呈现出绿色。如果同时伴有小便次数较少，少于每天 10 次，量也较少，就很有可能是没吃饱。

第二章
1 ~ 2 个月的婴儿

发育情况

宝宝满月了！这时候的宝宝多数皮肤变得光亮白嫩，弹性增加，皮下脂肪增厚，胎毛、胎脂减少，头形滚圆，更加招人喜爱了。

在这个月，男宝宝体重正常范围 4.3 ~ 6.0 千克，平均为 5.6 千克；女宝宝体重正常范围 4.0 ~ 5.4 千克，平均为 5.1 千克。宝宝的体重增长很快，平均每周可增长 200 ~ 300 克，整个月平均可增500 ~ 1000 克，人工喂养的宝宝甚至有可能增加 1500 克或是更高。但宝宝体重增长的个体差异很大，有的宝宝在这个月增长明显，但也有的宝宝可能到下个月才表现出较快的增长趋势。因此，如果宝宝在这个月并没有表现出较大幅度的增长，家长也不必过多担心，只要不是疾病因素所致，那有可能在下一个月会出现补长的现象。

这个月男宝宝身高平均为 58.5 厘米，正常范围 55.5 ~ 60.7 厘米；女宝宝身高平均为 56.8 厘米，正常范围为 54.4 ~ 59.2 厘米。宝宝的身高增长也是很快的，平均可增长 3 ~ 4 厘米，并且这时身高的增长不受遗传影响。

男宝宝在本月的头围平均为 39.8 厘米左右，女宝宝头围平均为 38.6 厘米。宝宝在前 6 个月的头围平均每个月增长 2 厘米，但实际上这种增长并不一定都是平均的，只要头围是在逐渐增长，家长就不必担心。

这个月宝宝的前囟大小与新生儿期没有太大区别，对边连线

为 1.5 ~ 2 厘米，每个宝宝前囟大小也存在着个体差异，只要是在 1 ~ 3 厘米之间就是正常的。

具备的本领

宝宝在这个月俯卧时，头抬起来大约能支持 30 秒钟时间，脸与床呈 45°。由于先天反射还没消失，会经常攥着小拳头。

这一阶段宝宝语言能力的主要特征为反射性发音，宝宝能发出"a、o、e"3 种或 3 种以上声音。虽然这时候他还不能用语言来表达，但已经有表达的意愿。当大人和他说话时，会发现他的小嘴嘴唇会微微向上翘着向前伸成 O 形，说明他正在模仿人的说话动作。

视觉能力方面，宝宝在这个月能够协调地注视物体并能区分颜色，喜欢看鲜艳的东西，但还不能分辨颜色深浅；在 90° 范围内眼球能随着物体运动，当有物体很快地靠近眼前时，会出现眨眼等保护性反射；能够注视自己的小手持续 5 秒以上。另外，这时候宝宝的视觉范围仍在 30 厘米以内，对于距离他 30 厘米以外的东西他还不能够看清楚，最佳的视力距离是 15 ~ 25 厘米。

这时候宝宝对声音的反应十分敏锐，不论对熟悉或陌生的声音，都会做出不同的反应。大人如果轻声地和宝宝说话，或放一些轻柔的音乐，在宝宝的不同方向发出声音的话，宝宝就会向声源处转动头部。

宝宝的味觉也有了进一步的发展，能区分出酸、甜、苦、辣、咸五味，并会对任何刺激的气味产生排斥反应。

这时期的宝宝会表现出愤怒、微笑等情绪，例如，打针会让宝宝产生愤怒情绪，大人温柔的声音和友善的面孔能引起宝宝微笑。虽然这时候宝宝还不会笑出声，但是已经能够从他的面部表情来分辨出他的情绪，如高兴的时候他会笑，不高兴的时候会瘪嘴等。

宝宝在这个月已经能够专注地凝视着别人了，并逐渐从原来的无意识状态变成有意识的行为；大约一半的宝宝这时候能够把妈妈和其他陌生人区分开来；在与别人接触时，有时能发出声音作为回答并注视着人脸；安静仰卧时，有时能自发地注视妈妈的脸，但时间很短暂。还有，这个月的宝宝对白天黑夜有了初步感觉，白天觉醒时间会逐渐延长，尤其在上午八九点钟时，宝宝可有一段较长时间觉醒。这时家长可以和宝宝进行交流，给宝宝做做婴儿操，对宝宝进行智力开发。

养育要点

营养标准

这个月的宝宝每日所需的热量是每千克体重100 ~ 110千卡，如果每日摄取的热量超过120千卡的话，就有可能发胖。

如果是母乳喂养的宝宝，由于很难控制母乳量，因而很难准确算出每天摄取的热量。可以通过每周测量一次体重来判断所摄取热量是否合适，如果宝宝每周体重的增长都超过200克以上，就有可能是摄入热量过多；如果每周体重增长低于100克，那么就有可能是摄入热量不足。

大多数宝宝在这个月不需要额外补充其他营养，如果是早产儿或是有某些先天疾病的宝宝，应根据医生的建议决定是否补充某些营养物质。

母乳喂养

如果母乳很好的话，这个月一定是个太平时期。宝宝的吸吮能力增强了，速度加快了，一次吸入的乳量也增加了。另外，哺乳次数也会根据宝宝的个性而逐渐稳定，吃奶间隔延长，一般2.5 ~ 3小时一次，一天8 ~ 9次，但有的宝宝吃奶的次数比这更少或更多。但如果宝宝一天吃奶的次数少于5次或多于10次，就要向医生咨询，让医生帮助判断是否有异常情况。一般来说，这个月的宝宝晚上吃奶的次数会减少，有的时候能睡整个后半夜不用喂奶，但也有个别的宝宝还要喂三四次。这时妈妈可以试着后半夜停一次奶，如果停不了的话就把每天喂奶时间向后延长，从几分钟慢慢延长到几个小时，要有耐心循序渐进，不能急于求成一下子给宝宝减少一顿奶。

这个月的宝宝是"直肠子"，一吃就拉，特别是每次将出奶丰富的两侧乳房的奶全部吃光的宝宝大便次数就更多，腹泻便也多，多数宝宝每天都要排便 6 次以上，有个别的宝宝一天还会排便 10 多次，并且总是把吃得过多的奶倒吐出来。尽管这时的宝宝可能会出现稀便、大便每天七八次、吐奶、湿疹等情况，但只要宝宝精神状态良好、吃奶正常，家长就不必担心。但如果发现宝宝大便带水、或是大便次数突然增加的话，就要带宝宝去看医生，看看是否有乳糖不耐受或者其他问题。其实，在 1～2 个月中，用母乳喂养的婴儿一般不会生病。

很多混合喂养儿都是在这个月产生的，由于宝宝每次吃奶时间缩短，有的妈妈就担心是不是母乳不足了，怕宝宝饿着就急忙给宝宝添加牛奶。一个合适的奶嘴往往比乳头吸吮起来更省力更畅快，加上奶粉比母乳甜，味觉敏锐的宝宝一旦尝惯了"甜头"，就会开始拒绝母乳。要知道，母乳是越刺激越多，如果每次都有吸不净的奶的话，就会使乳汁的分泌量逐渐减少，最终人为地造成了母乳不足，不得不混合喂养。而混合喂养又是几种喂养方式中最难掌握的，所以要尽量避免，要了解这时候宝宝吃奶时间缩短是正常的，只要宝宝每周体重能增加 150～200 克，就说明喂养效果很理想，宝宝吃得很饱。

由于这个月宝宝的吮吸力大大加强，常常会吮伤乳头。如果细菌从受伤部位侵入的话，就容易引起乳腺炎。所以妈妈要特别注意保护乳头，做好乳头的清洁，不要让宝宝在一侧乳头上连续吮吸 15 分钟以上。在哺乳前应该把手洗净，保持皮肤清洁，避免弄脏乳头。

混合喂养

如果母乳喂养下宝宝每周体重增加不足 100 克，就说明母乳不足，此时的宝宝也会经常哭闹。这时候就需要增喂一次牛奶，时间最好安排在妈妈下奶量最少的时候，一般多选择下午 4 ~ 6 点单独增加 1 次，每次加 120 毫升。如果加一次牛奶后，妈妈得到适当休息，母乳分泌量增加或者宝宝夜间啼哭减少了，就可以这样坚持下去；但如果加喂一次牛奶后，仍未改变宝宝夜间因饥饿啼哭，而母乳又不多，那就应该在夜里 10 ~ 11 点的时候停喂一次母乳，再加一次牛奶，以保证妈妈的夜间休息。

总之，增加牛奶的次数要根据宝宝体重来决定，并且不能一次同时喂母乳和牛奶。如果宝宝一次母乳没吃饱的话，可以将下次喂奶的时间提前并喂食牛奶；如果宝宝上一顿吃得很饱，到了下次喂奶时间时感觉乳房比较涨而且奶量充裕的话，就应该继续母乳。混合喂养应以母乳喂养为主，只要母乳够量，就要给予母乳。

母乳喂养有的时候还需要足够的信心，因为母乳是越吸分泌得越多，不要因为一次两次母乳分泌不足或是因为夜间总要喂奶感到十分疲倦就放弃母乳。要知道，母乳喂养除了对宝宝的身体发育有好处之外，母乳喂养的过程本身就是母子间最好的交流，宝宝通过母乳喂养可以感受到极大的母爱，对宝宝的心理健康也有极大的好处。

人工喂养

从满月之后就可以给宝宝喂全奶了，但注意不要过量，以免加重宝宝消化器官的负担。一般情况下，出生时体重为 3 ~ 4 千克的宝宝，在此期间每天以吃 600 ~ 800 毫升牛奶为宜，分开 7 次吃，每次 100 ~ 200 毫升；如果吃 6 次，每次吃 140 毫升。

对食量过大的宝宝，尽管每次能吃 150 ~ 180 毫升，最好也不要超过 150 毫升，否则会加重肾脏、消化器官的负担。如果宝宝吃完 150 毫升后好像还没有吃饱并啼哭时，可让宝宝喝 30 毫升左右的白开水，也可适量加一些白糖。但是用奶粉冲调牛奶时不要再加糖，否则会使宝宝过胖。

如果妈妈还是没有把握的话，也可以这么做：只要宝宝吃的话就喂，宝宝不吃的话就停止。不能反复往宝宝嘴里塞奶嘴，只要宝宝往外吐奶嘴，就说明他已经吃饱了。另外这个时候，奶粉的成分不如质量重要，只要是国家批准的正规厂家生产的、有正规销售渠道的、适合这个月龄宝宝食用的奶粉，都可以给宝宝吃，最好是选择有品牌的、信誉度高的奶粉，并严格按照说明书所说的调配方法冲配。一旦固定了一个牌子的奶粉，如无特殊情况就不要轻易更换另一品牌，更换品种过频的话容易导致宝宝消化功能紊乱和喂哺困难。

牛奶喂养的宝宝，如果每天大便 3 ~ 4 次，只要精神好的话就不用担心。但在宝宝一个月后，就要预防佝偻病的发生，除了常抱婴儿到室外晒太阳外，应每天给宝宝加 400 国际单位的维生素 D，即浓缩鱼肝油滴剂，从 1 滴开始逐渐增加。还可以给宝宝增加一些新鲜果汁，以补充牛奶中缺乏的维生素 C。

过胖症的预防

如果宝宝每日摄取的热量超过 120 千卡的话，就有可能过胖。喝牛奶的宝宝，只要知道每天所使用的奶粉总量，就可以计算出每天所摄取的热量。用婴儿现在的体重除以每天所摄取的热量，就可以知道每千克体重每天所摄取的热量。如果算出的结果为每千克体重每天所摄取的热量超过 120 千卡的话，就应减少奶量，以维持正常体重。

再有，喝牛奶的宝宝，冲配牛奶应遵循说明书上的比例严格配比，尽量不要在牛奶里加糖，因为这也是导致婴儿过胖的原因。

而吃母乳的宝宝，在这个月也几乎不会出现过胖的问题。

能力的培养

腿部伸展的能力

这个月锻炼宝宝腿部伸展的能力主要依靠爸爸妈妈的按摩和协助。爸爸妈妈可以抓着宝宝的双腿，轻轻地做屈伸运动。还可以让宝宝仰卧，在他的小床上方悬挂一个能发出声音的彩球，拨动彩球使之发出声响。当宝宝看见球在跳动，或听到声音时，就会兴奋得努力蹬腿，屈伸膝盖，双腿上举或随球而动。通过这个小游戏，可以充分活动宝宝的双腿，锻炼下肢肌肉。

如果宝宝发育得好的话，有的时候还能手脚同时碰到球，这样下肢运动就扩大到了四肢和全身运动，从而促进宝宝的肌肉发育和新陈代谢。但要注意的是，彩球不能离宝宝太远，否则宝宝无论如何都是够不到它的。

手指抓握的能力

这一时期的宝宝会逐渐对自己的手产生兴趣，有时他会凝视自己紧紧握着的手，在注意其他东西时又会不自觉地将手指松开。此时手的活动正是下一步练习抓东西的基础，不要让过长的衣袖把宝宝的手挡住，不要限制他的手部运动。当宝宝情绪高昂，四肢挥舞的时候，爸爸妈妈可以将自己的食指轻轻放在宝宝手心上，看他能不能主动握住你的手指。如果宝宝喜欢抓他的小被角，甚至是抓他的脸时，就任由他抓，这表示宝宝正在努力锻炼自己的手部活动。等宝宝到了手能张开、握手时，就可以给他准备一些容易握的小玩具玩。通过手握东西的锻炼，可以有效促进宝宝手眼的协调和发展。

识别声音的能力

培养宝宝的听觉能力，爸爸妈妈可以让宝宝从周围环境中，直接接触各种声音，以提高宝宝对不同频率、强度、音色声音的识别能力。比如，可以在宝宝的小手、小脚上系一个小铃铛，这样当宝宝移动手脚时，铃铛就会随之发出响声，使宝宝在玩耍时就可以得到很好的听觉开发。

爸爸妈妈平时还应多用声音和宝宝交流。当宝宝高兴时，会发出咿呀的声音，这时候爸爸妈妈也应该用同样的声音来回应宝宝，让宝宝多听听爸爸妈妈的声音，培养宝宝初步的辨识力和记忆力。

这个时期的宝宝会用心注意声音和语言，所以也可以用有声响的玩具放在他的身旁摇动，他就会随着声音不断地追寻发出响声的地方。可供宝宝进行听觉能力训练的音响玩具品种很多，如各种音乐盒、摇铃、拨浪鼓、各种形状的吹塑捏响玩具，以及能拉响的手风琴等，不妨给宝宝多准备一些。还可以放一些节奏欢快的轻音乐给他听，在增添他欢乐的情绪同时，还能有效促进宝宝的智能发育。

眼睛注视的能力

这一时期，要锻炼宝宝用眼睛注视的能力。这个月的宝宝只要被妈妈抱起，就会目不转睛地注视着妈妈，在妈妈说话时，他就会一直看着妈妈。为了锻炼宝宝眼睛的灵活性，妈妈可以抱起宝宝，让他观看墙上的画片，桌子上的鲜花，鲜艳洁净的苹果、梨、香蕉等摆件和食品，同时还要和宝宝说话，指给宝宝看，用眼睛注视着宝宝。这样，宝宝也会一直看着妈妈，这既是一种注视力的锻炼，也是母子之间无声的交流。

妈妈还可以和宝宝面对面，确定宝宝能够看清妈妈后，一边喊着宝宝的名字一边挪动，使宝宝的脸随着妈妈的移动而移动，促使宝宝视听识别和记忆的健康发展；或是拿着带响声的玩具，沿水平或上下方向边摇晃边慢慢移动，也可以前后转动，这样宝宝在锻炼注视能力的同时，也发展了听力。

由于这个时候宝宝的最佳注视距离是 20 ～ 25 厘米，所以最好是把他的注视对象放到距离他眼睛的 20 ～ 25 厘米处。

潜能开发和智力训练

转脚训练

让宝宝侧卧，在宝宝的左侧和右侧放一个色彩鲜艳或有响声的玩具或镜子，然后抓住宝宝的脚踝，让他的右脚或左脚横越过左脚或右脚并碰触到床面。注意在搬动宝宝脚的时候，动作一定要轻柔，并注意宝宝的身体是不是也跟着脚翻转。如果宝宝的身体并没有跟着转的话，可以在宝宝背后轻轻地推一把；如果宝宝的身体跟着脚翻转的话，就会自己翻过去，变成趴着的姿势。转脚法的训练一般每天可以训练2～3次，每次训练2～3分钟。只要宝宝在爸爸妈妈的帮助下完成这个动作，就可以提前翻身了。但这个训练必须建立在宝宝会以侧卧姿势睡眠的基础上。

认识娃娃

把几个不同表情的绒布娃娃或颜色各异的布球缝在一起，中间绑一根带子，把娃娃或布球拴在宝宝手能够到的地方，让宝宝拍打，从中观察他喜欢什么表情的脸或是什么颜色的布球。此时宝宝的手眼协调能力极弱，拍打完全是无意触碰，爸爸妈妈可以帮助他触碰。通过这个训练，可以发展宝宝的视觉，另外通过手部运动，还可以刺激宝宝把动作和效果联系起来，锻炼宝宝的思维和反应能力。

垫上操

让宝宝仰卧，双手垂直在身体两侧，然后拉着宝宝的双手，轻轻平举在他身体的两侧。再把平举继续为往上举起，高过宝宝的头部，然后回到双手平举在身体两侧，最后回到双手垂直在身旁两侧。通过这个简单的动作，可以提升宝宝的运动智能，并有助于宝宝形成一种连贯性的思维。

游泳池

在浴缸里放上温水，或是找一个大的洗澡盆，然后一手托住宝宝的脖子和肩膀，一手托住他的屁股，慢慢把他放入水中，托着他"仰泳"。宝宝对水中活动并不陌生，会自然而然地在里面踢打嬉戏，并表现得十分兴奋快乐。爸爸妈妈不要过分干扰宝宝的活动，只要牢牢握住他的身体，不让他呛水、碰到浴缸四壁就可以了。通过这个训练，可以刺激宝宝的平衡技能，并且有助于愉悦身心。

需要注意的问题

可能发生的事故

这个月的宝宝出门的时间还短，所以大部分可能发生的事故都是室内事故，最常见的就是从床上坠落到地上。由于宝宝此时的脚力增强，蹬着被子就可能会倒栽下去，所以当只有宝宝一个人在床上的时候，一定要用东西把宝宝挡在里面，以防宝宝摔伤。

如果把宝宝放在靠窗位置的话，要确定窗帘上没有多余的饰物或者诸如曲别针等的小物品，因为这些一旦不慎掉落，也有可能砸伤宝宝，一些小的东西如果落在正在哭闹宝宝的嘴里，后果将不堪设想。

这个月的宝宝常常会用手抓脸，为了避免他把自己的脸抓破感染，要勤给宝宝修剪指甲并把指甲磨圆，修剪的时候要用指甲刀而不能用剪子。

一氧化碳中毒依然是此时宝宝的高危事故，应重点预防。每天在临睡之前，最好仔细检查一遍厨房里的煤气灶、液化罐的阀门是不是已经拧紧，如果是冬天用炉子采暖的家庭，最好不要把炉子直接放在宝宝的房间里，并且在临睡之前要做好相关的安全检查和防护工作。

虽然这个月重点要预防室内事故，但偶尔也会出现室外事故，最常见的就是开车带着宝宝出门遇上突发情况。以往人们往往认为，坐在汽车后座上抱着宝宝是最安全的，但其实这是很危险的，一旦出现紧急事故，甚至仅仅是急刹车这种情况，都可能会由于惯性的作用伤到宝宝。因此，如果要带宝宝出门的话，最好是使用汽车专用的婴儿座椅，并把它安放在驾驶位置的正后方。

42 天时做检查

在宝宝出生的第 42 天左右，妈妈和宝宝应该一起去他出生的医院作一次全面的健康检查，以便了解宝宝第一个月中的生长发育情况，以及妈妈的产后恢复情况。42 天检查是与医生进行面对面沟通的最好时候，可以及时发现宝宝的异常问题，因此非常必要。

42 天检查对宝宝的检查项目主要有常规的身体检查，包括精神反应，有无皮疹、黄疸；头围、身高、体重；囟门、咽喉部、心肺听诊、生殖器官、肌张力等，还会做进一步的畸形筛查，如心脏杂音、生殖器畸形、听力异常等；了解宝贝的生长发育情况，指导喂养；检查宝宝脐带脱落及皮肤清洁情况并指导护理；询问宝宝的吃奶情况，有无呛奶、吐奶，及大小便情况等；有些医院还会进行宝宝尿液或血常规化验，或进行微量元素测定。

妈妈的 42 天检查主要是检查体重、血压、血常规、尿常规、妇科及分泌物化验、盆腔器官、乳腺等，以及孕期合并其他疾病者需要进行相关检查。有些医院根据情况还会评估妈妈的精神状况。

有些家长对 42 天检查显得漫不经心，例行公事般地到医院匆匆走一趟了事，但其实这样做是非常不好的。宝宝的很多问题妈妈们都很难及时察觉，特别是缺少带孩子经验的新手妈妈，常常是错把一些正常的生理现象当成疾病，而对真正的病症又往往忽略。宝宝的某些疾病可能在出生时并不会表现出来，要等 1 个多月之后才有所显现，例如脐疝、巨结肠症以及一些产伤和护理不当引起的疾病。所以，家长要充分重视起 42 天检查，有问题可以此时向医生详细咨询，以得到最好的解答。

吐奶

这个月宝宝吐奶和上个月有了一些不同，上个月可能还仅仅是在嘴角流出一点儿奶液，但在这个月就可能是吐一大口了。男宝宝比女宝宝更容易吐奶，而且吐奶的程度一般也比女宝宝要重。

宝宝的生理性溢乳不需要治疗，母乳喂养的话可以让宝宝每次吸空一侧乳房后，另一侧只吸一半；人工喂养的宝宝可以试着每次少冲一点儿奶，并观察宝宝的体重，如果增长速度慢了，那么还是要把奶量加上去。

生理性溢乳不会影响宝宝的成长发育，宝宝的体重依然每周增加 200 克左右，每天增加 40 克左右。如果体重增加低于正常值的话，就要考虑是不是发生病理性溢乳了。

如果宝宝吐奶特别严重的话，还可以用万分之一的阿托品滴液，先在喂奶前 15 分钟滴一滴，以后每天增加一滴，直到宝宝脸部发红后再逐日递减至脸红消失。如果在滴的过程中发现宝宝吐奶减少或不再吐奶了，就应维持原量巩固几天后再停药。但是这种方法最好是在医生指导下使用，不能擅自乱用。

湿疹

1 ~ 2 个月的宝宝更容易在头上、脸上出现湿疹，特别是在炎热潮湿的夏季。一旦宝宝发生湿疹，应及时趁症状较轻时予以治疗，否则很快就会扩散到宝宝身体的多个部位。一旦疮头长得很大，发红溃烂的话，就很难自行治愈，而且宝宝也会更痛苦。

当湿疹很轻时，可以每天给宝宝涂 1 ~ 2 次治疗湿疹的婴儿软膏，但无论使用哪种软膏，都应在用前咨询医生，在确保安全后再给宝宝涂抹。如果宝宝是人工喂养的话，可以改用 7 匙奶粉加 3 ~ 4 匙脱脂奶粉的比例来试喂，这种方法对于湿疹比较轻的宝宝有一定的疗效，对于症状较重的宝宝可起到有效的缓解作用。

在给患上湿疹的宝宝洗澡时，最好是用专门治疗湿疹的弱酸性肥皂，同时还要经常为宝宝换枕巾、枕套及贴身衣物。贴身衣物都要采用棉质物，勤洗勤换，新买来的用品应用开水洗过、烫过之后再给宝宝使用。

头部奶痂

婴儿刚出生时，在皮肤表面有一层油脂，这是一种由皮肤和上皮细胞分泌物所形成的黄白色物质。如果婴儿出生后长时间不洗头，时间一长，这些分泌物和灰尘就会聚集在一起，就会形成奶痂。

奶痂在新生儿中非常普遍，多出现在前囟门周围，一般不疼不痒，摸上去有些油腻，颜色发黄，对宝宝的健康没有明显的影响。奶痂是一种暂时性的现象，大部分都能痊愈。

虽然这些奶痂能自愈，但是宝宝可能会因痒、痛而烦躁，进而影响了消化、吸收和睡眠。另外，严重的头皮奶痂还会耽误宝宝的疫苗接种。所以，当出现奶痂以后，还是要积极做好清理工作。

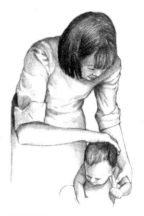

摆脱奶痂

为了除掉孩子的奶痂，可用无香味的婴儿油涂抹头皮，然后过夜。第二天用温和的洗发液清洗宝宝的头皮，之后再用梳子梳理头发除去死皮。

清理奶痂最简单方便的方法就是用植物油清洗。一般要先将植物油（橄榄油、香油、花生油等）加热消毒后再放凉，以保证植物油的清洁。在给宝宝清洗头皮奶痂时，先将冷却的植物油涂抹在奶痂表面，停留1～2个小时，待奶痂松软后再用温水轻轻洗净头部的油污。依奶痂的轻重每日清洗，一般3～5天即可消失。清洗时，要注意室温应在24～26℃，在清洗后还要注意用干毛巾将宝宝头部擦干，以防止宝宝受凉。

去除奶痂不要急于一下子全部清除掉，要每天弄一点儿，慢慢弄干净。千万不能生硬地往下揭痂，这样会损伤宝宝的皮肤，严重时可出血甚至发生感染。

当除掉奶痂以后，一定要勤给宝宝洗头和脸，并耐心细致地清洗干净，不要让宝宝再结奶痂。再有，头皮乳痂往往与婴儿湿疹"混为一体"，所以如果是母乳喂养的话，妈妈在哺乳期就应暂时停止进食鸡蛋、鱼、虾、蟹等过敏食物，不能吃喝任何刺激性食物和饮品。

奶秃和枕秃

这个月的宝宝可能会出现不同程度的奶秃和枕秃现象。

有的宝宝刚生下来的时候，有满头黑亮浓密的头发，但过了满月后就出现了脱发的现象，头发变得稀疏发黄了。这时妈妈未免担心宝宝是否营养不良了，或是缺乏某种营养了。其实，1～2个月的宝宝出现脱发，是生长过程中的一种生理现象，俗称奶秃。奶秃一般会随着宝宝月龄的增大、辅食的添加而消失，脱落的头发就会重新长出来。再有，宝宝胎儿期的头发与妈妈孕期的营养有关，出生后与遗传、营养、身体状况等多种因素有关。如果爸爸妈妈有一方头发稀黄的话，那么宝宝的头发也可能会比较稀黄。

以前人们都认为枕秃是由于宝宝缺钙引起的，但就目前来看，缺钙引起枕秃的情况已经很少了，大部分枕秃的形成是与宝宝的睡姿或枕头的材料有关。

这么大的宝宝基本都是仰卧着睡觉，而且比较爱出汗，一天中的大多数时间是在枕头上度过的。有的爸爸妈妈为了让宝宝有一个好的头型，就给宝宝睡过硬的枕头，甚至是用黄豆、玉米粒装枕头，这样势必会令宝宝觉得不舒服，在枕头上磨来蹭去。时间一长，就会把枕后的头发磨掉，形成枕秃。

因此，当宝宝出现枕秃后，先不要忙于补钙，应该先找枕头方面的原因。实际上，纠正宝宝头型还有很多种方法，给刚过满月的宝宝睡硬枕头并不是一个好办法。

大便溏稀、发绿

当新生儿胎便排尽后，吃母乳的宝宝大便将呈黄色、均匀、糊状，而且次数较多，每天可达4～5次；而喝牛奶的宝宝大便多发白且成形，有时可见奶瓣，每天2～3次。

但有的宝宝在这一时间常常会有大便溏稀、发绿，中间混有白色疙瘩的现象，并且有时会像打碎的鸡蛋一样不成形状。这种情况多出现在母乳喂养的宝宝身上，是一种生理性腹泻。

生理性腹泻的大便呈黄绿色、较稀，甚至有小奶瓣和黏液，每日6～7次。发生生理性腹泻的宝宝精神状态较好，吃奶量正常，腹部不胀，不发热，不呕吐，大便中没有过多的水分和水便分离，体重增长速度也正常。这种情况下家长大可不必着急，更不必为改变大便性状而停喂母乳改喂牛奶，等宝宝开始合理添加辅食后，这种生理性腹泻也就自然痊愈了。

如果宝宝出现吃奶间隔时间缩短、好像吃不饱的情况时，就有可能表示母乳不足了。当出现这种情况后，先不要急于添加代乳食品，应先监测几天宝宝的体重变化。若宝宝的每日体重增加值少于20克或一周体重增加少于100克时，再予以添加奶粉，同时观察宝宝的吃奶间隔时间是否延长了，并继续监测体重。如果在这样的调节下一周内体重增加超过了100克，就证明是母乳不足造成的大便溏稀、发绿。

虽然母乳是宝宝最好、最安全的食品，但如果妈妈不注意乳房清洁或患乳腺炎时，宝宝就可能会吃到带菌的乳汁，继而造成大便带脓血、患感染性腹泻的可能。如果大便常规检查异常的话，就必须带宝宝上医院诊治，千万不要以为是生理性腹泻而贻误治疗时机。

吃奶时间缩短

新生儿的胃容量小、吸吮能力弱，加上妈妈的奶量较少或是乳头条件还不是很好，所以会造成宝宝吸吮比较费力，因此每次吃奶的时间也比较差。但是从满月之后，宝宝的胃容量开始增大，胃口越来越好，吸吮能力也有所提高，吸吮速度越来越快，加上此时妈妈的乳汁分泌开始多了起来，抱着宝宝吃奶的姿势也更加熟练，所以这个月宝宝的吃奶时间会比上个月刚出生时有所减少。

有的妈妈一看宝宝每次吃奶的时间缩短了，就担心是不是奶水不足或是宝宝生病了。检查奶水是否不足，可以通过每天体重检测来确定，如果宝宝的每天体重增长都在正常范围内，且宝宝在不吃奶的时候不哭不闹，精神十足的话，那么就表示母乳足够宝宝所需；反之则提示母乳不足，应适当增加牛奶。如果宝宝是因为生病而导致吸收能力减弱，那么他肯定还会有其他不正常的表现，细心观察宝宝状况的妈妈应该不难发现其中的异常。

妈妈饮食不可肆无忌惮

出了月子的妈妈们虽然按理说可以像以前一样"毫无节制"地大吃大喝了，但只要宝宝在吃母乳的话，妈妈就不能乱吃东西，因为某些食物会通过乳汁送到宝宝嘴里，对宝宝有直接的影响。哺乳期的妈妈最好不要吃的食物有：

1. 刺激性的食物：包括辛辣的调味料、辣椒、酒、咖啡等。一般而言，少量的酒可促进乳汁分泌，对婴儿也无影响；但过量会抑制乳汁分泌，也会影响子宫收缩，故应酌量少饮或不饮。咖啡会使人体的中枢神经兴奋，1 杯 150 毫升的咖啡，即含有 100 毫升的咖啡因。虽然目前尚无直接证据表明咖啡对婴儿绝对有害，但对哺乳期的妈妈来说，还是应该有所节制地饮用或停饮。

2. 油炸食物、脂肪高的食物：这类食物不易消化，且热量偏高，应酌量摄取。

3. 生冷食物：如果妈妈贪凉贪新鲜吃了生冷不易消化的饮食，就可能会导致宝宝腹泻。如果实在想吃的话，也要在给宝宝喂奶后再吃，这样等到下次喂奶时，对宝宝的影响就不大了。

4. 香烟和烟草：如果妈妈在喂奶期间仍然吸烟的话，尼古丁会很快出现在乳汁当中被宝宝吸收。研究显示，尼古丁对宝宝的呼吸道有不良影响，因此，哺乳妈妈最好能戒烟，并避免吸入二手烟。

5. 药物：对哺乳的妈妈来说，虽然大部分药物在一般剂量下，都不会让宝宝受到影响，但仍然建议哺乳妈妈在自行服药前，要主动告诉医生自己正在哺乳的情况，以便医生开出适合服用的药物，并选择持续时间较短的药物，达到通过乳汁的药量最少。另外，妈妈如果在给宝宝喂养母乳后服药，应在乳汁内药的浓度达到最低时再喂宝宝，这样宝宝才会更加安全。

怀孕大百科：备孕·怀孕·胎教·分娩·婴儿护理一本全

第三章
2～3个月的婴儿

发育情况

在这个月，宝宝将脱离新生儿的特点，开始正式进入婴儿期了。从现在开始，宝宝的皮肤变得更加细腻有光泽，并且弹性十足，脸部皮肤开始变干净，奶痂消退，湿疹也减轻，眼睛变得炯炯有神，能够有目的地看东西了。

男宝宝在这个月的体重为 5.0～6.9 千克，平均体重 6 千克；女宝宝体重为 4.7～6.2 千克，平均体重 5.5 千克。这个月的宝宝体重增长仍然非常迅速，平均每天可增长 40 克，一周可增长 250 克左右，整个月将增长 0.9～1.25 千克。这个月男宝宝身高为 58.5～63.7 厘米，平均身高 61.1 厘米；女宝宝身高为 57.1～59.5 厘米，平均身高 58.3 厘米。一般来说，这个月宝宝的身高可增长 3.5 厘米左右，到了 2 个月末，身高可达 60 厘米左右。

头围是大脑发育的直接象征，影响宝宝今后智力发展的好坏。本月男宝宝的头围平均为 41.25 厘米，女宝宝头围平均为 39.9 厘米。家长要知道的是，头围的增长也存在着个体差异，到了多大月龄头围应该达到什么值，其值是平均的，并不能完全代表所有的宝宝。

宝宝在这个月前囟和上一个月没有较大变化，不会明显缩小，也不会增大。此时的前囟是平坦的，张力不高，可以看到和心跳频率一样的搏动。囟门的个体差异很大，有的宝宝可达 3 厘米 ×3 厘米，也有的宝宝只有 1 厘米 ×1 厘米。

具备的本领

这个月的宝宝已经能够把头抬得很高了，可以离开床面呈45°角以上；还能够靠上身和上肢的力量翻身，但自己往往是仅能把头和上身翻过去，而臀部以下还是仰卧位的姿势，如果妈妈可以在臀部稍稍给些推力，或移动宝宝的一侧大腿的话，宝宝会很容易把全身翻过去。

在这个月内，摩罗反射及踏步反射将逐渐消失，宝宝曾有过的大部分反射动作都将在这个月达到高峰并开始消失。当反射消失后，宝宝可能暂时缺乏活动，但他的动作将更加细致，而且更有目的性，将稳定地朝成熟的方向发展。

随着握持反射的消失，孩子开始出现无意识的抓握，常常会把手里的玩具紧紧握住并不住拍打，也会尝试着放到嘴里，一旦放到嘴里就会像吸吮乳头一样吸吮。但动作还显得比较笨拙，有时候经常会够不到玩具。另外这时候他会仔细地看自己的小手，把双手握在一起放在胸前玩，并开始学着吸吮自己的大拇指。

到了这个月，宝宝开始有了积极要"说"的表示，妈妈可以听宝宝舒服、高兴时的发音，如"阿、哦、噢"等，有时还会大声尖叫，而且宝宝越高兴，发音就越多。如果大人对着宝宝和他说说话，他总会发出一些音节来和大人"搭话"。

此时宝宝的视觉将出现戏剧性的变化，表现为眼睛更加协调，两只眼睛可以同时运动并聚焦；已经开始认识奶瓶，一看到大人拿着它就知道自己要吃饭或喝水了，会非常安静地等待着。家长这时可以在宝宝床的上方距离眼睛 20 ~ 30 厘米处挂上几种会发出声响的、颜色鲜艳的玩具，如铃铛、球类，在宝宝面前晃动或摇摆这些玩具，会发现宝宝的眼睛会随着玩具的摇摆追随转动。而且，这时宝宝的眼睛已经有了追随能力，他的追视可达 180°，如果妈妈在床的右侧同宝宝讲话，爸爸突然出现在床左侧并且鼓掌的话，宝宝会马上将视线转移去看爸爸。

此外，这个月的宝宝味觉和嗅觉也在继续发展，能够辨别不同味道，并表示自己的好恶，遇到不喜欢的味道会退缩回避；逐渐有了悲伤的情绪，对于不高兴的反应不再是一种非条件的反应，而是蕴含了情绪在里面。

养育要点

营养需求

这个月宝宝每日所需的热量大致是每千克体重 100 ~ 120 千卡，如果每日摄取的热量低于 100 千卡的话，宝宝体重增长就会缓慢或落后；如果超过 120 千卡的话，就有可能造成肥胖。

除了热量之外，蛋白质、脂肪、矿物质、维生素的需求大都可以通过母乳和牛乳摄入，另外每天还需要 300 ~ 400 国际单位的维生素 D；人工喂养的宝宝每天可以补充 20 ~ 40 毫升的新鲜果汁，母乳喂养的宝宝如果大便干燥的话，也可以适当补充一些果汁；早产儿从这个月开始要补充铁剂和维生素 E，铁剂为每日每千克 2 毫克，维生素 E 为每日 25 国际单位。

母乳喂养

母乳充足的话，2 ~ 3 个月的宝宝体重平均每天增加 30 克左右。

如果母乳足够宝宝吃的话，本月宝宝吃奶的间隔时间会变长，以往一过 3 个小时就饿得哭闹的宝宝，现在即使过 4 个小时、有时甚至过 5 个小时也不哭不闹，而晚上也有可能延长到 6 ~ 7 个小时，妈妈终于可以睡个安稳的好觉了。

这个时候千万不要因为喂奶时间到了就叫醒正在酣睡的宝宝，因为宝宝睡觉时对热量的需求减少，上一次吃进去的奶量足够维持宝宝所需的热量。而且只要体重增加而睡眠时间变长，就说明宝宝的胃开始可以存食了。如果每隔 3 小时就把宝宝叫醒吃奶的话，就很难弄清楚宝宝的胃是否具备存食的能力。

如果宝宝体重增加缓慢，到了吃奶时间也不啼哭，睡眠又好的话，就说明他的食量较小。对于这样的宝宝，妈妈不要一次给他吃得太多，采取少食多餐的方法。只要宝宝把乳头吐出来，把头扭过去的话，就先不要给他吃，等到过 2 ～ 3 个小时再喂。这样的话虽然每次食量较正常情况少，但全天的食量仍然不变，足以提供宝宝的日常所需。

由于母乳很难控制食用量，所以对于母乳喂养的宝宝，可以每周用体重计测量宝宝的体重来衡量宝宝的发育情况。如果每周宝宝的体重增长都超过 250 克，就有可能是摄入热量过多，宝宝营养过剩；如果每周宝宝的体重增长低于 200 克，就有可能是摄入热量不足，宝宝营养缺乏。

当宝宝出现营养不足时，他可能在每次吃奶时，吃不到 10 分钟就不吃了，或是吃完了还想吃，好像总吃不饱似的；皮肤也依然是遍布皱纹，尤其是脸上的皮肤仍然没有长开；体重不足的情况一直没有明显改善。如果出现上述情况，家长就应注意，最好是尽快带着宝宝到医院检查。

母乳喂养婴儿营养不足的主要原因就是妈妈的奶水不够。妈妈最好是到医院去检查一下，如果确定是自己的原因，就要积极想办法改善调节，例如平时多注意休息和饮食平衡，特别是要多吃些新鲜的水果和蔬菜，以保证营养的均衡充分；尽量让宝宝多吮吸乳房，只要他想吃就让他吃，这样也可以有效刺激乳房、调节乳汁分泌，以满足宝宝的营养需要；同时还要保持轻松、愉快的好心情，这对妈妈的乳汁分泌水平也是很重要的。

混合喂养

母乳是否不足，最好的判断方法就是根据宝宝的体重增长情况来判断。如果宝宝在一周中体重增长低于 200 克，就表示母乳不足了。另外如果宝宝吃不饱的话，就可能变得很爱哭，以前夜里只醒一次，现在却醒 2 ～ 3 次，并且哭闹，由此也可以确定是母乳不足。再有，正常发育和成长的宝宝一天会尿湿 6 ～ 10 块尿布，也可以将此作为辅助参考的依据。

如果确定宝宝吃不饱的话，就可以在每天母乳较少的时候（一般是下午 4 ～ 6 点）加一次牛奶。开始先加 150 毫升试试看，如果宝宝一次喝光仍觉不饱的话，下次可以加到 180 毫升；如果宝宝吃不了的话，那下次就应适量减少一些。

按照这样的方法添加 5 天，如果宝宝半夜便不再哭了、平时不再闹人了，每周的体重增加也超过了 200 克，或每天体重增加超过了 30 克，就可以照此继续添加下去。但如果 5 天内宝宝的体重依然还是增加不到 200 克，那就应再增加一次牛奶。

如果宝宝以前一直吃母乳，现在加了牛奶，就要适量补充维生素 C 了，可以每天给宝宝喝些鲜果汁来予以补充。

吃惯母乳的宝宝还有可能不接受胶皮奶嘴或牛奶，所以应该尽量在宝宝肚子饿的时候加奶，或是平时用奶瓶给宝宝喝点儿水或果汁，让宝宝习惯奶瓶和牛奶的味道。由于胶皮奶嘴的形状和硬度与宝宝不爱喝牛奶有关，所以不妨多试用几种。另外不能在吃过母乳后再加牛奶，应该采用单独喂一次牛奶的方法。吃完母乳后去增加不足部分的做法最不好，因为与母亲的乳头相比，宝宝显然讨厌很硬的胶皮奶嘴，加上牛奶的味道与母乳不同，宝宝当然不愿意吃。

需要注意的是，不管宝宝多么爱喝牛奶，也应切忌过量。因为牛奶比母乳要甜、要好吃一些，一旦宝宝喜欢上了牛奶，往往就变得不爱吃母乳了，这样母乳的分泌就会减少，从而不得不提前告别母乳喂养。再有，牛奶没有母乳易于消化，容易给宝宝增添肠胃负担。

人工喂养

这个月宝宝的食欲显得特别的好，可以从原来的 120 ～ 150 毫升，增加到 150 ～ 180 毫升，有些甚至会增加到 200 毫升以上，大约每隔 4 个小时就要喂一次。

对于食欲特别好的宝宝，也不能任由其"肆无忌惮"地吃，因为喝牛奶的宝宝很容易营养过剩。当宝宝吃完奶后经常反刍、吐奶、打嗝，并有腹胀、腹泻、大便过频（每天 6 ～ 8 次）而且较稀，就说明宝宝可能吃撑了。当然，由于宝宝的消化系统发育尚不完全，许多宝宝在吃完奶后都会有打嗝、吐奶的现象，如果吐得不多就属正常现象，家长不必过于担忧。但如果每次都吐，而且吐得相当多的话，就要及时就医检查了。这既有可能是宝宝消化系统的问题，也可能是由于吃得过多、营养过剩造成的。

用奶粉喂养的爸爸妈妈要特别注意奶粉的保质期和保存方法。如果奶粉包装袋或罐子有开裂、洒漏等现象，最好不要给宝宝食用。另外还可以从这个月给人工喂养的宝宝添加一些辅食，如每天可以给 10 毫升的菜汤、1/4 个蛋黄，但还不能加米粉。

需要注意的是，有些宝宝可能会对奶粉中的某些成分过敏，例如牛奶粉中的蛋白质等。当宝宝过敏时，通常会有吐奶、腹泻、胃疼、皮疹甚至大便出血等症状。还有的宝宝不能吸收奶粉中的乳糖，也就是说，宝宝不能完全消化奶粉，因为这种乳糖最适合乳牛而不完全适合人类婴儿。不吸收乳糖的症状包括多屁、腹部鼓胀和疼痛、腹泻等。如果出现这类情况，就应尽快与医生取得联系，并改变奶粉配方。

有的宝宝对奶粉的过敏反应较轻，在少量饮用时不出现过敏现象。对于这样的宝宝，在遇到过敏时，可以先试着停服奶粉 2 ～ 4 周，然后开始喂以少量奶粉，先喂 10 毫升，如未出现过敏现象，每隔几天增加 5 毫升，逐渐增加，找出不发生过敏反应的适用量，就可继续饮用了。有的宝宝可能这时候对牛奶过敏，但是当月龄渐大后，对牛奶就不再有过敏反应了。

如果宝宝对牛奶过敏严重的话，则可以尝试改用其他代乳食品如羊奶、代乳粉、奶糕或低乳糖的营养粉等。

鲜果汁好处多

从这个月开始，就可以给宝宝喂食一些新鲜果汁了，特别是人工喂养的宝宝，更要添加多种鲜果汁，以补充宝宝成长所需的多种维生素和营养物质。

适合 2 个多月宝宝食用的果汁有很多，尽量选择当地当季盛产的水果，如春天可用橘子、苹果、草莓；夏天可用西红柿、西瓜、桃；秋天可用葡萄、梨；冬天可用苹果、橘子、柠檬等，不能给宝宝喝市场上销售的果汁，把果汁挤出来以后一定要过滤。

由于此时宝宝还太小，胃肠功能比较脆弱，所以最好是不要给宝宝喂纯果汁，即要把榨好过滤干净的新鲜果汁兑上适量的温开水再给宝宝食用，并且一次不能超过 50 毫升，一般以 20 ~ 30 毫升为宜，最好不要加糖。在添加果汁之后，要注意观察宝宝的反应，如果宝宝没出现任何不适症状，也没有消化不良或者便秘的话，就可以继续喂食，量也可以逐渐增加；但如果宝宝有便秘或其他不适症状的话，就应减少喂食量或暂时停喂，等宝宝再大一个月的时候再试着喂。

选择合适的洗澡时间

过了 2 个月的宝宝，不会像以前那么容易因为洗澡而生病了，所以洗澡的时间也并不一定要固定，只要形成自己的规律即可。一般来说，寒冷的冬天不必给宝宝天天洗澡，可以把洗澡的时间放在周末白天、室内阳光充足的时候；在天气较暖和的春秋季节，也尽量将洗澡时间放在上午九十点钟，因为此时的温度比较适宜，且阳光比较充足；如果是在炎热的夏天，可以随时给宝宝洗个降温的热水澡。不过无论选在什么时候洗澡，每次洗澡的时间也不宜过长，最好不要超过 15 分钟。

如果宝宝发育完全健康的话，这时他的脐部已经完全长好了，而且脊椎也变得硬多了，所以妈妈可以放下心来直接把宝宝放在浴盆里洗澡了。由于洗澡比起刚出生时要顺利得多，也可以试着把宝宝放到洗浴间里洗澡，但一定要注意洗浴间的温度，尤其是在冬天。

还要注意的是，当宝宝肚子饿的时候，或喂奶 30 分钟以内尽量避免给宝宝洗澡。再有，给宝宝洗澡也许是忙碌的爸爸接触宝宝再好不过的机会，所以爸爸可以在休息日或回家早的时候，好好享受一下给宝宝洗澡的乐趣。

给宝宝洗澡之前，要把浴室温度提前调好，做好浴缸、浴盆的清洁，然后把所有洗澡用品都准备好放在身边，不要因为临时去拿东西而让宝宝在浴盆里等待时间过长而着凉；给宝宝洗澡的水温最好是33℃～35℃之间，有经验的妈妈可以用手背或手腕前部直接试温，如果感觉掌握不好的话，也可以准备一个水温计；给宝宝放的洗澡水不能太深，以坐着时没过生殖器、躺着时刚好露出肚脐为宜，但躺着时要把宝宝的头放在妈妈的上臂上；洗澡时注意小心，不要把洗澡水弄到宝宝耳朵里、把洗发水或婴儿皂弄到宝宝的眼睛里；如果是女宝宝的话，洗完澡后要用清水冲一下外阴部；洗完澡后要立即用浴巾裹好抱出浴室，放到温暖的卧室，等到宝宝身上全干后再给宝宝穿衣服。

婴儿体操

这个月的宝宝应在家长的帮助下做被动体操，主要锻炼胸、臂肌肉、肩关节、膝、股、肘关节及其韧带的功能，让宝宝熟悉四肢运动，同时借以按摩体操促进手臂肌肉和脚腿肌肉的肌力。

伸屈运动：让宝宝平卧，先将其两上肢交叉伸屈，再将两下肢交叉伸屈。腿要尽量弯曲，而后伸直，最后两下肢同时伸屈。每一动作重复2～3次，以锻炼肩部及腿部的肌肉。

屈腿运动：家长用两手分别握住宝宝的两个脚腕，使宝宝两腿伸直，然后再将两腿同时屈曲，使宝宝的膝关节尽量靠近腹部。连续重复3次。

俯卧运动：让宝宝呈俯卧姿态，两手臂朝前，不要压在身下，家长站在宝宝前面，用玩具逗引宝宝使其自然抬头。为了避免宝宝过分劳累，开始时可以一次只练半分钟，然后逐渐将锻炼时间延长，一天做一次即可。俯卧运动不仅能锻炼宝宝的颈肌、胸背部肌肉，还可以增大宝宝的肺活量，促进血液循环，有利于预防呼吸道疾病。除此之外，抬头的姿势还能扩大宝宝的视野范围，令宝宝从不同的角度观察到新的事物，有利于其智力的成长发育。

扩胸运动：让宝宝仰卧，家长握住宝宝的手腕，大拇指放在婴儿手心里，让婴儿握住，使宝宝的两臂左右分开，手心向上，然后两臂在胸前交叉，最后还原到开始姿势。连续做3次。

这个时候给宝宝做体操不能强拉他的腿，因为如果姿势方法不正确，非但达不到锻炼的作用，还很可能会伤着宝宝。所以，这一阶段的婴儿体操量应按具体情况而定，如果宝宝平时很活跃，就不一定非要他做体操；如果冬天较为寒冷、室温又较低的时候，也没必要给他做体操。另外，由于婴儿操会使宝宝的呼吸和脉搏加快，在一般情况下做完操恢复常态的时间需要2分钟左右，如果不能恢复，就说明运动量过大，每节体操的次数就应减半，以后再根据宝宝的体能状况逐渐增加次数。

能力的培养

锻炼手部的活动能力

婴儿手的灵巧程度从某种意义上决定着大脑的发达程度。手的活动不仅是宝宝的本能，也是体能发育的基础。这个月手部的活动是为以后练习抓东西奠定基础，通过手握东西的锻炼，可以促进宝宝手和眼的协调能力。

这个月宝宝开始能认识自己的手，常常会凝视自己的小手。妈妈可以借着宝宝凝视小手的机会，讲给宝宝听："这是你的小手，可以用来吃饭、写字、玩玩具"等，还可以给他一个带把并且能晃出声响的小玩具，让宝宝拿着晃动。宝宝很可能会握不住玩具，这时就要求妈妈不厌其烦地一次次把玩具递到宝宝的手里。

如果宝宝发育比较慢，可能这时手还不会自己张开。妈妈也不必为此着急，以为自己的宝宝笨，可以有意识地把宝宝的小手放到自己的脸上摩擦，或用嘴吻宝宝的小手，这时候往往是宝宝最高兴、最快乐的时候，宝宝往往也会乐此不疲地反复做这个动作。

如果宝宝显得比较懒、不愿意自己抓东西的话，妈妈也可以把小玩具直接放到宝宝手里或是拿着宝宝的手去触摸一些物体，让宝宝通过触觉来感受不同的物体，令他觉得兴奋。通过这样的触觉刺激，相信宝宝很快就能张开自己的小手，为将来的握力训练做好准备了。

训练宝宝的抓握力

在训练宝宝抓握力以前，妈妈可以先做一个宝宝能否抓握的小测试：把自己的大拇指或食指放在宝宝手里，看他能不能主动握住。如果宝宝能够握住，并且感觉有了点儿"手劲"的话，可以试着把手指从宝宝手里向外拉，看看宝宝还能不能抓握住。

抓球法是一个一举两得的训练方法，不仅可以训练宝宝手的抓握力，而且还可以训练宝宝眼睛的追视力。训练的时候，先让宝宝趴着，然后把一个色彩鲜艳的球，从宝宝的手可以抓到的地方慢慢滚过。一开始宝宝会专心地盯着球从自己手边的一侧滚到另一侧，但过不了多久，他就会伸手去抓那个球了。

还可以把一些色彩鲜艳的小小的软塑动物或其他小玩具悬挂在宝宝的小床上方，注意不要悬挂得太高。先轻轻晃动玩具，引起宝宝的注意，然后抓着宝宝的手去抓那些玩具，再慢慢引逗他自己主动伸手去抓。如果宝宝没什么兴趣的话，妈妈可以把带着拴绳的玩具塞到宝宝手里，然后趁着宝宝没有注意或没有抓牢的时候拉住绳子，把玩具从宝宝手里提起来，刺激宝宝去"抢"回他的玩具。

头部的支撑力

过了2个月的宝宝能够抬起头和前胸，但存在一定的个体差异，有的宝宝在快满3个月时基本能把头抬得很稳并坚持几分钟，有的抬头时间则依然很短暂。这时，可以通过一些训练来锻炼宝宝头部的支撑力。

俯卧抬头练习不仅能锻炼颈肌、胸背部肌肉，还可以增大肺活量，促进血液循环，有利于呼吸道疾病的预防，并能扩大宝宝的视野范围，从不同角度观察新的事物，还有利于智力的发育。训练宝宝的俯卧抬头，要先把宝宝放在稍有硬度的床上，让宝宝俯卧，然后拿着一些色彩鲜艳或有响声的玩具在宝宝面前逗引他，当宝宝看到色彩鲜艳的玩具并听到响声时，就会努力抬起头来。

俯卧抬头训练应在喂奶后一个小时或喂奶前训练，时间长度可以根据宝宝的能力灵活安排，开始时，只练 10 ~ 30 分钟，逐渐延长时间，每天 1 次即可，不要让宝宝感到疲劳。以后可根据宝宝的实际情况，逐步增加训练时间和次数。

宝宝的运动发育是连续性的，在宝宝能够俯卧抬头 45° 后，宝宝颈部肌肉的力量也在增强，双臂的力量也在增强，慢慢就可以高高地将头抬起，逐渐达到与床面接近 90° 的程度。等宝宝的头部稳定并能自如地向两侧张望时，爸爸妈妈就可以手持色彩鲜艳的玩具，放在离宝宝眼睛 30 厘米远的地方，慢慢地移到右边，再慢慢地移到左边，训练宝宝转头，最终目的是让宝宝完成转头180°。这个方法不仅锻炼了宝宝俯卧抬头的持久力和颈部的支撑力，同时也锻炼了宝宝颈部转动的灵活性。

宝宝体能和智能的开发

竖头训练

在宝宝清醒、情绪状态较好的时候，把宝宝立着抱起来，用两只手分别支撑住宝宝的枕后、颈部、腰部和臀部，以免伤及宝宝的脊椎；也可以把宝宝面朝前地抱着，让宝宝的头和背部贴在妈妈的胸前，然后一手在前托住宝宝的胸部，另一只手在后托住宝宝的臀部。

通过竖头训练，既可以发展宝宝的抬头能力，也可以扩大宝宝的视野范围，为今后注意力和观察力的发展做好准备。

摇晃训练

让宝宝躺在摇床里或床垫上，然后轻轻摇晃摇床或床垫。当宝宝被摇到半空身体倾斜时，为了保持身体平衡，自然就会努力挺胸直腰，把身体往后仰，以此来锻炼宝宝的平衡能力和背部及胸部肌肉的力量。但训练中要注意的是，开始不能摇动过大，频率不要太快，随时注意宝宝的反应。如宝宝表现出新奇、兴奋、高兴的话，可以慢慢加大摆动的角度；如果宝宝表现惊恐不安的话，就要马上停止，以免发生危险。

单肢遥控训练

让宝宝仰卧，吊一个大花球在宝宝能看到的地方，用一条绳子一端系在球上，一端系在宝宝的手腕上。妈妈先扶着宝宝的左手摇动，这就会牵动大花球上的铃铛发出响声。当宝宝起了兴趣后，妈妈就可以松手让宝宝自己玩了，宝宝就会舞动着四肢甚至晃动身体，想方设法地让铃铛发出声响。当宝宝发现挥动左臂铃铛会响后，妈妈可以再把绳子绑到宝宝的另一只手上，然后再轮流绑到左、右脚踝上。这是一种锻炼感觉统合和选择性专一的游戏，由看到、听到支配全身无选择运动，再到感觉统合、锻炼大脑专门指使选择肢体活动，对宝宝的智力开发非常有用。

需要注意的问题

可能出现的事故

这个月的宝宝可能突然从某天起能够翻身了，因此从床上摔落的危险更大了。前两个月由于宝宝还不会这个动作，所以家长并不太担心，在离开宝宝身边时给他旁边放上一个小被子挡着就可以了；而当家长知道宝宝能够翻身时，必然会加强必要的防护措施。只有在这个月，很可能会由于家长的稍不留意，造成宝宝摔伤，因为此时宝宝的手脚力度比前两个月要大很多了，可能以前还管用的小被子现在宝宝随手就能把它拨到一旁，或是直接翻过去。

这个月龄的宝宝也有因为睡觉时含着乳头而窒息的。让宝宝含着乳头，心情舒畅的母亲一旦睡着了，乳房就可能堵住婴儿的鼻子和嘴，由于 2 个多月的婴儿还很难用双手推醒母亲，所以很容易发生婴儿窒息。

吐奶也是造成窒息的原因之一，如果宝宝吐奶没有被及时发现，就有可能使其被吐出的奶水堵住呼吸道，这点在夜间更容易发生，所以家长应倍加小心。对于常吐奶的婴儿，不能使用塑料围嘴儿，因为塑料围嘴卷起来时，也可能会堵住鼻子和嘴。在枕头底下铺塑料布也不安全。婴儿常吐奶时，有的妈妈怕换褥子麻烦，就在枕头底下铺块塑料布，防止宝宝吐脏，但这也是很危险的，一旦宝宝由于某个原因俯卧，塑料布就会堵住婴儿的嘴和鼻子而造成窒息。

此外，任何可能会堵住宝宝口鼻的东西都不能放在宝宝身边，这个月的宝宝已经会用手抓东西，如果把一块塑料布抓起来放到了脸上，就有可能堵住宝宝的口鼻，造成窒息。

这个时候的宝宝还能够握住带把的玩具并摇动，很可能会打到脸上，所以给宝宝玩玩具一定要有大人的看护，玩具也要选择质地比较柔软、即使打到脸上也不会造成伤害的，以防宝宝自伤。

带着宝宝乘车时，应特别注意保护宝宝的头部，最好妈妈能始终用身体护着宝宝的头。如果是自家开车的话，要使用婴儿座椅，并系好上面的安全带。

此外，烫伤、抓伤和一氧化碳中毒仍然是这个月可能出现的事故，家长们依然要诸多留意。如果家里有宠物的话，要看好它们，不要让它们伤害到宝宝。

发热

宝宝从小到大，或多或少都会出现发热的症状。引起婴儿发热的原因有很多，外在环境因素如天热时衣服穿太多、水喝太少、房间空气不流通；内在身体原因如感冒、气管炎、喉咙发炎或其他疾病，以及其他因素，如免疫注射（麻疹、霍乱、白喉、百日咳、破伤风等）后的自然反应。一般宝宝在发热的同时多伴有呕吐、食欲不振，所以当宝宝发热时，不要强迫宝宝进食，否则会吐出来，加重消化道症状。

以往人们总认为婴儿发热会烧坏脑子，特别是这么小的婴儿。但其实这种看法是错误的，因为只有脑炎、脑膜炎等疾病才会导致脑质本身受病毒破坏，进而伤及智能或感官功能，而发热本身是不会破坏脑部功能的。由于婴幼儿体温控制中枢稳定性不如成人，轻度的病毒感染也可能高热到40℃，所以发热时家长只要知道如何进行降温处理和日常护理就可以了，至于诊断病因应该交给专业的医师，不必过分忧心。

这个月龄的宝宝如果发热度数不高的话，最好使用物理降温，尽量不要给宝宝吃药。可以用温水多给宝宝擦擦身子，特别是腋下、脖子和腹股沟的位置，进行物理降温，还可以用稍凉的毛巾给宝宝擦擦额头和脸部，同时为了加强机体的抵抗力，还要保证足够的营养的摄入。

发热伴有呕吐症状的宝宝会导致体内缺水，所以要保证母乳的量，可以在两次喂奶之间喂一次水；喝牛奶的宝宝则要减少每次喂奶的量，增加喂奶次数，奶嘴的孔不要太大，让宝宝慢慢喝。

如果宝宝持续高热不退的话，就应该先到医院请医生诊断，然后根据医生指导服用相关的消炎药和退热药。

腹泻与便秘

宝宝若在此时发生腹泻，应首先分清是生理性腹泻还是病理性腹泻，然后从多方面找原因。宝宝受寒着凉、换用配方奶粉、奶粉冲调和喂食不当、奶粉过敏或是母乳喂养妈妈吃了某些过敏性、刺激性的食物，都是引起宝宝腹泻的原因。如果是生理性腹泻的话，家长无须过多担忧；但如果有病理性腹泻的特征时，就要提高警惕，必要时立即就医治疗。

宝宝除了腹泻之外，便秘也比较多见。要知道，便秘的不良后果有很多，最直接的后果就是肛裂，可引起便后滴鲜血，肛周疼痛。宝宝在便后疼痛，就不愿意排便，这样必然会加重便秘，最终导致恶性循环，严重时还会引起外痔。此外，若宝宝患有慢性便秘的话，多数情况会表现得食欲不振，从而导致营养不良，精神萎靡，肠道功能紊乱等一系列问题。所以，对于宝宝的便秘，应想方设法予以纠正改善。

母乳喂养的宝宝如果是母乳量不足所致的便秘，常伴有食后啼哭、体重不增等现象，这时只要增加乳量，便秘的症状就会得到缓解。

相对于母乳喂养，人工喂养的宝宝要更易发生便秘，多半是由于牛奶中酪蛋白含量过多，导致大便干燥坚硬而引起的。对于这种情况，可以减少奶量、增加糖量，即把牛奶的含糖量由原来的 5% ~ 8% 增加到 10% ~ 12%，并适当增加新鲜果汁；还可以在牛奶中加一些奶糕，使奶糕中的碳水化合物在肠道内部分发酵后刺激肠蠕动，有助于通便。

鼻塞

鼻子堵塞，对大人来说只是小毛病，而婴儿却常常因此而呼吸不畅、烦躁不安，甚至造成吸奶和睡眠困难。婴儿的鼻腔狭窄，鼻黏膜血管丰富，极易受外界因素刺激，出现鼻黏膜水肿、渗出，鼻涕增多，或是出现鼻痂堵塞鼻孔，造成呼吸困难。

非疾病性的鼻塞不需要到医院进行治疗，只要保持室内空气新鲜、湿度、温度适宜，用温湿的毛巾放在宝宝的鼻部进行热敷，并用软布捻子放到宝宝的鼻孔中轻轻捻动着转出，就可以带出鼻子里的分泌物。如果是鼻涕的话，可以借助吸鼻器；如果是干鼻屎的话，可以去买一种专门夹鼻屎的塑料圆头的小夹子，在宝宝睡着的时候夹，但是动作要快要轻；或是用鱼肝油或生理盐水在宝宝的鼻孔里各滴一滴，这样会软化鼻屎，不一会儿它就能自动排出。

如果鼻痂堵在鼻孔口的话，可以用消毒小棉签轻轻将其卷除。如果鼻垢在鼻腔较深处，可先用生理盐水、冷开水或母乳往鼻孔内滴 1 ~ 2 滴，让鼻痂慢慢湿润软化，然后轻轻挤压鼻翼，促使鼻痂逐渐松脱，再用消毒小棉签将鼻痂卷除，不能用手直接抠宝宝的鼻子，以免损伤嫩弱的鼻腔黏膜，引起出血和感染。在宝宝临睡前，可以用温的湿毛巾擦完鼻子后再往枕头上滴 1～2 滴清凉油或薄荷水，会令宝宝的鼻子在睡觉时会更舒服些。如果因为开了空调造成夜里室内温度较高的话，最好是放一个加湿器来调节室内湿度，以免宝宝由于空气干燥而加重鼻塞。

百日咳

目前在 3 个月以下的婴儿中，百日咳仍然有较高的发病率。这种病是由百日咳杆菌感染引起的，是一种急性呼吸道传染病，主要经由飞沫传播，起病 1～3 周内传染性最强，以冬春季节的发病率最高。

这个月龄的宝宝患了百日咳后没有典型痉挛性咳嗽，往往在咳了 2～3 声后出现憋气、呼吸停止、头面部及全身皮肤因缺氧而发红、紫绀，甚至窒息、惊厥等。对于患了百日咳的宝宝，要做好日常的护理和观察，室内环境要保持通风、清净，无烟尘的刺激以及其他不必要的刺激。可以给宝宝身边放一个容器，以便他有痰咳出或咳后有呕吐物，容器用后用水洗净，以确保感染不致扩散。此外，还要注意每天仔细观察宝宝的变化，如有发现阵咳后脸色发青的话，就说明已经缺氧了，要立即入院抢救治疗。

虽然宝宝总是咳嗽，但此时并不能随便给宝宝服用止咳药，不祛痰而强行止咳对于宝宝来说是很危险的。如果宝宝在喂奶时发生阵咳，就要等阵咳过后再喂奶，避免宝宝呛奶甚至窒息。如果宝宝出现痉挛性的咳嗽时，就更要防止窒息的发生。

预防百日咳最有效的办法是按时注视百白破三联疫苗，满 3 个月时要注射第一针百白破疫苗，在 3 个月以前，主要是从日常护理上来做预防，如保持室内空气流通和卫生的整洁干净，在百日咳流行期间要减少与人群的接触，家人从外面回来后接触宝宝之前要先洗净双手，尽最大可能将一切可能的传染源切断。

经常流眼泪

如果发现 2 个多月的宝宝不哭的时候也总是流眼泪，眼睛里总是泪汪汪的，甚至特别是一只眼睛有眼泪，一只眼睛没有眼泪时，那就是异常的情况，家长需要警惕，并及时到医院请医生诊治。

这种情况多数是由于先天性泪道阻塞造成的。先天性泪道阻塞是婴幼儿的常见病，是由于胎儿时期鼻泪管末端的薄膜没有破裂、宫内感染造成泪道受刺激形成狭窄粘连或鼻泪管部先天性畸形所造成的。如果诊治不及时的话，会导致泪囊炎症急性发作并向周围扩张，而泪囊的长时间扩张则会使泪囊壁失去弹力，即使泪道恢复通畅也无法抑制溢泪症状，或是形成永久的瘢痕的泪道闭塞，导致结膜和角膜炎症，引起角膜溃疡，发展为眼内炎。所以，一旦发生这种症状的话，就应及早进行疏通泪道的治疗，避免并发症发生。

如果确诊为泪道阻塞，首先可以采取保守治疗，在家里给宝宝点眼药水，并配合鼻部进行按摩。如果宝宝眼睛里面有脓性分泌物的话，家长可以用十指指腹按在宝宝的鼻根及眼睛内眦中间的部位，往眼睛的方向挤压到有脓液从眼角流出来，然后擦去脓液即可。每天进行 3 ~ 4 次，每次按压 2 ~ 3 下，按摩后要擦拭眼睛，再点药水。

如果症状无法缓解的话，就要到医生进行药物加压冲洗或是泪道探通术治疗。做完探通手术后，家长要根据医嘱定期给宝宝点药水，按摩泪囊区域。由于部分宝宝因为膜的厚度比较厚，通过探通后仍有闭塞的可能，按摩能防止其不再粘连闭塞。另外，家长还要特别注意做好宝宝眼睛局部的日常清洁卫生，避免感染，同时还要防止宝宝感冒。

第四章

3～4个月的婴儿

发育情况

百天后的宝宝更招人喜爱了，他的脖子能挺得直直的，大脑袋微微摇晃，像个可爱的大头娃娃一样；眼睛的黑眼球很大，眼神清澈透亮，会用惊异的神情望着不认识的人；如果大人对着他笑，他就会回报给你一个欢快的笑容；如果大人用手蒙住脸，再突然把手拿开冲着宝宝笑，和宝宝玩"藏猫猫"的话，宝宝就会发出一连串咯咯的笑声。

本月宝宝的增长速度较前3个月要缓慢一些，满3个月的男宝宝体重为5.7～7.6千克，女宝宝体重为5.3～6.9千克。这个月的宝宝体重可以增加0.9～1.25千克。

这个月男宝宝的身高为61.0～66.4厘米，女宝宝身高为59.4～64.5厘米。这个月宝宝的身高增长速度与前三个月相比也开始减慢，一个月增长约2厘米。

男宝宝这个月的头围平均值为43厘米，女宝宝为41.2厘米，从4个月到半岁，宝宝的头围每月增加1～1.4厘米。

在这个月，宝宝的后囟门将闭合，前囟门对边连线可以在1.0～2.5厘米不等，头看起来仍然较大。如果前囟门对边连线大于3.0厘米，或小于0.5厘米，应该请医生检查是否有异常情况。

刚刚出生的宝宝唾液腺还不发达，所以唾液分泌很少，从这个月开始宝宝的唾液分泌将逐渐增多，随着未来两三个月辅食的添加、饮食结构的变化，宝宝将开始出现流口水的现象。

具备的本领

宝宝在这个月的动作能力有了明显的变化：他能靠着坐 10 ~ 15 分钟，头直立、平稳、背挺直；俯卧时，能昂头与平面呈 90°，两手支撑可以抬起全身，可以从一边滚向另一边，也可以由俯卧滚成侧卧或仰躺；平躺时，会伸长脖子看自己的小手小脚；还可以有限地弯曲腰以下的肌肉以及抬高自己的小屁股。

这个月的宝宝开始学会翻身了，先是从仰卧到侧卧，逐渐发展到从仰卧到俯卧。竖抱时头稳定，扶着腋下可以站片刻；能抓着自己的衣服、小被子不放；会摇动并注视手中的拨浪鼓；手眼协调动作开始发生；对小床周围的物品都感兴趣，都要抓一抓、碰一碰。

这个阶段宝宝似乎在检测他们的发声器官，喜欢与大人对话并且能够自言自语，咿咿呀呀，能喊叫也能轻语，大声笑，发出平稳哭泣声，能对音调进行模仿。当宝宝躺着时，如果有物体越过脚，他便会立刻注意去看；慢慢会区别颜色，偏爱的颜色依次为红、黄、绿、橙、蓝。

宝宝的听觉能力发展特点为：能辨别不同音色，区分男声女声，对语言中表达的感情已很敏感，能出现不同反应。如果先给宝宝播放一个女声的歌曲，等到宝宝适应歌曲后再换为男声，他就会出现不同的反应。

随着大脑神经系统的发育逐渐完善，宝宝的条件反射性反应逐渐消失。他能够主动伸手抓住逗引他的东西，并抓到手里不住摇摆晃动。

这时候的宝宝似乎对事物充满了好奇心，他喜欢尝试，想把所有东西放到嘴里，对食物的微小改变也已经很敏感。此外，宝宝对数的敏感性也在慢慢地发展着，数量不多的物品的数量变化在这时能够吸引他的注意了。妈妈可以尝试给他看看物品的数量变化，观察宝宝的表情动作是否会有变化。

宝宝的注意力和记忆力也有了显著的发展，他视觉注意力开始增强，能够有目的地看某些物像，更喜欢看妈妈，也喜欢看玩具和食物，尤其喜欢看奶瓶；对新鲜物像能够保持更长时间的注视；注视后进行辨别差异的能力也在不断增强。另外，这时候的宝宝开始认识爸爸妈妈和周围亲人的脸，能够识别爸爸妈妈的表情好坏，能够认识玩具。如果爸爸从宝宝的视线中消失的话，宝宝会用眼睛去找，这就说明宝宝已经有了短时的、对看到物像的记忆能力。

这一时期宝宝的情绪发展有了一个质的飞跃，能够放声大笑，明显地表现喜怒哀乐等情感；会对着镜子会微笑；当探访的人多时，宝宝的情绪会比平时亢奋。见到妈妈或熟人会主动求抱，会跟妈妈聊天，见到生人会盯着看；喜欢让人叫他的名字，初步知道呼唤。家长要多对宝宝微笑，抚摸宝宝，让宝宝体会快乐的情绪，并且在这时候家长们要注意对待他时要保持态度上的一致性，因为这时宝宝已经可以感受到家长们不同的态度了。

再有，宝宝在这时已经有一些自我认识了，他能意识到自己是脱离他人而存在的，他也知道当他做出某个动作或行为时，妈妈会来安慰他；另外，宝宝在这时开始学会关注自己的同伴了，如果给宝宝呈现一段他和别的宝宝一起活动的录像的话，宝宝对同伴注视的时间会长一些。

养育要点

营养需求

这个月的宝宝每天每千克所需热量为 110 千卡左右。如果母乳充足的话，那么足够提供宝宝成长所需营养，所以母乳喂养的宝宝此时仍然不需要添加任何的辅食，可以喂一些果汁来增加宝宝的饮食乐趣。宝宝所需要的其他营养物质，如蛋白质、脂肪、矿物质、维生素等，都可以从乳类中获得，不过此时宝宝对碳水化合物的吸收能力仍然较差。这个时期的宝宝还容易缺铁，健康的宝宝可以从辅食中获取，如蛋黄、绿叶蔬菜等，但要一种一种的添加，并观察宝宝的反应。如果宝宝表现不耐受的话，就应减少添加量或暂停添加，等下个月再加。如果妈妈在孕期贫血的话，宝宝在这个月就应该开始补充铁剂，适宜补充量为每天每千克体重 2 毫克。

准备断乳食品

宝宝快到 4 个月的时候，就要开始为他准备断乳食品了。虽然现在市场上有多种断乳辅助食品，如乳儿糕、乳儿粉、儿童营养粉等，但均有其不足之处。首先，这些食品在加工过程中加进一些添加剂，如色素、香料、防腐剂等，含糖量也比较大，这些成分对婴儿的生长发育并无益处。其次，这些食品的营养成分也往往不全面。再有，这些食品在使用过程中，如运输保管不好，容易腐败变质或超过食用期限，并且价格较贵。婴儿需要的食物量不多，为了保证断乳食品新鲜可口、营养丰富、价廉物美，最好是买了材料自己动手在家里做。

最适合宝宝的断乳食品有菜泥、果泥、蛋黄等，以后随着宝宝月龄的增加再给予米粉、米粥、肉类、蛋类、碎菜等食品，当宝宝完全适应了断乳食品时，就可以彻底断乳了。

刚开始为宝宝添加断乳食品时，一定要遵循"细、软、少"的原则，注意为宝宝添加不需咀嚼、容易下咽的泥糊状食物，以免宝宝被噎住，甚至因此而出现厌食。每次添加要从少量开始，宝宝不喜欢时不要勉强，可以换一种食物试试。尝试得多了，宝宝就会逐渐适应并接受配方奶以外的食物了。

需要注意的是，并不是说到了这个月宝宝必须添加断乳食品，要根据宝宝的情况和个性区别对待。如果母乳依然充足的话，那么这个月可以继续只吃母乳，只要添加适量果汁就可以了；而对于母乳不足或是人工喂养的宝宝，则可以试着喂些辅食。如果宝宝对辅食还表现得比较抗拒的话，家长不用着急强求，可以再等一个月再添加，到时候宝宝也能比较容易接受它们了。

决定是否添加辅食的因素

一般来说，混合喂养或人工喂养的宝宝在4个月前后就可以添加辅食了，而纯母乳喂养的宝宝相对要晚一些。但是，每个宝宝的生长发育情况不一样，个体差异也不一样，因此添加辅食的时间也不能一概而论。如果宝宝需要添加辅食了，通常他会发出以下信号：

1. 到达一定发育指标。只有当宝宝能够控制头部和上半身，能够扶着或靠着坐，胸能挺起来，头能竖起来，宝宝可以通过转头、前倾、后仰等来表示想吃或不想吃的时候，才可以添加辅食。

2. 吃奶已经基本形成了规律。如每次喂奶间隔时间大约为4小时，每日喂奶5次左右。

3. 开始对大人吃饭感兴趣。如别人在宝宝旁边吃饭时，宝宝会感兴趣，会盯着看，可能还会来抓勺子、抢筷子。如果宝宝将手或玩具往嘴里塞，说明宝宝对吃饭有了兴趣。

4. 有尝试吃东西的行为。如果当父母舀起食物放进宝宝嘴里时，宝宝会尝试着舔进嘴里并咽下，宝宝笑着，显得很高兴、很好吃的样子，就说明宝宝对吃东西有兴趣，就可以给宝宝喂食了。但如果宝宝将食物吐出，把头转开或推开父母的手的话，就说明宝宝不要吃也不想吃，这时父母一定不能勉强，可以隔些日子再试试。

5. 伸舌反射消退。如果给太小的宝宝喂辅食时，宝宝通常是会把刚喂进嘴里的东西吐出来，这是一种舌头的本能自我保护，称为"伸舌反射"，说明还不到喂辅食的时候。如果发现宝宝的伸舌反射消退了，就说明该喂辅食了。

6. 有吃不饱的表现。比如宝宝以前能一夜睡到天亮，现在却经常半夜哭闹，或者睡眠时间越来越短；即使每天喂奶量增加，宝宝也常常是仍处于饥饿状态，一会儿就哭，一会儿就想吃。当出现这些情形，就应考虑给宝宝添加辅食了。

培养规律的生活习惯

婴儿经过了新生儿期对外界生活环境的适应后，就会根据其生理活动规律形成自身的饥、饱、醒、睡、活动、休息、哺喂、排泄的节律和秩序。从这时候开始，爸爸妈妈就要有意识地在他的生活内容和顺序上给予科学的安排，形成一种合理的生活制度，培养宝宝每日有规律的生活习惯。生活有规律的宝宝会更健康、快乐，不易生病，也不爱哭闹缠人。这样，爸爸妈妈和其他家人也能节省很多的精力和时间去做其他的工作和家务。

睡眠对婴儿来说很重要，6个月以内的婴儿神经系统发育尚未十分成熟，兴奋持续时间短，容易疲劳，过度疲劳后易转入抑制状态进入睡眠。婴儿体内的每个细胞的生长都需要能量，而睡眠是一种节能的最好办法。睡眠时身体各部分的活动都减少了，会使大脑皮层处于弥漫性的抑制状态，对神经系统起保护作用。此外婴儿在睡眠期间体内会分泌出一种生长激素，可以促进蛋白质合成，加速全身各组织的成长，特别是骨骼的成长。所以宝宝要培养良好的睡眠习惯。尽管此时的宝宝常常出现白天睡觉夜晚兴奋的状况，但这时也是宝宝知道了一天有24个小时、睡觉和醒来的时间是按照昼夜区分的时候，所以家长在这个时期就要帮助他区分昼夜，纠正"黑白颠倒"的睡眠习惯。

此时还要建立规律的饮食习惯。喂哺要根据婴儿的月龄增长和时间，逐步实现定时定量。对于这个月龄的宝宝，当母乳充足的时候，婴儿的胃肠能够形成每隔3～4小时分泌消化液的规律，因此应隔3～4小时喂一次奶。若不注意建立规律，宝宝一哭就喂奶，就会因进食奶量过多而造成消化不良，不仅这种习惯不好，还会影响身体健康。还要让宝宝养成专心吃奶的好习惯，在宝宝吃奶的时候不能干扰他，也不要让他边吃边玩，以免延长喂奶时间。另外，此时还需要为添加辅食做好准备，可以帮宝宝开始练习使用勺子。

清洁和排便也要养成规律的习惯。这个月龄的宝宝除了避开喂奶前后的时间以外，在宝宝身体舒适、妈妈方便的时间都可以洗澡，但是要保证基本上在同一时间沐浴。平时要养成勤洗手脸、勤换尿布、尿便后及时清洗臀部、勤换衣服和勤剪指甲等个人卫生习惯，还要继续练习规律排便，但此时期重点的训练是建立把尿便时宝宝的条件反射。

衣物被褥

3个多月的宝宝的衣服不需要准备太多，因为这个时候宝宝的生长发育很快，常常会发生新衣服还没来得及穿，或是衣服买来还没穿过几回就变小穿不了了，白白浪费。而且衣服过多的话轮换的周期就长，会影响衣服的清洁，所以一般情况下，冬季准备4套，夏季准备6套，春秋季节准备3套，能保证正常的清洗更换就足够了。而且这个时候给宝宝的衣服不必追求样式的新颖独特，只要质地柔软、面料舒适、方便穿脱、方便活动就可以了，冬天的话最好是给宝宝穿棉衣而不是毛衣，因为毛衣有时候会有毛掉下来，如果被宝宝吸入呼吸道就会刺激到呼吸道黏膜，引起咳嗽、哮喘、过敏等问题。

不宜给宝宝穿着连体服，最好是衣服和裤子分开各一件，外出时也不要给宝宝戴衣服上连着的帽子，否则会妨碍宝宝的转头活动。即使天气再冷，也不要为了保暖给宝宝戴上手套或穿袖口很长的衣服，或用被子整个给宝宝裹起来，这样会妨碍到宝宝的正常肢体活动，不利于其运动能力的发展，从而也会影响到宝宝智力的发育。

给宝宝铺盖的被褥要经常拿到户外去晾晒消毒，阳光是最好的消毒手段。很多家庭会使用消毒液浸泡消毒，但这或多或少都会使消毒液中的某些成分残留到上面，再给宝宝使用时，会对宝宝的皮肤造成一定的刺激伤害。给宝宝洗所有的衣物最好都是用婴儿皂、婴儿洗衣粉或洗衣液，而不能直接用成人用的洗衣粉。

婴儿体操

3～4个月宝宝的婴儿体操以俯卧抬头动作为主。

手臂交叉

进行手臂交叉运动，可以提高宝宝双肩的肌肉关节活动能力。做操时，先让宝宝仰卧，握住妈妈的拇指，妈妈其余手指轻轻抓住宝宝手腕；将宝宝双手分别向两侧分开，让其肘部伸直；牵拉起宝宝的双手，使其两臂在胸前呈交叉，不要让肩膀抬起；再将宝宝两臂分开，回到原位，来回做7～8次。

仰首抬头

进行仰首抬头运动，可以加强宝宝颈部肌肉的韧性。做操时，让宝宝呈仰卧位，妈妈双手轻轻支撑宝宝腋下；妈妈慢慢抬起双手，让宝宝的头随之自然抬高，重复动作2～3次。需要注意的是，如果宝宝此时的头还不能抬起，而是向后仰的话，就要停止这一动作。

俯卧挺背

进行俯卧挺背运动，目的是锻炼宝宝背部的肌群。做操时，让宝宝趴着，双手放在头前并与肩同宽，宝宝的头会由贴着地面慢慢自然抬起；妈妈一只手抓住宝宝两只脚，另一只手撑住宝宝腹部，抬起双脚踝，使宝宝背部自然弯曲。

抬头挺胸

可以通过抬头挺胸运动锻炼宝宝胸部、背部和手臂的力量。做操时，让宝宝趴着，双手放在头前与肩同宽；妈妈两手分别抓住宝宝双肩，使宝宝头部抬起；重复动作几次后，宝宝头与胸部就能够顺着妈妈手部的力量并逐渐挺立住，呈抬头挺胸状。

双腿伸屈

双腿伸屈的动作可以促进宝宝双腿和腹部的发育，以及膝关节的活动。做操时，让宝宝呈仰卧姿势，妈妈抓住宝宝双脚踝部；先屈曲一侧膝盖至腹部，使大腿尽量贴近腹部，停留几秒钟再伸直；换另一只腿重复上述动作后，再将双腿同时屈曲至腹部后还原，重复数次。

能力的培养

追踪声音、感受声音远近的能力

3～4个月的宝宝已经能够寻找声源、追踪声音和辨别不同的声音了，所以这个阶段爸爸妈妈要锻炼宝宝追踪并感受声音的能力。采取适当的锻炼方式，不仅可以提高宝宝的活动兴趣的同时，还能促使其学会用自己的力量去控制一些事物，甚至能够根据大人的指令来做出相应的动作。

进行听音找物练习，可以对宝宝寻找并追踪声源的能力起到锻炼发展的作用。在训练前，爸爸妈妈先准备好几件能够发出声音的玩具，如小鼓、摇铃、口琴、小钢琴等。

训练时，爸爸妈妈先在宝宝面前敲响玩具，引起他的注意，然后走到宝宝视线以外的地方再敲响玩具，让他凭着听声音去寻找，观察他的视线是否能够朝着有声音的地方注视。如果宝宝没有注视的话，可以重复敲到他开始注视为止。当宝宝凭着声音找到玩具时，可以把玩具给他玩一玩，和他描述一下他手里的玩具，借此增强宝宝的感知能力。

在宝宝兴致高的时候，可以抱着宝宝在台灯前用手拧开灯说"灯"，最初宝宝可能不去注意灯，但多次开关之后，宝宝发现了一亮一灭的变化，目光便会向台灯转移，加上同时又听到"灯"的声音，便逐渐能够形成条件反射，只要再听到大人说"灯"的时候，眼睛就能立即转向台灯，找到目标。这个锻炼可以在提高宝宝视听能力的同时，增强宝宝对环境的适应性。

用一件能够发声的玩具在宝宝眼前晃动，然后慢慢后退走远再慢慢走近，让宝宝倾听这个过程中的声音变化，可以培养宝宝感受声音远近的能力。

此外，平时还可以把宝宝抱坐在膝盖上，然后托住宝宝的背部边有节奏地前后摇晃边念一些歌谣，这样在刺激听觉的同时，还能发展宝宝的语言接受系统，一举两得。

发音的能力

这个时期是宝宝语言智能的萌动期，宝宝在这个阶段语言能力进步很快，嘴里时常会发出一些咯咯咕咕的声音，所以，此时对宝宝进行语言训练是必不可缺少的。家长平时要尽可能多听宝宝喃喃自语，并及时予以回应，鼓励宝宝多说话。需要注意的是，在和宝宝说话时一定要面向他，最好能结合实物，一字一字地发出单个音节，这样宝宝才会注意到你的口形，并试图模仿着说出同样的话。还可以多和宝宝一起听歌谣，妈妈可以边听边哼唱，这样的反复唱可以让宝宝的大脑不断得到很好的良好刺激，为日后真正学说话打好基础。

如果这个时候，妈妈对着宝宝用手捂脸，使宝宝看不见大人脸，然后突然把手放下，说："蒙儿！看见了！"宝宝就会发出咯咯的笑声，还会咿咿呀呀的说话，这也锻炼了他发音的能力，对他的记忆力发展也能够起到很好的促进作用。

开发宝宝的语言能力，最简单的方式就是和他多说话，多教他认、学一些东西，并在教学的过程中注意使用规范、简洁的语言，如指着苹果的时候，就告诉他这是"苹果"，而不要说"又大又红、甜甜的大苹果"，也最好少用或不用婴儿化的语言，如把吃的东西叫作"饭饭"，把汽车叫作"车车"，这样都不利于宝宝的语言学习和发展。再有，培养宝宝的语言能力并不是一天两天就能速成的，家长切不可操之过急，一定要有足够的耐心。

感触的能力

感官能力的培养与训练对宝宝的身心发育有着非常重要的意义，它不仅能促进宝宝智力的发展，还有利于健全宝宝的性格，提高宝宝的环境适应能力。这一时期宝宝的各种感官触觉都很敏感，所以爸爸妈妈应有意识地多多训练宝宝对多种事物的感受，并通过让宝宝体会不同事物的不同感受，初步发展宝宝的辨别力和判断力。

爸爸妈妈可以准备一些宝宝喜欢的玩具，如小球、积木块、毛绒玩具，以及一些柔软的羽毛、棉花、头梳、粗细不同的毛巾或海绵等，把这些东西轻轻放到宝宝的脸上、手指头上、脚趾头上或身体的其他部分，让宝宝体验一下不同材料、形状的玩具所带来的不同感受。还可以将自己的手指头放到宝宝的手心、脚心上来回摩擦，以此来刺激宝宝的手心和脚心，提高宝宝的触觉反应能力。

这个时候也可以让宝宝多尝几种味道了。可以在给宝宝喂果汁的时候，先让宝宝闻闻、舔舔洗干净的水果，让他知道不同水果的气味和味道，大人吃饭的时候也可以用筷子蘸点儿菜汤给宝宝舔舔，但不能给他味道太重的菜汤。

在培养宝宝的感触能力过程中，还可以运用一些方法帮助宝宝建立一系列的条件反射，避免可能会对他造成危害的事物，如让宝宝知道什么是冷什么是热，从而让宝宝明白，要避开热的东西，否则会烫到自己。妈妈可以在奶瓶里放一些热水，当着宝宝的面用手触摸瓶子后迅速拿开，告诉宝宝"烫"，然后拉着宝宝的手，碰一碰装着热水的瓶子后迅速把宝宝的手拿开并说"烫"，这样就会帮助宝宝建立一种"不能碰烫的东西"的意识，从而使宝宝今后一碰到较热的东西手就会自动离开，这对他以后建立自我保护意识有着很重要的意义。

视觉训练

3～4个月时的宝宝视觉能力进一步增强，两眼的肌肉已经能够很好地协调运动，而且能够很容易地追随移动的物体，这时可以通过动态训练来发展宝宝的视觉。

在训练时，妈妈可以拿着玩具沿水平或上下方向慢慢移动，也可以前后转动，鼓励宝宝用眼睛追踪移动的物体，还可以抱着宝宝观看鱼缸里游动的鱼、街上行走的人群和窗外的景物；或是准备一块白色的餐巾，放上一粒红色或黑色的糖豆，然后逗宝宝观看。如果宝宝伸手去摸、去抓，想通过各种方法试着把糖豆抓起来放进嘴里的话，妈妈就可以趁机观察宝宝的手部协调能力是否良好，看宝宝能不能用五个手指把糖豆扒到掌心。但要注意的是，千万不要让宝宝把糖豆塞到嘴里，以免卡着。

开关灯训练也是一个比较不错的训练方式。找一些颜色不同的小灯泡，逐个开关，让宝宝注意到灯泡在一闪一闪地，并能不断追踪每个不断亮起来的灯泡；或是在晚上将室内灯光调暗，然后拿手电筒照在墙壁上并上下移动，引导宝宝去看移动的亮光点。如果宝宝对这个光点非常关注的话，还可以再将手电筒上下左右缓慢地挪动，吸引宝宝去追看。

另外，爸爸妈妈在和宝宝说话的时候，要有意识地移动自己的头部，让宝宝的眼睛追着爸爸妈妈的脸庞，这也是使宝宝眼睛的灵活性得到锻炼的好方法。

需要注意的问题

感冒

这个月是宝宝较少患病的一个月。如果家里有人感冒了，一两天后宝宝也出现了感冒症状时，就可以确定是得了感冒。不过这个时候宝宝的感冒多数都表现为鼻子不通气、流清鼻涕、打喷嚏，体温一般都在 37.5 ~ 37.6℃之间，不发高热，宝宝也不会表现得很痛苦。但可能会因为咳嗽、鼻子不通气等问题使吃东西变得困难，进而食欲有所下降，有些还会出现轻度腹泻的症状。

这种感冒一般持续 2 ~ 3 天就可以消退，而且宝宝的鼻涕也会由开始的水样清鼻涕变成黄色或绿色的浓鼻涕，吃奶量也会再次增加，所以家长没有必要太担心。只要在宝宝感冒期间，给宝宝多喝些温开水，注意调节室内的温度和湿度，注意保暖，暂停户外活动，控制洗澡时间和频率，并让患了感冒的家人远离宝宝就可以了。如果宝宝因为鼻子不通气而造成吃奶困难、食欲不振的话，可以适当减少吃奶量，多喝些果汁补充维生素 C；如果宝宝平时喉咙里总是呼噜呼噜的，容易积痰的话，就要多给他喝些温开水稀释

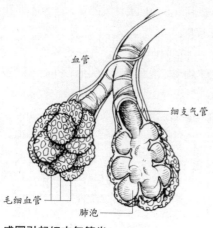

血管

细支气管

毛细血管

肺泡

感冒引起细支气管炎

细支气管炎是指肺内的微小气道——细支气管
发炎。细支气管的末梢为结构精细的气囊，称
为肺泡。孩子吸入的空气进入肺泡，然后空气
中的氧气与血液中的二氧化碳进行交换。微小
的血管即毛细血管负责将血液运至肺泡外壁。

痰液，或是利用吸痰器辅助吸痰；如果宝宝的感冒较为严重的话，可以吃些适合婴儿吃的感冒药，以免引起发热或其他严重并发症。需要注意的是，感冒的宝宝千万不能"捂"，否则会加重病情。

感冒本身对宝宝的健康来说，并不会造成太大的影响，一般一周之内都能痊愈。但是，家长也不可就此就对宝宝的感冒掉以轻心，因为如果在宝宝感冒时没有重视护理，一旦引起某些并发症，那么

后果就可大可小了。例如，很多感冒病毒都可能会侵害心肌，引发心肌炎；如果宝宝是早产儿、低体重儿或有先天性心脏病、营养不良、贫血、佝偻病等，若不积极治疗的话就会并发支气管炎、细支气管炎、肺炎等，严重时会危及生命或迁延不愈；病毒性感冒不仅可以继发上呼吸道感染，如链球菌感染，引起扁桃体炎，2～4周后还可引发急性肾小球肾炎，出现水肿、血尿和蛋白尿，病情严重者还会发展为急性肾功能衰竭。所以，一旦发现宝宝有感冒症状，家长就要加强护理工作，以免感冒蔓延，造成其他影响宝宝健康成长的病症。

高热

引起宝宝发热的病因有很多。上呼吸道感染、肠胃炎、扁桃腺炎、肺炎及一切传染病都有可能出现发热的症状。另外，一岁以

内的宝宝也可能因泌尿道感染、肠胃病、手足口病而出现发热的情形。3～4个月的宝宝发高热比较少见，必须注意观察宝宝有无其他症状，必要时要及时就医，因为许多情况必须经由医生判断，才能知道发热的真正原因。

如果宝宝体温在38℃左右，并且以前夜里从不哭闹而现在突然在夜里哭闹的话，首先应怀疑为中耳炎。在宝宝发热哭闹的第2天早上，如果发现耳孔发湿并流出透明液体（极少数会有黄绿色的脓）的话，就可以确定是中耳炎，并且此时鼓膜已经穿孔破裂，家长就要按照中耳炎来对宝宝进行护理治疗。不过婴儿的鼓膜即使穿孔破裂了，也会很快再长好，家长不用为此担心。

除了常见的中耳炎之外，颌下淋巴结化脓也是引起婴儿高热的原因之一。当患了该病时，宝宝的颌下会肿得很硬，造成其头部难以转动，体温一般为38℃左右。这时应及早给予抗生素治疗，有的不用手术就可痊愈。

如果宝宝的肛门周围长出"疖子"，变硬、红肿的话，可能也会发热，一般体温为38℃左右。只要发现宝宝在大便时啼哭，就应该想到这种情况并及时检查。

幼儿急疹也会导致婴儿发热，多见于7个月以后的宝宝，但也不排除这个月龄的宝宝偶然发病。由于这个原因发热一般不会超过3天，通常在1天左右就会退热，退热后可能会在身上某个部位出现红色的疹子，并迅速扩展到全身，很像麻疹或痱子。这种疹子是可以很快治愈的，只要家长注意做好卫生护理工作就可以了。

如果宝宝这个月是在炎热的夏季，那么就要考虑夏季热病的可能。夏季热病一般多见于4个月以后的婴儿，但在这个月也并非没有。患上夏季热病的症状只是发热，从半夜开始到第2天上午，可体温在38～39℃之间，一般到下午就退热了。根据这种发热情况，大致可以知道是夏季热病。

如果宝宝的高热持续4天以后，应该检查一下尿，当尿非常浑浊时，就可能就是膀胱炎，多发生于女婴。但是，这也是很少见的疾病。

夜啼

　　尽管夜啼在婴儿的各个月龄中都会发生，有些较早的可能在出生2～3周后就开始了，但大多数有夜啼习惯的宝宝都是从这个月突然开始的。一旦开始夜啼，宝宝往往就哭个没完没了，而且面部涨得通红，刚开始的时候难免会把爸爸妈妈吓一跳，以为宝宝是生病了。

　　有些夜啼是一种不好的习惯，也有些是某些疾病的信号。当宝宝在某天突然发生夜啼时，家长就可以检查看看宝宝有没有其他异常的症状。如果宝宝不发热，就可知道不是中耳炎、淋巴腺炎之类的炎症；如果宝宝是连续不断地哭的话，就知道不是肠套叠，因为患肠套叠的宝宝虽然也是哭得很厉害，但哭法与夜啼不一样，是每隔5分钟左右哭一阵，而且一吃奶就吐。

　　比较好哄的宝宝只要在他夜啼的时候，妈妈把他抱起来轻轻地晃两下，或是轻轻地拍拍、抚摸几下背部，他就可以沉沉地睡去；比较难哄的宝宝可能怎么抱着哄都不管用，这时不妨把他放到婴儿车里走上几圈，他就能很快停止哭闹了。对于夜啼的宝宝，爸爸妈妈要用充分的耐心和信心，相信宝宝慢慢地长大，这种麻烦总会消失的。

　　有时候宝宝在白天也会"干嚎"几声，可能是在任性发脾气，只要大人不予理睬过不了多久他就会自动停止；但是宝宝在夜里哭闹时，就不能用这种不予理睬的方式了，因为这会加重宝宝的消极情绪。用爱抚来缓解宝宝的焦虑和孤独感，是应对夜啼唯一有效的办法，所以就需要爸爸妈妈有充分的耐心和良好的情绪。如果爸爸妈妈带着急躁、生气、愤怒、抱怨、争吵、焦虑等不良情绪哄宝宝的话，效果会比不予理睬更糟糕。因为宝宝对爸爸妈妈的情绪感受非常敏锐，这种消极的情绪会被他充分感知到，进而使宝宝本来已经很糟糕的情绪更加糟糕，也会让他哭得更厉害。

斜视

有的宝宝由于种种原因，两只眼睛无法相互配合成组运动，也无法同时注视同一物体，这种情况被称为斜视，是婴幼儿最常见的眼病之一。斜视不仅影响美观，还会影响宝宝的视力发育。

斜视有外斜和内斜之分，外斜就是通常所说的"斜白眼"，内斜就是通常所说的通睛（斗鸡眼），婴幼儿的斜视以内斜居多。它们有些是先天的，有些则是后天形成的。先天性的难以预防，只有到一定年龄时求治医生治疗，但不少斜视的发生与婴儿期时的养育不当有关，这一点应当引起爸爸妈妈足够的重视。

但是，宝宝在出生最初几个月内，调节眼球活动的一些肌肉发育还不完善，双眼的共同协调运动能力较差，而且他总是喜欢目不转睛地观察周围事物或与人交流，再加上此时宝宝的鼻骨未能发育完全，两眼距离较近，所以有时会令爸爸妈妈感觉有些"斗鸡眼"。但事实上，这种现象对于 4 个月以内的宝宝来说，是一种暂时性的生理现象，是由其发育尚不完全造成的，通常随着宝宝未来几个月双眼共同注视能力的提高，自然就会消失。所以此时据此断定宝宝斜视，未免

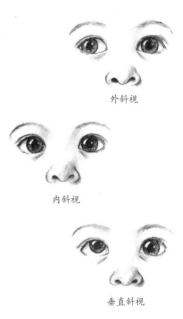

外斜视

内斜视

垂直斜视

斜视的类型

当孩子的眼睛向外偏移并远离鼻子时就被称为外斜视（上图），是斜视（指两眼不能同时注视目标）的一种类型。当眼睛沿着鼻子方向向内偏移时就被称为内斜视（中图），这种类型的斜视常被称为通睛（斗鸡眼）。当眼睛向上或向下偏移时就被称为垂直斜视（下图），这种类型的斜视较为少见。

有些欠妥。

如果家长还是不放心的话，可以准备一把手电筒，宝宝仰卧在光线较暗的地方，然后在距宝宝双眼大约50厘米的正前方用小手电筒照射双眼。如果光点同时落在宝宝的瞳孔中央，就说明宝宝没有斜视，或者为假性斜视；如果光点一个落在瞳孔中央，另一个落在瞳孔的内侧或外侧，就可以判定为斜视，应及时去医院诊治。

如果经检查发现宝宝在4个月时已有斜视，可以试着用以下简单方法调节：

内斜视：爸爸妈妈可以在较远的位置与宝宝说话，或在稍远的正视范围内挂些色彩鲜艳的玩具，并让宝宝多看些会动的东西。

外斜视：经常转换大人与宝宝间的视觉，让宝宝掉下睡觉方向，并采取和调节内斜相反的方法；也可以让宝宝先注视一个目标物体，再将此目标由远而近直至鼻尖，反复练习，以助于增强宝宝双眼的聚合能力。

当然，造成婴儿斜视的原因有时并非是单一的，如经过4～6个月的调节仍无效时，就应当去医院治疗。一般人的视觉发育，从出生后3个月开始，一直可以持续到8岁左右，其中2岁以前是婴幼儿视力发育的关键期。如果治疗及时的话，就能很好地起到纠正眼位、提高视力的作用，但如果错过了最佳的治疗期，就会造成弱视，使宝宝本应正常的视觉功能受到不同程度的损害。因此，治疗斜视越早越好。

要预防宝宝斜视，重在消除引起斜视的条件：婴儿床上方的玩具应多角度悬挂，尽量不要让宝宝长时间注视近距离及同一方向的物品；经常变换宝宝睡眠的体位，使光线投射的方向经常改变，避免宝宝的眼球经常只转向一侧造成斜视；不要长时间把宝宝放在摇篮里，家人应该不时地将宝宝抱起来走动走动，扩大宝宝的视野范围，促使其四处观看，从而增加眼球的转动，增强眼肌和神经的协调能力，避免产生斜视。

第五章
4 ～ 5 个月的婴儿

发育情况

这一时期的宝宝变得更可爱了，眉眼等五官开始"长开"，脸色红润而光滑，能显露出活泼、可爱的体态，有些宝宝的口水越来越多，各种能力也大大提高，并逐渐会出现一些让家长惊喜的"新花样"。

这个月宝宝的体重增长速度开始下降。4 个月以前，宝宝每月体重增加 0.9 ～ 1.25 千克；从第 4 个月开始，宝宝体重每月增加 0.45 ～ 0.75 千克。满 4 个月男宝宝的体重为 5.7 ～ 7.6 千克，女宝宝的体重为 5.3 ～ 6.9 千克。

男宝宝在这个月的身高为 63.2 ～ 68.6 厘米，女宝宝的身高为 61.5 ～ 66.7 厘米。在这个月平均可长高 2 厘米。宝宝身高的个体差异是受诸多方面影响的，并且会随着年龄的增大逐渐变得明显起来。一般说来，3 岁以前身高更多的是受种族、性别影响，3 岁以后遗传的影响作用会越来越明显。

从这个月开始，宝宝头围增长速度也开始放缓，平均每月可增长 1 厘米。男宝宝的头围为 40.6 ～ 45.4 厘米，平均 43 厘米；女宝宝的头围为 39.7 ～ 44.5 厘米，平均 42.1 厘米。另外这个月宝宝的囟门可能会有所减小，也可没有什么变化。

具备的本领

这个月宝宝有了个"惊人"的变化——能够坐起来了！随着背部和颈部肌肉力量的逐渐增强，以及头、颈和躯干的平衡发育，宝宝在这个月开始迈出"坐起"这一小步。另外，他的肢体能够随意地运动了，如果用双手扶着宝宝腋下，宝宝能在床上或大人腿上站立两秒钟以上；宝宝仰卧时，如果在他的上方悬挂玩具，他能够伸手一把抓住玩具；双手协调性增强，能够先后用两手同时抓住两块积木。

如果大人在宝宝面前呼唤他的名字，他会注视大人微笑；熟悉的人或玩具在他面前时，他会对人和玩具"说话"；宝宝的语言能力和模仿能力也有了进一步提高，当他高兴时，如果大人发出"baba""mama"等简单音节的话，他就会跟着模仿。

在这个月，宝宝的视力范围可以达到几米远，而且将继续扩展。他的眨眼次数增多，可以准确看到面前的物品，摸一摸，还会将其抓起，在眼前玩弄，还能够辨别出红色、蓝色和黄色之间的差异。他的眼球能上下左右移动注意一些小东西，如桌上的小点心；当他看见妈妈时，眼睛会紧跟着妈妈的身影移动。而且这时候宝宝仿佛对大人的脸特别感兴趣，如果当大人抱着他的时候，他会用小手戳你的脸，甚至打掉你的眼镜。

这个月的宝宝对各种新奇的声音都充满了好奇心，并学会了定位声源，如果从房间的另一边和他说话的话，他就会把头转向声音来源处；如果把不同声音的玩具放在他的身边，当他翻身、踢脚时碰到玩具发出声响，他就能自动转向声响的地方并去寻找声音来源。而且这时候的宝宝还对节奏欢快的儿歌表现出明显的喜欢，并能随着节奏摇晃身体，虽然还不能与旋律完全吻合，但已经表现出节律感了。

宝宝的触觉、嗅觉和味觉都越来越敏锐，对人的抚摸和搂抱很敏感，并能对令他不舒服的抚抱动作表现出排斥反应，如挣扎、发出不高兴的声音等；此时的宝宝会把手里的东西往嘴里送，似乎什么都想尝尝。

这一时期，宝宝开始有了交往的欲望，非常渴望得到大人的关注。如果大人抱他观看镜子里的人的话，他就会望着镜子里的人微笑。他会亲近父母，害怕陌生人，但如果此时父母离开的话，他还不会出现强烈的反抗行为。

宝宝的辨识能力和自我意识也有了进一步提高，他可以辨认出熟悉和不熟悉的人；并对感兴趣的事物表现出期待的样子，例如挥手、抬胳膊要人抱等；在被抱的时候，会紧紧趴在人的身上；慢慢开始学着逗趣，弄出声音打断大人的谈话；当他哭闹时如果和他讲话，他就会停止哭泣，紧紧地盯着大人看；对于想拿走他玩具的人，他会表现出明显的反抗；对自己的声音越来越感兴趣，常会自言自语地呢喃。

养育要点

营养需求

这个月宝宝对营养的需求量没有较大的变化，每日每千克所需热量仍然为110千卡。一般情况下，母乳能满足6个月内婴儿所有营养素的需要，而质量合格的配方奶也能提供大部分已知营养素。如果需要额外补充营养素的话，最好经过医生指导再进行补充，所选的营养素剂型以经过微胶囊处理的为佳，因为该种制剂通过微胶囊将各元素分开，从而使各元素能分段吸收，避免了元素间的相互作用。

在给宝宝额外补充营养元素的时候，家长还要注意以下几点：

1. 每日摄入某元素总量不应超过该营养素可耐受最高摄入量，以防过量中毒。

2. 正常情况下，某元素膳食以外添加量应低于推荐摄入量（RNI），以补充1/3 ~ 2/3的RNI量为宜。

3. 如果补充单一矿物质的话，最好与膳食同时食入，分几次服用，这样比一次服完一天量的吸收率要高。

4. 如果同时补充多种矿物质的话，要注意各元素间的相互拮抗作用，例如钙与铁、锌之间就存在着相互制约的关系，如果补充过多的钙，就会导致体内铁、锌的流失。

断奶前的准备

断奶对于宝宝的影响是最大的，因为宝宝的生活习惯被改变了，这个时候尤其要注意饮食和休息。最好是选择在宝宝能够添加辅食以后再断奶，也就是至少要等到宝宝 4 ~ 6 个月。

对于纯母乳喂养的宝宝，可以在准备断奶前 1 个月就把乳汁挤到奶瓶里喂给宝宝吃，让宝宝渐渐适应使用奶瓶。等宝宝适应奶瓶后，再一顿一顿地把母乳换成配方奶粉：先减一顿母乳，加一次配方奶。等宝宝适应了之后，再减一顿母乳。直到宝宝每天只吃 1 ~ 2 顿母乳，再进入最后的断奶阶段。在断奶的过程中，一定要让妈妈回避，在宝宝喝奶的时候不要让他看见妈妈，更不能让他在妈妈怀里，因为这样他肯定会主动寻找乳头，这就会使断奶准备工作功亏一篑。

在断奶的过程中，最好不要添加新的辅食品种，先逐渐用配方奶或牛奶来替代母乳。母乳很容易消化，因此换了配方奶，宝宝很可能不适应，断奶过程中宝宝最容易出现消化不良和腹泻。这就要求妈妈要提前做准备，母乳喂养的宝宝断奶要循序渐进，先过渡到混合喂养，让宝宝的肠胃适应后再逐渐过渡到人工喂养，最后彻底断奶。

混合喂养和人工喂养的宝宝，断奶会比母乳喂养的宝宝顺利一些。具体的准备做法和母乳喂养一样，一般来说，按时给宝宝添加辅食，宝宝就能顺顺利利地完成从牛奶到食品的过渡。

在准备断奶之前，应先有意识地改变宝宝的吃奶习惯，例如宝宝早上起床习惯喝母乳、中午必须喝完母乳再睡觉的话，那么妈妈就可以比宝宝更早起床，让宝宝无法直接在床上喝奶；中午让宝宝到户外去玩耍，玩累了就回家睡觉，尽量让宝宝不要处在让他想喝母乳的情境。如果宝宝有晚上睡觉前习惯喝母乳再睡觉的习惯，那么也可以停止晚上的哺乳，每天晚上改由爸爸或其他家人哄宝宝睡觉，妈妈暂时避开一会儿。

辅食添加原则

与宝宝月龄相适应

添加的辅食必须与宝宝的月龄相适应，循序渐进。宝宝 4～6 个月时，应加烂粥、蛋黄、果泥，或薄面片汤内加碎菜、食油少许；7～12 个月可加软面条、鸡蛋羹、豆腐、馄饨、各种碎菜、鱼肉、瘦肉末等。从谷类开始，逐渐向蔬菜水果、鱼肉禽蛋、豆类制品等过渡，也可选择一些婴幼儿营养辅食系列产品作补充。

添加辅食应从一到多

要按照宝宝的营养需求和消化能力逐渐增加食物的种类。刚开始时，只能给宝宝吃一种与月龄相宜的辅食，待尝试了 3～4 天或一周后，如果宝宝的消化情况良好、排便正常的话，再让宝宝尝试另外一种，千万不能在短时间内同时增加好几种。

这样做还有一个好处，就是如果宝宝对某一种食物过敏，在最初尝试的几天里就能观察出来。如果宝宝在吃后几天里没发生不良反应，就说明他可以接受这种食物；如果怀疑宝宝对某种食物过敏，可以在停食这种食品一周后再喂一次，如果接连出现不良反应的话，就可认为宝宝对这种食物过敏。

添加辅食应从稀到稠

在宝宝刚开始添加辅食时还没有出牙，所以只能喂流质食品，逐渐再添加半流质食品，最后发展到固体食物。一般来说，在喂水果时，要从过滤后的鲜果汁喂起，到不经过滤的纯果汁，再到用勺刮的水果泥，再到切的水果块，直到让宝宝拿着整个的水果直接吃；喂蔬菜时，要先从过滤后的菜汁喂起，到菜泥做成的菜汤，然后到菜泥，再到碎菜。菜汤要用煮，菜泥用炖，碎菜用炒；喂谷类食品时，先从米汤喂起，然后慢慢过渡到米粉、米糊、稀粥、稠粥、软饭，最好到正常的饭；面食的添加顺序是面条、面片、疙瘩汤、饼干、面包、馒头、饼；喂肉蛋类食品时，先从蛋黄喂起，然后到整个的鸡蛋，然后再喂虾肉、鱼肉、鸡肉、猪肉、羊肉、牛肉。只有这样，宝宝才能吸收好，才不会发生消化不良。

添加的辅食应从细小到粗大

宝宝的食物颗粒要细小，口感要嫩滑，因此菜泥、果泥、蒸蛋羹、鸡肉泥、猪肝泥等泥状食品是最合适的。这不仅锻炼了宝宝的吞咽功能，为以后逐步过渡到固体食物打下基础，还让宝宝熟悉了各种食物的味道，养成不偏食、不挑食的好习惯。而且，"泥"中含有纤维素、木质素、果胶等，能促进肠道蠕动，更容易消化。等到宝宝快要长牙或正在长牙时，家长就可以把食物的颗粒逐渐做得粗大，这样有利于促进宝宝牙齿的生长，并锻炼宝宝的咀嚼能力。

添加辅食应从少量到多量

刚开始给宝宝添加新的食品时，一天只能喂一次，而且量不要大。比如给宝宝加蛋黄时，要先从 1/4 个喂起，如果宝宝几天中没有什么不良反应，而且在两餐之间无饥饿感、排便正常、睡眠安稳的话，可以再增加到半个蛋黄，以后逐渐增至整个蛋黄。切勿一次增加过量，增加宝宝的消化负担。

宝宝不适要立刻停止添加

在宝宝吃了新添的食品后，家长要密切观察宝宝的消化情况。如果宝宝出现腹泻或便里有较多黏液的话，就要立即暂停添加该食品，等宝宝恢复正常后再重新少量添加。宝宝在刚开始添加辅食时，大便可能会有些改变，如便色变深，呈暗褐色，或便里有尚未消化的残菜，这些都是正常情况。

吃流质或泥状食品的时间不宜过长

通常宝宝在开始添加辅食时，都还没有长出牙齿，因此流质或泥状食品非常适合宝宝消化吸收。但也不能长时间给宝宝吃这样的食品，因为这样会使宝宝错过发展咀嚼能力的关键期，可能导致宝宝在咀嚼食物方面产生障碍。所以到了宝宝出牙时，就要适当给宝宝添加有咀嚼性的食品。

不能很快让辅食替代乳类

由于宝宝的主要食品还是母乳或配方奶，其他食品只能作为一种补充食品。所以即使添加了辅食，6个月之前也不应断乳。

注意辅食的新鲜卫生

在给宝宝制作食物时，要特别注意辅食的新鲜卫生，可以稍微添加一点儿盐或糖，但不能添加味素和人工色素等，以免增加宝宝肾脏的负担。另外也要注意辅食的口味，口味香甜的辅食才能让宝宝更爱吃。

不强求宝宝

家长们都很重视宝宝从辅食中摄取的营养量，却往往忽视培养宝宝进食的愉快心理。当宝宝对某种辅食表示不愿吃时，千万不可强迫宝宝进食，要遵从宝宝的个性，这样才能为宝宝营造一个快乐和谐的进食环境。

夏季不添加

夏季炎热的天气会使宝宝的食量相对减少，更容易消化不良，所以如果夏天宝宝不肯吃辅食的话，家长们不必强求，应等到天气凉爽些再添加。

患病期不添加

在宝宝患某些疾病时，最好不要添加一种新的辅食，以免宝宝消化不了，给本来不适的身体再次增加不适感，从而对这种食品产生抗拒心理。

灵活掌握

每个宝宝都有自己的个性，因此家长在给宝宝添加辅食时，添加的品种和数量都不宜过分拘泥于书本，应根据宝宝的自身情况灵活掌握，及时添加或删减某种食品，保证宝宝的健康成长。

流口水的对策

人的口腔是随着生长发育而变化的。刚出生的宝宝口腔内没有牙齿，舌短而宽，两颊部有厚的脂肪层，面部肌肉发育良好，颌骨的黏膜增厚凸起，牙槽突尚未发育，腭部和口底比较浅。

随着正常发育，有的宝宝从这个月开始，唾液量分泌会逐渐增加。而由于吞咽反射不灵敏，口腔分泌的唾液既没牙槽突的阻挡，宝宝又不会把它咽下，所以就会出现流口水的现象。这一月龄的宝宝流口水是一种生理性流涎，无须治疗。随着未来几个月牙齿的萌出、牙槽突逐渐形成腭部慢慢增高、口底渐渐加深，加上吞咽动作的训练，宝宝流口水的现象自然会好转直到消失。

由于唾液中含有消化酶和其他物质，因此对皮肤有一定的刺激作用。常流口水的宝宝，由于唾液经常浸泡下巴等部位的皮肤，也会引起局部皮肤发红，甚至糜烂、脱皮等。所以，对于流口水的宝宝，一定要注意好日常的局部护理。家长平时可以用柔软质松敷料垫在宝宝的颈部，以接纳吸收流出的口水，并经常更换清洗；不要用手绢或毛巾给宝宝直接擦拭口水，要用干净的毛巾轻轻蘸干，以免擦伤皮肤；如果喂了有盐、对皮肤有刺激可能的辅食，就先要用清水清洗一下口水，因为单用毛巾蘸的话可能蘸不掉那些刺激成分；要经常用温水清洗宝宝的面部、下颌部及颈部，如果天气比较干燥的话，可以涂抹一些油脂类的婴儿护肤品保护宝宝的皮肤。

需要注意的是，有些婴儿流口水是病理性的，表示婴儿可能患了某些疾病。如宝宝口水较多且伴有口角破溃发炎的，则属口角炎引起的流涎症；若伴有口腔黏膜充血或溃烂，拒食烦躁等，则可能为口腔炎所致的流涎症；若伴有一侧或双侧面部肌肉萎缩、咀嚼无力，这是由于消化不良、肠道蛔虫症所致的流涎症；若伴有智力发育不全、痴呆，这是脑神经系统发育不全所致。如果出现上述病理性流涎症的症状，就需到医院立即检查治疗。当原发病因消除之后，这些病理性的流涎症也会自然好转或痊愈。

不能过早使用学步车

有些家长为了图方便，在宝宝到了四五个月时，就把宝宝交给了学步车，省去了整天要抱着看护宝宝的麻烦。但实际上，过早地使用学步车，对婴儿的成长发育是很不利的，存在着一些健康和安全隐患。

宝宝在一岁以前，踝关节和髋关节都没有发育稳定。虽然在学步车里，宝宝只需要用脚往后一蹬，车就能带着他满屋子跑，但这对他的肢体发育是很不利的，可能会导致肌张力高、屈髋、下肢运动模式出现异常等问题，会直接影响宝宝将来的步态，如走路摇摆、踮脚、足外翻、足内翻等，严重的甚至还需要通过手术和康复治疗来纠正。

再有，学步车只能帮助宝宝站立，而不能帮助他们学会走路。不仅如此，由于学步车的轻便灵活，宝宝能借助它轻易滑向家里的任何地方，这无疑会使他们在无意中遭到磕碰，导致意外伤害的发生。

研究发现，经常待在学步车里的婴儿会爬、会走路的时间都要晚于不用学步车的婴儿，而且学步车还限制了婴儿活动的自由，会影响今后的智力发育。四五个月大的宝宝的腿脚还不结实，本应在地上爬以锻炼腰、腿、胳膊及全身，但进了学步车之后就仿佛有了一双"脚"，可以比较自由地在房间里移动，并追随大人的身影，然而他们却很难掌握真正走路的感觉。正常的发育规律下，宝宝从爬到走，是需要一步一个脚印成长起来的，只有通过一次又一次的摔跤，才能帮助身体学会怎样摔不会受伤；可如果使用了学步车的话，则很难让身体学会如何很好地保护自己，因而使用学步车的婴儿在刚刚走路以后，往往会比正常学走路的婴儿更容易摔跤，也就增加了受伤的概率。

所以，为了宝宝的健康成长，家长不应太早地给宝宝选择学步车，让他自然而然地学会站立、走路，对他才是最好的。

婴儿体操

宝宝4个月以后的婴儿体操，除了四肢运动外，还要增加身体的运动。但由于此时的宝宝还不能爬行，所以可以给宝宝做被动体操，来达到锻炼的效果。妈妈可以根据室温、宝宝的情绪、健康状况以及自己的时间等具体情况来决定做操的频率、时间和方法。

1. 背肌按摩操。让宝宝俯卧，妈妈松握拳头，用手背按摩宝宝的脊背。先从肩部往下按摩到臀部，然后从臀部往上按摩到肩部。重复4～5次。

2. 双脚按摩操。让宝宝仰卧，妈妈握住宝宝的右脚，用拇指从脚尖揉摩，当揉摩到脚关节时就揉摩踝骨四周。重复4～5次后换到左脚重复上述动作。

3. 翻身运动。让宝宝仰卧，妈妈一手握住宝宝的双脚腕，另一手轻托背部，稍用力帮助宝宝经体右侧翻身至俯卧位，同时把宝宝两臂移至前方，使他的头和肩抬起片刻；将宝宝两臂放回体侧，一只手握住他的两脚腕，另一只手插到他的胸腹下，帮助他从俯卧位翻回仰卧位。以上动作反复4次，操作时动作要轻柔、缓慢，翻身成俯卧时可以逗引宝宝练习抬头。

4. 举腿运动。让宝宝仰卧，两腿伸直，妈妈握住他的膝部，拇指在下，其余四指在上；将宝宝双腿向上方举起，与腹部成直角后还原。以上动作反复4次，在宝宝双腿上举时，要注意膝盖不弯曲，臀部不离床。

能力的培养

发展感觉技能

4～5个月的宝宝视觉和听觉已建立联系，视觉与手的动作也协调起来。他在听到声音时会用眼睛去寻找声源，懂得分辨颜色，会主动去抓看到的东西。因此，爸爸妈妈应该加强这方面的引导和刺激，促进视、听、感、知等多种感觉技能的进一步的发展。

例如，平时可以多为宝宝准备一些色彩鲜艳的玩具，或吊着，或挂着，让宝宝随时能看到、摸到、抓到，还可以抱着宝宝看看家里的各种家具摆设或外面更加丰富多彩的环境，并让他用手摸一摸，或是在大人吃饭时，也让宝宝尝些不同味道的汤水，以此来刺激宝宝视、听、感、知、味、触觉的良好发展，从而有助于促进智力的全面发育。

除了日常的训练之外，通过一些小游戏来锻炼也是不错的选择，例如通过听音找物的游戏，可以锻炼宝宝的听觉和视觉；通过开关灯的游戏，可以锻炼宝宝的视觉，提高宝宝对不同环境的适应性；通过用柔软的玩具抚触宝宝身体的不同位置，来发展宝宝的触觉等。

独自坐立的能力

宝宝能够坐起来是很重要的，不仅有利于宝宝的脊柱开始形成第二个生理弯曲，即胸椎前突，对保持身体平衡有重要作用，而且还可以接触到许多过去想够又够不到的东西，对感觉知觉的发育都有重要意义。

满4个月的宝宝可以由大人扶着腋下坐2～3分钟了，所以从这个月开始，如果宝宝坐立的愿望非常强烈，就可以进行坐立的训练。训练时，先让宝宝仰卧在平整的床上，爸爸或妈妈握住宝宝的双手手腕或用双手夹住宝宝的腋下，面对着宝宝，一边拉坐一边念些儿歌，或是和宝宝说话，慢慢将宝宝从仰卧位拉到坐位，然后再慢慢让宝宝躺下去。

可以反复进行这个动作练习，练习过程中爸爸妈妈逐渐减少自己的力度，让宝宝借助爸爸妈妈的力度自己坐起来，然后慢慢发展到宝宝用自己的力量就能够很好地坐起来了。

练习多次后，妈妈或爸爸只需稍微用力帮助，宝宝就能借助妈妈或爸爸的力量自己用力坐起来。然后，妈妈或爸爸逐渐减少帮助的力量，进而只有姿势而不出力，慢慢地宝宝就会自己坐起来了。

还可以在训练的过程中在宝宝的后背处放一个靠垫，以起到辅助的作用。坐的训练在开始阶段一般每次几分钟即可，逐渐可以延长至 15 ～ 20 分钟。宝宝刚学会坐时，常常会左右摇摆或身子前倾，但过不了多久，宝宝就能挺直腰部了。进入第 6 个月后，大多数宝宝已能稳稳地独坐了。但是如果宝宝在这个月对这些训练表现得比较抗拒的话，家长也不用着急强求，可以再等一两周再进行训练。

记忆力训练

宝宝从一出生就具有了形成记忆的能力，在那个阶段各种信息以一种自动的、无意识的形式进入婴儿的记忆中，而且只能存留很短的时间。到了 4 个月以后，宝宝的大脑皮层发育得更加成熟，这时他能够有意识地存储并回忆一些信息，最明显的表现就是，他只需看一眼，就知道某个东西是他所熟悉的，而某个东西是陌生的，并能对此迅速作出反应。

训练宝宝的记忆力有很多方法，例如，可以抱着宝宝坐在桌边的椅子上，把他喜欢的多种玩具放在桌子上，拿出其中一件，让他摸摸并跟他谈论这个玩具，然后让宝宝背向玩具。如果宝宝懂得转过头去并主动找出刚刚所拿的玩具的话，就把玩具给他玩一玩，并多多鼓励他。如果宝宝趴在地上玩的话，可以先把一种玩具放在他面前，引起他的注意后再把玩具放到他身边别的地方，如手边、脚边或腿边，然后问问宝宝"玩具去哪了"，引导宝宝扭动着身子去寻找玩具。如果宝宝一开始不知所措的话，爸爸妈妈可以先耐心引导，帮助他找到玩具，以此来增强宝宝的信心，过不了多久，他就会主动去寻找玩具了。

需要注意的问题

可能发生的事故

这个时期发生比较多的事故还是从床上掉下来，随着宝宝学会翻身、脚蹬被子的力气增强，稍不留意就可能会从床上掉到地上。

最好是能在地上铺睡毯或地毯，以防止宝宝直接碰到地板上摔伤。

不能把任何金属器具如暖水瓶、电熨斗等，以及任何有危险的物品如剪刀、水果刀等放到宝宝的旁边，以免宝宝乱抓碰伤抓伤。也不要在宝宝身边放任何能整个塞到嘴里的小物件，否则很可能会发生误吞卡住喉咙的危险，特别要注意的是婴儿玩具上的小零件。

放在枕头边上的大塑料袋被风吹到宝宝的脸上，4个月的宝宝会哭叫着提示大人注意，但还不能自己把它推开。如果此时身边刚好没有大人的话，就很可能出现窒息的危险。

夏天如果点蚊香的话，一定要把它放在离宝宝较远的地方。比较多见的事故是，家长为了怕宝宝被蚊子咬，就在宝宝睡觉的时候，把点着的蚊香放在宝宝小床或凉席的旁边。宝宝一翻身，手碰到了蚊香，结果被烫伤。

过了4个月的宝宝，脖子已经可以完全挺立了，这时妈妈就会用婴儿车带宝宝外出了。平时应养成经常对婴儿车进行严格的检查的习惯，以防半路上车轴断了而摔伤宝宝。在买婴儿车时，最好买带制动闸的，避免出现某些紧急情况时因来不及控制婴儿车而导致宝宝摔伤或撞伤。

极少情况下可见宝宝由于俯卧而导致窒息死亡，这种现象多发生于患有小儿麻痹症的婴儿，正常的婴儿并不多见，但是宝宝睡觉的时候，家长还是要尽量避免其采取俯卧的姿势。

体重增加缓慢

婴儿时期宝宝每个月体重并不一定是规律增加的，有的宝宝可能在这个月体重增长不多，到了下个月猛长，这种现象也常见。所以爸爸妈妈不要看到宝宝在某个月体重增长得比较慢，就心急火燎地给宝宝猛补特补或四处求医问药，这是没必要的。如果宝宝平时饮食规律、精神良好、大便正常、能吃能睡，就没有什么问题。

宝宝的食量也会影响到他的体重，食量小的宝宝体重自然就可能比同月龄食量大的宝宝要轻一些。不过食量小的宝宝只是体重轻而已，其他方面都一切正常，并且平时多半不会大哭大闹，夜里也不哭，能一直睡到天亮。

　　婴儿的体重也和遗传有一定关系，如果妈妈本身就较瘦小的话，那么宝宝可能体重也会偏轻。对于这样的宝宝，只要按照食量小的婴儿去抚养就可以了，只要宝宝一直很精神，运动功能也好，就不必过多补充各种营养，想方设法让他增加体重，赶紧长胖。与其花费精力和时间让宝宝吃代乳食品增加体重，还不如尽量让宝宝到室外去接触新鲜空气的好。

湿疹不愈

　　婴儿期的宝宝，湿疹多见于 1～5 个月内，而且以头部和面部为多。大多数之前有湿疹的宝宝到了快 5 个月的时候，湿疹症状都会减轻甚至完全自愈，但仍然有些宝宝的湿疹还较为顽固。此时湿疹不愈的宝宝多为渗出体质，也称泥膏型体质，这类宝宝通常比较胖、皮肤细白薄、较爱出汗、头发稀黄，喉咙里还总是发出呼噜呼噜的痰音。如果把耳朵贴在宝宝胸部或背部，能清楚听到呼呼的喘气声。这样的宝宝一旦感冒，就很可能会合并喘息性气管炎，而且也比较容易过敏。除了平日常吃的鱼、虾、鸡蛋会招致过敏、发生湿疹，穿用的化纤衣被、肥皂、玩具、护肤品以及外界的紫外线、寒冷和湿热的空气以及机械摩擦等刺激同样都可能会导致湿疹长期不愈。有的宝宝经过一段时间的治疗之后，表面上看是痊愈了，但如果这些诱因不去除的话，湿疹就很有可能会反反复复地出现。

　　对于这类宝宝，如果是母乳喂养的话，妈妈就要少吃鱼虾等容易过敏的食物以及辛辣刺激的食物，多吃水果蔬菜；如果是人工喂养的话，就应及早添加辅食，把牛奶量减下来，尽量给予配方奶而不要吃鲜牛奶，同时注意补充足量的维生素。在辅食上，暂时先不要添加蛋黄，尽量等到 8 个月以后再添加，如果蛋黄不耐受的话，就应坚决停掉。此外，到 1 岁之前都不能给喝黄豆浆，否则也会加重湿疹或使治愈的湿疹复发。再有，不要太快地增加辅食品种，这样也有助于湿疹的控制。

为了尽早治愈湿疹以及预防湿疹反复发作，要特别加强患有湿疹的宝宝的皮肤护理。洗脸时要用温水，千万不要用刺激性大的肥皂，以免使湿疹加重。在选用外用涂膏时，一定遵医嘱使用止痒、不含激素的药膏。一旦湿疹严重、发生有渗出或合并感染时，就要及时到皮肤科就诊。

出眼屎

宝宝在出生 4 个月左右时，爸爸妈妈常会发现，宝宝在睡醒觉或早晨起床后，眼角或外眼角总是沾有眼屎，这很有可能是倒睫。倒睫的宝宝除了有眼屎以外，眼睛里还总是泪汪汪的，仔细观察宝宝的眼睛能发现下眼睑的睫毛倒向眼内，触到了眼球。

造成宝宝倒睫的原因，主要是由于宝宝的脸蛋较胖、脂肪丰满，使下眼睑倒向眼睛的内侧，进而对角膜产生刺激。如果倒睫是暂时性的，那么家长不用担心，可以涂抹一些抗生素眼药膏来缓解，多数情况下随着宝宝的逐渐发育，倒睫就可以自然痊愈。

除了倒睫之外，急性结膜炎也会导致宝宝的眼睛常出眼屎。可以根据宝宝的白眼球是否充血来判断是否为急性结膜炎，另外急性结膜炎严重的话，宝宝早上起来会由于上下眼睑粘到一起而睁不开眼睛，爸爸妈妈必须小心翼翼地用干净的湿棉布擦洗后才能睁开。这种急性结膜炎多半是由细菌引起的，点 2 ~ 3 次眼药后就会痊愈。

眼睛异常

婴幼儿的眼睛问题主要有两大类，一类是功能低常，一类是眼病。功能低常是发育问题，多数是在内因或外因的作用下过早地停止了发育，从而引发永久性损害。如果早期发现并做到及时干预的话，绝大多数会都随着年龄的增长而不断发育完善。眼病则是指发生于眼睛的疾病，种类很多，影响较大的主要有先天性与遗传性眼病、屈光异常和急性眼病。如果发现宝宝眼睛有如下异常表现，就应引起重视：

1."蓝眼"：医学上称为"蓝巩膜"，它是临床上许多疾病的重要症状，其中最主要的是成骨不全。由于巩膜胶原纤维发育不全，使巩膜半透明，透露葡萄膜而显蓝色。成骨不全是一种遗传性疾病，骨脆、耳聋、蓝巩膜是其三大基本症状。

2."绿眼"：多为先天性青光眼，也叫发育性青光眼，是由于胎儿期房角组织发育异常，使房水排出受阻、眼压升高的一种致盲性眼病。一般患儿在出生时症状不明显，但常常怕光、流泪、眼睑痉挛、眼球大，之后逐渐出现视力下降、眼球发绿、角膜混浊、视神经萎缩等症状。

3."白蒙眼"：为先天性白内障，表现为黑色瞳孔内有许多白色斑点，甚至整个瞳孔呈弥漫性白色混浊，是胎儿的晶状体在发育过程中受到障碍，或在婴儿发育过程中晶状体变混浊所造成的。

4."猫眼"：很可能是视网膜母细胞瘤的早期症状，这是一种遗传性的恶性肿瘤，患儿的瞳孔不是常人的黑褐色，而是像猫的瞳孔一样呈黄白色。

5."望天眼"：为先天性上眼睑下垂，表现为上眼睑不能正常抬起，平视物体时只能采取仰头姿势。此病多与遗传有关，由动眼神经或提上肌发育不良引起。

6.眼睛不能注视目标：多为视神经萎缩或某些先天性严重眼病，完全不能注视目标的话表明眼睛看不见，即没有视力；不能准确注视目标或看不见小的物品则表明眼睛视力较差。

7.歪头眯眼：如果宝宝看东西总是歪着头、眯起眼的话，则表明可能有斜视或散光等问题。

8.白天夜晚视物有差别：如果一到晚上或是进入较暗的环境里，宝宝就看不清东西、无法注视目标的话，就有夜盲症的可能。

9.眼裂大小不等：正常的宝宝眼裂大小相同或相近，如果差别过大的话则表示可能有先天性眼病。

10.眼白发红：表示结膜充血，是有炎症的表现。

11. 瞳孔对光无反应：瞳孔对光反射情况。正常情况下，当面对强光时瞳孔可见明显缩小，若无反应或缩小勉强的话，就表明有眼疾发生。

12. 眼屎突然增多：提示可能有炎症、泪道堵塞等问题。

肠套叠

肠套叠是指一段肠管套入与其相连的肠管腔内的疾病症状，是婴儿急性肠梗阻中多见的一种，最常见的是回肠（小肠的末端部分）套进了与它相连的结肠（大肠的前端）内。肠套叠发病与肠管口径不同、肠壁肿瘤、憩室病变、肠蠕动节律失调等因素有关，典型的三大症状有急性腹痛、果酱样血便和腹部包块。肠套叠是婴幼儿急症，如果不加治疗的话，套叠部分的肠子的血液循环受阻碍，肠子本身也会溃烂，出现穿孔，最终引起腹膜炎而致死。

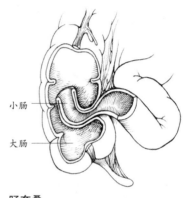

小肠

大肠

肠套叠

肠套叠是部分肠管套入与其相连的肠腔内，导致肠内容物受阻。最常发生于婴幼儿身上，并且通常是小肠套入大肠中。

此病多发于4个月以后的婴儿，周岁以后发病率就会大大减少，且多发于较胖的男宝宝。发病没有规律，也没有哪个季节发病多，那个季节发病少的区别。

肠套叠的早期临床表现主要有四大信号：

腹痛，突然哭闹

表现为无任何诱因而突然发生剧烈的有规律的阵发性腹痛，由于患儿无法表述出疼痛，所以多表现阵发性的哭闹不安、屈腿、面色苍白，其中哭闹具有间歇性，常常是哭3～4分钟就停止，隔4～5分钟后又再次哭闹，并且在哭闹时表现痛苦，腿部弯曲，反复多次之后可见精神萎靡、疲乏不堪、面色苍白。

呕吐

起病不久即出现反射性呕吐。这是由于肠系膜被牵拉所致，呕吐物为奶块或食物，以后即有胆汁甚至可为粪便样物，是肠梗阻严重的表现。

血便

多于病后6～12小时出现，是本病特征之一，常为暗红色果酱样便和黏液的混合物，有时可排出深红色血水，一般无臭味。

腹部肿块

在疾病初期，腹痛暂停、腹肌放松时，在患儿的右上腹部可摸到一长筒形如腊肠或香蕉状中等硬度、略带弹性、表面光滑、稍可活动并有压痛的肿块，这是诊断小儿肠套叠最有价值的体征。

当有上述症状出现一种或多种同时出现的话，就应该想到这种疾病的可能，并以最快的速度到医院进行诊断治疗。

肠套叠前期之所以容易被家长忽略，是因为在患病前期，患儿的全身情况尚好，体温正常，仅有面色苍白，精神不好，食欲不振或拒食，只有随发病时间延长，才会出现精神萎靡、嗜睡、脱水、发热、腹胀，甚至休克或腹膜炎征象等严重病症。因此在早期，很容易被家长误当作便秘、消化不良等常见婴儿症状而耽误治疗。

虽然肠套叠多发于较胖的男宝宝，但不胖的男宝宝和女宝宝也有发生的可能。此外，肠套叠不是"终生免疫"的疾病，发生过肠套叠的婴儿，有时还会再次发生。

第六章

5 ~ 6 个月的婴儿

发育情况

这个阶段的宝宝体格进一步发育，神经系统日趋成熟。此时的宝宝差不多已经开始长乳牙了，常是最先长出两颗下中切牙（下门牙），然后长出上中切牙（上门牙），再长出上侧切牙。宝宝对外界事物越来越感兴趣，并且对妈妈的依恋性增强，陌生人已经很难从妈妈怀里把他抱走了。

这个月的男宝宝体重为 6.9 ~ 8.8 千克，女宝宝体重 6.3 ~ 8.1 千克。这个月内可增长 0.45 ~ 0.75 千克，食量大、食欲好的宝宝体重增长可能比上个月要大。需要家长注意的是，很多肥胖儿都是从这个月埋下隐患的，因此，如果发现宝宝在这个月日体重增长超过 30 克，或 10 天增长超过 300 克，就应该有意识调整牛奶和辅食添加量。

男宝宝在这个月身高为 65.1 ~ 70.5 厘米，女宝宝为 63.3 ~ 68.6 厘米，本月可长高 2 厘米左右。需要家长注意的是，宝宝的身高绝不单纯是喂养问题，所以不能一味贪图让宝宝长个，还是要遵从客观规律，顺其自然。

这个月男宝宝的头围平均为 43.9 厘米，女宝宝平均为 42.9 厘米。另外这时宝宝的前囟门尚未闭合，为 0.5 ~ 1.5 厘米。

具备的本领

这时的宝宝在俯卧时，能用肘支撑着将胸抬起，但腹部还是靠着床面，仰卧的时候喜欢把双腿伸直举高；能够较为平衡地背靠枕头坐着，能够肚子贴在地上爬；可以用一只手拿东西；随着头部颈肌发育的成熟，此时宝宝的头能稳稳当当地竖起来了，他们开始不太愿意家长横抱着，喜欢大人把他们竖起来抱；肢体活动能力增强，脚和腿的力量更大了，而且学会了用脚尖蹬地，同时身体还能不停地蹦来蹦去。

随着身体协调能力的提高，孩子将发现自己身体的其他部分。仰面躺时，他会抓住他的脚和脚趾，并送入口中；更换尿布时，他会向下触摸生殖器；坐起时，他会拍自己的臀部和大腿。

这个月的婴儿，进入咿呀学语阶段，对语音的感知更加清晰，发音更加主动，不经意间会发出一些不很清晰的语音，会无意识地叫 "mama" "baba" "dada"；并且能明显地表现出与爸爸妈妈或是熟悉的家人的偏好，对于陌生人，大多表现出不喜欢不理睬甚至哭闹拒绝的态度。

6个月龄的宝宝眼神更加灵活，如果把玩具弄掉了的话，他会转着头到处寻找；会伸手够东西或从别人手里接过东西。这时的宝宝仍然不知道什么能放到嘴里，什么不能放到嘴里，所以总是把手里的东西放到嘴里吸吮或啃咬。

这时候的宝宝听到声音时，能咿咿呀呀地回应；如果听到妈妈的声音，便会把头转向妈妈；虽然这时宝宝发出的声音还不是成熟的语言，但是宝宝明显能更好地控制声音了。另外，除了对声调、音量的不同有反应之外，对声音里蕴含的情绪也有所察觉，例如他会对责备的话语也有所反应。

该时期宝宝对大小有了笼统的反应，能区分两个单一物体的大小。如果放两个一大一小的苹果，让宝宝去拿大苹果，宝宝便会伸手去拿大苹果。再有，宝宝的认知能力也有了显著提高，他会发现镜子里的自己，在照镜子的时候会笑，会用手去摸镜子里的人，还会和"他"聊天对话；知道了自己的名字，如果有人叫他的名字，他会有明显反应。

随着认知能力的发展，宝宝可能会故意丢弃某些玩具物品让家长帮他拣起。这时家长千万不要不耐烦，因为这正是宝宝学习因果关系并通过自己的能力影响环境的重要时期。并且，现在的宝宝变得越来越好动，对这个世界充满了好奇心。这个阶段是宝宝自尊心形成的非常时期，所以父母要引起足够的关注，对宝宝适时给予鼓励，从而使宝宝建立起良好的自信心。

这个月龄宝宝还有一个明显的特点——怕生。很多宝宝在这个时候看到陌生人会害怕、哭闹，所以此时爸爸妈妈千万不能把宝宝交给陌生人。再有，这个月的宝宝开始了与同伴的交往"历程"，所以爸爸妈妈要让宝宝多和同龄小伙伴接触玩耍，满足宝宝的交往需求，促进宝宝的交往能力。

养育要点

母乳喂养

在 5 个月以前一直用纯母乳喂养的宝宝，多数在这个月也开始想吃辅食了，特别是看到大人吃饭时，他也会伸出双手或吧嗒着嘴唇表示想吃了。所以从这个月开始，可以做好断奶的准备了。

如果前 5 个月的下奶量一直很好、足够宝宝所需而从这个月开始奶量不足的话，就可以加一次牛奶了。刚开始加牛奶的宝宝可能会拒绝奶瓶，这时可以改用小勺来喂。如果宝宝拒绝牛奶的话，可以多给辅食，加快半断奶的速度，以补充宝宝所需的能量。如果宝宝肚子饿的话，在这个月是不会拒绝辅食的。

如果这个月母乳量仍然很好的话，也应该给宝宝增加辅食，首先是因为宝宝此时需要的营养量更多了，因此需要更多的食物来源作补充；其次是为了让宝宝适应母乳以外的其他食物，为以后的断奶做好准备；再有就是锻炼宝宝的咀嚼和吞咽能力。

正式添加辅食

无论之前是纯母乳喂养还是喝牛奶的宝宝，这个月开始都要增加辅食了。此时的宝宝对乳类之外的食物已经有了较好的消化能力，而且也表现出了想吃辅食的愿望，加上这个时期宝宝需要更多的营养，因此就应该正式添加辅食，进行半断奶，为将来1岁以后由吃奶转变为吃饭做好准备。

虽然配方奶是按照宝宝各个月龄阶段成长发育所需营养量来配比的，能够满足宝宝的营养需求，但配方奶也不能一直吃到1岁以后直接转为喂辅食。要给宝宝的肠胃一个从奶类到饭菜类食物过渡的适应时间，才能保证宝宝更健康地成长。

早产的宝宝添加辅食的时间要更早一些。因为他们需要摄取更多的营养物质来赶上健康足月儿的生长发育水平，所以对于早产儿要尽早给予辅食，并保证所需营养物质的合理搭配。

如果宝宝对某种辅食表现抗拒，喂到嘴里就吐出来，或用舌尖把它顶出来，或是用小手把饭勺打翻、把脸扭向一边"不合作"的话，就表示宝宝可能不爱吃这种辅食。这时候妈妈不应强迫宝宝吃，以往那种趁着宝宝张嘴大哭就赶紧喂进一勺食物的方法更是不可取，最好是先暂停喂这种食物，过几天后再试着喂一次，如果连续喂两三次宝宝都不吃的话，那么就先不要喂这种东西，很可能是宝宝真的不爱吃。

辅食不要影响母乳喂养

纯母乳喂养的宝宝此时之所以要增添辅食，是因为只喂母乳的话可能会造成铁摄取不足。出生后4个月之内母乳中的铁分较多，加上宝宝自身还储存着从母体中带来的铁，所以正常情况下还不存在铁不足的问题。但是从宝宝5个月之后，体内储存的铁分就会越来越少，所以就要及时增添辅食，以补充体内铁元素的需求量。

不过，即使添加辅食，在这个月也尽量不要影响母乳喂养，特别是母乳还比较充足的话。因为此时宝宝辅食的食入量还较少，也有些宝宝此时还不是特别爱吃辅食。如果妈妈为了让宝宝吃辅食就不给母乳，这种做法是不对的，因为母乳对于这个月龄的宝宝来说，仍然是最好的食品。如果宝宝不爱吃辅食，妈妈就任由他饿着，让他饿到无计可施而不得不吃辅食的话，这不但会影响到宝宝对辅食的兴趣，还会影响到他的正常生长发育，使宝宝变得极易烦躁不安。

断奶的方法

循序渐进，自然过渡

断奶不但是妈妈的一件大事，而且是宝宝的一件大事，断奶的准备是否充分不但影响到宝宝身体的发育，同时也会对其心理发育和感情也有很大影响。断奶需要一个过渡时期，在这时期内要先用一种非母乳的半流体或固体的食物来供给宝宝的营养需要，到最后全部代替母乳。

再有，断奶的时间和方式取决于很多因素，每个妈妈和宝宝对断奶的感受各不相同，选择的方式也因人而异。如果妈妈和宝宝都已经做好了充分的准备，那么就可以很快断掉母乳；但如果宝宝对母乳依赖很强，快速断奶就会让宝宝不适，加上有的妈妈也很不舍得给宝宝断奶，这种情况下就可以采取逐渐断奶的方法，从每天喂母乳 6 次，先减少到每天 5 次，等妈妈和宝宝都适应后再逐渐减少，直到完全断掉母乳。

少吃母乳，多喝牛奶和辅食

刚开始断奶的时候，可以每天都给宝宝喝一些配方奶，也可以喝新鲜的全脂牛奶。需要注意的是，要尽量鼓励宝宝多喝牛奶，但只要他想吃母乳，妈妈不该拒绝他。断奶期给宝宝添加食品应从一种到多种，从少量到多量，添加各种不同种类、性状的辅助食品，让其逐渐适应成人的进食方式、食物种类。

断掉临睡前和夜里的奶

大多数的宝宝都有半夜里吃奶和晚上睡觉前吃奶的习惯。宝宝白天活动量很大，不喂奶还比较容易，最难断掉的就是临睡前和夜里的奶了。不妨先断掉夜里的奶，再断临睡前的奶。在这个过程中，特别需要爸爸和其他家人的积极配合，例如在宝宝睡觉的时候，先暂时改由爸爸或其他家人哄宝宝睡觉，妈妈到别的房间里去，不让宝宝看到。当宝宝见不到妈妈的时候，刚开始肯定要哭闹一番，但是过不了几天习惯了，稍微哄一哄也就睡着了，这个时候妈妈的心一定要"狠"一点儿，不能一听到宝宝哭闹就于心不忍地马上去抱去哄，这会使之前所有的努力都前功尽弃。刚开始断奶的时候，宝宝都会折腾几天，尤其是之前纯母乳喂养的宝宝，妈妈一定要有这个心理准备。

减少对妈妈的依赖

从断奶之前，就要有意识地减少妈妈与宝宝相处的时间，增加爸爸照料宝宝的时间，给宝宝一个心理上的适应过程。刚断奶的一段时间里，宝宝会对妈妈比较黏，这个时候爸爸可以多陪宝宝玩一玩，分散他的注意力。刚开始宝宝很可能会不满，但后来都能慢慢地习惯。对爸爸的信任，会有效使宝宝减少对妈妈的依赖。

断奶的注意事项

在准备断奶之前，妈妈就要着手准备添加辅食，并且开始有意识地训练宝宝用勺子吃饭，可以连续一周试着用勺子给婴儿喂一些果汁、汤等。如果婴儿的脸颊和舌头使下颌跟着运动起来，宝宝能顺利吃下，就可逐渐实行断奶了。

有些宝宝可能会突然间不喜欢喝牛奶了，妈妈就觉得这是断奶的好机会。但是，宝宝的这种拒绝牛奶的行为是有"自我断奶"和"罢奶"之分的。有些宝宝在没有任何明显理由的情况下会突然拒绝吃奶，并看起来很烦躁，对母乳相当地抗拒，这就是常说的"罢奶"。而能够"自我断奶"的宝宝大部分都在 1 岁以上。所以妈妈们应该学会分辨，宝宝到底是"罢奶"还是准备好了"自我断奶"，不要看到宝宝拒绝牛奶就轻易做出"断奶"决定。因为这种"罢奶"现象普遍发生在宝宝4个月以后，这时宝宝的生长速度明显减缓下来，对营养物质的需求也相应减少。这种本能地减少对奶的需求量，称为"生理性厌奶期"。通常持续一周左右，以后随着运动量增加，消耗增多，食欲又会逐渐好转，奶量恢复正常。而真正准备好"自我断奶"的宝宝，已经能吃很多固体食物，并且每天的饮食十分正常。

在断奶的过程中，还要注意宝宝因为断奶而出现对辅食抗拒、进食量越来越少、吃了就吐、体重增加缓慢甚至不增加的现象，这种现象也就是常说的"奶痨"。造成"奶痨"的主要原因是营养元素长期摄入不足，尤其是热量和蛋白质摄入不足。婴幼儿时期的生长发育十分迅速，因此对各种营养元素的需求量也相对较多。一旦在断奶过程中和断奶后无法及时、合理地添加辅食，就会因营养摄入不足而导致"奶痨"。要避免"奶痨"的发生，就要在宝宝断奶前好好添加辅食，给予每日每千克体重1～1.5克的蛋白质，多吃些新鲜水果和蔬菜，注意营养的全面均衡。

如果宝宝对母乳的依赖很强，可以运用逐渐断奶法：从每天喂母乳6次，先减少到每天5次，等宝宝都适应后再逐渐减少，直到完全断掉。在刚开始断奶的时候，可以每天给宝宝喂些配方奶，尽量鼓励宝宝多喝牛奶，同时断掉临睡前和夜里的奶。如果以前宝宝都是由妈妈哄着睡觉的话，那么在断奶时就改由爸爸或其他家人哄宝宝睡觉，妈妈先避开一会儿。

断奶后，断奶期间和断奶后宝宝的饮食应以碎、软、烂为原则，喂以营养丰富、细软、易消化的食物，切忌给宝宝吃辛辣食物，此外仍然要每天添加牛奶。如果在按断乳食谱进行断乳，宝宝不愿吃的话，也不要硬喂，可以按照宝宝特点，摸索出一套适合自己宝宝特点的喂养方法。

如果宝宝生病了，那么就先不要进行断奶。因为患病时宝宝的抵抗力较差，消化功能不好，身体也很虚弱。如果这时候断奶的话，不利于宝宝身体的恢复，甚至还可能会使病情进一步加重。

在断奶的前后，要养成宝宝良好的行为习惯。有的家庭对于断奶中的宝宝往往诸多纵容，要抱就抱，要啥给啥，不管宝宝的要求是否合理。但是这种纵容娇惯很容易使宝宝的脾气越来越坏，变得十分任性。所以说，在断奶前后，妈妈适当多抱一抱宝宝，多给他一些爱抚是应该的，但是对于宝宝的无理要求绝不要轻易迁就，不能因为断奶而养成了宝宝的坏习惯。这时，就需要家庭所有成员对宝宝的态度保持高度一致，不能爸爸一个意见、妈妈一个意见、爷爷奶奶或姥姥姥爷又是一个意见，否则对宝宝的健康成长十分不利。

吞咽和咀嚼训练

吸吮是宝宝从出生就具有的本能，但学会咬一小块食物、嚼碎并吞咽下去，还需要后天的训练和培养。一般来讲，当宝宝4个月大时，就要开始有意识地添加少量半流质食物，如米糊、蛋黄泥等，以此来训练宝宝的吞咽能力。

刚开始给宝宝喂半流质的食物时，宝宝由于还不会咀嚼和吞咽，所以大多数都会发生用舌头将食物顶出或吐出来的现象。即使是把食物吃了进去，也不能做到将食物从舌面运动到舌后，然后吞咽下去，因此会整吞整咽。另外由于动作不协调，还可能会出现干呕的现象。

这些都是很正常的，因为之前宝宝习惯了吸吮，尚未形成与吞咽动作有关的条件反射。妈妈可以在喂食的时候，将食物放到宝宝的舌头后方，这样宝宝就会通过舌头的前后蠕动配合做出吸吮和吞咽的动作，逐步适应吞咽。只要经过一个阶段的训练，宝宝都能逐步克服上面所说的现象，形成与吞咽的协同动作有关的条件反射。

有些宝宝到了快6个月的时候就有乳牙萌出，这时就可以加上咀嚼训练，以促进牙齿的萌发。

训练咀嚼能力可以从在泥糊状食物里添加少量的小块固体食物开始，随着宝宝的适应再慢慢添加固体食物的量，让宝宝自己抓着吃固体食物，学习在嘴里移动食物，培养宝宝对食物和进食的兴趣。另外，还可给用一些专门用来磨牙的小零食来辅助训练。在刚开始训练的时候，妈妈可以先示范给宝宝看如何咀嚼食物，或是用语言提示宝宝用牙齿咬东西。

在进行吞咽和咀嚼训练时，由于不同的宝宝有着不同的适应性的心理素质差异，所以有的宝宝只要经过数次试喂即可适应，而有的宝宝则需要 1 ~ 2 个月才能学会。所以，在让宝宝学习吞咽和咀嚼时，爸爸妈妈一定要有足够的耐心。

婴儿体操

这个月的宝宝轻拉腕部即可坐起，独坐时头身能前倾，运动能力已经比初生时有了很大的进步。这一阶段的婴儿体操应以翻身拉坐为主：

1. 左右侧翻。可以加强宝宝躯干肌肉的发育程度。练习时，先让宝宝呈自然俯卧状态，然后一只手轻抓住宝宝膝盖内侧，使其弯曲，另一只手将宝宝对侧的手拉直，轻轻提起该侧屁股，使身体向对侧滚动翻成俯卧位。

2. 脚踝扭转。可以促进宝宝脚踝关节和韧带的发育。练习时，先让宝宝俯卧抬头位，然后用双手分别握住宝宝的两个脚踝，将一侧脚踝牵起向对侧扭转然后还原，再以同样的方法活动另一侧脚踝。这个练习动作也适合宝宝呈仰卧位时进行。

3. 侧身运动。可以锻炼宝宝腰部、背部肌肉的发育。练习时，先让宝宝呈自然仰卧，然后用左手握住宝宝的右手腕，右手轻按宝宝双脚踝，让宝宝靠自己的力量，左手支撑地面向侧方坐起来。然后再用同样方法做反方向运动，重复 3 ~ 4 次，注意过程中不要强拉宝宝的手腕。

4. 拉手起坐。可以加强宝宝肩、手、腹部肌肉的发育。练习时，先让宝宝仰卧于大人对面，用双手分别握住宝宝的左右手腕，将拇指放在宝宝手心，使之呈握拳状，然后双手轻轻拉宝宝坐起，保持此姿势5～6秒后再让宝宝躺回去。重复3～4次，过程中注意不能太用力。

5. 双腿跳跃。可以促进宝宝下肢关节和腿部肌肉的发育。练习时，先用双手分别轻而稳地扶住宝宝两侧腋下，在宝宝双脚触及床面时用双手把他向上提起，等到宝宝呈双臂展开、双膝屈曲跳跃后自然还原。重复5～6次，扶起宝宝的时候力量要适度，不要令宝宝负重。

能力的培养

认知世界的能力

过去的几个月，爸爸妈妈在和宝宝说话的时候，基本上是随机的，看到什么就说什么或者干什么就说什么，目的只是为了吸引宝宝的注意力。但是到了5个月的时候，宝宝已经具有很强的探索精神了，所以爸爸妈妈就要有计划地教宝宝认识周围的日常事物，提高宝宝对世界的认知能力。

首先，爸爸妈妈应努力创造丰富的环境刺激。平时尽可能多地为宝宝提供不同的东西、不同的景象让宝宝多看、多玩，比如经常抱着宝宝在室内走一走，看一看，一边看的同时还要一边告诉他各种物体的名称，如这是桌子、沙发、电视机等；带着宝宝到户外活动的时候，应多让宝宝看看飞过的小鸟、院子里的绿树鲜花等，逐渐帮助宝宝在语言和实物之间建立最初的联系，同时帮助宝宝开阔眼界，丰富知识。

其次，这个时候应教给宝宝指认事物。宝宝语言能力的发育，一般规律是先听懂之后才能会说，所以指认物名是第5个月宝宝的训练重点。爸爸妈妈可以准备一些色彩鲜艳、图幅较大的卡通画报，一边给宝宝看，一边讲画报上的卡通形象，如一只猫、一个香蕉等。经过多次练习后，宝宝对小狗、小猫、香蕉、灯、花、鸡等名字有了记忆之后，再教宝宝听到物名后用手指出来，以此来启发宝宝认知事物的兴趣，同时也培养了宝宝的语言能力。在进行这种听到声音并与相应物品相联系的指认物名训练时，爸爸妈妈一定要有极大的耐心和热情。训练时，要一件一件地认，一点儿一点儿地学，一次不要同时认好几件东西，只有经过逐件物品的反复温习才能使宝宝记得牢，认得准。

再有，可以利用宝宝喜欢玩的玩具，在游戏中达到练习的效果。例如，准备一些摇铃、玩具汽车、布娃娃、玩具狗、玩具猫等宝宝平时熟悉的玩具，把它们都放到宝宝的面前，一边指给他看，一边用准确的语言说出玩具的名称，然后再说出不同的玩具名称，引导宝宝主动把相应的玩具指出来。

翻身运动

翻身可以带动全身的肌肉进行活动，如果宝宝到了 5 个多月的时候还不能很好地翻身，妈妈或爸爸就应该加紧训练宝宝翻身。可以在床上、沙发上或在地上铺好毯子进行训练，训练时，先让宝宝仰卧在毯子上，然后拿一个色彩鲜艳的、宝宝从来没看到的新玩具，引起宝宝的注意之后，把玩具放在宝宝一侧伸手够不着的地方。当宝宝想抓玩具时，就将玩具向左侧或右侧移动，这时的宝宝要想抓到玩具，不仅头会随着玩具转，而且也会因伸手够玩具而带动上身和下身也跟着转，全身都在使劲。经过如此多次练习，宝宝的全身就自然而然地翻过来了。

如果宝宝这时候翻身已经很熟练了的话，可以在翻身运动的基础上锻炼宝宝独坐和匍行的能力，为将来的爬行做好准备。训练独坐的时候，爸爸妈妈可以用手或被褥等给予宝宝一定的支撑，或是直接把宝宝放在有扶手的沙发上或椅子上，让宝宝练习靠着坐。如果宝宝自己靠坐困难的话，爸爸妈妈可以先用手扶住宝宝，等宝宝自己能够坐稳后，再逐渐把手拿开或撤离靠背。这样的靠坐练习，每日可连续数次，每次 10 分钟左右，只要经常进行，大多数宝宝到了第 7 个月时就能灵巧地翻滚和稳稳地独坐了。

5 个月的宝宝在趴着的时候，已经能够挺胸抬头甚至胸部有时还可以离床一段时间，发育较好的宝宝此时双腿也能够离床，利用腹部作支点在床上打转。这个时候，爸爸妈妈可以用手顶住宝宝的足底，并把宝宝喜欢的玩具放到他的面前做引逗，这样宝宝就能够借助爸爸妈妈的力量，以足底为基点，用自己上肢和腹部的力量开始向前匍行。刚开始的时候，如果爸爸妈妈放开抵住宝宝足底的手，宝宝在自己手部力量的作用下，身体会向后面匍行。每天坚持反复练习，这样宝宝很快就能学会爬行了。需要注意的是，练习匍行的时候，床上应铺着平整又有质感的床单，这样才能更便于宝宝匍行。

手部肌肉能力训练

在肢体活动中，宝宝最先注意到的就是自己的手，从刚出生时的无意识抓握，到后来有意识的拿取，充分反映出宝宝智能体能的发育过程以及发育的程度。根据这个月宝宝的发育特点，爸爸妈妈可以对宝宝进行手部肌肉能力的训练。

手部肌肉能力训练主要包括够取比较小的物体、扔掉再拿和倒手等内容。训练够取物体时，爸爸妈妈可以让宝宝坐着，在他面前放一些色彩鲜艳的玩具，边告诉宝宝各种玩具的名称，边引导宝宝自己伸手去抓握。开始训练时，所选择的玩具要逐渐从大到小，距离要逐渐从近到远，让宝宝努力够取小的物体，最好从满手抓逐步过渡到用拇指和食指抓取，以锻炼手指灵活性和手指肌肉的力量。

在此基础上，还可以在给宝宝一些能抓住的如小积木、小塑料玩具等小玩具之后，继续给宝宝手里递另外的玩具，训练宝宝放下一件，再接过一件的能力，或是有意识地将玩具从一只手传到另一只手的能力。

如果宝宝能做得很好的话，可以继续试着将宝宝不喜欢的玩具递过去，让宝宝练习推开的动作，还可以将宝宝喜欢的玩具从他手中拿过来再扔到宝宝身边，让宝宝练习拣东西的动作，以此来锻炼宝宝手部肌肉的力量。

"咿呀"交流的能力

在进行语言能力训练前，首先要让宝宝听懂大人叫他的名字。根据观察研究，从胎儿期就能听到爸爸妈妈常常喊自己名字的宝宝，一般在3个月左右的时候，就会在听到大人喊自己的名字时本能地予以回应，而如果一直没有这种呼名训练的宝宝，则要到5～7个月大的时候，才会对自己的名字有所反应。所以说，呼名训练，是对宝宝进行语言能力训练的基础。

这个月可以继续之前的模仿发音练习。在宝宝觉醒状态下，爸爸妈妈与宝宝面对面，用轻柔愉悦的声音发出"baba""mama"等简单的音节，要让宝宝看到并模仿大人的口型，在每发出一个音节之后，都应该停顿一会儿，给宝宝一个反应和模仿的时间。模仿发音要遵循循序渐进的原则，不要急于求成。

除了日常的面对面交流之外，利用儿歌也能达到较好的训练效果。这个月的宝宝普遍喜欢听节奏明快的儿歌，爸爸妈妈可以选择一些朗朗上口的儿歌，每天给宝宝念1～2首，每首重复3～7遍，当宝宝对着儿歌发出咿咿呀呀的声音时，爸爸妈妈要及时予以回应和鼓励。

需要注意的问题

可能发生的事故

这个月的宝宝身体越来越有劲，活动的范围越来越广，经常能翻过大半个身子，因此从床上掉下来的危险更大了。此时在床上用被子之类的东西做防护工作用处已经不太大了，所以如果把宝宝放在大床上的时候，就一定要有人在旁边看着，另外最好在床下铺上毛毯或地毯，以免宝宝直接摔到地上。

由于这个月的宝宝手部活动越来越灵巧，而且看到什么东西都要往嘴里送。所以，当宝宝在床上的时候，不管宝宝是睡觉还是醒着，周围都要整理干净，特别是那些可能被宝宝吞咽的危险物品，如别针、纽扣、缝衣针、硬币、刮脸刀片、安眠药、烟灰缸、香烟、打火机等，决不能放在宝宝身边。如果是爸爸妈妈暂时使用的物品，在用完后也必须从宝宝身边拿走。

这个月的宝宝无论看见什么都会摸一摸，所以千万不要把药品、洗涤用品等物品放在宝宝能抓到、摸到的地方，以防误食中毒。也不要把盛好的热粥、米糊、菜汤等放在宝宝能摸到的地方，以免烫伤宝宝。

在天气暖和的时候，许多爸爸妈妈都会用婴儿车推着宝宝到室外玩耍了，这就需要特别注意婴儿车的安全问题。如果在车架上有减振器或系有玩具的话，要把它固定好，以免掉在宝宝头上砸伤他；如果车架可以折叠的话，就要确保宝宝够不到折叠开关，将宝宝放入车架前应该锁好折叠开关；一旦宝宝能够单独坐立了，就不要再使用车架，因为宝宝非常容易摔出车架；无论何时停止行走时，都要使用刹车；婴儿车上要随时用安全带，并且任何时候都不要让宝宝单独待在婴儿车里；不要把袋子挂在婴儿车的把手上，以免婴儿车向后翘起，造成宝宝摔伤。再有，即使所使用的婴儿车昨天才用过，但今天出门前也必须进行严格的检查，以免因车子的任何部件，特别是车轴、刹车闸等部位出现故障发生意外。

持续性的咳嗽

这种持续性的咳嗽多发在秋冬季节，平时不怎么咳嗽的宝宝可能在夜里睡觉或早上起床之后会连续咳嗽一阵，如果是夜里的话，还有可能把晚上吃的牛奶都吐出来。但是宝宝白天却十分正常，精神十足，并且食量也没有减退的迹象。如果是以前一直爱积痰咳嗽的宝宝，妈妈就不会太担心，但若宝宝是刚刚出现这种现象的话，妈妈未免就会担心宝宝是不是生病了。

婴儿期的这种咳嗽多半是由体质造成的，宝宝的喉咙和气管里也总是呼噜呼噜的，仿佛有痰一样。只要宝宝平时不发热、没有异常表现，进食和大便都正常的话，家长就不用担心，也没有必要带着宝宝到医院去吃药打针，只要平时注意加强锻炼，多进行户外活动，多晒晒太阳，改善体质，随着宝宝渐渐长大，这种情况就会好转。一般情况下，婴儿时期的这种积痰、咳嗽很少会转成哮喘，但如果家长把这样的宝宝当作病人一般治疗的话，反倒有可能会令宝宝的体质衰弱、抵抗力下降，因而更容易招致疾病。

如果宝宝在一段时间里咳嗽严重、但除了咳嗽之外没有任何不适症状的话，家长就应该多给宝宝喂水，减少洗澡的次数，以避免积痰加重。如果非要洗澡不可的话，也尽量不要在晚上洗，最好是把洗澡的时间放在下午。平时多带宝宝进行室外运动，用室外空气锻炼皮肤和气管的黏膜，是减少积痰的分泌和缓解咳嗽的最好办法。

舌苔增厚

舌苔变厚主要是丝状乳头角化上皮持续生长而不脱落之所造成的。以乳类食品为主的宝宝舌面都会有轻微发白或发黄，只要宝宝吃奶好、大便正常的话，这就是正常现象，家长不必担心。

如果宝宝患有某些疾病，也可引起舌苔增厚，如感冒发热、胃炎、消化道功能紊乱等都是引起舌苔增厚的主要原因。如果舌苔出现偏厚或者发白等情况，而身体无其他不适症状的话，一般就是上火的表现，这种情况还通常还会伴有口腔异味甚至口臭；如果舌苔在增厚同时发黄的话，就可能是胃肠方面的疾病或是出现某些炎症；如果宝宝在舌苔增厚的同时，一并出现食欲下降、消瘦或是发热等症状，最好是及时就医。

婴儿麻疹

6个月以前的宝宝如果得了麻疹，多数都是被患有麻疹的宝宝传染上的，由于此时的宝宝还带有从母体中得来的抵抗力，所以即使得了麻疹，也能很快痊愈。

从被传染到发病一般都是 10 天左右的潜伏期，如果身体里抗体比较强的话，潜伏期就有可能会更长，有些会等到被传染后 20 天才出疹子。

5 个多月的宝宝如果出了麻疹，在出麻疹前不会有打喷嚏、咳嗽、长眼屎等明显症状，只是体温会稍高于 37℃，紧接着在颈上、前胸、后背处就会发出稀稀拉拉像被蚊子咬了一样的红点。如果宝宝的抗体比较少的话，发热的时间就会稍长一些，大概能持续一天半左右，疹子也出得比较多，但发病时不会因为咳嗽而十分痛苦，也不会诱发肺炎等并发症。

这个月的宝宝患上麻疹不需要采取特殊治疗，只要控制洗澡次数，防止宝宝受凉就可以了。由于麻疹有传染性，6 个月以上的宝宝一旦感染了，就会患上普通麻疹，所以患了麻疹后要暂停户外活动。患过麻疹后会产生终生的免疫力，只要患过一次，那么以后就不会再患了。

耳垢湿软

有的宝宝耳垢很软，呈米黄色，常常粘在耳朵里，这种现象就是耳垢湿软。耳垢湿软是天生的，受父母的遗传，是由耳孔内的脂肪腺分泌异常所导致的，脸色白净、皮肤柔软的宝宝比较多见，并不是什么疾病。

宝宝的耳垢特别软时，有时会自己流出来，这时用脱脂棉小心地擦干耳道口处即可，平时洗澡的时候注意尽量不要让水进到耳朵里。不能用带尖的东西去挖耳朵，以免使用不当碰伤宝宝，引起外耳炎。耳垢软的宝宝，即使长大以后耳垢也不会变硬，只是分泌量会比较少。

如果爸爸妈妈不清楚自己也是湿性耳垢的话，当看到宝宝的耳垢很软，就会担心宝宝患上了中耳炎。其实，中耳炎和耳垢湿软还是很好区分的。患中耳炎时，宝宝的耳道外口处会因流出的分泌物而湿润，但两侧耳朵同时流出分泌物的情况很少见。并且流出分泌物之前，宝宝多少会有一点儿发热，还会出现夜里痛得不能入睡等现象。而天生的耳垢湿软一般不会是一侧的，并且宝宝没有任何不适的表现。

枕部扁平

婴儿枕部扁平一般从 3 个月左右开始显现出来，5 ~ 6 个月的时候最明显。很多家长为了防止宝宝枕部扁平，平时就总是抱着宝宝，也很注意调整宝宝的睡姿。但即使如此，有的宝宝依然还是出现了扁平头，一般都是右侧后部的位置被压扁，也有些是整个后头部都呈扁平形。枕部扁平与大脑内部的功能没有关系，也不会影响宝宝智力的发展，后头部扁平的一般也不明显，大多数的宝宝到了 3 ~ 4 岁左右，这种现象就会消失，所以爸爸妈妈不用过多担心。而且，多抱少躺的方式也并不能解决婴儿时期枕部扁平的问题，爸爸妈妈只要耐心等待就可，随着宝宝慢慢长大，这个问题会自然好转的。但如果爸爸的枕部也很扁平的话，那宝宝就有可能受到遗传影响，终生都是扁平头。

不会翻身

大多数的宝宝在满 5 个月左右的时候就已经能够翻身自如了，甚至有些宝宝早在 3 ~ 4 个月大的时候就开始努力翻身，能从仰卧位翻到侧卧位，再从侧卧位翻到俯卧位，唯独不会从俯卧位翻回侧卧位或仰卧位。

如果宝宝到了快 6 个月的时候还不会翻身，那么首先就要考虑到护理的问题。如果宝宝这个月是在冬天的话，那么有可能是因为穿得多导致宝宝负重过重而影响活动，难以翻身；如果宝宝在新生儿时期用了蜡烛包，盖被子的时候两边被枕头压着，同样也会阻碍宝宝的自由活动而造成其学习翻身较晚；还有一种可能，就是家人没有对宝宝进行翻身的训练或是训练的次数不够。

对于还不会翻身的宝宝，这一时期应加强翻身训练，不过在训练之前要给宝宝穿得少一点儿。训练的过程很简单，可以从教宝宝右侧翻身开始，将宝宝的头部偏向右侧，然后一手托住宝宝的左肩，一手托住宝宝的臀部，轻轻施力，使其自然右卧。当宝宝学会从俯卧转向右侧卧之后，可以进一步训练宝宝从右侧卧转向俯卧：用一只手托住宝宝的前胸，另一只手轻轻推宝宝的背部，令其俯卧。如果宝宝俯卧的时候右侧上肢压在了身下，就轻轻地帮他从身下抽出来。呈俯卧位的宝宝头部会主动抬起来，这时就可以趁势再让宝宝用双手或前臂撑起前胸。以此方法训练几次，宝宝就能翻身自如了。

如果训练多次，宝宝依然还是不会翻身的话，那么最好带宝宝去医院做个检查，排除运动功能障碍的可能。一般来说，运动功能障碍不会仅仅是翻身运动落后，往往是多种运动能力都比同龄的宝宝落后许多。

把尿打挺

这个月的宝宝依然不能自主控制大小便。爸爸妈妈要知道的是，建立宝宝对大小便的条件反射与宝宝学会控制大小便是两回事，如果前几个月训练好的话，那么这个月的宝宝当听到"嘘嘘"的声音或是遇到把尿、坐盆的动作，就能排出大小便，但这并不是说，宝宝已经能够控制自己的大小便了。更为准确的说法应该是，爸爸妈妈已经能够观察到宝宝大小便之前的信号，如面色涨红、暗自使劲、眼神突然呆滞等，因此能够实现顺利把尿把便。

这一时期的宝宝若出现把尿打挺、放下就尿的现象是很正常的。如果爸爸妈妈总是频繁地训练宝宝的大小便，一是没有意义，二是徒增宝宝的烦躁感。要是总是给宝宝把尿的话，会使宝宝建立起排尿非主观意识反射，只要大人一把，就算宝宝的膀胱并没有充盈到要排尿的程度，也同样会排尿，长此以往就可能会造成宝宝尿频。要是爸爸妈妈能够观察到宝宝要大便的话，就可以给他坐便盆，但如果不能准确判断的话就不要长时间地把着宝宝，因为这样很可能会造成他能力的衰退。

第七章
6 ~ 7 个月的婴儿

发育情况

满 6 个月的宝宝身体发育开始趋于平缓，如果下面中间的两个门牙还没有长出来的话，这个月也许就会长出来。如果已经长出来，上面当中的两个门牙也许快长出来了。

这一个月中，男宝宝的体重为 7.4 ~ 9.3 千克，女宝宝的体重为 6.8 ~ 8.6 千克，本月可增长 0.45 ~ 0.75 千克；男宝宝的身高为 66.7 ~ 72.1 厘米，女宝宝为 64.8 ~ 70.2 厘米，本月平均可以增高 2 厘米；男宝宝的头围平均为 45.0 厘米，女宝宝的头围平均值为 43.7 厘米，这个月平均可增长 1 厘米。

一般在这个月，宝宝的囟门和上个月差别不大，还不会闭合，但已经很小了，多数在 0.5 ~ 1.5 厘米之间，也有的已经出现假闭合的现象，即外观看来似乎已经闭合，但若通过 X 射线检查其实并未闭合。家长如果为了要弄清前囟是否真的闭合了，就去给宝宝做 X 射线检查，其实是完全没必要的。如果宝宝的头围发育是正常的，也没有其他异常体征和症状，没有贫血，没有过多摄入维生素 D 和钙剂的话，家长就不必着急，因为这大多数都仅仅是膜性闭合，而不是真正的囟门闭合。

发育快的宝宝在这个月初已经长出了两颗门牙，到月末有望再长两颗，而发育较慢的宝宝也许这个月刚刚出牙，也许依然还没出牙。出牙的早晚个体差异很大，所以如果宝宝的乳牙在这个月依然不肯"露面"的话，家长也不必太过担心。

具备的本领

上个月坐着还摇摇晃晃的宝宝，这个月已经能独坐了。如果大人把他摆成坐直的姿势，他将不需要用手支持而仍然可以保持坐姿。婴儿从卧位发展到坐位是动作发育的一大进步，当他从这个新的起点观察世界时，他会发现用手可以做很多令人惊奇的事情。另外宝宝的平衡能力也发展得相当好了，头部运动非常灵活，如果父母把双手扶到宝宝腋下的话，宝宝可能会上下跳跃了。

在这个月，宝宝的翻身已经相当灵活，并且有了爬的愿望和动作，如果这时父母推一推他的足底，给他一点儿爬行的动力，那么他就会充分感觉到向前爬的感觉和乐趣，为将来学会爬行打下基础。

这个月宝宝的手部动作相当灵活，能用双手同时握住较大的物体，抓东西更加准确，并且两手开始了最初始的配合，可以将一个物体从一只手递到另一只手；还能手拿着奶瓶，把奶嘴放到口中吸吮，迈出了自己吃饭的第一步；当他不高兴时或是不喜欢手里的东西时，他就会把手里的东西一下扔掉，这表示他开始学会了自主选择。

从这个月开始，宝宝的语言发展开始进入了敏感期，能够发出比较明确的音节，很可能已经会说出一两句"papa""mama"了。他对大人发出的声音反应敏锐，并开始主动模仿大人的说话声，这时候家长的参与非常重要。因为宝宝很可能在开始学习下一个音节之前，会整天或几天一直重复这个音节，这时候就要求爸爸妈妈耐心地教他一些简单的音节和诸如"猫""狗""热""冷""走""去"等词汇。因为这个月龄的宝宝已经能够很好地理解家长所说的一些词汇了，所以这种做法能够为他将来的语言学习打下坚实的基础。

宝宝在听觉、视觉和触觉方面同样有了进一步的提高。他开始能够辨别物体的远近和空间；喜欢寻找那些突然不见的玩具；会倾听自己发出的声音和别人发出的声音，能把声音和声音的内容建立联系。

这时候的宝宝已经有了深度知觉。他看到东西就会伸手去抓，不管什么都会往嘴里放来咬咬尝尝；还会把握在手里的东西，摇一摇，听一听它的声音；用手掰一掰，拍一拍，打一打，晃一晃，摸一摸，认识这种物体。

另外，宝宝在这个月已经有了初步的数理逻辑能力和想象力。他能够意识并且会比较物品的大小，能够辨别物体的远近和空间；在照镜子时已经可以把镜中的宝宝和自己联系起来了。再有，有的宝宝这时候开始喜欢看图画书、喜欢听翻书的声音了，如果给他一本图画书的话，他可能会表现得非常兴奋。

再有，这个月的宝宝已经懂得了用不同的方式表示自己的情绪，如用哭、笑来表示喜欢和不喜欢，会推掉自己不要的东西，还懂得让爸爸、妈妈给他拿玩具；还会显出幽默感，逗弄别人；显出想要融入社会的愿望；能有意识地较长时间注意感兴趣的事物；如果强迫做他不喜欢做的事情时，他会反抗；还可以辨别出友好和愤怒的说话声，依然很怕陌生人，很难和妈妈分开。

养育要点

出牙

如果妈妈突然发现从某天开始，宝宝吃奶时的表现与往常有些不一样了，他有时会连续几分钟猛吸乳头或奶瓶，一会儿又突然放开奶头，像感到疼痛一样哭闹起来，如此反反复复，并且开始喜欢吃固体食物，或是突然间食欲变差、咬到东西就不舒服等。这一切都说明，宝宝可能要长牙了，这些一般是牙齿破龈而出时，吸吮奶头或进食使牙床特别不适而表现出来的特殊现象。

通常来说，婴儿从大约6个月时就开始长牙，最早开始长的是下排的2颗小门牙，再来是上排的4颗牙齿，接着是下排的2颗侧门牙。到了2岁左右，乳牙便会全部长满，上下各10颗，总共20

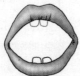 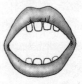

图1：最先长出的牙齿一般是下门牙，不同的孩子长牙的年龄有差别，一般为6个月大。

图2：下面2颗门牙长齐后，开始长出上门牙。

图3：6～12个月的时候（一般来说），开始长出上门牙两侧的2颗牙。

图4：接着长出两侧的下门牙。

颗牙齿，就此结束乳牙的生长期。在牙齿还没有出来之前，婴儿的牙龈会出现鼓鼓的现象，紧接着会出现牙龈发炎的症状，牙龈的颜色会变得红红的。由于牙齿在努力从牙龈中钻出的过程中难免会造成伤口，所以宝宝一般都会出现不适的感觉，有些较为敏感的宝宝甚至还可能会出现轻微的发热症状。

宝宝的牙齿长得整不整齐、美观与否是家长最多关心的问题，这有一部分是由先天遗传因素决定，也有一部分是有后天环境因素决定。有的宝宝总是喜欢吸吮手指，这种行为就容易造成牙齿和嘴巴之间咬合不良，上排的牙齿就可能会凸出来，类似龅牙；而长期吃奶嘴的宝宝也会出现这种情况。因此，为了让宝宝有一口整齐漂亮的乳牙，爸爸妈妈就应在日常生活中，多纠正宝宝爱叼奶嘴、吃手等不良习惯。

必须要喝白开水

这个月母乳喂养的宝宝，每天应该喝30～80毫升的白开水，牛奶喂养的宝宝应该喝100～150毫升的白开水。纯净的白开水对宝宝的健康很重要，它进入人体后可以立即进行新陈代谢、调节体温、输送养分及清洁身体内部的功能，特别是煮沸后自然冷却的凉开水最容易透过细胞膜促进新陈代谢，增加血液中血红蛋白含量，增进机体免疫功能，提高宝宝抗病能力。此外，喝凉开水还会减少肌肉内乳酸的堆积，可缓解疲劳。所以，宝宝每天要喝够足量的白开水。

最简单的给宝宝喂水的方法是把水灌进奶瓶里让宝宝自己拿着喝。这个月大的宝宝对抓握东西特别有兴趣，因此让他自己抓着奶瓶喝，也可以有效提高宝宝对喝水的兴趣。只要在喝水的时候大人在一旁看护，一般宝宝都不会出现呛水等问题。

成人体内缺水的信号是口渴，但是对于婴儿来说，就不能等到渴了以后再喂水。这个阶段的宝宝还不太会表示自己口渴了，加上日常活动得比较多，所以最好是随时添加水分，特别是在炎热的夏天，宝宝出汗较多的时候，更应及时为宝宝补足水分。一旦水分不能及时补充，就会使宝宝发生短暂或轻度的肌体缺水症状，还有可能使宝宝出现咽喉干燥疼痛、发声沙哑、周身无力等症状。

6个月以前的宝宝吸吮欲望还比较强，无论奶瓶里装什么，他都会津津有味地吮吸。但是到了6个月以后，由于宝宝对吸吮有了更具体的目的，加上他喝惯了果汁、配方奶、菜水、菜汁等，所以未免会表现出对白开水不感兴趣，这是很自然的现象。

培养宝宝喝水的习惯很重要，如果宝宝在这个时候不爱喝水的话，爸爸妈妈不妨用一些巧方法，让宝宝爱上白开水。例如，给宝宝喝水的时候，爸爸妈妈可以同样也拿着一小杯水，和宝宝面对面，玩"干杯"的游戏，让宝宝看着爸爸妈妈将杯里的水喝光，这样宝宝就会高高兴兴地模仿爸爸妈妈的动作，把自己小杯子或奶瓶里的水也都喝光了。还可以在户外活动的时候，给宝宝找一个喝白开水的小朋友做榜样，让宝宝向他学习。或是在宝宝睡觉醒后和玩耍投入的时候喂白开水，因为这个时候宝宝都比较乖，容易接受平时不爱接受的事物。再有，家里的大人最好都不要在宝宝面前喝果汁、汽水等饮料，以免宝宝产生心理上的"不平衡"感。

给宝宝喂白开水需要足够的耐心和细心，但不能为了让宝宝多喝水而给宝宝喝加了饮料的白开水，也不能在饭前喝太多水，否则不利于食物的消化。即使是炎热的夏天，也不能给宝宝喝带冰块的冰水，因为喝大量冰水容易引起胃黏膜血管收缩，不但影响消化，甚至有可能引起肠痉挛。如果宝宝晚上尿床比较厉害的话，那么也不宜在睡觉之前给他喝太多的水，否则不但会使尿床更严重，还会干扰到宝宝的睡眠质量。

让宝宝在大床上玩

这个月的宝宝坐得比较稳，能够在床上翻滚着玩，并开始学习爬行。婴儿床的空间和四周的栏杆，会妨碍宝宝的活动，所以为了给宝宝更大的活动空间来发展他的运动能力，只要宝宝醒着的话就可以让他在大床上玩。但是把宝宝放在大床上的时候，要保证有人在旁边看护，不能让宝宝自己一个人在大床上待着，否则很可能会一不留神翻下床摔伤。如果家里只有一个大人，并且还要忙于做其他家务的话，就还应把宝宝放在婴儿床上，以避免不必要的危险发生。

白天尽量少睡

这个月的宝宝白天睡眠时间减少了，玩的时间增多了，因此爸爸妈妈不必让宝宝像从前那样白天多睡上几觉了，因为这样很可能造成宝宝晚上睡得很晚、并且半夜常常醒来睡不踏实甚至夜啼的问题。晚上是生长激素分泌的高峰，如果错过了这个时间，就会导致生长激素分泌减少，从而影响宝宝的生长发育。所以，爸爸妈妈应尽量在白天多陪宝宝一起玩，如果他不想睡觉的话，就没必要强迫他睡觉，这样才能保证宝宝在晚上有个舒舒服服的睡眠。

把尿不要太勤

这个月的宝宝正常小便次数应在每天 10 次上下，如果是夏天出汗多的时候尿量会适当减少。如果前几个月已经开始有意识地训练宝宝的尿便条件反射的话，那么给这个月的宝宝把尿一般不会出现太多的困难，宝宝都能比较顺利地排尿。但此时家长就需要注意一个问题，不要过于频繁地给宝宝把尿。

这是因为，这个时期宝宝还不能自主控制自己的尿便，即使把尿成功，也只能说明初步建立好了一种条件反射，或是家长已经掌握了宝宝排尿便的信号。过于频繁地把尿，会使宝宝的膀胱变得越来越小，给将来自己控制排尿造成困难，而且还可能会造成尿频的问题。再有，过于频繁地把尿也会让宝宝觉得不舒服，从而出现哭闹、打挺等抗拒行为，这也不利于他将来自己的尿便控制。

对于这个月的宝宝，训练尿便仍然是要顺其自然，掌握好火候，千万不可过度。

如果宝宝在排尿的时候总是哭闹并表现痛苦的话，那么就要警惕是否出现了某些疾病问题。女宝宝排尿哭闹且尿液混浊的话，就应想到尿道炎，需要及时到医院化验尿常规；男宝宝排尿哭闹的话，应先看看尿道口是否发红，如果发红的话可以用高锰酸钾水浸泡阴茎几分钟，还要想到是否有包皮过长的可能，不过这需要由医生来诊断。

预防传染病

由于宝宝在妈妈肚子里的时候，妈妈通过胎盘向宝宝输送了足量的抗感染免疫球蛋白，加之母乳含有的大量免疫因子，使出生后的宝宝安全地度过了生命中脆弱的最初阶段，所以6个月以内的宝宝很少生病。但是，到了6个月以后，宝宝从妈妈那里带来的抗感染物质，因分解代谢逐渐下降以致全部消失，再加上此时宝宝自身的免疫系统还没发育成熟，免疫力较低，因此就开始变得比以前爱生病了。

到了6个月之后，宝宝最容易患各种传染病以及呼吸道和消化道的其他感染性疾病，尤其常见的是感冒、发热和腹泻等。所以，6个月以后的宝宝在日常生活中，要特别注意预防传染病和各种感染性疾病。

1. 按照计划定期接种免疫疫苗。

2. 注意营养的全面均衡摄入，保证宝宝有一个健康苗壮的体格。

3. 做好宝宝个人和整个家居环境的卫生清洁，做好衣物被褥和玩具的定期消毒。

4. 保证给宝宝的食物的清洁卫生，避免病从口入。注意维生素C和水分的补充，可以有效增强宝宝的身体抵抗力。

5. 注意宝宝的穿衣适当，要随着气温变化及时增减衣物，衣着要以脊背无汗为适度，不能捂得太严。

6. 保证足够的户外活动时间，加强宝宝的日常锻炼，以增强体质，提高机体免疫力。

7. 室内经常开窗通风，保持空气流畅，定期用各种空气消毒剂喷洒房间。注意室内环境的温度、湿度、空气新鲜度。温度在18 ~ 20℃，湿度在50% ~ 60% 最为合适，每天开窗3 ~ 4次，每次15分钟左右，每天用湿布擦桌子的地面，使室内空气新鲜而湿润。

8. 在流行性传染病高发的季节，要避免宝宝接触过多的人群，更不要带着宝宝到人多密集的公共场合，外出回家后先进行手、脸和身体其他裸露部位的清洁消毒。

9. 不要让宝宝与患有某些传染性疾病的儿童和成人接触，如果家人患了传染病，要与宝宝隔离。如果必须有接触的话，也应在接触时做好防护工作，避免宝宝受到病毒的侵害。

能力的培养

排便的训练

添加辅食之后，宝宝的大便逐渐接近于成人，所以可以训练宝宝坐便盆排便。当家长发现宝宝有排便迹象时候，赶快抱他蹲便盆，就能顺利成功。但由于宝宝此时还不能完全控制自己的排便，加上有的排便时间没有规律，大便次数又多，所以不成功的情况也很常见。这时需要注意的是，不能强行把便。如果长时间让宝宝坐在便盆上的话，由于宝宝的肛门括约肌和肛提肌的肌紧张力较低，直肠和肛门周围组织也较松弛，加上其骶骨的弯曲度还未形成，直肠容易向下移动，所以很容易使得宝宝腹内压增高，直肠受到一股向下力的推动而向肛门突出，造成脱肛。

此外，处于生长发育期的婴儿，其骨组织的特点是水分较多而固体物质和无机盐成分较少，因而其骨骼比成人软而富有弹性。如果让婴幼儿长时间地坐在便盆上，就会大大增加其脊柱的负重，尤其是本身已患有佝偻病和营养不良的宝宝，更容易导致脊椎侧弯畸形，影响正常发育。因此，为了宝宝的身体健康，当宝宝有便意的时候就让他坐便盆，解便后应立即把便盆拿开，如果宝宝坐上一段时间仍没有便出的话，也要将便盆拿开，不能让宝宝久坐在上面。另外在给宝宝选择便盆的时候，还要注意高低适当。

潜能的开发

1.扔东西：准备一些重量、质感不同的玩具，例如积木、羽毛、纸片、耐摔的小玩具、小塑胶碗等，让宝宝把玩，在宝宝的床下或他经常出入的地方放一个大篮子，逗引他把手中的玩具往篮子里扔。扔完后，妈妈将物品集中篮内，再一一取出并介绍物品的名称和用途。一开始宝宝可能扔得不准，妈妈要抓着他的手教他对准。这项活动可训练宝宝的注意力、模仿力和掌握空间方向的能力，也能让他累积对事物特征的经验，例如积木会重重落地，羽毛会在空中飘再缓缓落地等。

2.跳跃运动：虽然这个时期的宝宝不会跳的动作，但这项运动可以让他体验跳的感觉。大人坐在椅子上，双手抱着宝宝，将宝宝的双腿放在自己大腿上，然后将脚跟有节奏地抬起、放下，从而使宝宝感受到跳跃的感觉。促进宝宝腿部的肌力、肌耐力、弹跳力的发展。另外，在活动的同时还可以念一些有节奏的儿歌，以提高宝宝的活动兴趣。

3.抓东西：抓东西、拿东西的动作可促进宝宝手部的小肌肉运动，发展手部的精细动作和手眼的协调能力。可以让宝宝在地上或床上坐着，然后家长滚一个球给他，让他去抓这个球；或是让宝宝抓小块的积木、糖果等便于抓取的东西。如果宝宝能很好地抓住东西，家长可以进一步锻炼宝宝手部的配合能力，可以先递给宝宝一块积木，然后再递给宝宝另外一块积木，看宝宝的反应。宝宝通常会做出三种不同反应，一是扔掉当前手里的积木，二是用另外空着的手接过积木，三是先把手里的积木挪到另外空着的手里，再用这只手接过积木。这三种不同的反应，可以折射出宝宝的思维发展阶段：如果宝宝懂得用另外空着的手接过积木或是先把手里的积木挪到另一只手再接过积木，就说明宝宝已经懂得了两只手可以分开以及配合使用。但如果宝宝只会将当前手里的积木扔掉后再接新的积木的话，就说明宝宝还没有这个意识，这时候就需要家长的启发，让宝宝知道，他还有另外一只手可以使用。

早期智力的开发

7个月宝宝智力开发的重点是首先要满足宝宝旺盛的好奇心，满足宝宝对亲人依恋的心理需求，然后再从训练其手眼协调能力、对语言的理解能力、鼓励模仿行为、学习指认生活中常见物品、认识自己身体各部位等入手，从身心各方面促进其全面发展。

点头 Yes 摇头 No

教会宝宝点头表示是，摇头表示不是，让宝宝懂得点头和摇头的含义，初步让宝宝明白不同动作所代表的不同语言，进而起到开发智能的作用。

训练的时候，可以由妈妈先指着爸爸问宝宝："他是妈妈吗？"然后爸爸一边摇摇头，一边说："不"。接下来妈妈可以继续问："他是爸爸吗？"爸爸一边点头，一边说："是"。注意不要说得很复杂，例如"是的，我是爸爸"，因为这时的宝宝对单字更容易理解一些，简单的语言和动作会使宝宝更明白、学得更快。

连续翻滚

学会连续翻滚是宝宝学会爬之前唯一能移动位置的方法，是很重要的学习项目之一，能够锻炼前庭和小脑的平衡。

怀孕大百科：备孕·怀孕·胎教·分娩·婴儿护理一本全

在做这项运动的时候要确保有足够的活动场地，可以在地板上或在大床上进行，活动之前要将所有的障碍物移开。运动的时候，家长可以手拿玩具做引导，先将玩具放置一侧使宝宝侧翻；接着让他从侧翻变成俯卧；再从俯卧变成仰卧；最后学会连续打滚。为了拿到远方的玩具，宝宝就会做出连续翻滚向远方移动的动作。如果宝宝做这个动作还比较困难的话，家长可以从旁用手轻推他的肩部和臀部，让他顺利翻身。

捡东西

让宝宝用手捡蚕豆般的小东西，借以训练宝宝拇指与食指的对捏拾取细小的物品能力，这一精品动作有利于促进大脑功能发展与手、眼的协调。可以准备一些蚕豆或其他细小的物品，让宝宝把东西捡到一个小盘子里，家长要从旁不断地进行指导和鼓励，并要做好看护，避免宝宝将东西直接放到嘴里，造成危险。

很多父母热衷于让宝宝玩大量的益智玩具，安排宝宝进行各种开发智力的活动，希望借此提高宝宝的语言、认知等能力。但如果学习压力过重会使宝宝的大脑不堪重负，从而使宝宝长大后易对事物缺乏兴趣和好奇心，竞争力弱，不善为人处世。所以，对宝宝的智力开发要适度，适可而止为最好。

需要注意的问题

可能发生的事故

这个月龄的宝宝大都能够翻身了，从床上坠落的危险也越来越多。婴儿头重脚轻，所以从床上摔下来的话往往是头先着地，多半都是伤到头部。婴儿摔倒常会伤到头部，但并不是说，一旦摔倒之后就需要立即到医院做头颅 CT 等一系列头部检查，因为有的时候，可能情况并没有那么严重。一般来说，如果宝宝在从床上摔下来后立即哇哇大哭，并且哭声响亮，哭了大概 10 分钟就能停止，脸色和精神都无异常，能正常地吃奶、玩耍、喝水等，而且气力十足的话，就没什么问题，在家持续观察就可以了。但是如果宝宝在摔倒之后，不哭不闹，面色发白，变得有些沉闷呆滞，精神欠佳，安静嗜睡，也不爱吃东西，把宝宝抱起来后感觉有些发软的话，就应该立即到医院检查治疗。如果宝宝在摔倒以后，出现发热、呕吐等情况，也需要入院检查。

经常会有宝宝把头撞了个"大包"的情况，如果表皮没有可见伤、宝宝也没有任何异常表现的话，就不需要到医院处理，可以在肿块处适当冷敷，不能热敷，更不能用手揉宝宝头部的包块，否则会加快包块部位毛细血管的破裂，让包块充血更严重，甚至造成内出血。

除了摔伤之外，由于这个月宝宝的各项能力都在增强，因此还会出现烫伤、刮伤、窒息等危险，家长要特别注意看护，不要把任何可能对宝宝造成危险的物品放在宝宝身边，或是他可能够到的地方。给宝宝的玩具也要认真检查，因为这时候的宝宝对待玩具开始变得"粗暴"了，像哗啷棒之类的玩具，稍有一点儿损坏，如果不扔掉的话，就可能会划破宝宝的脸和嘴，弄碎或掉下来的部分也有被吞食的危险。因此，当宝宝在玩玩具的时候，旁边最好是有大人看着，如果让他独自一个人的时候就要给些柔软的玩具，如软布球等。

感冒

防止受凉是预防感冒的关键。很多宝宝感冒不是因为穿得少了，而是因为穿得多了，很多家长都舍得给宝宝穿衣服，但却不舍得给宝宝脱衣服，而这往往是感冒的诱因。婴幼儿的新陈代谢特别旺盛，加上总在活动，所以穿得过多的话势必容易出汗。出汗的时候全身毛孔张开，一旦遇到冷风的话就会受凉，招致感冒。相反，如果给宝宝适当少穿一点儿，让他感觉稍微有点儿冷，这样全身的毛孔就都是收缩、紧闭的，运动后也不容易出汗。由于毛孔都处在紧闭状态，冷风很难入侵体内，对身体的伤害不是太大，宝宝通常会打几个喷嚏、流清水鼻涕，这时只要及时给宝宝喝些温开水，避免直接吹风，症状很快就能得到缓解。

再有些宝宝受凉是因为晚上睡觉时蹬被子造成的，这样的宝宝晚上睡觉的时候大多喜欢把手和膀子伸到被子外面，这样自然就会感冒。为了防止因为睡觉着凉感冒，就要改掉宝宝踢被子的习惯。最好是为宝宝缝一个睡袋，再在睡袋两侧加上两只封好口的袖子，这样宝宝就不会再因为踢被子而着凉了。

全面提高身体的素质，也是预防感冒的重要方法。这首先就要求宝宝有全面均衡的膳食，保证各种营养的摄取。建议给宝宝的食谱最好是鸡、鸭、鱼、虾、猪、牛、羊都要有，鱼、虾每周不超过2次，即做到营养均衡。再配上各个季节上市的蔬菜、水果，不要吃反季节的蔬菜、水果，这样宝宝的营养就全面了。

其次，还要求宝宝有充足的睡眠和适量的运动。充足的睡眠不但可以增强体质、预防感冒，也是提高生活质量的根本，而适量的运动可以有效增进肺活量，从而增强身体的抵抗力，有效抵抗外界感冒病菌的侵袭。

鹅口疮

鹅口疮又名雪口病、白色念珠菌病，是婴幼儿口腔的一种常见疾病，是由白色念珠菌引起的，多发生在口腔不清洁、营养不良的婴儿中。患儿口腔黏膜可见白色斑点，以颊部黏膜多见，但齿龈、舌面、上腭都可受累，重者可蔓延到悬雍垂、扁桃体等，口腔黏膜较干、多有流涎。鹅口疮好发于颊舌、软腭及口唇部的黏膜，白色的斑块不易用棉棒或湿纱布擦掉，周围无炎症反应，擦去斑膜后可见下方不出血的红色创面斑膜面积大小不等。

新生儿鹅口疮可通过产道传染，母乳喂养时妈妈乳头不清洁以及牛奶喂养时奶瓶、奶嘴消毒不彻底都会引发此症。另外，宝宝在6～7个月时开始长牙，此时牙床可能有轻度胀痛感，宝宝便总是爱咬手指、咬玩具，这样就易把细菌、霉菌带入口腔，引起感染。

与患有鹅口疮的患儿接触也可能会出现交叉感染。长期服用抗生素或不适当应用激素治疗，造成体内菌群失调，霉菌乘虚而入并大量繁殖，也会引起鹅口疮。

鹅口疮比较容易治疗，可用1%碳酸氢钠（小苏打）溶液清洁口腔；也可用制霉菌素溶液20毫升涂患处（50万单位制霉菌素1片加20毫升蒸馏水或鱼肝油），每日3～4次，直至痊愈后再治疗2～3天。如果症状较重的话，也可以口服一些抗真菌的药物，如制霉菌素或克霉唑等，进行综合治疗。同时要保持餐具和食品的清洁，奶瓶、奶嘴、碗勺等专人专用，使用后用碱水清洗，煮沸消毒。母乳喂养的母亲的乳头也应同时涂药，并做好清洁工作。不能用粗布强行揩擦婴儿口内的白膜，以免加重感染。

幼儿急疹

幼儿急疹又称婴儿玫瑰疹或第六病，常见于6～12个月的健康婴儿，是由人类疱疹病毒六型引起的，属于呼吸道急性发热发疹性疾病，通常由呼吸道带出的唾沫而传播。

幼儿急疹有8～15天的潜伏期，平均为10天左右，发病前的婴儿没有明显的异样表现，发病急。当发病时，表现为没有任何症状的情况下的突然高热，体温可达40～41℃，并持续3～5天，但多数宝宝精神状态良好，只是食欲稍差，少数会出现高热惊厥、咳嗽、咽部轻度充血、枕部和颈部淋巴结肿胀、耳痛等症状。此间若服用退热剂后，体温可短暂降至正常，然后又会再次回升直到3～5天后高热退去，体温正常，此时患儿全身皮肤会出现直径约2～5毫米的玫瑰红色斑丘疹，用手按压皮疹会褪色，撒手后颜色又恢复到玫瑰红色。皮疹多分布在头部和躯干部，很少出现融合，发疹后24小时内皮疹出齐，可持续4天左右后自然隐退，皮肤上不留任何痕迹。幼儿急疹是典型的病毒感染，而且预后良好，健康的婴儿很少出现并发症，但免疫功能低下者则可能发生肝炎或肺炎等并发症。

从皮疹的形态上看，幼儿急疹酷似风疹、麻疹或猩红热；但其中最大的不同就是：幼儿急疹为高热后出疹，而其他三种疾病则是高热时出疹，家长应注意区分。再有，因为脑膜炎的初期症状与幼儿急疹很相似，所以如果到医院检查时，医生会对患儿做进一步检查，以排除细菌引起的脑膜炎。

幼儿患了急疹一般不用特殊治疗，只要加强护理和给予适当的对症治疗，几天后就会自己痊愈。宝宝患上幼儿急疹后，家长要让他多卧床休息，尽量少去户外活动，注意隔离，避免交叉感染；发热时宝宝的饮水量会明显减少，造成出汗和排尿减少，所以要给宝宝多喝水，以补充体内的水分；给予流质或半流质的容易消化的食物，适当补充 B 族维生素和维生素 C 等。如果体温较高，宝宝出现哭闹不止、烦躁等情况的话，可以给予物理降温或适当应用少量的退热药物，将体温控制于 38.5℃以下，以免发生惊厥。另外，还要帮助宝宝每天至少排便一次，必要时可使用开塞露辅助排便；注意保持宝宝皮肤的清洁，经常给宝宝擦去身上的汗渍，以避免着凉和继发感染。由于幼儿急疹既不怕风也不怕水，所以出疹期间，也可以像平时那样给宝宝洗澡，但不要给宝宝穿过多衣服，保证皮肤能得到良好的通风。

由于人体对此病毒感染后会出现免疫力，所以很少出现再次感染，因此病毒的传播源不仅是已患病的宝宝，更为常见的是父母及家人中的健康带病毒者。

幼儿急疹几乎会侵袭所有的婴幼儿，常常成为孩子出生以来的第一次发热，而且还是高热。对于幼儿急疹，家长不用过于担忧。因为这种病虽然要经历高热和发疹过程，但过程简单，并发症极少，而且预后不留任何痕迹。整个疾病过程除了控制体温不要持久超过 38.5℃以预防高热惊厥的出现外，不需要特别的药物治疗，通常宝宝会在 3 天后高热消失，6 天后皮疹隐退。经此一病，孩子的免疫力会得到进一步增强。

尿便异常

正常情况下，宝宝的尿色大多呈现出无色、透明或浅黄色，存放片刻后底层稍有沉淀；饮水多、出汗少的宝宝尿量多而色浅，饮水少、出汗多的宝宝则尿量少而色深；通常早晨第一次排出的尿，颜色要较白天深。正常的尿液没有气味，搁置一段时间后由于尿中的尿素会分解出氨，所以会有一些氨气味。不正常的尿液表现有：

1. 尿色发黄。新生儿尿色发黄，多数是新生儿黄疸所致；稍大的宝宝尿色发黄，可能是上火的表现。如果宝宝的尿色深黄且伴有发热、乏力、食欲明显减退、恶心、呕吐等不适，并在腹部肝区的部位有触痛，则可能是患了黄疸性肝炎。

2. 尿色发红。新生儿头几天时，尿色较深稍混浊，放置一段时间后尿中可出现红褐色沉淀，多为尿酸盐结晶；而稍大的宝宝如果尿色发红则通常是血尿，有可能是患上了泌尿道自身的疾病，如各种肾炎、尿路感染、尿路结石、尿路损伤、尿道畸形、肾血管病及肾肿瘤等，也可能是全身疾病，如出血性疾病及维生素 C、维生素 K 缺乏，还可由与服药或邻近器官疾病导致。

3. 尿色呈乳白色。乳白色尿液同时还带有腥臭，可能是脓尿，常见于尿路感染，先天性尿路畸形等。

此外，尿频、尿少也可能是某些疾病的信号。当宝宝尿多时，要仔细观察是否存在引起多尿的外界因素，如果有，只要避免就可使多尿的症状缓解。如果宝宝尿少，要注意是否有发热、腹泻及多汗等现象，如果有的话就要即使补充适量水分，但如果同时伴有浮肿的话，则应严格限制水和盐的摄入。

宝宝的正常大便为黄色或棕色，软条状或糊状，软硬度与宝宝饮食和排便次数有关，如喂含叶的蔬菜可排绿色大便，吃动物肝血或服铁剂后大便则呈黑色等。另外在添加辅食后会有一定的臭味，但不及成人。异常的大便形状有：

1. 蛋花汤样大便。呈黄色，水分多而粪质少，是病毒性肠炎和致病性大肠杆菌性肠炎的信号。

2. 果酱样大便。多见于肠套叠患者。

3. 赤豆汤样大便。提示坏死性小肠炎。

4. 海水样大便。腥臭且黏液较多，有片状假膜，常为金黄色葡萄球菌性肠炎。

5. 豆腐渣样便。常见于长期应用抗生素和肾上腺皮质激素的婴儿，为继发真菌感染。

6. 白陶土样大便。大便呈灰白色，像白陶土样，是胆汁不能流入肠道所致，是胆道阻塞的信号。

7. 脓血便。大便有鼻涕样黏液和血混合，多见于细菌性痢疾。

斜视

在斜视的患儿中，既有不论什么时候都能一眼就看出的斜视婴儿，也有间或斜视、平时却很正常的婴儿。这样的斜视多半是外斜视，是睡着的婴儿睁眼时受到阳光照射所造成的。斜视不仅影响人的外观，年龄稍大后会给宝宝造成心理压力，而且还容易形成视力障碍，比如弱视，以及影响到全身骨骼的发育，如先天性麻痹斜视的代偿头位，使颈部肌肉挛缩和脊柱发生病理性弯曲，及面部发育不对称等，其严重性往往大于外观上的斜视本身。满6个月的宝宝如有斜视，就应该去眼科检查。

斜视的治疗可采用中医针灸、按摩的疗法和西医的手术治疗。手术治疗后最重要的是避免全身感染，特别要注意眼睛的卫生，保证充足的休息睡眠和营养摄入的均衡，而且在术后还需要进行矫正视力的训练，同时做好定期复查。

第八章
7 ~ 8个月的婴儿

发育情况

这个月的宝宝不论体重、身高还是头围，增长速度都在放缓，大多能长出 2 ~ 4 颗乳牙。

此时的男宝宝体重为 7.8 ~ 9.8 千克，女宝宝体重为 7.2 ~ 9.1 千克，这个月的增长量为 0.22 ~ 0.37 千克；男宝宝此时的身高为 68.3 ~ 73.6 厘米，女宝宝为 66.4 ~ 71.8 厘米，本月可增 1.0 ~ 1.5 厘米；男宝宝的本月头围平均值 45.7 厘米，女宝宝平均为 45.2 厘米，在这个月可增长 0.6 ~ 0.7 厘米。囟门还是没有很大变化，和上一个月看起来差不多。

具备的本领

此时的宝宝已经达到新的发育里程碑——爬。刚开始的时候宝宝爬有三个阶段，有的孩子向后倒着爬，有的孩子原地打转还有的是匍匐向前，这都是爬的一个过程。等宝宝的四肢协调得非常好以后，他就可以立起来手膝爬了，头颈抬起，胸腹部离开床面，在床上爬来爬去了。

这个月的宝宝已经可以在没有任何支撑的情况下坐起来，并且坐得很稳，还能坚持几分钟，一边坐一边玩，同时还会左右自如地转动上身不会倾倒。尽管他这时还仍然不时向前倾，但几乎能用手臂支撑住，并且随着躯干肌肉逐渐加强，最终他将学会如何翻身到俯卧位，并重新回到直立位。

　　宝宝的动作协调能力在这个月依然明显进步着，他基本上已经可以很精确地用拇指和食指、中指捏东西，会对任何小物品使用这种捏持技能；手眼以能协调并联合行动，无论看到什么都喜欢伸手去拿，能将小物体放在大盒子里去，再倒出来，并反复地放进倒出；他的手变得更加灵活，会使劲用手拍打桌子，并对拍击发出的响声感到新奇有趣；能伸开手指，主动地放下或扔掉手中的物体，而不是被动地松手，即使大人帮他捡起他又扔掉；能同时玩弄两个物体，如把小盒子放进大盒子，用小棒敲击铃铛，两手对敲玩具等；会捏响玩具，也会把玩具给指定的人；懂得展开双手要大人抱，用手指抓东西吃；会将东西从一只手换到另一只手，不论什么东西在手中，都要摇一摇，或猛敲。另外，此时宝宝的各种动作开始有意向性，会用一只手去拿东西。

　　这一阶段宝宝的语言发育处在重复连续音节阶段。他的发声明显增多，并且开始从早期的发出咯咯声，或尖叫声向可识别的音节转变，可以笨拙地发出"妈妈"或"拜拜"等声音；对成人语言的理解能力也有所增强，能"听懂"成人的一些话，并能做出相应的反应；开始慢慢认识物体，可以区别成人的不同的语气，也能够较为听懂他所熟悉的话语，如"宝宝乖"之类。你感到非常高兴时，他会觉得自己所说的具有某些意义，不久他就会利用"妈妈"的声音召唤你或者吸引你的注意。但是这时，他每天说"妈妈"仅仅是为了实践说词汇，他还不明白这些词的含意，还不能和自己的爸爸、妈妈真正联系起来。

　　这个月龄的宝宝对看到的东西有了直观思维和认识能力，如看到奶瓶就会与吃奶联系起来，看到妈妈端着饭碗过来，就知道妈妈要喂他吃饭；如果故意把一件物品用另外一种物品挡起来，宝宝能够初步理解那种东西仍然还在，只是被挡住了；开始有兴趣有选择地看东西，会记住某种他感兴趣的东西，如果看不到了，可能会用眼睛到处寻找。

在宝宝总是不断摆弄物体的过程中，他对事物的感知能力也得到了进一步的提高，如懂得了大小、长短、轻重的感念；他对周围的一切充满好奇，但注意力难以持续，很容易从一个活动转入另一个活动；会对镜子中的自己出现拍打、亲吻和微笑的举动；会移动身体拿自己感兴趣的玩具；懂得大人的面部表情，大人夸奖时会微笑，训斥时会表现出委屈；开始能理解别人的感情；喜欢让大人抱，当大人站在他面前伸开双手招呼他时，他会发出微笑并伸手表示要抱。

养育要点

营养需求

这个月宝宝每日所需热量与上个月一样，仍然是每天每千克体重95 ~ 100千卡，蛋白质摄入量为每天每千克体重1.5 ~ 3克，脂肪摄入量比上个月略有减少，每天摄入量应占总热量的40%左右。

从这个月起，宝宝对铁的需求量开始增加。6个月之前足月健康的宝宝每天的补铁量为0.3毫克，而从这个月开始应每天增加10毫克左右。鱼肝油的需要量没有什么变化，维生素A的日需求量仍然是1300国际单位，维生素D的日需要量为400国际单位，其他维生素和矿物质的需求量也没有太大的变化。

这个月宝宝的喂养，要增加含铁食物的摄入量，同时适当减少脂肪的摄入量，减少的部分可以以碳水化合物来做补充。

挑食

随着宝宝的逐渐长大，味觉发育越来越成熟，吃的食物花样越来越多，对食物的偏好就表现得越来越明显，而且有时会用抗拒的形式表现出来。许多过去不挑食的宝宝现在也开始挑食了。宝宝对不喜欢吃的东西，即使已经喂到嘴里也会用舌头顶出来，甚至会把妈妈端到面前的食物推开。

但是，宝宝此时的这种"挑食"并不同于几岁宝宝的挑食。宝宝在这个月龄不爱吃的东西，可能到了下个月龄时就爱吃了，这也是常有的事。这个月的宝宝最可能不爱吃的东西就是蛋黄。有的宝宝从 3～4 个月的时候就开始吃蛋黄，而且都是不放盐的蛋黄，有时候还会放到奶里吃，吃了几个月很有可能到这时候就有些吃腻了。这时可以先暂停一段时间鸡蛋，改为肉类和蔬菜，过一段时间之后再给宝宝吃，也许宝宝就能接受了。

爸爸妈妈不必担心宝宝此时的"挑食"会形成一种坏习惯，不妨多要花点儿心思琢磨一下，怎样能够使宝宝喜欢吃这些食物。例如，可以改变一下食物的形式，或选取营养价值差不多的同类食物替代。比如，宝宝不爱吃碎菜或肉末，就可以把它们混在粥内或包成馄饨来喂；宝宝不爱吃鸡蛋羹，就可以煮鸡蛋或者做成荷包蛋给宝宝吃等。

总而言之，不管是宝宝多爱吃的食物，总吃都会吃腻的，所以就要求爸爸妈妈要想方设法变着花样给宝宝吃，就算宝宝再爱吃一样东西也不能总给他吃，否则他很快就会吃腻。如果宝宝在一段时间里对一种食物表示抗拒的话，爸爸妈妈也不要着急，可以改由另外一种同样营养含量的食物替代，这样就不会造成宝宝营养缺乏。千万不能强迫宝宝，以免因此而产生厌食症。

固定的餐位和用具

快满 8 个月的宝宝自己可以坐着了，因此这时可以给宝宝选用固定的婴儿专用餐椅，让宝宝坐在上面吃饭。如果没有条件的话，就在宝宝的后背和左右两边，用被子之类的物品围住，目的是不让宝宝随便挪动地方，而且最好把这个位置固定下来，不要总是更换，给宝宝使用的餐具也要固定下来，这样，会使宝宝一坐到这个地方就知道要开始吃饭了，有利于帮助宝宝形成良好的进食习惯。

这个月大的宝宝，在妈妈喂饭的时候开始有些"不合作"了。他们往往不再像以前一样乖乖地"饭来张口"，而会伸出手来抢妈妈手里的小勺，或者索性把小手伸到碗里抓饭。这种情况下，妈妈不妨在喂饭时也让宝宝拿上一把勺子，并允许宝宝把勺子插入碗中，这样宝宝就会越吃越高兴，慢慢地就学会自己吃饭了。

在刚开始让宝宝拿勺子的时候，宝宝很可能会在用勺子取饭菜时将饭菜洒在桌椅上及衣服上，甚至还会把碗碟打翻打碎，弄得到处都是，很难收拾。但即使如此，也不能剥夺宝宝锻炼的机会。可以给宝宝准备一套无毒的塑料碗碟，每次取少量饭菜放在宝宝的碟子里供他练习。鼓励宝宝自己进餐，不仅可以强化宝宝对食物的认知并吸引宝宝对进餐的兴趣，而且还能锻炼宝宝的手眼协调能力和生活自理能力，培养宝宝的自信心。经过这种锻炼的宝宝，一般到了12个月左右的时候，就能自己用勺子吃饭了。

出牙护理

有些家长可能会认为，乳牙迟早会被恒牙替换掉，保护恒牙才是最重要的，而乳牙即使长得不好也无大碍。这种想法是错误的，乳牙的好坏很多情况下会对日后恒牙的情况起着决定和影响作用，例如，乳牙发生龋齿、发炎肿痛，就会殃及未萌出的恒牙牙胚，导致牙胚发育不良，影响恒牙的生长和美观。此外，乳牙不好也会影响宝宝日常的饮食和情绪，对他的健康成长尤为不利。因此，保护好宝宝的乳牙同样重要。那么，面对宝宝这些刚刚萌发的乳牙，爸爸妈妈应该如何照顾，才能让他拥有一口健康的好牙呢？

首先，在宝宝长牙时期，应帮宝宝做好日常的口腔保健，这对日后牙齿的健康也有很大的帮助。因为由于出牙初期只长前牙，爸爸妈妈可以用指套牙刷轻轻刷刷牙齿表面，也可以用干净的纱布巾为宝宝清洁小乳牙，在每次给宝宝吃完辅食后，可以加喂几口白开水，以冲洗口中食物的残渣。等到乳牙长齐后，就应该教宝宝刷牙，并注意宜选择小头、软毛的牙刷，以免伤害牙龈。

其次，由于出牙会令宝宝觉得不舒服，爸爸妈妈可以用手指轻轻按摩一下宝宝红肿的牙肉，也可以戴上指套或用湿润的纱布巾帮宝宝按摩牙龈，还可以将牙胶冰镇后给宝宝磨牙用。这样做除了能帮助宝宝缓解出牙时的不适外，还能促进乳牙的萌出。

再次，除了磨牙食物外，爸爸妈妈还可以多为宝宝准备一些较冰冻、柔软的食物，如酸奶、布丁等，在锻炼咀嚼力同时还能让宝宝觉得舒服点儿。平时多注意为宝宝补充维生素 A、维生素 C、维生素 D 和钙、镁、磷、氟等矿物质，多给宝宝吃些鱼、肉、鸡蛋、虾皮、骨头汤、豆制品、水果和蔬菜，这些食物能有利于乳牙的萌出和生长。

最后，在出牙期仍要坚持母乳喂养，因为母乳对宝宝的乳牙生长很有利，且不会引发龋齿。在平日里要多带宝宝到户外晒晒太阳，以促进钙的吸收，帮助坚固牙齿。

衣物被褥

这个月对衣物被褥的要求和上个月没有大的差别。衣服款式以舒适透气、宽松合体为宜，背带裤是宝宝的理想穿着，自己缝制时要注意裤腰不宜过长，臀部裤片裁剪要简单，裤腰松紧带要与腰围相适合，避免过紧，购买出售的有松紧带裤腰的背带裤时，要注意与宝宝胸围腰围相适合，避免出现束胸束腹现象。由于宝宝的皮肤娇嫩、体温调节功能差、新陈代谢快而出汗多，所以内衣应选择透气性好，吸湿性强，保暖性好的纯棉制品，新买来的内衣要先在清水中浸泡几个小时以去除上面残留的化学物质。

给宝宝所有的衣物被褥不宜有纽扣、拉链及其他饰物，以防弄伤皮肤。如果衣物必须要用纽扣或拉链固定的话，可以将纽扣或拉链拆下来，改用布带代替。

婴儿体操

这个阶段体操的主要目的是借助各种运动强化宝宝坐起、站立时所要运动的一切肌肉，使各种肌肉的协调功能运动的韵律变得更好，同时用言语指示宝宝运动，借以培养理解言语的能力。

1. 双臂举起放下的运动：让宝宝的脚部朝家长的方向仰卧，引导宝宝用双手握住家长的双手拇指，然后家长用其余的手指支撑宝宝的手腕，握住他的手，把宝宝的双臂拉直，手靠在腰部两侧，使宝宝的双臂保持伸直，慢慢地从前方朝上放，以肩膀为中心划圆圈，最后落到颈部两侧的地板上，使宝宝的手臂擦着地板，绕回腰部两侧。可以反复进行这个动作7～8次。

2. 用背部前进的运动：让宝宝脚部朝家长的方向仰卧，竖起宝宝的膝盖，使脚掌贴着地板。从宝宝的脚背上用双手按住他的脚，使之贴着地板，左、右脚分别在地板上往前、往后滑动数次。接着让宝宝的膝盖深深弯曲，家长稳稳地按住他的腿，静静地等待，这样宝宝会突然伸直膝盖，身体向前方弹出去。可以反复进行这个运动做2～3次。

3. 爬行运动：让宝宝俯卧，拉直宝宝的双腿，把双臂拉到身体前面。然后将右手食指伸入宝宝的双脚之间，用拇指和中指从脚掌握住宝宝的双脚并提起来，弯曲他的膝盖，使脚跟碰到屁股，再把弯曲的腿拉直，回到地板上。重复几次之后，在做最后拉直动作时，把手放到宝宝的屁股后，使宝宝的双腿呈蛙式游泳的形状，用手固定住。在宝宝的前方放一些玩具，引导宝宝向前，宝宝就会伸直膝盖，但因为腿被按住了，所以只是身体向前。这时家长再深深弯曲他的腿，这样宝宝就又有前进的欲望。如此反复，便可以让宝宝体会到爬行的滋味。

能力的培养

排便的训练

到了这个月，很多宝宝已经可以坐在便盆上排便了。这时，爸爸妈妈可在前几个月训练的基础上，根据宝宝大便习惯，训练宝宝定时坐盆大便。在发现宝宝出现停止游戏、扭动两腿、神态不安的多便意时，应及时让他坐盆，爸爸妈妈可在旁边扶持。开始坐盆时，可每次 2 ~ 3 分钟，以后逐步延长到 5 ~ 10 分钟。若宝宝不解便，可过一会儿再坐，不要将宝宝长时间放在便盆上。

这个月的宝宝依然是离不开尿布的，如果宝宝的小便比较有规律，爸爸妈妈可以掌握并能准确把尿接在尿盆里固然很好，但要是每次都试图让宝宝把尿尿在尿盆里，那就会非常疲惫，并且也容易令宝宝不适。

给宝宝的便盆要注意清洁，宝宝每次排便后应马上把粪便倒掉，并彻底清洗便盆，定时消毒。若宝宝大便不正常，要用开水泡洗便盆，如用 1% 含氯石灰澄清液浸泡 1 小时后再使用，或选择适用的消毒液消毒后再使用。冬天要注意便盆不要太凉，以免刺激宝宝引起大小便抑制。不要在宝宝坐便盆时，给他喂饭或让他玩玩具，不能把便盆当作座椅。如果有这种不良习惯，要及时纠正，要让宝宝从小养成卫生文明的好习惯。再有，用过的便盆要放在固定的地方，便盆周围的环境要清洁卫生，不要把便盆放在黑暗的偏僻处，以免宝宝害怕而拒绝坐盆。

手部协调能力

这个月对宝宝手部协调能力的训练可以继续上个月的做法，着重锻炼宝宝抓取各种物品的能力，锻炼宝宝用拇指和食指捏取小的物品。拇指与食指的捏取动作时宝宝双手精细动作的开端，能捏起的东西越小、捏得越准确，就说明宝宝手的动作能力越强。当然，刚开始宝宝肯定不会像大人期待中那样准确无误地把小东西捏起来，这就需要大人耐心地进行重复练习，只要坚持锻炼，宝宝就能掌握这个动作。

爸爸妈妈可以给宝宝找一些不同大小、不同形状、不同硬度、不同质地的物体，让宝宝自己用手去抓。在抓的过程中，还可以给宝宝讲讲这些东西的名称、用途、颜色等，同时发展宝宝的多种感知觉，增强宝宝对物体的感受。不过在让宝宝捏东西的时候，大人一定要小心看护，以防宝宝把抓起来的东西放进嘴里。

还可以给宝宝准备一些小块的磨牙饼干、小水果块、蔬菜块等，让宝宝自己抓着放到嘴里吃，当然有可能一开始的时候他还不能把东西准确地放进嘴里，但过不了多久，他就能熟练地自己抓着东西吃了。

需要注意的问题

可能发生的事故

满7个月的宝宝能够自己挪动到房间的任何一个角落，常常有家人看到宝宝爬行只是往后退，就认为宝宝不会挪动太远，继而发生一些安全事故。到了这个时候，只是把宝宝枕头旁边和身边的东西收拾好是不够的，任何对宝宝有危险的物品，如热水瓶、剪刀、电熨斗等都要收拾好或是放到宝宝够不到的地方。

夏天如果家里用风扇的话，要把风扇放到高处。如果摆在地上，宝宝很可能会因为好奇便把手从风扇的缝隙里伸进去碰伤。最好是选择那种婴儿用手摸不到扇页的网状多孔型电扇。这个月宝宝手部的动作能力增强了，能自己抓捡很多东西，所以家里的抽屉、柜子门一定要关好，并拿走一切易被婴儿吞食或可能弄伤手指头的物件。在给宝宝喂饭时，如果用纱布代替围嘴，一旦家长在喂完饭后没能及时将纱布拿开，那么宝宝就有可能将它吃进嘴里造成窒息。

这个月宝宝喜欢撕纸张，妈妈可以找些不带字的干净白纸让宝宝撕着玩，这对锻炼手指运动有好处，但不要给宝宝画报或带字的纸，因为这样会养成宝宝撕书的习惯，而且宝宝把撕下的纸放到嘴里，油墨或墨迹会被吃下。如果发现宝宝把纸放进嘴里，要及时抠出来，以免噎着宝宝。

带宝宝进行户外活动的时候更要看好宝宝了。这个月的宝宝力气十足，他能自己在婴儿车里摆动身体，如果家长不注意的话，宝宝很可能会从婴儿车里摔出来或是碰翻婴儿车把上挂着的东西；宝宝对他看到的一切事物都想抓一抓，一旦被他抓到了，那么紧接着下一步的动作就是把东西放到嘴里，所以家长一定要注意不能让宝宝随意抓外面的东西，一来不卫生，二来也可能会由于误吞误食某些东西造成危险。

抽搐

引起婴儿抽搐的原因有很多种，如果抽搐时有发热、感冒等症状，就要考虑高热惊厥、脑炎、脑膜炎等情况；如果抽搐的时候没有发热，抽搐的时候会尖叫哭闹，则需要考虑婴儿痉挛症；如果是反复频繁无热抽搐，还要考虑癫痫可能。此外，电解质紊乱、玩具中的铅中毒、脑部的血管畸形、肾脏病引起的高血压、心脏病引起的脑血管栓塞等也会引起抽搐。再有些抽搐就是遗传性的了，需要根据遗传病症加以考虑。

这个月龄的宝宝最常见的是高热引起的惊厥抽搐，表现为体温高达 39℃ 以上不久，或在体温突然升高之时，发生全身或局部肌群抽搐，双眼球凝视、斜视、发直或上翻，伴意识丧失，停止呼吸 1 ~ 2 分钟，重者出现口唇青紫，有时可伴有大小便失禁。一般高热过程中发作次数仅一次者为多。历时 3 ~ 5 分钟，长者可至 10 分钟。

当发生高热惊厥时，家长切忌慌张，要保持安静，不要大声叫喊；先使患儿平卧，将头偏向一侧，以免分泌物或呕吐物将患儿口鼻堵住或误吸入肺；解开宝宝的领口、裤带，用温水、酒精擦浴头颈部、两侧腋下和大腿根部，也可用凉水毛巾较大面积地敷在额头部降温，但切忌胸腹部冷湿敷；对已经出牙的宝宝应在上下牙齿间放入牙垫，也可用压舌板、匙柄、筷子等外缠绷带或干净的布条代替，以防抽搐时将舌咬破；尽量少搬动患儿，减少不必要的刺激。等宝宝停止抽搐、呼吸通畅后立即送往医院。如果宝宝抽搐 5 分钟以上不能缓解，或短时间内反复发作，就预示病情较为严重，必须急送医院。

一般来讲，出现过高热惊厥的宝宝对很多疫苗有不良反应，因此需要在打疫苗前向保健医生说明，通常出现高热惊厥后 1 年内不会进行免疫。

造成抽搐的原因很多，抽搐发作的形式也常不同，但必须都要带宝宝到医院检查，因为如果耽误的话很可能将会对宝宝的身心造成极大的伤害。所以一旦宝宝出现抽搐的话，就要密切观察抽搐情况，如什么时候会发生抽搐、抽搐时宝宝是什么样子、有没有大小便失禁、有没有精神意识改变、抽搐持续多长时间停止、是自行停止还是经处理后停止、抽搐后宝宝的精神状态如何等。抽搐有可能会遗留某些后遗症，所以最好是在抽搐急性期或者刚刚抽搐结束后立即到医院做一下水电介质、血钙、血磷、血镁、头颅 CT、脑电图检查，做到有备无患。

腹泻

7 个月以后的宝宝随着添加辅食的种类渐渐增多，胃肠功能也得到了有效的锻炼，因此这个时候很少会因为辅食喂养不当引起腹泻。如果是因为吃得太多引起腹泻的话，宝宝既不发热，也很精神，能在排出的大便中看到没能消化的食物残渣，这时只要适当减少喂养量，就能解决这个问题。

如果是夏天宝宝出现腹泻、精神不好、食欲不振，并且发热到 37℃以上的话，可以怀疑是由细菌引起的痢疾，应尽快去看医生。如果家里有其他人也患有痢疾的话，就更要抓紧时间治疗，以防传染性菌痢。

如果冬天宝宝出现腹泻，多数是由病毒引起的，同时可能还会出现呕吐的症状，这种因为病毒引起的腹泻只要及时补充水分，就能缓解症状，不需要为了止泻就给宝宝停食或去医院打针吃药。

烂嘴角

宝宝经常会在口角一侧或双侧先出现湿白，有些小疱，渐渐地转为糜烂，并有渗血结痂，也就是我们平时所说的"烂嘴角"。"烂嘴角"即为口角糜烂，患上此症的宝宝常常会因为疼痛而苦恼，尤其是在吃饭的时候。

之所以会发生口角糜烂，是因为宝宝体内缺乏维生素 B_2。人体内缺少了维生素 B_2，口角就会出现糜烂、破裂。同时常伴发唇炎和舌炎，嘴唇比正常红，易裂开而出血，舌面光滑而有裂纹。如果在缺乏维生素 B_2 的同时受到了霉菌感染，那么就容易患上传染性口角炎。还有些口角糜烂是由口角疱疹引起的，患儿开始口角皮肤有痒感，继而发红有灼热感。可发生多个小水疱，疱破后结痂，待痂皮脱落后自然痊愈。

患上口角糜烂之后，可以口服或注射维生素 B_2，在患处局部也可以涂抹一些紫药水，或是用消毒的淡盐水棉球轻轻擦净口角，待干燥后把维生素 B_2 粉末粘敷在病变区域，每天早、中、晚临睡前各涂一次。如果宝宝得了口角疱疹的话，可以在医生指导下吃一点儿抗病毒的药。

此外，对于口角糜烂的宝宝，要特别注意做好日常的护理工作。要经常保持口角和口腔的清洁，避免过硬过热的食物刺激口角糜烂的地方；多吃容易消化的富含维生素 B_2 的流质或半流质；保持食品餐具的清洁卫生；注意不要让宝宝用舌头去舔糜烂的口角，这样会加重糜烂的程度，还会把沾在口角上的病菌带入口中。

要预防口角糜烂，平时就应注意补充维生素 B_2，可以多吃些绿色蔬菜、动物内脏、蛋奶类、豆类、新鲜水果等富含维生素 B_2 的食物，做好饮食的营养搭配；还要注意保持宝宝面部的清洁和温暖，吃过饭后要擦干净脸部和嘴部，特别是嘴角位置。

婴儿哮喘

婴幼儿时期的哮喘多数是由于呼吸道病毒感染所造成的，极少见由过敏引起的。随着宝宝慢慢长大，抵抗力增加，病毒感染减少，哮喘发作就能逐渐停止；但也有一些患儿，特别是有哮喘家族史及湿疹的患儿，就有可能会逐渐出现过敏性哮喘，最后发展为儿童哮喘。

如果属于有哮喘家族史及湿疹等的哮喘，就应及早到医院根据建议治疗护理。但这时候大多数的"哮喘"都并不是真正意义上的哮喘，而是积痰引起的痰鸣和胸部、喉咙里呼噜呼噜的声音。有这些现象的宝宝大多较胖，是属于体质问题，不需要打针注射治疗，只要平时注意护理、加强锻炼就可以了。

有的宝宝在气温急剧下降的时候特别容易积痰，所以这个时候尽量不要给宝宝洗澡，以免加重喘鸣。如果晚上特别难受的时候，也可以吃些医生许可的药物，但不能长期服用，也不能使用喷雾之类的吸药，因为这些吸药即使能起到作用，但还有着类似麻药的中毒作用，对心脏也会有影响。

积痰严重的宝宝平时应注意饮食，要多喂些白开水，只要室外的空气质量条件较好的话，就带宝宝多到户外进行活动，特别是秋冬季节的耐寒训练，对提高宝宝呼吸道的抵抗力特别有效。痰多的宝宝，家长平时也可以用吸痰器等帮宝宝将痰吸出来，此外还要让家里保持无烟的环境，避免宝宝受到更多的刺激。

第九章
8 ~ 9 个月的婴儿

发育情况

这个月宝宝的生长规律和上个月差不多，此时的男宝宝体重为 8.2 ~ 10.2 千克，身长 69.7 ~ 75.0 厘米；女宝宝体重为 7.6 ~ 9.5 千克，身长 67.7 ~ 73.2 厘米。本月宝宝的体重有望增加 0.22 ~ 0.37 千克，身高可增加 1 ~ 1.5 厘米，头围增长 0.67 厘米，并长出了 2 ~ 4 颗小牙齿。

具备的本领

宝宝这个时候已经可以"坐如钟"了，他能坐得稳稳当当的，并且坐着的时候会转身，也会自己站起来，站起来之后可以坐下；坐着时会自己趴下或躺下，而不再被动地倒下；开始能自己向前爬，但四肢运动还不协调，有时仍会用肚子匍匐前进；如果扶着床头的栏杆可以站起，但不会自己向前迈步，快到 9 个月时，有的宝宝可以离开手扶物独站几秒钟。

宝宝的身体技能发育在这个月表现为：能用拇指和食指捏起细小的东西；喜欢用食指抠东西，例如抠桌面、抠墙壁等；会模仿妈妈拍手，但没有响声；能把纸撕碎并放在嘴里吃；如果把宝宝抱到饭桌旁，他会用两手啪啪地拍桌子，会拿起饭勺送到嘴里，如果掉下去，会低头去找；能拉住窗帘或窗帘绳晃来晃去。

这个月的宝宝仅能够听懂你常说的词语，而且已经能用简单语言以及较为清晰的发声来回答你的问题，也开始喜欢用语言来表达自己的意思和感情；会做 3 ~ 4 种表示语言的动作；对不同的声音有不同的反应，当听到大人对他"不"或"不动"的声音时，懂得暂时停止手中的活动；连续模仿发声；当听到熟悉的声音时，他能跟着哼唱；会说一个字并表示以动作，如说"不"时摆手、"这、那"时用手指着东西；虽然这时他还不能说出任何词汇和单词，但是已经有了很高的理解能力，已经能够理解很多词语的含义了。

听觉方面，宝宝在这时懂得区分音的高低，例如在和宝宝玩击木琴时，宝宝有时会专门敲高音，有时又专门敲低音，不久便会知道敲长的木条声音低，敲短的木条声音高。随着学会区分音高，宝宝对音乐的规律也有了进一步的了解，通过父母的引导，宝宝可以根据音乐的开始和终止挥动双手"指挥"。如果播放节奏鲜明的音乐，让宝宝坐大人腿上，大人从身后握住宝宝前臂，带领宝宝跟着音乐的强弱变化手臂幅度大小进行"指挥"的话，经过多次训练后，宝宝就能不在大人带领下，跟着音乐有节奏地"打拍子"。

视觉方面，宝宝学会了有选择地看他喜欢看的东西，如在路上奔跑的汽车，玩耍中的儿童，小动物，也能看到比较小的物体了。他会非常喜欢看会动的物体或运动着的物体，比如时钟的秒针、钟摆，滚动的扶梯，旋转的小摆设，飞翔的蝴蝶，移动的昆虫等，也喜欢看迅速变幻的电视广告画面。

随着视觉的发展，宝宝还学会了记忆，并能充分反映出来。他不但能认识爸爸妈妈的长相，还能认识爸爸妈妈的身体和穿的衣服。如果家长拿着不同颜色的玩具多告诉他几次每件玩具的颜色，然后将不同颜色的玩具分别放在不同的地方，问他其中一个颜色，那么他就能把头转向那个颜色的玩具。

此时的宝宝对性别有了初步认识。如果总是爸爸抱着宝宝玩，宝宝就喜欢让和爸爸年龄差不多的男人抱；妈妈抱得多的宝宝，就会比较喜欢让和妈妈年龄差不多的女人抱。

这个月宝宝的认知和数理逻辑能力迅速提高，他特别需要新的刺激，总是表现出一副"喜新厌旧"的样子，当遇到感兴趣的玩具，他总是试图拆开，还会将玩具扔到地板上；而对于那些体积比较大的物品，他知道单凭一只手是拿不动的，需要用两只手去拿，并能准确地找到存放喜欢的食物或玩具的地方；在玩玩具的时候，他已经学着去观察不同物品的构造，会把玩具翻来翻去看它的不同面。

宝宝在摆弄物体的过程中，也发展了他的想象力，他能够初步认识到一些物体之间最简单的联系，如敲打物品可以发出声音等。另外，这时候的宝宝偶尔会有点儿"小脾气"，例如他会故意把玩具扔在地上，让你拣起，然后再扔，他觉得这样很好玩。

认知方面，本月龄的宝宝学会了认识自己的五官，能够认识图片上的物体，并能有意识地模仿一些动作。此外，他还知道了害羞，能懂得大人在谈论自己，对自我的认知进一步加强。

这时的宝宝对妈妈仍然很依恋，但对穿衣服的兴趣在增强，喜欢自己脱袜子和帽子；与大人的交流会变得容易、主动、融洽一些，懂得通过动作和语言相配合的方式与人交往，如给他穿裤子时，他会主动把腿伸直；听到他人的表扬和赞美会重复动作；如果别的宝宝哭了，那么他也会跟着哭。

养育要点

营养需求

这个月宝宝的营养需求与上个月没有什么差别，辅食量和奶量也没什么变化。食量较大的宝宝在这个月会开始发胖，还比较容易积食；而食量小的宝宝这个月则可能会被判为营养缺乏。个别宝宝可能因为缺乏铁元素的摄取导致轻微贫血，缺钙的可能性不大。这个月仍要注意防止鱼肝油和钙补充过量，否则会致使维生素 A 或维生素 D 中毒症，以及软组织钙化。

断奶

满 8 个月的宝宝可以自由地向自己想去的地方挪动了，有时会主动趴到妈妈怀里要求吃奶。如果妈妈奶水还比较充足，能够满足宝宝的日常所需，那么宝宝基本就不怎么喝牛奶和吃辅食。但是，宝宝到了 8 个月还以母乳为主的话，就会因母乳中铁分不足而导致营养失调或贫血。所以，用母乳喂养的宝宝一满 8 个月，即使母乳充足，也应该逐渐实行半断奶，一天喂 3 ~ 4 次即可。因为母乳中的营养成分已不能满足宝宝生长发育的需要，所以这个时候必须要给宝宝添加辅食，而这个时候的宝宝也都爱吃辅食了。

虽然这个月没有必要完全断奶，但也应该为断奶提前做好准备。宝宝在这个月爱吸吮妈妈的乳房，更多的是对妈妈的依恋，而不是为了进食。妈妈的乳汁如果不是很多了，可以在半夜醒来的时候，以及早上起床和晚上临睡觉前喂母乳，其他时间吃牛乳和辅食。没有奶水的时候不能让宝宝吸着乳头玩，这会为以后断奶带来困难。

牛奶喂养

牛奶喂养的宝宝这个月每天牛奶摄入量仍以 500 毫升为基数，最多不要超过 800 毫升。这个月宝宝喝牛奶的目的主要是为了获取足够的蛋白质和钙质，如果宝宝食量较小或是不爱喝奶的话，可以随着宝宝的胃口给予他能吃下的分量，不足的部分用肉蛋类辅食补足，以弥补所需的蛋白质。需要注意的是，如果宝宝长时间不喝奶的话，很可能以后会变得对奶味比较反感。

对于半夜总是醒来哭闹的宝宝，如果喂些牛奶可以让他安静下来的话，就可以给他喂牛奶。以往认为半夜给宝宝喂奶会把宝宝宠坏的想法是不对的，喂奶之后的宝宝多半都能满足地继续睡去，而不喂奶的宝宝很可能会哭闹不止，最后形成习惯性的夜啼，那样的话家长更难纠正，而且对宝宝的成长发育也更为不利。

辅食的变化

这个月的宝宝有些已经进入了咀嚼期，有些则还没有。判断宝宝是否进入咀嚼期的标准是：一餐中主食、蛋白质、蔬菜结合起来能吃 10 勺左右，则进入咀嚼期。这时如果宝宝很能吃的话，就可以增加咀嚼期食物的硬度，来锻炼宝宝的咀嚼能力。

咀嚼期是一个婴儿用舌头弄碎粒状或有形的食物，同时有意识地去咬的时期，这时如果总给他糊状的食物，那么就很难锻炼他咬的能力。给宝宝吃的食物的硬度可以以豆腐为标准，大人可以用手指弄碎来试，能轻易用手指弄碎开的程度最为适宜。当然，也有的宝宝贪求硬的食物，但不能很快增加食物的硬度，要让宝宝有意识地学会用舌头弄碎食物，再用牙齿咬和咀嚼，这是很重要的。

虽然宝宝进入了咀嚼期，但也不能立即让他吃硬的食物。对于难以吃下硬食物的宝宝，可以在像吞咽期那种硬度的糊状食物食谱中加入一些粒状的食物，让宝宝逐渐习惯咀嚼。在此期间，比起糊状食品，有些宝宝更喜欢吃有形状的、容易弄碎的食物，那么就可以在煮熟的南瓜、滑溜的土豆泥中加入碎蔬菜或剔下的鱼肉等给宝宝吃。

这个月的宝宝吃辅食也有些会"囫囵吞枣"，即当食物喂进宝宝嘴里后，他不咀嚼就直接吞下去。出现这种情况一般有两种可能，一是过去一直给宝宝喂很软的食物，当突然被喂进较硬的食物时，宝宝的舌头无法破碎食物，只好囫囵吞下。二是宝宝一直被喂很软的食物，已经习惯了不必咀嚼地吃东西，所以就没有咀嚼的意识。这时可以将食物煮熟后改变硬度，试着喂宝宝，看他能否咀嚼着吃，也可以在吃的时候由家长给做一下示范，让宝宝看着大人怎么咀嚼，鼓励宝宝去模仿。

宝宝到了 8 个月以后，可以把苹果、梨、水蜜桃等水果切成薄片，让宝宝自己拿着吃；香蕉、橘子、葡萄可以整个让宝宝拿着吃，但吃葡萄等颗粒状的水果时，家长要在一旁看着，以防宝宝整个吞下卡住喉咙。让宝宝自己吃水果，既能锻炼宝宝咬和咀嚼的能力，还能发展宝宝手部的活动能力。

再有，由于此时宝宝的活动量更大，所以很难让他坐在床上喂食了，宝宝常会吃到一半就开始玩。这时不妨把宝宝带到饭桌上，用他自己专用的餐具，这样会更好喂一些。

宜吃的辅食类型

1. 能让宝宝用手抓取的食物：任何容易让宝宝用手握住的食物，如土豆泥、小面花卷、全麦面包、面食以及小块的鸡、鱼片、切片的水煮蛋等。香蕉和煮熟的胡萝卜也非常容易握取，纤维少的新鲜蔬菜、水果可先去籽去皮，切成片状、棒状或容易握住的形状。注意蔬菜不要切得太碎，尽量多地让宝宝选择不同香味、形状、颜色的食物，以刺激宝宝的食欲。

2. 小块状的食物：这类食物口感粗糙，最适合这一阶段宝宝的需要，可帮宝宝锻炼咀嚼能力，对宝宝有益。但要确定这些小块食物是否安全，即使宝宝不小心吞食了整块，也仍然能够消化，是宝宝安全的选择。

3. 富含维生素的食物：维生素 A、维生素 D、维生素 C 是构成牙釉质、促进牙齿钙化、增强牙齿骨质密度的重要物质；而蛋白质、钙、磷则是牙齿的基础材料。因此，在出牙期间，乳类、排骨汤、菜汁、果汁都是不可缺少的辅助食物。

不宜吃的辅食类型

1. 所有加糖或加人工甘味的食品。经过加工的糖类不含任何维生素、矿物质或蛋白质等营养物质，但却足以令宝宝发胖，并且影响食欲，所以应注意避免。玉米糖浆、葡萄糖、蔗糖也属于糖，经常使用于加工食物中，要避免标示中有此添加物。

2. 太凉的食品。太凉的食品会刺激宝宝的肠胃，对宝宝的牙齿生长发育也无益，所以应少给宝宝吃。即使是在炎热的夏天，也不宜让宝宝吃生冷的水果、冰激凌等。

3. 有刺激性的饮料。如酒、咖啡、浓茶、可乐等，以免影响神经系统的正常发育。

4. 糯米制品。如元宵、粽子等，这些食品很难被宝宝的肠胃消化，容易引起宝宝消化不良。

5. 太甜、太咸、油腻和辛辣食物。如肥肉、果冻、巧克力等，同样会使宝宝消化不良。

6. 某些贝类和鱼类。如乌贼、章鱼、鲍鱼以及用调料煮的鱼贝类小菜、干鱿鱼等。

不可让宝宝离开大人视线

这个月的宝宝随时都能发生大人意想不到的状况，只要一离开大人的视线，他的安全就大打折扣。没有大人的照顾，好奇心重的宝宝有可能到处走动、到处探索，他能够自己从婴儿床的栏杆翻出来，能爬向任何他想去的地方，对任何东西都想去摸一摸、抓一抓，只要东西抓在手里就有可能放进嘴里，所以有的时候家长会感觉防不胜防。即使宝宝睡了，也有可能在中间醒来的几分钟内发生意想不到的危险。所以这个时候，无论宝宝醒着还是睡着，都不能让他自己待着，绝对不能让宝宝离开大人的视线。

另外，要给宝宝创造一个绝对安全的家庭环境。无论是宝宝活动的空间还是睡觉的空间，都必须确保是无危险性的。最好是在宝宝睡觉的床沿和地板上，以及宝宝活动的地方都铺上柔软的垫子或毯子，这样即使宝宝不慎跌落，也能最大限度地减少危害。家里所有有棱有角的地方最好是都能用布或其他东西包起来，以避免宝宝撞到受伤。要把卫生间的门关严，以防宝宝趁着大人不注意单独进入浴室，发生跌入浴缸、马桶里的危险。只要平时多注意生活中的细枝末节，宝宝的安全性也就能大大提高了。

尽量两个人看护

由于宝宝的自主活动性越来越强，所以一个人看护时难免会分身乏术，想要把喂养、活动、训练、游戏、日常护理和保护安全同时做好几乎很难，只要稍一疏忽，宝宝就有可能发生意外。因此，到了这个月，最好是有两个大人同时看护宝宝，做到合理分工，这样既可以让宝宝的生活更舒适、训练更全面，也能更大限度地保障宝宝的安全。

如果是双职工的家庭，最好是由一方的老人同时看护，有条件的话也可以请保姆共同看护。当周末爸爸妈妈休息时，看护的责任自然会落到爸爸妈妈身上。爸爸妈妈与宝宝的亲密接触非常重要，对宝宝的身心发育也有极大的好处。所以，最好的看护者仍然是爸爸妈妈，只要爸爸妈妈有时间，就要尽可能地多陪陪宝宝。

教宝宝一些礼节动作

虽然宝宝在这个月还很难理解大人的语言，但对于大人日常的行为习惯、表情、动作、言语态度都有着极其敏锐的感受，他可以从中察觉出一些行为方式的规律并试图模仿大人的行为。为此，从这时候开始，家长就要注意在宝宝面前的言行举止，不要认为未满周岁的宝宝什么都不懂，就在宝宝面前不注意自己的言辞和举止，这样很可能会为宝宝带来不良的影响。

半岁到周岁的这半年，是培养宝宝礼仪的入门时期。这一时期的宝宝会从感受大人的行为举止和面部表情，发展到认真模仿。宝宝不知道什么是对的、好的，而什么是不对的、不好的，所以好的礼仪习惯和行为举止都是大人影响出来的。有些爸爸妈妈自己的行为动作就不加检点，当发现宝宝模仿着做出同样的行为时，非但不加制止纠正反而感到十分高兴，这无疑会助长宝宝这种不好的行为习惯。因为宝宝看到自己的行为会让周围的人高兴，他也会特别高兴，从而更加频繁地重复这些行为动作，时间长了形成习惯，再要纠正就比较困难了。

因此，这一时期家长除了有意识地注意自己的言行外，还要在宝宝面前多说一些"谢谢""请"等礼貌性字眼，平时和宝宝说话、念儿歌的时候，也要多给宝宝渗透这些礼貌的言语，在行为上也要为宝宝起到表率作用。当外出活动的时候，可以通过与他人的接触，教宝宝一些基本的社交礼仪。例如，当看到邻居叔叔阿姨的时候，可以拿着宝宝的小手冲着叔叔阿姨挥一挥，教宝宝和叔叔阿姨打招呼；如果有人递给宝宝东西的时候，要教宝宝说"谢谢"。虽然这时候宝宝还不会真的说出这些字词，但他可以听懂，从而在他的脑里建立起一种条件反射，让他明白在什么情况下，要做出什么样的反应，这会为宝宝今后真正地学会礼仪打好坚实的基础。

能力的培养

排便训练

如果前几个月坚持排便训练的话，那么在这个月的宝宝多数都能乖乖地坐在便盆上排便了。需要注意的是，吃辅食之后宝宝尿便的颜色可能会因为辅食原因在某一天突然呈现异样，只要在没有吃这种辅食的时候尿便能恢复正常，就没有问题。此外，冬天里有的时候宝宝的尿液会发白发浑，这是因为尿酸盐结晶析出的原因，并不是肾炎，家长不用担心。

当然，此时的宝宝依然还不能真正做到自理，所以当家长掌握不好的时候，宝宝把尿便排在尿布里，也是常有的事。

婴儿大小便能否自理与智力无关。中国的传统观念，特别是老一代都认为，宝宝大小便训练越小开始越好，聪明的宝宝不尿裤子。其实这是一种错误的观念，婴儿是否能大小便自理，和婴儿的智力无关。智力是由头脑来决定的，与控制大小便的膀胱相隔很远。

要做到大小便自理，婴儿首先要能识别需要排泄的感觉，并通过语言、动作或其他方式表达这种感觉。其次，婴儿要能在短时间内控制肛门和尿道的肌肉运动。最后，婴儿要能理解并配合在适当的地点排泄。这些都只有等婴儿生理发育成熟到一定程度才能做到。如果家长在这个阶段硬要训练宝宝主动排尿排便的话，未免有些揠苗助长了。

每个婴儿的具体情况不同，所以也不存在一个训练尿便的固定的最佳时机。只有在婴儿乐意并主动配合大人时，训练才能事半功倍。所以对于宝宝的尿便训练，应本着顺其自然的态度，不要总是奢望这么大的宝宝真正懂得自己排尿解便。

站立的能力

宝宝能扶物站立，练习迈步，是学走的第一步。双脚练习，宝宝用单腿支撑体重，并且练习站立平衡，为独自走路做准备。这种练习比学步车更能锻炼宝宝的身体平衡能力，也更为安全健康。

8～9个月的宝宝抓着东西就能站立，这个动作能大大锻炼宝宝的身体平衡能力，是学会迈步走路的序曲。在这个月，爸爸妈妈可以开始训练宝宝站立的能力了。

训练宝宝站立最好不要用学步车，可以借助爸爸妈妈的手、凳子、婴儿床的栏杆等。在训练宝宝独自站立时，可以先让宝宝两条小腿分开，后背部和小屁股贴着墙，脚跟稍离开墙壁一点儿，然后用玩具引逗宝宝，宝宝就会因张开小手或想迈动脚步而身体晃动，这样就锻炼了宝宝腿部的力量和身体的平衡能力。或是将家里的凳子排成行，每张凳子相距30厘米，让宝宝扶着凳子迈步，伸出胳膊扶着一张张凳子走过去。还可以手拿一个塑料圆环，让宝宝抓住圆环的一边而自己抓住圆环的另一边，在不用力牵拉的情况下让宝宝自己抓住圆环并站起来。这样的站立完全要靠宝宝自己来完成，他必须动员上肢、下肢、腰、背、胸、腹部肌肉的全部力量才行。

在没有大人从旁协助的情况下，宝宝在小车上最容易扶栏站起，因为小车上的栏杆易于抓到且高度适宜，宝宝也会扶着椅子的扶手、沙发的扶手或用床上被垛支撑而自己努力站起来。要鼓励宝宝自己扶栏站起，用自己的力量改变体位，扩大视野。通过扶栏站起可以锻炼胳膊的力量，也可以锻炼腰和腹肌的力量。同时使宝宝产生自信，学会用自己的力量去改变自身的状况。

在刚开始练习站立的时候，要注意训练的时间和强度，最好每次都不要超过5分钟。这是因为，相对体重而言，宝宝下肢的支撑能力是不足的，过早过多地站立会影响下肢的形状，但也不会成为

O 形腿或 X 形腿。

在训练的时候，爸爸妈妈不要怕宝宝摔着就过分呵护，这样会使宝宝变得娇弱；也不要急于求成而失去训练的耐心。当在宝宝站不稳时，家长要赶快扶住宝宝，以免宝宝因害怕而不愿接受继续训练。

事物认知的能力

1. 拉绳取物：用不同颜色的线分别绑住四五个彩色积木，把积木放在远处，线放在宝宝身边。妈妈先用手拉红线，就能取到红积木。通过示范，让宝宝看清线与积木的关系，知道自己不必爬过去，就能牵线取物。经过多次示范后，让宝宝自己收取积木。

2. 看图识物：抱着宝宝看墙上的挂图，妈妈说出一个名称，让宝宝用手去拍图画，宝宝最先学会指认最喜欢的图画或照片。如果宝宝不明白什么意思，可先做示范。做这个游戏时，家长一定要耐心，多重复几次，使宝宝逐渐学会。

3. 味觉游戏：可以给宝宝尝尝有些刺激性的味道，例如一把小勺舀一点儿醋，放在宝宝的鼻子前让他闻闻，或是让宝宝尝尝，宝宝就会转过头去躲开这种刺鼻的味道，或是宝宝尝了之后酸得咧开嘴。这个时候，爸爸妈妈就可以同时告诉宝宝"这是醋"，让宝宝知道不同食物的味道。也可用苦辣味进行此训练，这种游戏能刺激宝宝舌头上的味蕾，开发嗅觉、味觉与动作的联系。但需要注意的是，不要用酱油和盐水来尝试，因为宝宝的肾的排盐功能有限，盐会增加肾的负荷。这种游戏也不能玩得太多，以免引起宝宝的反感。

4. 玩玩具：多给宝宝不同质地、不同手感的玩具，使宝宝对拿到手的东西能产生各种感觉上的认知体会，如布娃娃是软的，塑料球是硬的，橡皮玩具有弹性，玩具汽车的车身表面光滑、车底凹凸不平，让宝宝明白，一种感觉和另一种感觉不同。各种不同的感觉越多，宝宝对周围世界的兴趣就越浓。家长不要禁止宝宝吃玩具，宝宝吃玩具是早期学习的一种方式。有的家长怕宝宝啃咬玩具，就把玩具收起来，不让宝宝看见；怕宝宝抓东西吃，就整天抱在怀里，不让下地；一看见宝宝吃玩具，就立即夺过来，还用自己那并不干净的手替宝宝抹手，抹嘴边的口水。这使宝宝失去了自发学习和探索的机会，对宝宝是极为不利的。

手的技能训练

1. 递给妈妈物品：妈妈可以把几个玩具放在一个箱子里或盒子里，放在地上，让宝宝站在箱子旁边，让宝宝把一件玩具递给妈妈。例如，妈妈可以对宝宝说："宝宝把小汽车拿给妈妈好吗？"宝宝听到妈妈的请求，就会用眼睛去看箱子里的玩具并寻找指定的玩具，然后把玩具拿起来给递给妈妈。当宝宝准确无误地将玩具拿出来并递到妈妈手里的时候，妈妈要及时鼓励宝宝，并表现出高兴神情。当宝宝看到妈妈高兴的表情时，就会有一种胜利和满足感，也可能再次把箱子里的其他玩具拿出来给妈妈。

2. 把物体投进小桶里：妈妈可以拿着一个小桶，让宝宝拿着玩具，告诉宝宝"把你手里的玩具放到这个小桶里。"如果宝宝没有听明白，妈妈可以给宝宝做示范，或让爸爸把他手里的物体投到桶里，宝宝就会模仿爸爸的动作，把玩具放到桶里。开始训练的时候，距离不宜太远，可以随着宝宝的熟练程度逐渐拉远宝宝与桶的距离，训练宝宝投物的准确性。

3. 收拾玩具：准备一个大箱子，把玩具散乱地放在宝宝周围，让宝宝把玩具一个个放到容器里，收拾起来。这既能发展宝宝手部的技能，还能让宝宝懂得玩过的东西要收拾整齐的道理。

4. 开关盒子：给宝宝一个带盖子的小盒子，妈妈先给宝宝做示范，用两手把盒子打开，再把盒子盖上，也可以在盒子里放一个小球发出哗啦哗啦的响声，增加宝宝打开盒子的兴趣。然后鼓励宝宝自己打开盒子、拿出小球再关上盒子。等宝宝学会了打开盒盖后，可以进一步教宝宝拧瓶盖，这个动作更复杂，但是越复杂难学的动作，对宝宝越有益。

5. 捡小东西：这个游戏可练习宝宝用食指和拇指捏取细小物件的能力。在白色餐巾纸上放几小片馒头，妈妈先捡起一片放进嘴里，说"真好吃"，宝宝也会用手去捡，如果用手掌不能拿到，宝宝会学习妈妈的样子，用食指和拇指去取。

6. 使用小勺：喂食辅食时拿一个塑料或铁质的小勺，让宝宝自己在碗中搅动，有时宝宝自己也能把食物盛入勺中并送入口中。要鼓励宝宝自己动手吃东西。不要因为害怕宝宝把饭菜撒得哪儿都是就不让宝宝自己用勺子，这样会扼杀宝宝自己动手的积极性，不但会降低宝宝的食欲，还会阻碍宝宝运动能力的发展。用勺吃饭，是这个月婴儿喜欢做的事情。从这个月开始训练的宝宝，一岁以后就能自己拿勺吃饭了。

需要注意的问题

断奶综合征

传统的断奶方式往往是当决定给宝宝断奶时，就突然中止哺喂，或者采取母婴隔离的方式。一旦在宝宝断奶之后没有给予正确的营养，如没有及时供给足够的蛋白质，那么时间一长宝宝就容易出现进食量减少、体重不增加、哭闹、腹泻等症状，有时身上的皮肤还会由于干燥而形成特殊的裂纹鳞状。这些由于断奶不当而引起的不良现象，在医学上称为"断奶综合征"。

要预防断奶综合征，关键在于断奶期间的合理喂养，特别是要注意补充足够的蛋白质，同时还要多吃新鲜水果和蔬菜来补充维生素。

断奶期的宝宝由于原有的饿了就吃奶的饮食规律被打乱，如果没有及时调整的话，很容易陷入饮食混乱无条理的状态，所以在断奶期间要帮助宝宝规律一日三餐，例如这个月的宝宝可以在每天上午10点、下午2点和6点安排吃三餐辅助食物，早上起床后和晚上睡觉前吃两次奶。而到了9个月时，除了在睡前吃奶，其他的饮食和大人一样，按照早、中、晚三餐吃辅食，可以在午餐前后加一次点心。到了 10 个月，可以渐渐延长睡前喂奶的间隔时间，直到最终完成断奶。

断奶期的饮食要特别重视早餐。因为宝宝早晨醒来的时候食欲最好，这时就应喂以质较好、量充足的早餐，以保证宝宝上半天的活动需要；午餐的食量是全日最多的，晚餐宜清淡些，以利睡眠。

断奶期间的辅食应该选择质地软、易消化并富于营养的食品，注意辅食中淀粉、蛋白质、维生素和油脂的平衡量；在烹调上要切碎烧烂，可以采用煮、煨、炖、烧、蒸的方法，但不宜用油炸；每天的进餐次数以每天 4 ~ 5 餐最好；制作方法可以丰富多变，否则时间一长，宝宝会产生厌烦情绪，影响食欲而拒食。

烫伤

这个月的宝宝发生烫伤的很多，除了家长在护理过程中不小心之外，宝宝的调皮捣蛋也会令自己受伤。

烫伤的情况不一样，如果是碰到了烟头烫伤的话，一般都比较轻，是把手指表皮烧红，不用管它也会自然痊愈。但是如果打翻了热水瓶，或是碰翻了刚刚出锅的热汤，那这种烫伤就比较严重了，多半会令表皮迅速起泡、脱皮、组织液渗出，这时就要求在简单的紧急处理后立即送到医院请医生救治了，这种烫伤一旦拖延时间的话，就有可能使伤口感染、化脓，如果烫伤面积较大的话，甚至还会有生命危险。

当手、脚等裸露部位发生烫伤时，必须马上严格检查烫伤部位。如果烫伤的范围很小，如手指的一小部分或手掌的极小部分，烫伤处的皮肤只是稍微有点儿发红，可以用凉水冲洗烫伤处后擦干皮肤；在患处涂上抗生素软膏，用纱布轻轻包扎，并注意及时更换清洁就可以了，通常不会有什么大问题。如果烫伤处起泡、脱皮了，就要立即去医院请医生处理，绝不能自己在家把水泡挑破，或是在患处涂抹香油、酱油等东西，这些自行处理的办法往往是引起化脓，使烫伤部位留下伤疤的主要原因。

如果宝宝被开水泼到了身上，不能急着先脱衣服，应该先用自来水大面积冲洗开水烫到的位置，尽量降低开水的温度，缓解皮肤的疼痛。由于开水烫伤的情况多数比较严重，烫伤处会有起泡、脱皮等现象，所以最好是用剪子直接把宝宝的衣服剪开，因为这时衣服的某些地方很可能已经和破皮的皮肤粘连，脱衣服硬拉硬扯的话极有可能加大宝宝皮肤上的创伤面，这样就更难处理了。

如果宝宝是被少量硫酸、盐酸、硝酸、苛性钠等烧伤的话，应先用清水冲洗后立刻就医。当然，这种情况是比较少见的。

宝宝被烫伤以后都会大声哭闹，并且表情非常痛苦，这时候的家长千万不能看到宝宝痛苦就慌了手脚，当看到宝宝烫伤后，应第一时间先用自来水为烫伤处降温以缓解疼痛，然后再根据烫伤面积的大小、严重程度做进一步处理，但不能用冰块直接敷在患处降温，过冷的刺激会对皮肤造成更大的伤害；或是在患处搽酱油，这也不能起到对烫伤的缓解治疗作用；也不能涂抹护肤霜，避免引起进一步的过敏症状。

坠落

这个月的宝宝从高处摔下来也是比较常见的，最多的就是从大床上摔下来，或是翻过婴儿床的栏杆头朝下跌下来。这种1米以内的坠落虽然会让宝宝立即哇哇大哭，但多数都不会有什么严重的问题，也不会留下什么后遗症。

如果宝宝坠落后立即哇哇大哭，且哭声洪亮有力，哭一会儿自己就能停止，又能像以前一样玩耍、吃东西的话，就没什么问题，家长不需要太担心，注意观察宝宝就行了。比较麻烦的是宝宝坠落后不哭不闹，面容呆滞，或是暂时性地失去知觉，这时就需要马上带着宝宝到医院做进一步的检查。如果宝宝坠落后出现呕吐的情况，也应立即抱到医院请医生诊治。

由于婴儿头重脚轻，所以一旦坠落，多半都是脑袋首当其冲被撞个大包，这是由于头骨外部血管受伤引起出血所造成的肿块。这个时候千万不能揉肿块，否则会令出血更为严重，应用冷敷的方式来加快瘀血的散去。如果头皮被蹭破有轻微出血的话，可以涂抹一些红药水，并注意做好创伤局部的护理就可以了。如果宝宝外伤出血比较严重的话，就不能自行处理，需要到医院请医生帮忙处理。

除了在家里坠落，从楼梯上摔下来的情况也是有的。这种情况和从床上跌落一样，宝宝哇哇地哭一会儿，头上磕起了包，没有任何异常症状，基本都不严重。也有只注意头部而忽略了其他部位的创伤的，尽管这种情况很少，但也绝非没有，偶尔会出现因为从楼梯上坠落而伤了脾或肾的。如果伤了肾，小便会因出血而发红；如果伤了脾而出血，脸色会发灰，肚子肿胀，情绪不好，不爱吃东西。一旦发现有上述症状，就要立即送到医院，必要时需要通过手术止血。比较容易忽略的是锁骨骨折，表现为坠落一两天之后一抱宝宝的腋下，宝宝就因为疼痛而哭泣，让宝宝举起双手时，锁骨骨折这侧的手很难举起来。

顽固便秘

如果宝宝便秘比较顽固、甚至导致肛裂出血的话，可以为宝宝进行 1 ~ 2 次的开塞露注入或灌肠。开塞露主要含有甘油和山梨醇，能刺激肠子起到通便作用，使用时要注意，当将开塞露注入肛门内以后，爸爸妈妈应用手将宝宝两侧的臀部夹紧，让开塞露液体在肠子里保留一会儿，再让宝宝排便，这样的效果会比较好。也有些家长会用肥皂条帮助宝宝排便的，同样能起到一定效果。

但是，事实上，这些方法都会让宝宝的大肠撑得更大，像气球撑久了再放掉，已经没有弹性。这种慢性便秘，如果不治疗的话，长久下来会造成大肠无力症，就是排便无力的现象，最后的治疗，是把整段大肠完全切除。所以宝宝便秘，还是需要长时间慢慢治疗，千万不能急着用塞剂、灌肠快速处理，更不能经常使用，否则会造成严重的后果。

由于宝宝能吃的东西越来越多了，所以最安全的办法是通过饮食来解决便秘的症状。可以给宝宝多吃些红萝卜、白萝卜、红薯、花生酱、芝麻油、芹菜、菠菜、小米面、玉米面等利于通便的食物，当然有的时候一种食物对宝宝无效，但只要家长有耐心多试几种的话，都能找到能治疗宝宝便秘的食物。

给宝宝吃得过于精细也会导致便秘，所以在日常饮食中应适当给宝宝加些粗粮。再有，钙片也会导致宝宝便秘，所以在给宝宝吃钙片补钙的时候，更应注意日常膳食的合理搭配，尽量避免宝宝出现顽固性便秘的症状。

婴儿肺炎

以往婴儿的肺炎主要是由肺炎球菌引起的，只要看到宝宝有突然发热、呼吸困难、咳嗽，并有疼痛表情，就可以确定为急性肺炎，用听诊器听胸音时，呼吸音反常，用手指叩诊也能感到声音不好。但现在由肺炎菌引起的肺炎已经很少了，大部分婴儿肺炎都是由病毒和支原体所引起的。因此，患有感冒、发热、咳嗽的宝宝，家长一般很难判断到底是单纯的感冒发热还是已经引起了婴儿肺炎。如果宝宝平时身体较差、并有气喘痰鸣的话，当患感冒时，用听诊器能听到"啰音"，并且有高热，就基本可以诊断为肺炎，但也要根据 X 光照射检查来判定病症。

由病毒引起的肺炎目前还没有特效药，但多数能够自愈。由支原体引起的肺炎可以用抗生素予以治疗，但要严格掌握用法和用量。

如果宝宝经诊断患上了肺炎，应特别注意室内的环境，要保持安静、整洁和舒适。室内要经常通风换气，并保证必要的空气湿度，一般相对湿度以 55% 左右为宜，必要时可以用加湿器进行调节。或是对宝宝进行冷空气疗法，将宝宝用棉被包严，戴好帽子只露出脸，打开冷气或窗户，或抱到冷室，一般温度最好在 5 ~ 10℃，最低不低于 5℃。一般 5 ~ 10 分钟后，烦躁的宝宝就能安静入睡，呼吸均匀，面色转红，这时可以将冷空气浴的时间延长到 0.5 ~ 1 个小时，每天 2 ~ 3 次。宝宝咳嗽严重的时候，可以抱着他，这样比让他躺着更容易咳痰。如果宝宝的气喘仍然不见好转的话，则需要输氧代替。

由于患了肺炎的宝宝通常高热，使呼吸加快，水分消耗大大增多，因此应注意保证足够液体的摄入量，多给一些奶、白开水、糖水、米汤、菜水和果汁等。当宝宝退热之后，可以给予稀粥、面片、蛋羹等半流食，并根据病情的好转而不断增加，以保证患儿足够的营养。

头发稀黄的宝宝

有的宝宝刚出生的时候头发又浓又黑，但是慢慢地就开始变得又稀又黄了，做家长的未免开始担心宝宝是不是营养不良或是缺少某些微量元素了。

宝宝在 1 岁以内头发稀黄属生理现象，一般来说不是疾病。宝宝刚出生时的发质与妈妈怀孕时的营养有很大关系，而出生后的发质与自身营养、遗传和护理都有关系。如果出生后营养不足，体内缺锌、缺钙的话，就会使头发质量下降，但这个月龄的宝宝由于缺乏营养而致使头发发黄的还很少见。如果爸爸妈妈一方头发质量就不好的话，那么宝宝的头发质量也就有可能不太好。

判断宝宝是否是由于营养不良引起的头发稀黄很简单，如果宝宝的头发不但发黄发稀，还缺少光泽、像干草一样的话，就说明可能是营养摄取不足；但如果宝宝的头发除了比较黄之外，有光泽又柔顺的话，那就不是营养不良。

如果是因为营养问题造成的头发稀黄，可以在日常饮食中增加一些含铁、锌、钙多的食物，如牛奶及奶制品、豆类、蔬菜、虾皮等钙量较高的食物，以及肝脏、肉类、鱼类、油菜、苋菜、菠菜、韭菜等含铁量较多的食物。

以往有些老人认为宝宝头发突然变得稀黄，剃秃了养一养就能好起来，但事实上，这种做法非但可能达不到将头发养黑养亮的效果，还可能造成外伤。当宝宝的头皮受伤以后，由于对疾病抵抗力较低，很容易使细菌侵入头皮，引起头皮炎或毛囊炎，从而影响头发的正常生长。

小腿发弯的宝宝

随着月龄的增长和能力的发展，有的宝宝渐渐出现了小腿发弯的现象。当发现宝宝的小腿发弯时，多数爸爸妈妈都会担心宝宝是不是有 O 形腿、X 形腿，但其实在这个月龄的宝宝，小腿出现弯曲不一定都是患病的表现，有些是正常的。

1 岁以内的婴儿，其两条小腿看上去常显弯曲，是因为小腿内侧的一根长骨（即胫骨）所附着的肌肉较外侧的要薄，所以乍看上去，宝宝的两条小腿就有点儿弯曲感，这其实是一种错觉。此外，这个月龄的宝宝由于刚刚开始学站，两腿还不能很好地承受自己的身体重量，所以暂时也会出现小腿弯曲，一般到 2 ~ 3 岁即能恢复正常。这种正常的小腿弯曲在 X 线片上是看不出佝偻病的表现的，所以爸爸妈妈如通过医生的检查发现无异常的话，可以照常对宝宝进行站立的训练，还可以帮助宝宝向前迈几步，但注意时间不能过长，一般一天 2 ~ 3 次，一次几分钟即可。

不正常的小腿弯曲即佝偻病，是由于缺钙而使骨质疏松、软化所引起的。患有佝偻病的宝宝在站立的时候，由于下肢不能负重，就会出现小腿弯曲，也就是平时所说的 O 形腿、X 形腿。佝偻病 O 形腿患儿小腿的弯曲程度比正常现象的弯曲要严重，检查时若将两踝关节并拢，两膝关节往往分开不能并拢，两膝之间的空隙超过 3 厘米。而 X 形腿则是两膝关节并拢而踝关节不能并拢，两踝之间距离在 3 厘米以上。X 线片上不仅仅小腿骨弯曲，还有其他佝偻病的特征表现。

但是毕竟佝偻病的情况还是比较少见，多数这个月龄宝宝的小腿弯曲都是发育过程中的正常现象，爸爸妈妈没有必要盲目担心。

第十章
9 ~ 10 个月的婴儿

发育情况

这个月宝宝的体重和身高增长速度与上个月没有大的差别。男宝宝在这个月重 8.6 ~ 10.6 千克，高 71.0 ~ 76.3 厘米；女宝宝在这个月体重为 7.9 ~ 9.9 千克，身高 69.0 ~ 74.5 厘米。本月宝宝体重将增 0.22 ~ 0.37 千克，身高仍和上个月一样，增长 1 ~ 1.5 厘米。

宝宝的头围增长速度依然和上个月一样，平均一个月增长 0.67 厘米。大部分宝宝到了这个月，已经很难看到前囟搏动了。除了可能会在高热时看到之外，平时仅仅能看到一个小小的浅凹；头发浓密的宝宝则什么也看不出来，但也有的宝宝前囟依然还是比较明显，还能清楚地看到宝宝的囟门跳动。此外宝宝在这个月将长出 4 ~ 6 颗乳牙。

具备的本领

这个阶段的宝宝能迅速爬行，能够独自站起来，并且靠着学步车或大人拉着慢慢地走几步；这个月是宝宝向直立过渡的关键时期，一旦他会独坐后，几乎就很难老老实实地坐了，总是想站起来，刚开始时，他会扶着东西站着，双腿只支持大部分身体的重量。如果运动发育好些的话，这时他还会扶着东西挪动脚步或者独站，不需要扶东西。有的宝宝已经学会了一手扶着物体蹲下捡东西。

宝宝的动作更灵活了。他可以一只手拿两块小积木，手指的灵活性增强，两只手也学会了分工合作；学会了随意打开自己的手指，开始喜欢扔东西；如果大人将小玩具放在他椅子的托盘或床上，他会将东西扔下，并随后大声喊叫，让别人帮他捡回来，然后又重新扔掉；如果你向他滚去一个大球，起初他只是随机乱拍，随后他就会拍打，并能使球朝你的方向滚过去。

这时的宝宝可以主动地叫妈妈了，也很喜欢模仿人发声；会不停地重复说一个词；懂得爸妈的命令，对要求他不去做的事情会遵照爸妈的要求去做。婴儿发出可识别词汇的年龄有很大差异，有些宝宝周岁时已经学会 2 ~ 3 个词汇，但大多数宝宝在周岁时的语言只是一些快而不清楚的声音，这些声音具有可识别语言的音调和变化。只要宝宝的声音有音调、强度和性质改变，他就在为说话做准备。而且在他说话时，家长反应越强烈，就越能刺激他进行语言交流。

宝宝的声音定位能力已发育很好，有清楚的定位运动，能主动向声源方向转头，也就是有了辨别声音方向的能力。家长可以手拿风铃，分别在宝宝的上方和下方晃动出声，观察宝宝是否会跟着声音上下抬头，低头。

宝宝的眼睛在这个月开始具有了观察物体不同形状和结构的能力，成为认识事物，观察事物，指导运动的有利工具。他开始会看镜子里的形象，有的婴儿通过看镜子里的自己，能意识到自己的存在，会对着镜子里的自己发笑；会通过看图画来认识物体，并很喜欢看画册上的人物和动物；他还学会了察言观色，尤其是对父母和看护人的表情，有比较准确的把握，如果大人对着他笑，他就明白这是在赞赏他，他可以这么做；如果大人对于他的某种行为面带怒色，那么他便知道这是在责备他，他不能这么做。但这时的宝宝还不具备辨别是非的能力，所以家长没有必要也最好不要给他讲大道理，否则会使他感到无所适从。

此时的宝宝能够认识常见的人和物。他开始观察物体的属性，从观察中他会得到关于形状、构造和大小的概念，甚至他开始理解某些东西可以食用，而其他的东西则不能，尽管这时他仍然将所有的东西放入口中，但只是为了尝试。遇到感兴趣的玩具时，他总是试图拆开看里面的结构，对于体积较大的的东西他知道要用两只手去拿，并能准确找到食物或玩具的存放地方。另外，这时的宝宝还总喜欢东瞧瞧西看看，这是他在探索周围的环境。而对于他的玩具，他已经会学着估计玩具的高度、距离，还会去比较两个物品的不同。

这个月宝宝的情绪开始会受到家长情绪影响，如果家长不安或沮丧时，他也会显得不高兴；如果家长十分轻松快乐的话，那么他也表现得很兴奋。他喜欢主动亲近小朋友，自我概念意识也更加成熟，当有其他小朋友在旁边或者想分享他的玩具时，宝宝会显出对玩具明显的占有欲，宝宝会认为全部的东西是自己的，不愿和别人分享。

养育要点

营养需求

这个月宝宝的营养需求和上个月相比没有大的变化，注意添加补充足量维生素 C、蛋白质和矿物质的辅食，还要通过牛奶补充足够的钙质，通过动物性辅食如瘦肉、肝脏、鱼类等补充必需的铁质。

日常饮食

大多数宝宝到了 9 个月以后，乳牙已经萌出 4 颗，消化能力也比以前增强，可以进食的种类也越来越多。如果此时母乳充足的话，除了早晚睡觉前喂点儿母乳外，白天应该逐渐停止喂母乳，吃母乳的宝宝多数在添加辅食上都会遇到一些困难，所以此时要特别掌握好喂母乳的时间。对于牛奶喂养的宝宝，此时牛奶仍应保证每天 500 毫升左右，如果宝宝不爱喝牛奶的话，少喝一些也没关系，只要将肉蛋类等富含蛋白质的辅食跟上即可；如果宝宝爱喝牛奶，就可以多加蔬果类的辅食，蛋白类的辅食少加，但注意每天摄入的牛奶最多不能超过1000毫升。

这个月宝宝的中餐、晚餐应以辅食为主，辅食可以是软饭、瘦肉，也可在稀饭或面条中加肉末、鱼、蛋、碎菜、土豆、胡萝卜等，量应比上个月增加，可以做得稍微大一些、质要硬一些，以锻炼宝宝咀嚼的能力，促进牙齿的发育。除了辅食之外，还应开始在早午饭中间增加饼干、烤馒头片等固体的小点心。这时的宝宝已经能将整个水果拿在手里吃了，所以家长可以让宝宝自己拿着水果吃，但要注意在宝宝吃水果前，一定要将宝宝的手洗干净，将水果洗干净，削完皮后让宝宝拿在手里吃。

可以多给宝宝吃谷类胚芽的食物，因为此类食物有很高的营养成分。将胚芽混在宝宝的食物当中，不仅提供相当成分的维生素、矿物质以及蛋白质，而且可以培养宝宝对此口味的喜好，等宝宝长大后，这样的嗜好有助于宝宝选择富于营养的食品。

需要注意的是，不能给宝宝喂食以下食品：元宵、粽子等糯米制品；肥肉、巧克力等不易消化的食品；花生、瓜子、炒豆、果冻等易误入气管的食品；咖啡、浓茶、可乐等刺激性较强的饮料。另外，味道太重的食物也不宜给宝宝吃，这时候的宝宝饮食还是要以清淡为主。

给点儿好吃的小点心

宝宝到了这个月，可以在母乳、牛奶和辅食之外给些小点心吃了。吃点心对宝宝来说，也是生活的乐趣之一，能够提高宝宝对进食的兴趣。由于此时宝宝的胃容量相对较小，肝储备的糖原不多，加上宝宝活动得较多，所以比较容易饥饿，因此就要相应增加进餐的次数。一般来说，可以执行三餐两点制，即在一日三餐之外再加两次点心。

虽然9个多月的宝宝由于牙齿还没有长齐，但除了较硬的酥脆饼干和糖果之外，一般的点心都可以吃，为了丰富婴儿的生活乐趣，应尽量让婴儿吃些香甜的点心，如面包、蛋糕、饼干等，但如果宝宝比较胖的话，就要控制这些点心的摄入量，可以给些水果、酸奶等来代替面包、饼干。

适当的点心对宝宝的成长是有益的。如果点心类的小零食给得合理的话，就能更好地满足宝宝的身体对多种维生素和矿物质的需要，是宝宝获得营养的重要途径。据调查，在三餐之间加吃点心的宝宝，比只吃三餐的同龄宝宝更易获得营养平衡。

需要注意的是，给宝宝的点心零食要把握好尺度，应定时集中给予而不能零散着吃，否则会破坏宝宝一日三餐的进食规律，不利于宝宝养成良好的饮食习惯。另外，选择零食的时候要考虑宝宝的年龄特点、咀嚼和消化能力，要选择适合宝宝月龄的点心。每次在宝宝吃完点心后，要给宝宝喝些白开水，以便将沾在牙齿上的食物清洗掉，也能起到清洁口腔的作用。

水果的给法

尽管水果对宝宝的好处多多，但在给法上也应该有一定的讲究。

首先是水果选择的讲究。水果的选择不仅仅是注重新鲜的程度，还要根据宝宝的体质、身体状况灵活选择不同的品种。例如，舌苔厚、便秘、体质偏热的宝宝，最好给吃寒凉性水果，如梨、西瓜、香蕉、猕猴桃、杧果等，它们可以败火；当宝宝缺乏维生素A、维生素C时，多吃含胡萝卜素的杏、甜瓜及葡萄柚，能给身体补充大量的维生素A和维生素C；在秋季气候干燥时，宝宝易患感冒咳嗽，可以给宝宝经常做些梨粥喝，或是用梨加冰糖炖水喝，因为梨性寒，可润肺生津、清肺热，从而止咳祛痰，但宝宝腹泻时不宜吃梨；秋冬季节宝宝患急慢性气管炎时，可以吃些柑橘；当宝宝皮肤生痈疮时不宜吃桃，这样会使宝宝病情更为加重。

其次，要注意水果的量。有的水果虽然好吃又有营养，但过多食用会给宝宝的身体健康带来危害。例如，荔枝汁多肉嫩，口味十分吸引宝宝，但吃得过多的话不仅会使宝宝的正常饭量大为减少，影响对其他必需营养素的摄取，而且还会令宝宝突然出现头晕目眩、面色苍白、四肢无力、大汗淋漓的症状。如果不马上就医治疗，便会发生血压下降、晕厥，甚至死亡的可怕后果。这是由于荔枝肉含有的一种物质，可引起血糖过低而导致低血糖休克所致。再比如，西瓜属生冷食物，性比较寒，如果食用太多，不仅会使脾胃的消化能力更弱，而且还会引起腹痛、腹泻等消化道症状，宝宝在感冒、口舌生疮和患有肾脏疾病导致肾脏功能不全时，一定要慎食西瓜。因此，给宝宝的水果一定要控制量，原则上来说，无论什么水果，每次给宝宝的量都是以 50 ~ 100 克为宜。

再有，给宝宝水果要掌握好时间。有些家长喜欢从早餐开始，就在餐桌上摆放一些水果，以供宝宝在餐后食用，认为这时吃水果可以促进食物的消化。但由于水果中有不少单糖物质，极易被小肠吸收，若是堵在胃中，就很容易形成胀气，以至于引起便秘。而餐前也不宜给宝宝吃水果，因为此时的宝宝胃容量还比较小，如果在餐前食用，就会占据胃的一定空间，由此，影响正餐的营养素的摄入。吃水果最好是放在两餐之间，或是中午午睡醒来后，这样，可让宝宝把水果当作点心吃。

最后，吃水果还要讲究一些搭配上的禁忌。例如，宝宝吃柑橘前后的一小时不宜喝牛奶，不然的话，柑橘中的果酸与牛奶中的蛋白质相遇后，即可发生凝固，影响柑橘中的营养吸收。

让宝宝抓食

这个时候的宝宝开始变得有独立性了，他总是希望自己去完成一些事情，尤其是在吃东西的时候，可能不爱让妈妈喂了，更愿意自己去抓东西吃。有些家长认为宝宝抓食不卫生，是没规矩的行为，因此会去纠正宝宝的这种行为。但实际上，这种抓食的愿望是宝宝成长发育的需要，是宝宝锻炼手部能力的大好机会，只要把宝宝的小手洗干净，让他抓食也没什么问题。

宝宝用小手抓弄食物，不仅是为了吃，还是认识食物的一种手段，通过抓弄可以认识和了解各种食物的形状、性质、软硬、冷热等。从科学的角度讲，没有宝宝不喜欢吃的食物，关键在于宝宝是否熟悉它，因此宝宝抓食各种食物，有利于预防挑食、偏食的坏毛病。再有，让宝宝自己体会到进食是一件令他感到愉悦的事，可以增进他的食欲，提高他进食的信心。

当宝宝学着抓食时，自然也会存在一些安全隐患。最常见的就是宝宝将一些危险的、有毒的东西误吞了进去，或是卡在食管、气管里。但是，并不能因为担心危险的发生，就剥夺宝宝锻炼的机会，这就要求家长在日常生活中要绝对细心，把任何与食物颜色或气味相近、大小适合抓起并可能被宝宝吞食的东西收好，不要让宝宝有机会拿到。

即使是吃食物的时候，宝宝也有被卡到的可能。当发生噎卡的时候，家长千万不要着急，一定要冷静处理和对待。如果噎住宝宝的物体处于位置较浅的情况下，可以让宝宝采取俯卧位，用手适当用力拍背部，就能使物体被吐出；但是如果被噎住的位置比较深，那么一定要马上将宝宝送往医院，路上注意不要让宝宝平卧，要采取俯卧的姿势。

给宝宝喂药

给宝宝喂药是父母的一项大工程，如果掌握不好的话，很可能会令宝宝哭闹挣扎拒绝，吃了也会吐出来，家长也往往是累得满头大汗。那么，如何才能顺利地给宝宝喂药呢？

在喂药之前，爸爸妈妈要做好必要的准备工作。把要喂的药准备好，再仔细看一遍说明书上标注的用法和用量，确认清楚所有注意事项；然后准备好喂药的工具，常用的有吸管、针筒、小勺、药杯等；还可以准备一些宝宝爱吃的小零食，如水果、饼干等。

药水类的药物比较容易喂，喂的时候妈妈采取坐姿，让宝宝半躺在妈妈的手臂上，然后用手指轻按宝宝的下巴，让宝宝张开小嘴，用滴管或针筒式喂药器取少量药液，利用器具将药液慢慢地送进宝宝口内后轻抬宝宝的下颌，帮助他吞咽。当将所有药液都喂完后，再用小勺加喂几勺白开水，尽量帮助宝宝将口腔内的余药咽下。

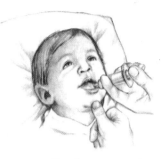

使用注射器喂药

轻轻拉开婴儿下颌或者轻捏婴儿两颊。将注射器放入面颊内部，使注射器顶端位于面颊内舌头一侧。

如果是喂片剂类的药物，要先将片剂碾碎，并捣成散粉状，再取适量粉末倒在小勺上，并在药粉上撒少许糖粉，用以遮盖药粉的味道。让宝宝张开小嘴，将药粉直接送入口中，然后将装有适量白开水的奶瓶给宝宝吮吸，以利于宝宝将药粉咽下。当宝宝吃完药之后，可以给宝宝一些小块的水果零食，以减轻宝宝嘴里的苦味。

需要注意的是，给宝宝服用片剂的药物，无论药片大小都要研成粉末，加水和糖调成稀汁后再让宝宝服下，不能直接给药片。稀释药片粉末一定要用温凉的水，因为热水会破坏药物的成分。不能用乳汁或果汁和药，否则也会降低药效。再有，喂药的时候不能捏着宝宝的鼻子，也不要在宝宝哭闹时喂药，这样不仅容易使宝宝呛着，还会让宝宝越来越害怕，并抗拒吃药。

能力的培养

走路训练

宝宝快到 10 个月的时候，就会从之前的扶着床栏站立发展成扶着床栏横步走了，这就预示着婴儿学走路的开端。但从婴儿扶着床栏走到真正学会走路，还需要一定的过程。在这个过程中，家长无疑要起到辅助作用。同时，家长还应多学习一些婴儿动作发展方面的知识，以做到科学合理地辅助宝宝学会走路。在这个月，家长需要做的，就是了解这方面的知识，为下个月真正训练宝宝走路打

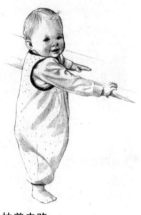

扶着走路

孩子 10 个月左右时，开始扶着家具或者牵着父母的手走路。这种扶着走的举动，经实践证明是在没有帮助的情况下学习走路比较好的方法。

下基础。

家长首先要知道的是，婴儿学习走的动作发展，通常是分为 5 个阶段的：

第一阶段：宝宝 10 ~ 11 个月时，此时是宝宝开始学习行走的第一阶段。这时候的宝宝已经能够扶着东西站得很稳、有的甚至还能单独站一会儿，当宝宝具备这些能力时，就可以开始训练他走路了。

第二阶段：宝宝 11 ~ 12 个月时，蹲是此阶段重要的发展过程，家长训练的重点应放在训练宝宝站—蹲—站的连贯动作上，由此可锻炼宝宝腿部的肌力，以及训练身体的协调度。

第三阶段：宝宝 12 个月，此时的宝宝已经可以扶着东西行走了，这时就要训练他放开手独立行走，过程中需要重点训练宝宝的平衡能力。

第四阶段：宝宝 13 个月，这一时期的训练内容除了继续训练腿部的肌力及身体与眼睛的协调度之外，还要着重训练宝宝对不同地面的适应能力。

第五阶段：宝宝 13 ~ 15 个月：这时多数宝宝已经能很好地行走了，同时他对四周事物的探索也逐渐增强，家长应该在这个阶段尽量满足他的好奇心，使其朝正向发展。

其次，家长还应知道，当宝宝开始走路，就说明他已经能够自主性地握拳，并随其意志主动支配他的手指及脚趾，而且腿部肌肉的力量也已经足以支撑本身的重量，并且可以很灵活地转移身体各部位的重心，懂得运用四肢，上下肢各动作的发展也已协调得很好。上述变化就表示，宝宝的发育到了一个新的阶段。

最后，家长还应明白，宝宝刚一开始走路时不可能像成人一样笔直着双腿稳步前行，他会出现各种各样的怪姿势，比如腿罗圈着、拖拉着、摇摇晃晃地像个醉汉，随着他慢慢地成长、慢慢地练习，这些怪姿势自然会消失的。

在宝宝学走路的过程中，可能会出现踮着脚尖走路的行为。这种行为有的时候是正常的，有的时候则是异常的，可以根据其踮脚尖走路的频率来判断其究竟是否正常：如果宝宝有时踮着脚尖走路，有时恢复正常状态，家长则不必过于担忧；但如果宝宝总是踮着脚走路的话，家长就应注意观察一段时间，如确定这是其"正常"走路状态的话，就应及时到医院检查清楚，看看是否有什么异常病症。

体能训练

1. 扶物蹲下捡玩具：当宝宝扶着凳子站立时，可以把玩具推到宝宝身边，让宝宝一手扶凳子，另一手将玩具捡起来。这个动作可以训练宝宝从双手扶物进步到单手扶物，且弯腰移动后能保持身体平衡。当宝宝学会一手扶凳子，弯腰后仍能保持平衡再站起来的时候，就可以使身体与走路方向一致，而不是横行跨步了。

2. 练习平衡：能很好地学会走路，不仅需要有力的腿部肌肉，身体的平衡性也是很重要的。在刚开始练习平衡感时，可以让宝宝背部和小屁股贴着墙，两条小腿分些，但是脚跟要稍微离开墙壁一点儿。这时，妈妈可以用小玩具在宝宝面前左右摇晃，宝宝自然也会左时右地跟着玩具的运动轨迹摇晃身体。这样的练习，有助于宝宝调整和掌握身体的平衡感，让宝宝更快地学会走路。

3. 起立蹲下：这个动作比较有难度，需要全身协调，并且要求平衡感要好。刚开始训练的时候，先让宝宝蹲着，爸爸妈妈用手指勾着宝宝的手指，边鼓励宝宝站起来，边用力向上拉。随着练习次数的增多，勾起的力度要逐渐减小，直到宝宝完全不用借助外力就能站起来。

4. 向前起步走：如果宝宝此时能够一手扶家具向前走的话，就表示宝宝的身体可以维持平衡，就能进行向前迈步走的训练了。刚开始训练时，可以让宝宝站在妈妈的前面，妈妈牵着宝宝的双手，同时迈开右腿再迈左腿；或是让宝宝和妈妈面对面，妈妈牵着宝宝的双手倒退，鼓励宝宝跟着妈妈向前走。一般来说，两个人相对着会让宝宝觉得更安全，但另外一种方式会让宝宝的视野更宽广。如果宝宝的胆子比较大的话，可以完全放开宝宝，让他扶着东西独自站立，妈妈站在离宝宝不远的地方，拍手鼓励宝宝向前迈步。当宝宝试图向前迈步的时候，妈妈可以伸开双臂来鼓励，并注意做好保护，在宝宝重心不稳向前倾倒的时候要立即把宝宝接到怀里，防止宝宝摔倒。

需要注意的问题

轮状病毒腹泻

秋冬季节宝宝出现腹泻，要警惕轮状病毒腹泻。轮状病毒腹泻是由轮状病毒引起的，婴儿感染后一般出现以急性胃肠炎为主的临床症状，即水样腹泻，伴有发热、呕吐和腹痛，腹泻物多为白色米汤样或黄绿色蛋花样稀水便，有恶臭，严重者可因脱水及肺炎、中毒性心肌炎等并发症导致死亡。

轮状病毒腹泻多发于6个月到5岁的宝宝，以1岁半以下的尤为常见。这种腹泻具有很强的传染性，主要经粪—口途径传播，也可经呼吸道传播，宝宝可通过接触被污染的手和玩具等物品而感染。由于腹泻严重且伴有脱水和电解质紊乱以及毒性代谢产物的释放增加，若患儿没能及时治疗或治疗方法不正确的话，可引发消化道外感染、鹅口疮、中毒性肝炎、营养不良和维生素缺乏以及急性肾功能衰竭等并发症。严重时还有可能因为脱水致死。

目前对轮状病毒腹泻的治疗主要采取对症治疗，纠正脱水维持电解质平衡，预防并发症的出现。当宝宝患病后，需要及时调节饮食，多喝盐糖水补充丢失的电解质和水分，症状较轻的话不必禁食，只需减少哺乳次数，缩短哺乳时间；而患病较重的话则要禁食6～24小时，进食必须由少到多，由稀到稠，避免油腻食物。

轮状病毒疫苗的免疫接种对象为2个月以上的儿童，主要为6个月至3岁的婴幼儿。接种方式为口服，免疫程序为每次一剂，每年免疫一次。发热、患严重疾病、胃肠疾患、严重营养不良、有免疫缺陷和接受免疫抑制剂治疗者不要接种或暂缓接种。

高热

宝宝发热尤其温度较高时，常会因为身体感觉极度不舒服而躁动哭闹不安，并可能伴有心跳加速、呼吸加快、食欲不振、全身乏力等现象。对于宝宝发热，爸爸妈妈不必大惊小怪，却也不能掉以轻心，导致病情不可收拾。只要学会适当的处理，就能帮助宝宝缓解病情。

当宝宝发热的时候，爸爸妈妈可以将宝宝身上的衣物解开，用温水毛巾全身上下搓揉，如此可使宝宝皮肤的血管扩张将体气散出，另外，水汽由体表蒸发时，也会吸收体热，起到降温的作用；如果宝宝四肢及手脚温热且全身出汗，就表示需要散热，可以少穿点儿衣物；还要保持室内环境的流通，如果家里开冷气的话，要将室内温度维持在25～27℃之间；给宝宝吃的食物要清淡，以流质为宜，并多给宝宝喝白开水，以助发汗，并防脱水。可以给宝宝贴上退热贴，退热贴的胶状物质中的水分汽化时可以将热量带走，不会出现过分冷却的情况。

如果宝宝的腋温超过38.5℃时，可以适度地使用退热药，必要的情况下要到医院请医生治疗。

耳后淋巴结肿大

如果发现宝宝耳后或脑袋后面有小豆般大小的筋疙瘩，抚摸按压的时候宝宝并没有感觉疼痛不适，就应该是淋巴结肿大。耳后的淋巴结肿大有的在双侧，也有的是单侧，可能是由于蚊子叮咬、头上长痱子引起的，也有可能是急性化脓性扁桃体炎、反复感冒，以及一些少见的疾病如淋巴结核、恶性肿瘤淋巴结转移等引起的，但此时像后者的情况还比较少见，多数都是由于蚊虫的叮咬和痱子引起的。

这种筋疙瘩在夏天宝宝长痱子后最为多见，由于长了痱子后宝宝感觉特别痒，就总会用手指去抓挠。当宝宝用手指抓挠的时候，藏在指甲里的细菌就可通过挠破的皮肤侵入人体，淋巴结就会主动抵抗病菌侵害身体，因此发生肿大。这种淋巴结的肿大通常不会因为化脓而穿破，不需要特别处理，它会在不知不觉中自然吸收。

也有些时候，这种肿大的淋巴结要过很长时间才能消失，但也不需要特殊治疗。少数可见化脓时周围皮肤发红，一按就痛，或是数量增多、肿块变大，当出现上述情况时，就要到医院请医生治疗了。

表现出倔强

这时的宝宝可能开始越来越多地表现出自己的个性了，如主动要求出去玩、把尿的时候打挺、遇到不爱吃的辅食会很坚决地拒绝甚至把饭碗打翻、当大人要求他做他不想做的动作时他会坚决抗拒绝不合作，这些在大人眼里有些"不听话"的现象，其实说明宝宝长大了，开始有自我意识，并形成了自己的个性。

对于宝宝表现出的这种倔强，作为家长要表示欣慰和宽容，并充分尊重宝宝的想法。还抱有宝宝必须要对大人的话坚决服从、不服从就惩罚的态度就错了，只有尊重宝宝的个人意愿，才能让宝宝更健康、更快乐地成长，才能使亲子关系更加亲密和融洽。再说，有的时候，只有宝宝能知道自己的感受，他所做出的行为完全是出于自己的感受。只要宝宝表现出的倔强不会对自己造成危害，不会形成不好的行为习惯，家长就没有必要强行干涉，让宝宝什么都顺着自己来。

第十一章
10 ～ 11 个月的婴儿

发育情况

在这个月，宝宝的容貌改变要比身高体重看起来大得多，但看起来仍然是一个婴儿，头部和腹部仍然是身体的最大部位。

这个月宝宝身高增长速度与上个月一样，平均增长 1 厘米，男宝宝的平均身高是 73.1 ～ 75.2 厘米，女宝宝 70.3 ～ 75.8 厘米；体重的增长速度也与上个月一样，增长 0.22 ～ 0.37 千克，男宝宝的体重是 8.9 ～ 11.0 千克，女宝宝为 8.2 ～ 10.3 千克。此时头围的增长速度仍然是每月 0.67 厘米，越来越多的宝宝此时前囟已经快要闭合，但依然还有些宝宝的囟门依然很大。

具备的本领

这个月的宝宝，各方面能力进一步增强，与父母关系也更加亲密，能够听懂大人说话的意思，也能用多种方式与大人进行交流，表达自己的感情和想法。

此时手的动作灵活性明显提高，能够使用拇指和食指捏起东西，还能玩各种玩具，能推开较轻的门，拉开抽屉，或是把杯子里的水倒出来等。

这时的宝宝已经可以平稳地坐在地板上玩耍，也能毫不费力地坐到一个较矮的椅子上；有的宝宝还会颤巍巍地向前迈步，大人牵一只手就能走了，但大多还是不协调的交叉步，经常会自己绊倒自己；有的宝宝已经会单手扶着床沿走几步，会推着小车向前走；还可以执行大人提出的简单要求，懂得用面部表情、简单的语言和动作与大人交流。

在本月，大部分的宝宝都能准确理解简单词语的意思，也会叫"爸爸、妈妈、奶奶、姑姑"等发音简单的词句，通常来看女宝宝开口说话要比男宝宝早一些，而且语言表达的能力也强一些。另外，如果爸爸妈妈总是经常有意向宝宝传达这样的词汇信息，宝宝就会比较早地学会这些。但无论如何，此时的宝宝能开口说话还是很少的，不断无意识地发出一些简单的音节是这个月宝宝的特点。

随着语言能力的增强，宝宝的联想能力也在增强，比如他看到小狗，就会想起"汪汪"等，对于生活中见到的东西已经能够去想它的读音了。

这个月宝宝的认知能力也有了提高，如果给他一本图画书的话，他能够很快指认出图中有特点的部分，另外也有了对大和小的理解。另外还开始会进行有意识的活动，将事物之间建立联系的能力也继续增强，例如他知道木球和瓶子之间的关系，知道拿起木球投到瓶子里；逐步建立了时间、空间、因果关系，如看见妈妈把水倒进洗澡盆里就知道要洗澡了。

宝宝的自我意识在这个月会更强，并且能够明显地表现出自己的好恶，如看见自己喜欢的人向自己走来就快快乐乐地迎接，看到不喜欢的人就会哇哇大哭，出现"认生"的反应。另外，这时候宝宝的好恶明显会受到情绪的支配，如果困了、不高兴或是身体不舒服的话，无论如何都很难让他高兴起来，即使给他平时喜欢的东西，他也很可能将其扔掉，然后继续大哭。因此，如果宝宝在平时应该情绪良好的时候出现撒娇不听话、哭闹等反常迹象的话，妈妈应该想到，宝宝是不是有什么地方不舒服了。

大多数宝宝在这个月手部功能更加灵活，可能会把瓶盖打开，把盒盖打开，把较轻的门打开，把抽屉拉开，还能双手拿玩具敲打，能把杯子里的水倒出来，会用手指着东西提要求。有劲的宝宝能还会把台灯、暖瓶、杯子、小凳等推翻。

宝宝的运动能力在这个月有了一个很大的飞跃，大部分的宝宝这时已经能够很好地坐立爬行，有的宝宝已经开始能够扶着东西慢慢地走几步了。发育较快的宝宝还能松开扶着东西的手，自己站一会儿了。另外，这时候宝宝会想尽各种方法移动自己的身体，例如坐着向前蹭、向前爬、坐着挪或是扶着东西摇摇晃晃地向前走。

养育要点

营养需求

这个月宝宝的营养需求和上个月差不多，所需热量仍然是每千克体重 110 千卡左右。蛋白质、脂肪、糖、矿物质、微量元素及维生素的量和比例没有大的变化。注意补充维生素 C 和钙，宝宝每天应保证吃到 400 毫升以上的牛奶；食品中虾皮、紫菜、豆类及绿叶菜中钙的含量都较高；小白菜经汆烫后可去除部分草酸和植酸，更有利于钙在肠道的吸收。

此外，在这个月可以开始用主食代替母乳，除了一日三餐可用代乳食品外，在上、下午还应该给安排一次牛奶和点心，用来弥补代乳食品中蛋白质、无机盐的不足。中午吃的蔬菜可选菠菜、大白菜、胡萝卜等，切碎与鸡蛋搅拌后制成蛋卷给宝宝吃。下午加点心时吃的水果可选橘子、香蕉、西红柿、草莓、葡萄等富含维生素 C 的水果。

哪些点心零食比较好

零食不是主食的替代品，而是宝宝生活当中的一件快乐事。因为点心和零食的味道比较好，宝宝喜欢吃，所以这个月的宝宝可以吃些较软、易消化的小零食和小点心，如饼干、蛋糕等，以增添他快乐的情绪。但是注意不要吃太甜的东西，磨牙棒是不错的零食。

在给宝宝零食时，家长要掌握好给零食的时间。一般午餐到晚餐之间的间隔较长，在下午 3 点左右喂零食比较好。此外，早餐到午餐的时间间隔也比较长，也可以在上午 10 点左右给一次零食。

对于比较胖的宝宝，应谨慎选择零食的种类，尽量少给蛋糕之类的点心，多给一些好消化又富有营养的水果，如苹果、橘子等，但香蕉最好不要给，因为香蕉的热量很高，含糖量也很高。如果是体重正常的宝宝，可以在正餐之间随意添加适量的零食，只要是适合宝宝吃的健康食品就可以，但要注意零食的体积不要太大，如糖块、花生之类的硬质零食，很容易卡到宝宝，家长应小心，给宝宝吃的时候最好是先磨碎了再喂。

不同类型宝宝的喂养

此时依然吃母乳的宝宝，可以继续在每天早上醒来、中午午睡前和晚上临睡觉前喂母乳，在每顿母乳中间穿插着增加辅食和小点心。但这时需要注意的是，如果宝宝除了母乳之外什么都不吃，严重影响了宝宝必需营养的摄入的话，就要断掉母乳。除此之外，母乳此时已经分泌很少，但宝宝即使再饿也不愿意吃辅食，或是夜间频繁夜啼要求吃母乳、严重影响到母子的睡眠，有这两种情况的话，也应及时断掉母乳，让宝宝开始吃辅食。

已经断母乳、爱喝牛奶的宝宝，可以在每天早上起床、下午午睡过后以及晚上临睡之前各喂 180 ～ 220 毫升的牛奶，其余时间穿插给些面包、饼干、米饭、米粥、面条、肉类、蛋类、蔬菜、水果等辅食和点心。

已经断母乳、不爱喝牛奶的宝宝，可一直在早上起来的时候给 100 毫升的牛奶，然后喂些面包或饼干，白天的其余时间添加米饭、面条、肉汤、面汤、米粥、蔬菜、水果等辅食和点心，另外在下午的时候可以加一杯酸奶或乳酪，然后晚上临睡前给 200 毫升左右的掺有牛奶的米粉或米粥。

对于食量较小的宝宝，可以在早上起床后先给 100 毫升的牛奶，然后隔 2 小时左右再给予 100 毫升的牛奶或母乳，并加一个鸡蛋。午餐和晚餐可以喂些肉汤、米饭、鱼类、虾类的辅食，早、午、晚三餐之间加一些点心和水果，在晚上临睡前再给 150 ~ 200 毫升的牛奶，能喝多少算多少。再有，食量较小的宝宝如果夜里要吃奶的话，就应该给他吃。

如果宝宝食量较大的话，此时要严格控制每餐热量的摄入数量。可以在早上起床、下午三点和晚上临睡前各给 200 毫升的牛奶或母乳，午餐时给米饭、蔬菜以及蛋类、肉类、鱼类、虾类其中的一种，晚餐给些菜粥，早上 9 ~ 10 点和下午 3 点时各给一些水果、酸奶或乳酪，要注意不能给宝宝含糖量高的水果。

学会对宝宝说 "不"

10 个月之后的宝宝，已经能够听懂大人简单的指令了。他们在这一时期总是表现得特别淘气，总会做出很多试探性的动作，有的时候是出于好奇心而来的探索，有的时候则是故意试探大人对自己所做行为允许的尺度。

这么大的宝宝并没有安全意识，他不会明白哪些动作行为可能会给自己以及他人造成危害，这就需要大人来强化宝宝的危险意识，一旦发现宝宝做出可能发生危险的动作，就要果断地制止。当然，最直观的办法就是一边制止宝宝的动作，一边告诉宝宝 "不"。有的宝宝在大人对他说 "不" 时，可能会故意装作没听见而继续重复之前的动作。这个时候，大人就需要用严肃的表情，让宝宝知道 "这样不行，爸爸 / 妈妈不喜欢"。当宝宝通过大人的表情和语气，知道他的这种行为会令大人不快的时候，就不会再继续了。不过家长此时还没必要给宝宝赘述一堆 "为什么不行" 的原因，因为宝宝基本上是听不懂你在说什么的。

此时的宝宝自我意识比较强，并明显地表现出了自己的个性，因此这一时期也是宝宝很多不良习惯形成的阶段。所以，此时爸爸妈妈学会对宝宝说 "不" 就显得尤为重要，一味顺从溺爱的话，只会让宝宝越来越任性，稍有不顺的话就哇哇大哭闹情绪。

不要认为10个多月的宝宝还不懂得什么叫好，什么叫坏，不管他干什么都置之不管，这是不对的。尽管这时的宝宝还不能判断好和坏，但能感到大人是高兴还是生气。如果让宝宝觉得大人绝对不会对自己发脾气，那就会助长他为所欲为的风气。

为了让大人的话更有分量，也不要要太轻易而频繁地对宝宝说"不"，应该在设定重要规矩的时候才用这个词，不然宝宝就会听"疲"了，这些禁止的话也就失去了作用。有的宝宝总是做不让他做的事，对这样的宝宝，只能在他做特别危险的事时严厉地批评，凡是可用来"淘气"的东西首先应该收拾起来。

但是，无论宝宝多么淘气和任性，都不应该体罚宝宝，这是所有家长都应该注意的。

给宝宝读点儿图画书

这个月的宝宝看的能力大大增强，是时候准备一些好看的图画书了。这时的宝宝大多数都喜欢色彩鲜艳的大块图案，图画书在此时不仅能够迎合宝宝的喜好，还能借此来提高宝宝的认知力、记忆力和思维能力。

好的图画书，画面的色彩形象应当真实准确，符合实物，并且根据这个月龄宝宝的特点，尽量选择单张图画简单、清晰的图画书，最好是选择实物类的图画，而不宜选择卡通、漫画等，也不要选择背景复杂、看起来很乱的图画书，这会使宝宝的眼睛容易疲劳，辨认困难。

可以给宝宝准备一些认识蔬菜、水果、人物或其他生活用品之类的图画书，每天带着宝宝认1～2种，并把图片上的东西和实物联系起来，比如教宝宝认识图画书上"苹果"的时候，就可以拿着一个苹果给宝宝看看、抓着玩玩，这样可以提高宝宝的理解力和记忆力。由于此时宝宝的能力水平有限，所以一次最多不宜让宝宝识记超过2件以上的物品，否则会使宝宝发生记忆混淆。这么大的宝宝集中注意力的时间很有限，所以应当遵从宝宝的喜好和心情变化，适可而止，以免宝宝看烦。

每次给宝宝看新的图画之前，要先给宝宝看看之前一天看过的图片，以加深宝宝的印象。只有这样的不断重复，才会让宝宝记住所学所看的东西。再有，在给宝宝讲述物品名称的时候，名称一定要从头到尾保持固定和准确，以免宝宝产生混乱或错误的印象。

给宝宝选好鞋

这个月的宝宝开始蹒跚学步了，除了给宝宝创造一个安全的学步环境之外，保护好宝宝的小脚丫也尤为重要。于是，给宝宝选择一双合适的学步鞋就成为每位妈妈都要面临的一件事了。

婴幼儿的足弓正处于发育期，好的鞋子能保护足弓，缓冲在走路时由地面产生的大部分震荡，不仅保护足踝、膝、腰、脊椎，还能保护脑部不受震动的损伤。给宝宝的鞋子，要注意柔软、舒适的程度和透气性，最好选择羊皮、牛皮、帆布、绒布的质地，而不要穿人造革或塑料制成的宝宝鞋子。在选鞋时，要根据宝宝的脚型选，即鞋的大小、肥瘦及足背高低等，学步鞋如果选得不好，会很容易限制宝宝脚趾的弯曲度，所以最好选择脚后跟包覆良好的鞋款。刚学走路的宝宝鞋底应有一定硬度，不宜太软，最好鞋的前1/3可弯曲，后2/3稍硬不易弯折；鞋跟比足弓部应略高，以适应自然的姿势。再有，宝宝的骨骼很软，发育还不成熟，所以鞋帮要稍高一些，以后部紧贴脚，使踝部不左右摆动为宜。鞋子最好用搭扣，不用鞋带，这样穿脱方便，又不会因鞋带脱落，踩上跌跤。此外，给宝宝的鞋鞋底最好是有防滑颗粒，防止宝宝滑倒。

宝宝的脚发育较快，平均每月增长1毫米，所以买鞋时，鞋子的长度应与宝宝实际的脚长应有一指宽的距离，以利于脚的生长。同时，还要经常检查宝宝的鞋子是否合脚，一般2～3个月就应换一双新鞋。除此之外，平时还注意观察宝宝的脚趾有没有被压红、有没有出现水泡、宝宝是不是不愿意穿鞋、鞋子是不是偏大等，这些也都是衡量鞋子合不合脚的重要方面。

婴儿体操

这个阶段婴儿体操主要的目的是让宝宝听从大人言语的指示而运动，同时为促使步行和站立姿势的功能充分发展而进行身体的准备动作。

1.抬脚运动：让宝宝仰卧，家长把手放到宝宝肚子上方30～40厘米的地方，让宝宝用脚碰大人的手。如果宝宝做到了，就可以适当抬高手的位置，继续鼓励宝宝去碰触。这个动作可以充分锻炼宝宝腿部的力量，促进宝宝腿部的肌肉运动。

2.伸屈双臂：让宝宝与大人相对而坐，握住宝宝的双手，把他的手臂垂直向前拉，然后交互弯曲，伸直，如此交互各做十次，以锻炼宝宝手臂肌肉的力量。

3.前屈运动：让宝宝在桌子上背对着大人站立，把宝宝的身体拉过来，靠住大人的身体。用右手腕紧紧抱住宝宝的膝盖，同时用左手腕抱住宝宝的下腹部，用双手腕支撑住宝宝，不让他倒下去，然后让宝宝捡起放在他脚边的玩具。等宝宝把玩具捡起来之后，再让宝宝抬起上身，反复做2～3次。

能力的培养

排便训练

这个月可以继续前几个月的排便训练，培养宝宝独自坐盆排便，每次以2～3分钟为宜，最多不超过5分钟。如果宝宝不能顺利排便的话，可以过一会儿再坐盆，切忌强迫宝宝长时间坐在便盆上。另外培养宝宝定时排便的习惯，最适宜的时间是早上。

这时候的宝宝依然还离不开尿布，特别是在炎热的夏天，由于出汗使小便间隔变长，所以经常会有尿湿尿布的情况。这是很正常的，并不是宝宝的能力开始倒退，爸爸妈妈不用着急担心。

而且，这时候的宝宝越来越机灵了，他如果不想让大人把尿把便，一看大人要给自己解尿布的时候就会耍赖逃跑，让他坐在便盆上他就打挺，一旦给他裹上尿布，他很快就开始撒尿。这种行为常常让大人又生气又无奈，但是既然宝宝做出了这种小抗议，就说明他不喜欢让大人把自己，爸爸妈妈应该尊重宝宝的选择。这时候的宝宝没有尿便控制的能力，所以这也谈不上不利于他尿便控制力发展的问题，最多也就是多费一些尿布罢了。

另外有的宝宝在这个月，晚上能一觉睡到天亮，尿布也不湿；而有的宝宝则半夜还会有将尿尿在尿布里的情况。只要宝宝不醒，也没有因为尿布湿了臀部发红溃烂的话，家长就不用管他，等到宝宝醒的时候再换尿布也未尝不可。不要因为宝宝尿湿了就把他弄醒了换尿布，这样会使他的睡眠质量大打折扣。如果宝宝真的因为尿湿不舒服的话，他自然会哭吵着要求大人给他换尿布的。

无论怎样，这个月的宝宝，每晚在临睡之前，爸爸妈妈都要给宝宝把一次尿，这也有利于宝宝形成良好的排便习惯。

走路训练

当宝宝能独立迈步时，就可以说已跨入一个重要的发展阶段。

这一阶段，家长最常用的训练方法就是，先扶着宝宝的腋下，或在前搀着宝宝的双手，让他练习迈步走。等到他可以迈步前进了，家长就可以让宝宝靠墙站好，然后退后两步伸开双手，鼓励宝宝朝着自己走过来。这时需要注意的是，当宝宝迈出步子时，最好向前迎一下，避免宝宝第一次尝试时就摔倒。如此反复练习，用不了多长时间就学会走路了。

如果宝宝已经有了第一次的尝试，就可以展开进一步的训练方式了：

1. 让宝宝扶着站在婴儿床的一侧，妈妈手里拿一件宝宝喜欢的玩具站在床的另一侧，喊宝宝走过来拿玩具。这个游戏需要反复进行，训练的次数多了能见效果，很可能一开始宝宝不太爱"搭理"你，或是不肯往前走原地哭闹，因此家长需要有足够的耐心。

2. 把若干玩具放到宝宝的婴儿车里，妈妈和宝宝一起扶着婴儿车的扶手站好，爸爸蹲在几米之外。妈妈可以先告诉宝宝一起把玩具送过去给爸爸，然后再一起推动婴儿车，在推的过程中不用使太大的力气，让宝宝作为主要的发力者，而妈妈只是去控制车的速度和方向。等到车停稳到爸爸跟前后，鼓励宝宝拿起玩具送给爸爸，爸爸此时也可以与宝宝保持一步的距离，以此引导宝宝单手扶物行走。

3. 准备一条学步带。让宝宝站好后，将学步带套在宝宝的胸前，然后爸爸或妈妈从宝宝的背后拎着带子，帮助宝宝掌握平衡，让宝宝带着妈妈一起往前走。用学步带最大的好处就是大人不用弯着腰了。如果家里没有学步带的话，也可以用长毛巾或浴巾代替。

4. 让宝宝张开双臂，妈妈在背后扶住宝宝的手臂，维持宝宝身体的平衡，然后引导宝宝往前走。这种训练方法可以一直进行，随着宝宝平衡和协调能力的增强，逐渐由双手领着宝宝，改为单手领着宝宝，直到宝宝能够完全自己行走。

在每次走路训练前，应该先让宝宝排尿，撤掉尿布，以减轻下半身的负担。最好是选择一个即使摔倒了也不会受伤的地方，特别要将四周的环境布置一下，把有棱角的、可能会伤害到宝宝的东西都拿开。另外刚开始时每天的练习时间不宜过长，30分钟左右就可以了。

为了让宝宝的训练更顺利，爸爸妈妈应该多陪着宝宝进行独立的训练，培养自己和宝宝的勇气；要做足必要的安全措施，爸爸妈妈更应该在宝宝身后保护，尽量避免磕碰；在帮助宝宝练习走路时，爸爸妈妈可以用一些色彩鲜艳的玩具来引导宝宝，激发宝宝独立行走的兴趣。

在宝宝学步的过程中，很多父母要么急于求成，不断加大训练力度，要么就因为怕摔坏宝宝而中断练习。其实，这些都是不正确的做法。父母应根据自己宝宝的具体情况灵活施教，在初学时应每天安排时间陪着学步，并适当增加宜于学走路的游戏，这样也可以增添宝宝的乐趣和愉快的情绪，防止学习太过枯燥。

再次说明尽量不要用学步车给宝宝训练。宝宝的发育有快有慢，也有一部分宝宝由于各种原因的影响发育会比较慢。家长不要看到别的同龄孩子学步，就担心自己的孩子学步慢，就给宝宝用学步车。因为让宝宝通过学步车学步也许会起到拔苗助长的反效果，由于宝宝的骨骼还没有完全发育到能支撑身体的全部重量，所以这很可能会导致宝宝以后长大变成 O 形腿。

自我意识培养

这一时期宝宝的自我意识，已经发展到了能够通过镜子模模糊糊感觉到镜子里面的人可能就是自己的阶段，但他们还不能很明确地认识到，镜子里的人就是自己。一般来说，这种确切的认知要到一岁之后才能形成，而在这个时期，爸爸妈妈可以做的，就是强化宝宝的自我意识。

照镜子仍然是发展自我意识的最佳途径，爸爸妈妈可以平时多让宝宝照照镜子，对着镜子拿着宝宝的手，让他指着自己的五官，与此同时让宝宝朝镜子里看，告诉宝宝"这是宝宝的大眼睛""这是宝宝的小鼻子"等。还可以让宝宝摸摸爸爸妈妈的眼睛、鼻子，然后对着镜子告诉宝宝"这是爸爸 / 妈妈的眼睛"，然后再把手放到宝宝的眼睛上，告诉宝宝"这个是宝宝的眼睛"。通过这种方式，可以让宝宝感觉出自己与他人之别，从而强化宝宝对自我的认知。

记忆力培养

这个月的宝宝开始有了延迟记忆能力，对于家长告诉他的事情、物体的名称等，能够维持几天甚至更长时间的记忆。这一时期是对宝宝进行早期教育的开始，如果教育得当的话，可以让宝宝学会很多的东西。不过这种教学最忌讳的就是揠苗助长，最好的方法是利用游戏加强锻炼学习，让宝宝边玩边学。

例如，这一时期宝宝对于图画的兴趣很高，所以可以把印有动物、用品、食物等图片的认知卡放在桌子上，先将每张图片上的内容名称告诉宝宝，给宝宝讲讲这种东西的特点、用处等，然后再由大人说出名称，让宝宝在一堆图片中找出所对应的图片。通过这个游戏，除了可以锻炼宝宝手脑并用、学会听声辨图之外，还能发展宝宝手部的活动能力。在手、脑、眼的协作下，还能有效提高宝宝的记忆能力。但是，刚开始教宝宝识认这些图片的时候，往往需要花一些时间，反复多次进行，并在学习的过程中注意多鼓励，培养宝宝的兴趣。

在玩游戏的过程中需要注意的是，如果宝宝失去耐心、显得比较抗拒的话，家长就要停止这种训练游戏，以免宝宝对这些小游戏彻底失去兴趣。

需要注意的问题

婴儿意外受伤

宝宝长大了，意外受伤的时候越来越多，很少宝宝在摇摇晃晃的学步过程中没有过跌伤、碰伤的体验。如果在宝宝受伤后对伤口处理不当的话，就可能会在宝宝白嫩的肌肤上留下疤痕。

摔伤

这个月龄的宝宝几乎每天都会摔倒、滑倒，如果头部出血的

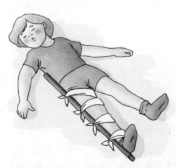 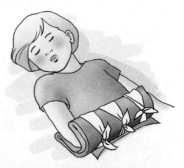

骨折后如孩子乱动，或必须移动孩子时，可用一个扫把柄或一根木条绑在受伤的肢体上以固定伤肢。

若是前臂，手腕或手指受伤，可用一本杂志卷起来做成固定托来支撑伤肢。

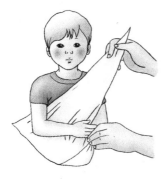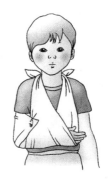

发生手部骨折时用三角巾包扎，最后将三角巾系在脖子上以固定伤肢。

话，应立即用消毒纱布包扎好后送到医院做进一步处理，如果只是碰了个包没有流血的话，可以用冷敷，但不能热敷或揉搓。如果骨折参见下页示意图进行处理。如果是从1.5米以上的高处摔下的话，不管摔下后宝宝有无异常，都应立即去看医生。

割伤

一般而言，宝宝受到轻微创伤后，局部血管会自行收缩5～10分钟，待血小板凝固后止血，但较大的伤口则要细心处理。当割伤出血后，首先要进行止血，方法是尽快用干净纱布压迫患处，然后抬高患处。待止血后，再用生理盐水或直接用清水来冲洗伤口，冲去肉眼所见的污染物后，用棉签蘸过氧化氢轻轻涂在伤口及周围，然后再用生理盐水冲洗一遍，这样既可清洁伤口，又有杀菌功效。清洁杀菌完成之后，再用生理盐水沾湿小纱布覆盖在伤口上，最后用大纱布裹住伤口，注意定时更换纱布即可。

擦伤

擦伤很容易发生，尤其是夏天穿得较少的时候，只要护理得当，伤口都能很快痊愈。擦伤之后，要先用干净纱布压迫患处，以加快止血，然后用生理盐水或清水将伤口冲净，经1～2分钟自然止血。最后再用棉签蘸过氧化氢轻轻涂在伤口及周围，清洗完成后再用生理盐水冲洗一遍便可。

撞伤碰伤

宝宝被撞伤后通常会出现局部瘀血、肿胀等现象。若是伤及头部，最重要的是观察宝宝是否出现特殊变化，如嗜睡、眼睛转动异常、呕吐、一直哭闹不停、手脚不灵活等。如出现这些情况，应及时送宝宝上医院诊治。如果宝宝没有特别反应，家长可以在撞伤的最初两天，用冰袋敷患处，减轻伤口肿痛，但注意千万不能用热敷，更不能用手直接揉搓患处。从第三天开始，可以进行热敷直到瘀血或包块消退，但注意温度不要太高以防烫伤。

在宝宝刚学会走路的时候，常常会因为门齿碰伤下嘴唇出血，这种伤口一般不需要处理，让其自愈即可。如果鼻子碰出血了，鼻孔里要堵上脱脂棉，在头部放上凉毛巾，并使头部高于心脏，以利止血。

烧伤烫伤

发生烧伤烫伤的话要立即用冷水冲洗患处降温，然后视烧伤烫伤面积大小来决定处理方法。如果患处面积较小，例如手指上烫了个小泡，可以清洗患处后在患处涂抹一些抗生素软膏，一般都没什么问题。但如果烫伤面积较大的话，就要立即送到医院请医生处理，而不能在家里擅自处理，特别是不能在烫伤处涂抹酱油、牙膏等，避免伤口发生感染。

嗓子过敏

有的家长会发现，只要给宝宝稍硬一点儿的食物或是没有吃习惯的食物时，宝宝总会吐出来，而给他比较软的糊状食物时，宝宝就能吃得很好。如果宝宝总是这样的话，就有可能是嗓子过敏。

嗓子过敏是天生的，这样的宝宝一般在刚出生时喝奶很容易呛着，两三个月大的时候喝果汁也很容易呛到。只要身体其他部位没有异常，这种过敏就不需要治疗，随着宝宝渐渐长大就会自行好转，也有的宝宝可能很难痊愈，但这也不会影响宝宝的日常生活。

对于嗓子天生过敏的宝宝，喂食的时候应该有充分的耐心，可以逐渐一点儿一点儿地给宝宝吃，让宝宝慢慢地习惯接受，可以把较硬的食物切碎混在汤里喂给宝宝。家长不必担心，只要合理喂养的话，宝宝一定能像正常婴儿那样进食，也不会发生营养不良的问题。

过胖

　　7 ～ 12 个月龄宝宝的标准体重为（6000 克 + 月龄 × 250）克，如果超过标准体重的 10% 就为过胖。有些宝宝从以前已经有了过胖的趋势，也有的宝宝是从这个月突然胖起来，主要原因就是除了吃很多的粥、米饭、鱼、肉外，还吃很多的奶。造成婴儿过胖很多时候都是父母的喂养失误，爸爸妈妈总是觉得宝宝吃得越多越好，只要宝宝想吃，就什么都给他吃，还以为体重增加越快、越重就越好。在这种心理下，宝宝不知不觉就会成了一个小胖墩。

　　过胖会给宝宝带来一系列的问题。首先，过胖会影响宝宝的身体健康，肥胖的宝宝抗病能力较差，易患感冒等疾病；其次，过胖也会阻碍宝宝运动能力的发展，太胖的宝宝由于自身负担较重常常变得不爱运动，这就会使他的运动能力发育要比同龄正常的宝宝晚，例如站得晚、走得晚等。

　　对于过胖的宝宝，要严格控制日常饮食的热量摄取，在保证生长发育所需要的前提下，控制热量过多的饮食。如减少肥肉、油炸食品、巧克力、冰淇淋、各种糖类等，改为低热量、低糖、低脂肪的食品，但要注意保证日常蛋白质、维生素和矿物质的需要，平时多吃绿色蔬菜，吃水果的时候也要注意少吃含糖量高的水果。另外，还要多带宝宝进行户外活动，增加能量消耗并提高身体素质。

　　再有，对于此时较胖的宝宝最好做到定期称重，以便根据体重的变化来调整饮食方案。要使宝宝日后发育良好、体态均匀、体魄健康，爸爸妈妈就要注意从小合理安排他们的饮食，一旦发现宝宝有体重增长过快的现象，就要及时调整饮食，在此同时增加活动量，使其体重按正常生长发育规律增加，防止发展成为肥胖症。如果爸爸妈妈都比较胖的话，就更要注意监测宝宝的体重变化。

左撇子

左撇子的习性表现，有很大比例是透过遗传，以及先天脑部基因决定，并不是说因为左手用得多了，就成了左撇子。一个人是左撇子还是右撇子，主要是根据发育过程中手的动作与视觉的协调而形成的。

从生理上来说，左撇子不是病，完全是一种正常的发育情况。人的大脑左右半球分工不同，左脑主要负责逻辑、语言、书写及右侧的肢体运动，而右脑则主要负责色彩、平衡感、空间感、节奏感和左侧肢体运动。人在频繁使用语言的过程中不断地刺激左脑，因而左脑要相对发达于右脑，而左撇子的人天生右脑比左脑发达，加上左侧肢体的活动又使右脑得到锻炼，从而促成大脑左右半球同样发达，这是非常有利于宝宝大脑发育的。

如果发现宝宝此时有点儿像左撇子，没有必要予以限制和纠正。婴儿时期是宝宝学习在生活中发挥手的作用的重要时期，是用手开始接触这个世界的时期，也是开始创造性地使用手的时期。这一时期最重要的是发展宝宝的创造性，如果此时束缚宝宝手的活动，无异于束缚宝宝大脑的活动。

大部分的左撇子都是天生的，如果惯用左手，最好让顺其自然，不要硬性修改。如果刻意改成右撇子，容易破坏宝宝的肢体协调性，陷入认知混淆，出现一系列发育问题，最常见的如口吃、发音不准等。

再有，强行纠正宝宝的左撇子，也会对宝宝的心理造成一定影响。特别是有的家长，看到宝宝用左手就用打骂来迫使宝宝改正，这种做法就会使宝宝在使用左手时有一种罪恶感，长此以往会造成宝宝自我怀疑、自我轻视、缺乏自信等诸多心理问题，严重者甚至可能出现神经质、绝望等极端心理，这一切对宝宝人格和智能的健康发展都是十分不利的。

1岁之前的宝宝左右手功能还不会有明显的方向分化，有的时候可能仅仅是想通过活动来认识感受自己的左手。但是，不管宝宝用哪只手，只要他用着方便就可以，毕竟左撇子不是病，所以不需要纠正治疗。但是，在以右撇子为主轴的世界里，左撇子的宝宝在生活上难免会碰到一些困扰，这就需要在宝宝将来长大之后，要把左撇子的不便告诉宝宝，让他有心理准备，并自己做出选择。

鼻子出血

外伤是导致鼻出血的最常见原因，除此之外，天气干燥、上火、鼻腔异物等也会导致鼻黏膜干燥或破坏，造成鼻出血。再有，某些全身性的疾病，如急性传染病、血液病、维生素 C 和维生素 K 缺乏等也同样可能造成鼻出血。

当发现宝宝鼻子出血以后，应立即根据出血量的多少采取不同的止血措施。当出血量较少的时候，可以运用指压止血法，方法是让宝宝采取坐位，然后用拇指和食指紧紧地压住宝宝的两侧鼻翼，压向鼻中隔部，暂时让宝宝用嘴呼吸，同时在宝宝前额部敷上冷水毛巾，在止血的时候，还要安慰宝宝不要哭闹，张大嘴呼吸，头不要过分后仰，以免血液流入喉中。一般来说，按压 5 ~ 10 分钟就可以止住出血。

如果出血量较多的话，只用指压止血的办法可能一时间无法止住出血了，这时可以改用压迫填塞法来止血。止血的时候，将脱脂棉卷成像鼻孔粗细的条状，然后堵住出血的鼻腔。填堵的时候要填得紧一些，否则达不到止血的目的。

如果上述办法均不能奏效的话，就需要立即送往医院止血，止血之后还需要查明出血原因，并对症做进一步相应的治疗。

第十二章
11 ~ 12 个月的婴儿

发育情况

宝宝就快满周岁了！过了本月，宝宝就告别了婴儿期，开始进入幼儿期。

这个月男宝宝的平均身高是 73.4 ~ 78.8 厘米，女宝宝 72.5 ~ 77.1 厘米，宝宝在这一年大约会长高 25 厘米；男宝宝的平均体重是 9.1 ~ 11.3 千克，女宝宝为 8.8 ~ 10.6 千克，一般情况下，全年体重可增加 6.5 千克。这个月宝宝的头围增长速度和上个月一样，依然是 0.67 厘米。

一般情况下，全年头围可增长 13 厘米。满周岁时，如果男宝宝的头围小于 43.6 厘米，女宝宝的头围小于 42.6 厘米，则认为是头围过小，需要请医生检查，看发育是否正常。

在 1 岁半左右，宝宝的囟门将全部闭合。

具备的本领

1 周岁的宝宝本领越来越大了。这时的宝宝已经能够独自站立，并且不用大人搀扶着也能走几步了，绕着家具走的行动也更加敏捷，弯腰、招手、蹲下再站起的动作更是不在话下。有些走路早的宝宝在这个时候已经可以自己走路了，尽管还不太稳，但对走路的兴趣很浓，并且在走路时双臂能上下前后运动，能牵着大人的手上下楼梯。

宝宝的小手也更加灵活，他能把书打开再合上，能自己玩搭积木，会穿珠子、投豆子，喜欢将东西摆好后再推倒，将抽屉或垃圾箱倒空，会试着自己穿衣服、穿袜子，会拿着手表往自己手上戴，还会独立完成一些简单的其他动作。并且在完成这些动作的时候更要求独立，如果家长要帮助他完成某些行动的话，他可能会用"不"来表示抗拒。

在正确的教育下，这个月的宝宝将学会说"爸爸、妈妈、姨、奶奶、抱"等5～10个简单的词，懂得用一两个词表达自己的意思和情绪，如用摇头表示"不"；会尝试表达自己的情绪，注意模仿大人的说话，并尝试用语言与人交流；这个时候的宝宝常常会用一个单词来表达自己的意思，如用"饭饭"表示要吃饭等。

这一时期宝宝最主要的一个成就是获得客体永久性的概念，即知道一个物体或人在眼前消失并不表示永远消失，物体或人依然存在着。如果大人当着宝宝的面把东西藏起来，宝宝就能根据自己看到大人藏东西的地方去寻找物体；如果大人用被子和宝宝玩躲猫猫，宝宝也会懂得掀开被子找出大人。

这个月是宝宝掌握初级数概念的关键期。他能够在爸爸妈妈的指导下，学会按自然数口头数"1，2，3"，如果在上楼梯的时候，家长一边上楼梯一边数"1，2，3"，那么宝宝也会跟着数"1，2，3"。

此时的宝宝仍然非常爱动，能开始有意识地注意某一件事情，并逐渐知道了所有的东西不仅有名字，还有不同的功用。例如，他不会再将一个玩具电话作为一个用来咀嚼、敲打的有趣玩具，而是会模仿着大人的动作打电话。他还会随着儿歌做表演动作，能完成大人提出的简单要求。具备了看书的能力，能够在大人的指导下，认识图画、颜色并能指出图中所要找的动物、人物。

这个月龄的宝宝会有明显的依恋情结，妈妈去哪里，他就想跟着去哪里；还会特别喜欢自己的一个玩具，走到哪儿都要带着；或是喜欢一天到晚嘬自己的大拇指；或是睡觉时不停地玩一条小枕巾等，这些都是宝宝的心理需要，以此来安定自己的情绪。

另外这个时候的宝宝特别喜欢与成年人交往，他会设法引起大人的注意，如主动讨好大人或者故意淘气等；他还会与周围同龄的小朋友形成以物品为中心的简单交往，但还不是真正意义上的交往。

养育要点

营养需求

快满周岁的宝宝，营养需求和上一个月一样，每日每千克体重需要热能 110 千卡，其他必需营养物质如蛋白质、脂肪、碳水化合物、矿物质、维生素、各种微量元素及纤维素的摄入，也和上月基本相同。这个月的辅食添加侧重依然和上月类似，通过食入蛋类、肉类、鱼类、虾类、奶类和豆制品来获得蛋白质，通过食入肉类、奶类、油类获得脂肪，通过摄入粮食获得碳水化合物，通过蔬菜、水果获得维生素以及纤维素，通过多种的食物获得不同的矿物质和微量元素。

宝宝的饮食

近周岁时，一般婴儿都能吃父母日常吃的饭菜，不要特意为他做吃的，吃现成的饭菜就可以。以前还在母乳喂养的话，此时如果正处于春天或秋凉季节，就可以考虑断母乳了。即使不断乳，也要减少喂奶的次数，让宝宝随餐进食营养更加丰富多样的辅食。

尽管宝宝能吃很多种辅食，也依然要注重每天牛奶的摄入量。以前一直喝牛奶的宝宝，这个月最好还能保证每天 500 毫升的牛奶。但如果宝宝不习惯牛奶的味道，不爱喝牛奶的话，也可以少喝一些，多添加几种辅食。

一岁前后是帮助宝宝形成良好饮食规律的重要时期，爸爸妈妈给宝宝吃进的每一口食物都是重要的，都关系到宝宝的消化吸收、关系到宝宝的食量及食欲的养成，最终关系到宝宝将来可能习惯吃什么样的食物。这个时候，每天都要按时给宝宝开饭，不能因为大人的原因省略正常进食的某一餐。如果宝宝因为加了点心、零食而使一日三餐饭量减少，那么就应该减少给点心和零食的数量，保证宝宝能够按时按量吃饭。

食物的营养价值关系到宝宝能否健康成长的大问题，给宝宝吃的食物，应该是既好吃，又有营养价值的，例如同等卡路里的香蕉和巧克力相比，香蕉更适合给宝宝吃。因为像巧克力等经过加工的零食，最容易惯坏宝宝的胃口，不仅妨碍了宝宝对正常饭菜的兴趣，还不利于宝宝的胃肠消化和营养摄入。

由于宝宝的身体还未发育成熟，对于食物的代谢比不上成人迅速，因此人工添加物及一些不明物质，可能会给宝宝造成身体上的伤害。所以，要尽量选择天然未加工过的食物给宝宝吃，以保证宝宝充分吸收食物中所含的养分。在为宝宝准备适合的菜肴时，除了注意选择最新鲜的原料之外，还要注意饮食加工和烹饪方式，适合用蒸、煮等最简单的方式，少用或不用煎、炸、烤等容易致使食物中营养成分大量流失的烹调方式。

再有，给宝宝的食物不能太甜或太咸。太甜的食物会损坏宝宝的牙齿，也容易使宝宝饱腹、腹胀等，妨碍了正常饮食，而太咸的食物则会加重宝宝的肾脏负担。建议满周岁的宝宝，每天的食盐量不超过 2 克。

注意动物蛋白的补充

这个月的宝宝正处于生长发育期，对蛋白质的需求量相对要高于成年人，因此要供给足够的优质蛋白，以保证宝宝的成长所需。

最好的优质蛋白仍然是动物性蛋白，以鸡蛋、鱼的蛋白质最好，其次是鸡、鸭肉，接下来是牛、羊肉，最后是猪肉。虽然植物蛋白如大豆蛋白也属于优质蛋白，但却不如动物蛋白容易被宝宝吸收。1 岁的宝宝每天需要蛋白质 35 ~ 40 克，等同于进食 400 ~ 500 毫升奶制品、1 个鸡蛋和 30 克瘦肉的总量。为了保证宝宝食物的多样化，可以每周吃 1 ~ 2 次鱼、虾，2 次豆制品，平时也可以将鸡、鸭、牛、猪肉变换着吃，让宝宝在摄入营养的同时，充分享受进食的乐趣。

不能拿水果当蔬菜吃

有的宝宝平时不爱吃蔬菜，爸爸妈妈就觉得让宝宝多吃些水果也一样。但实际上，两者还是有很大分别的。

首先，整体上来说水果的营养低于蔬菜，其膳食纤维含量与蔬菜相比也少得多。每100克蔬菜平均含维生素C20毫克，而只有新鲜水果才富含维生素，平时吃的一些水果如果经过长时间贮存的话，维生素就会大量流失，损失很多。

其次，如果经常让宝宝以水果代替蔬菜，势必会增大水果的摄入量，这就可能导致宝宝在体内摄入并蓄积过量的果糖。当体内果糖蓄积过多时，不仅会使宝宝的身体缺乏铜元素，影响骨骼的正常发育，造成身材矮小，而且还会使宝宝经常有饱腹感，出现食欲不振的现象。

再有，水果中的无机盐、粗纤维的含量要比蔬菜少，与蔬菜相比，促进肠肌蠕动，保证无机盐中钙和铁摄入的功用要相对弱一些。

最后，水果中所含的糖类含有酸性物质，会侵蚀宝宝刚刚萌出的牙齿，不利于乳牙的健康发育。

要避免宝宝日后不吃蔬菜的最有效的方法，就是在1岁以前，让他品尝到各种不同口味的蔬菜，为养成良好的饮食习惯打下基础。

警惕不良习惯

揉眼

有的宝宝总是用手揉自己的眼睛，这就会使手上的细菌进入眼里，造成沙眼、倒睫或抓破眼角而引起红肿、感染等。纠正宝宝揉眼的办法是，转移宝宝的注意力。当宝宝揉眼的时候，轻轻把他的手从眼睛处拿开，并给他的手里及时递上一件玩具或者一小块零食，让他慢慢忘记不自觉的揉眼动作。

伸舌头

婴幼儿时期伸舌头是一种不自觉的活动现象，但久而久之就会形成难以克服的坏习惯。经常伸舌会使门牙受到挤压，进而出现排列不齐或向前突出的现象，影响牙齿的健康和美观。防治的办法是，经常逗宝宝玩玩和笑笑，使其转移注意力。

吮手指

有的宝宝在这个时候还有吸吮手指的毛病，尤其是睡觉的时候，非得啃着自己的手指头才能睡着。这时就要加以纠正了，否则会致使宝宝形成吮指癖，不但容易把细菌带入消化道，刚萌出的牙齿还可能会把手指咬破，造成出血、感染等。要改掉宝宝吮手指的毛病，可以在宝宝的手指上涂一些"有异味的东西"，如黄连、一点点儿咸味、一点点儿辣味，这对刚刚形成吮指习惯的宝宝很有用。如果宝宝吮指频繁的话，只要他白天醒着，就不让他的手闲下来，在他刚要把手伸到嘴里时，把他的手指拿出来，逗引他看垂挂的玩具、听你唱唱歌，转移他的注意力。

物品依赖

有吮指习惯的宝宝多数也有对某种特定物品的依赖，如特别依恋自己的小毛巾、小被子，或是某个娃娃等，无论吃饭、玩耍还是睡觉，都要把这种东西带在身边，否则就心神不宁烦躁不安。这种依赖的坏习惯必须尽早改掉。解决的办法是，常常更换宝宝身边的常用物品，永远让他处于一种"非熟悉"的状态，这样他就找不到可以依赖的东西了。

咬嘴唇

咬嘴唇时间长了，就造成上门牙前突，开唇露齿，翘嘴唇等畸形。防止宝宝咬唇的办法是，不要总是呵斥宝宝或对着宝宝摆出严厉的表情，如果发现宝宝见到生人怕羞而咬唇时，应设法阻止，不使其养成习惯。

舔牙

当宝宝在长牙时，常因牙龈发痒而用舌头去舔，这会影响牙齿的正常发育，还会刺激唾液腺的分泌，引起流涎。可以经常逗宝宝笑笑，分散他的注意力，或是给他一些能够锻炼咀嚼的食物，让他忘记舔牙。

任性娇弱

这完全是大人"宠"出来的坏习惯。宝宝比较弱小，大人保护他是应该的，但过分的保护就会使宝宝容易哭闹、任性撒娇、情绪多变等，同时还会使宝宝的能力发展缓慢。对于这么大的宝宝，大人应当在适当时候理智地学会对他说"不"，不要让他觉得他想要什么大人都会满足他。另外，宝宝在学走路的时候，少不了磕磕碰碰，出现一点儿小伤也是常有的事，这些事情发生之后，大人要鼓励宝宝坚强独立地面对，而不是显得比宝宝还紧张、痛苦，否则必然会使宝宝变得脆弱不堪。

能力的培养

走路训练

帮助宝宝练习走路，可以用"玩"的办法：

1. 爸爸妈妈拉开 1 米左右距离，面对面蹲好。先让宝宝站在妈妈的身边，然后爸爸拍着手呼唤宝宝，诱导宝宝自己走过去；等到宝宝蹒跚着扑到爸爸怀里以后，妈妈再拍着手喊宝宝再走过来。这个游戏适合能够独自站立的宝宝，可以每天进行 2 ~ 3 次，每次走 5 ~ 6 回，并且根据宝宝的情况逐渐增加练习次数、拉长距离。

2. 准备一根短木棍，爸爸或妈妈一只手抓住木棍的上端，一只手抓木棍的下端，让宝宝双手抓住棍子的中间部位。当宝宝抓住木棍之后，爸爸或妈妈抓着木棍往后退，让宝宝自己迈步往前走。这个游戏适合站得还不是太稳的宝宝。

3. 找一个阳光充足的天气到室外，爸爸从后面扶住宝宝的双臂，妈妈站在宝宝的前面，引导宝宝去找妈妈的影子，然后爸爸就和宝宝一起踩妈妈的影子。这个游戏也可放在室内进行，打开灯让地板出现影子，然后进行训练。

这个时期训练宝宝走路不能强求。每个宝宝开始学走路的时间都不相同，甚至可能出现较大的差距。因此，学走路并没有所谓最适当的时机，必须视自身的发展状况而定。这也是一个渐进的过程，一般来说，宝宝是从这个月时开始学走路，但如果此时宝宝没有学走路的意愿，并表示恐惧的话，家长们也不能强迫宝宝锻炼，也不用太着急，因为强行锻炼的话很可能会对宝宝的肢体发育产生不良影响。只要宝宝在1岁6个月之前能够独立走路，那就没有什么可担心的。

由于宝宝的平衡感及肌肉运动协调能力还没有发育完全，很容易在学走路时因为重心不稳而摔倒，这是再正常不过的事情，爸爸妈妈不能因为怕宝宝摔倒而在走路训练时过分保护。如果宝宝因为胆子小怕摔倒而不敢自己向前迈步的话，爸爸妈妈就应多加鼓励，给宝宝最强的信心和动力，鼓励他勇敢地走出第一步。

手脑灵活性的培养

此时宝宝的手眼协调有了很大的提高，拇指和食指的配合也越来越灵活。他能熟练地捏起小豆子，并喜欢尝试把豆子放入小瓶里；能把包玩具的纸打开，拿到玩具；能拿着蜡笔在纸上戳戳点点，并嗯嗯啊啊地让大人来看他画出的笔道。要培养宝宝的手脑灵活性，不妨在家里和宝宝做些这方面的亲子游戏。

可以在家里的走廊弄一个类似保龄球滚道的通道，然后在一边放置6个空的水瓶，并且准备好一个小球。先给宝宝做示范，把小球顺着通道扔过去，砸翻水瓶，然后让宝宝自己来玩，每次推倒瓶子之后，要和宝宝一起，把所有的瓶子再摆好。还可以在摆瓶子的时候，教宝宝数数"一、二、三"。

搭积木、套圈等也是很好的培养手脑灵活性的游戏。这么大的宝宝，可以根据不同需要选择一些发展能力的益智玩具，这对宝宝的成长有着非常大的帮助。

智能的开发

快满 1 岁的宝宝特别喜欢摆弄玩具及一切他感兴趣的东西，并且他对某种事物越感兴趣，观察和注意的能力也就越持久。如果此时爸爸妈妈能够借机引导宝宝多认识这种事物，或是借由这种事物让宝宝认识更多相关的事物，就能极大限度地提高宝宝的认知能力和对语言的理解能力。

此时的宝宝已经有了记忆力，他会记住一些熟悉的事情，当听到他听熟悉的儿歌时会显得非常兴奋，并跟着儿歌的节奏发出"呼呼"的声音；当妈妈说到小狗的时候，宝宝不用看实物或图片就能明白妈妈指什么，并能用"汪汪"来表示。藏找东西是非常好的开发宝宝记忆力的游戏，而且大多数宝宝也会非常喜欢这个游戏，当然这需要爸爸妈妈和宝宝共同开心地玩耍，才会达到效果。

日常生活和实际活动是宝宝思维发展的源泉，而且完全可以借助宝宝的好奇心来发展。例如，在家里的时候可以在宝宝面前放一大盆水，然后让宝宝蹲着或坐着，看着爸爸妈妈将不同质地的东西，如塑料小鸭子、玻璃球、积木块等东西放进水里，让宝宝观察哪些东西会沉到水里、哪些东西会浮在水面上，也可以让宝宝主动把不同的东西扔进水里观察不同的变化。长时间进行这种训练，就会让宝宝明白，重的东西会沉到水里，而轻的东西则能浮在水面。

家长要明白的是，知识不全靠机械的记忆，知识更多的是在实践中发现获得，宝宝掌握规律性的知识越多，就越能促进判断和推理思维的发展。因此，要尽量让宝宝在玩耍中探索和获得知识，而不是呆板的教学；要多鼓励宝宝主动探索周围世界的奥秘，满足宝宝寻找事物原因以及事物间本质联系的求知欲望，引导他去多多发现身旁的事物。

平衡能力培养

此时的宝宝走路总是摇摇晃晃地像个醉汉，除了因为骨骼较软之外，平衡能力较差也是其中的一个原因。因此，此时锻炼宝宝的平衡能力，就显得尤为重要。

平时在家的时候，可以让宝宝学着爸爸妈妈的样子踮起脚尖走路。由爸爸在宝宝前面踮着脚走，让宝宝跟着模仿，妈妈在后面保护，直到宝宝能走得很好了，才可以脱离保护让宝宝自己来走。

也可以事先准备一些卡片，然后用几根曲别针把卡片别在一根长线上，爸爸妈妈在两边拉住长线，高度以宝宝伸手、踮脚尖能够到并摘下为宜，然后鼓励宝宝自己动手去摘卡片。如果宝宝刚开始够不到，或根本不愿踮脚的话，可以先降低一点儿高度或用手往下压压卡片，让宝宝一下就能摘下，体会成功的乐趣，激发宝宝更大的动力。一旦宝宝有了兴趣，就可以慢慢提高高度，让他踮脚自己够。刚开始踮脚的时候，可以先稍稍扶他一下，让他有安全感。

训练宝宝的方式多种多样，但无论哪种方法，都要注意做好防护措施，避免宝宝意外受伤。此外，训练还要适度，不能让宝宝一次练得太久，玩得太疯。再有，所有的锻炼游戏，最好都是由爸爸妈妈和宝宝一起进行，这样既能提高宝宝游戏的积极性和乐趣，也能有效增进亲子间的交流，使宝宝和爸爸妈妈的感情更为深厚。训练的方式切忌过于超前，揠苗助长，这不但无利于宝宝的成长，反而很容易使宝宝由于达不到目标而产生挫败感，长期下去很容易造成胆小、不自信的个性，严重影响宝宝的心理发展。

需要注意的问题

可能出现的事故

扭伤

刚学会走路的宝宝，由于骨骼较软、走路不稳，最容易发生的意外就是扭伤。这时候的宝宝通常不能表达得很清楚，所以就要求爸爸妈妈仔细观察宝宝的一举一动，从中得知。如果发现宝宝走路的时候一拐一拐的，或是压着宝宝的腿时宝宝表现疼痛难过的话，就应该是发生了扭伤。

坠落

坠落的事故常有发生，因为这个月龄的宝宝会爬高了，他会在大人不注意的情况下爬上高的地方，然后不留神摔下来；也会翻过婴儿床的栏杆或大床上的被垛，摔到地上；也有可能趁大人不注意，借助大床爬上窗台，如果此时窗户开着或是没有关严的话，就非常危险了。坠落的事故总是让大人防不胜防，经常有些基本不太可能发生的事情却偏偏发生了，给宝宝带来伤害。因此，家长唯有小心、再小心，最好不要离开宝宝半步。

烫伤

烫伤也是时有发生的事，多数情况都是宝宝淘气，自己去够去碰去摸热水瓶、热汤等，一不留神打翻烫伤自己。也有些家庭，爸爸吸烟后没有把烟头彻底掐灭，宝宝一旦拿过来就会烫伤手，还有可能将烟头放进嘴里烫伤嘴，或是把烟头吃下去。如果家里有火炉的话，宝宝也有可能走过去摸它，同样也会引起烫伤。

误吞异物

只要是能让宝宝用手捏住的东西，就都有可能让他误吞下去。不管是玩具上的零件、日常生活中的细小物件，还是小药片、药丸，或是家里的化学物品如清洁剂、消毒剂，甚至是花露水、香水等，都有可能给宝宝带来安全隐患。因此，这些东西最好是统统放在宝宝不可能拿到的

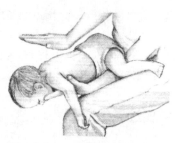

若误吞异物，立即将孩子俯卧在膝上，手掌用适当的力量击其背部，促使他将异物呕吐出来。

地方，并且最好平时不要拿着这类东西逗宝宝玩，因为一旦勾起了宝宝的好奇心，那么他就会想方设法地趁大人不备的时候自己去拿这些东西。

摔伤撞伤

宝宝的活动能力非常强，但控制能力却很差，总感觉像一个莽

莽撞撞的"小疯子"。他不知道轻重，常常会在家里晃晃悠悠地急速走，然后突然身子一歪、撞到旁边的柜子桌子，结果撞出一块瘀青或是磕出一块大包。

溺水

真正由于大人给宝宝洗澡或带宝宝游泳时造成溺水的情况很少见，多数都是宝宝自己走到卫生间、一不留神掉进水盆、放满水的浴缸或是头朝下地跌进马桶。因此，家里卫生间的门最好关严实，马桶最好用防儿童锁锁上，不要让宝宝有机会接触到这些容易发生危险的地方。

力气大引发的事故

这时候的宝宝力气大得惊人，他能推动比较轻的柜子、桌子等，一旦柜子、桌子倒下，就有可能把自己压在下面，但却不能挣扎着爬出来；他还能把厨房里液化气缸瓶上的开关拧开，造成液化气泄露；还有可能把藏在高处或是角落里的电源插座搬出来，按一按或是摸一摸，这就极有可能发生触电的危险。

还没出牙

快到1岁的宝宝还不出牙，家长也不必盲目给宝宝补钙或是带着宝宝到医院去拍片子检查。牙齿的萌出与遗传和营养有关，发育较慢的宝宝出牙时间就晚，如早产儿、先天性营养不良的宝宝和人工喂养的宝宝，就有可能在这个时候依然不出牙。

只要宝宝非常健康、运动功能良好，家长就不用太过担心，只要注意合理、及时地添加泥糊状食品，多晒太阳，就能保证今后牙齿依次长出来。

但是，如果宝宝到了1岁半的时候还不出牙，就要注意查找原因了。最常见的是佝偻病，这种病除了迟迟不出牙以外，还能看到明显的身体异常，如骨骼弯曲、头部形状异常等。除此之外，还有一种罕见的疾病——先天性无牙畸形，这种患儿不仅表现在缺牙或无牙，而且还有其他器官的发育异常，如毛发稀疏、皮肤干燥、无汗腺等。另外，口腔中的一些肿瘤也可能引起出牙不利。

如果此时宝宝还不出牙，建议爸爸妈妈可以综合考虑宝宝有无其他发育异常的状况，如果没有的话不妨再耐心等待几周。如果宝宝过了周岁生日之后，还迟迟不见出牙，也可以到医院就诊，这样不仅大人放心，对宝宝也比较好。

腹泻

轮状病毒在干燥、寒冷的季节容易爆发，每年10月到转年的2月是轮状病毒腹泻发病高峰。由于6个月到2岁的婴幼儿局部免疫力和肠道消化系统发育未完全成熟，很容易感染轮状病毒而引起腹泻。轮状病毒腹泻是自限性的，病程一般5～10天，多数患儿如果护理得当，愈后不会有问题。

除了轮状病毒腹泻外，引起婴儿腹泻的原因还有饮食因素（如喂养方法不当、食物不适宜或突然改变、食物量过多或过少），肠道内感染、环境因素、体质因素（如营养不良、维生素缺乏症），都有腹泻症状。婴儿腹泻一年四季都可能发生，快满周岁的宝宝患上腹泻，由于所处的季节不同，治法也不尽相同。

如果是在6～9月份出现腹泻，就要想到是不是吃了什么不干净的东西。如果宝宝腹泻出现较急，并同时伴有发热、烦躁不安、情绪欠佳，以及大便中带有黏液、脓状物和血液的话，基本就能肯定是这种情况，应及时到医院请医生诊断治疗，最好是能把腹泻便带到医院，方便医生尽快诊断。这种细菌性的腹泻只要及早使用抗生素治疗，多半都不会留下什么后患。

夏季腹泻除了细菌性腹泻外，还有痢疾及其他可能，不管腹泻时宝宝的状态如何，最好是都带到医院做个详细诊断。

冬季腹泻多半是由于吃得太多或是吃了不好消化的食物，有时还会伴有合并呕吐、发热、精神不佳、食欲不振、大便混有血和脓等症状，当出现这些情况的时候，最好是请医生看看。

也有些宝宝是因为肚子着凉或是受了风之后腹泻，所以当冬天

怀孕大百科：备孕·怀孕·胎教·分娩·婴儿护理一本全

宝宝出现腹泻时，如果最近几天进食量都正常，并且没有给宝宝新添任何辅食，就应想到这种情况。

也有的宝宝，体重比同月龄大多数宝宝的体重要轻，大便总是很软、黏黏糊糊的，这也会让爸爸妈妈以为是腹泻。但实际上，这种软便是不成形的粪便，原因是宝宝吃得太少，只要给宝宝加大辅食的量，或是给些硬点儿的辅食来刺激肠胃，多吃些米饭、稠粥、蛋、肉泥、鱼类等，并每天监测体重的变化。如果发现体重开始有显著的上升，那么过不了多久这种"腹泻"就会自愈。

咳嗽

平时爱积痰的宝宝，只要气温下降的时候，胸口就常会发出呼噜呼噜的痰鸣声，而且不少在早上刚起床或是临睡前出现一阵咳嗽，夜里的咳嗽有时候还会把晚上吃的东西吐出来。这种咳嗽不是病，是宝宝自身的体质问题，只有依靠加强日常锻炼、改善体质、增强机体免疫力来缓解。

没有积痰毛病的宝宝咳嗽，多数情况都是伴随着感冒而发生的，有的时候感冒已经好了，但还要持续咳嗽 1 ~ 2 周，有些服用咳嗽药水可以缓解，有些则没什么效果。如果宝宝除了咳嗽以外，没有什么其他不适的症状，精神状态和食欲都很好，那就没什么问题，只要多给宝宝喝水，补充含维生素 C 丰富的水果和适量的蔬菜，一般这种咳嗽在经过一段时间后都能自行好转。如果宝宝在咳嗽时，能听见气管呼噜呼噜的，或是感觉宝宝好像总是喘不上气的话，就有可能是并发了婴儿气管炎或婴儿肺炎，最好是到医院请医生看看。

对于咳嗽的宝宝，平时可以多给喝些温热的饮料，如温开水、温牛奶、米汤等，使宝宝黏痰变得稀薄，缓解呼吸道黏膜的紧张状态、促进痰液咳出。也可以给宝宝喝鲜果汁，但果汁应选刺激性较小的苹果汁和梨汁等，不宜喝橙汁、西柚汁等柑橘类的果汁。

如果宝宝的咳嗽不止，首先要将室内环境调整在温度 20℃ 左右，湿度 60% ~ 65%，然后抱着宝宝在充满蒸汽的浴室里坐 5 分钟，让宝宝多吸入一些潮湿的水蒸气，这有助于帮助宝宝清除肺部的黏液，平息咳嗽。如果宝宝总是在夜里咳嗽厉害的话，晚餐要吃些清淡的食物，不要吃太多，饭后也不要立即让宝宝睡觉。睡觉的时候，要将宝宝的头部抬高，还要经常调换睡的位置，最好是左右侧轮换着睡，有利于呼吸道分泌物的排出。

顽固湿疹

顽固性湿疹不愈的宝宝，多数都是过敏体质，当吃了某些致使过敏的食品之后，湿疹会明显加重。多数含蛋白质的食物都可能会引起易过敏宝宝皮肤过敏而发生湿疹，如牛奶、鸡蛋、鱼、肉、虾米、螃蟹等。另外，灰尘、羽毛、蚕丝以及动物的皮屑、植物的花粉等，也能使某些易过敏的宝宝发生湿疹。

除了过敏体质以外，缺乏维生素也会造成湿疹不愈。此外，宝宝穿得太厚、吃得过饱、室内温度太高等也都可使顽固不愈的湿疹进一步加重。

关于湿疹的治疗，目前还没有一种药物可以根治，尤其是外用药，一般只能控制和缓解症状而已。如果宝宝此时湿疹仍然不愈，应首先到医院，请医生诊断出具体原因，然后视情况决定治疗的方式。

当宝宝得了湿疹后，除了用药物治疗，忌用毛织物和化纤织物之外，如果宝宝还吃母乳的话，妈妈要多注意自己的饮食。少喝牛奶、鲫鱼汤、鲜虾、螃蟹等诱发性食物，多吃豆制品，如豆浆等清热食物。不吃刺激性食物，如蒜、葱、辣椒等，以免刺激性物质进入乳汁，加剧宝宝的湿疹。此外，给宝宝的辅食要避免海鲜类、笋类、菌菇类，这些都容易导致过敏症状的产生，还要谨慎添加鸡蛋、大豆、花生等容易引发过敏的食物。

当湿疹发作严重时，可以适当用激素药膏缓解不适感，但不要长期使用，以免产生依赖性。平时不要用过热的水给宝宝洗手、洗脸或洗澡，尽量选择温和的皂液，不能使用碱性太强的皂液。还要勤给宝宝剪指甲、清洁双手，以免宝宝过分搔抓湿疹部位引起破皮、感染等。

疝气

如果发现宝宝的大腿根或肚脐处有高出皮肤的肿块，挤压后可以回去，并且宝宝没有什么不舒服的表现，就要考虑到疝气的可能。

疝气虽不是严重的病，但若不去治疗的话对宝宝也会造成一定的影响。首先，疝气会影响宝宝的消化系统，容易出现下腹部坠胀、腹胀气、腹痛、便秘、营养吸收功能差、易疲劳和体质下降等问题。其次，由于腹股沟部与泌尿生殖系统相邻，男宝宝可能会由于疝气的挤压而影响睾丸的正常发育。再有，由于疝囊内的肠管或网膜易受到挤压或碰撞引起炎性肿胀，致使疝气不能回归原处，所以会导致疝气嵌顿（卡在那里，影响血流），以及肠梗阻、肠坏死、腹部剧痛等危险情况。

脐疝气发生的较早，一般在 2 ~ 3 个月左右就能发现，多数情况下在 1 岁左右都能自然痊愈。但如果此时还不见转好的话，以后自然痊愈的可能性也比较低，可以等到宝宝两三岁的时候去看医生，由医生来决定需不需要通过手术治疗。以往有的人会用铜板压宝宝的脐部后再用胶布贴上，认为这样能使突出的部分回退，但实际上这种做法非但无效，反而可能会使宝宝出现对胶布的过敏反应。

腹股沟疝气的肿块多数是在宝宝哭闹、咳嗽、打喷嚏、久站或剧烈运动后才突起来，但经平躺或休息后便会自然消失，有时也需要用手将它压回去。单纯的疝气所引起的疼痛通常并不厉害，但如果腹股沟处发生持续 2 ~ 3 天的剧痛，并且肿块无法用手压回的话，就有可能已经发生了掉入的肠子、输卵管等坏死的严重并发症，可能会对生命造成威胁，需要立即入院治疗。发生腹股沟疝气最好是通过手术治疗，避免因肠坏死导致败血症而危及生命，以除后患。